Martin Groß · Thomas Demmer
Hrsg.

Interdisziplinäre Palliativmedizin

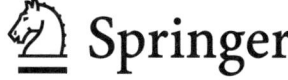

Hrsg.
Dr. med. Martin Groß
Palliativzentrum
Evangelisches Krankenhaus Oldenburg
Oldenburg, Deutschland

Dr. med. Thomas Demmer
Palliativzentrum
Evangelisches Krankenhaus Oldenburg
Oldenburg, Deutschland

ISBN 978-3-662-62010-6   ISBN 978-3-662-62011-3   (eBook)
https://doi.org/10.1007/978-3-662-62011-3

Die Deutsche Nationalbibliothek verzeichnet diese Publikation in der Deutschen Nationalbibliografie; detaillierte bibliografische Daten sind im Internet über http://dnb.d-nb.de abrufbar.

Springer
© Springer-Verlag Berlin Heidelberg 2021 Alle Rechte vorbehalten
© Springer-Verlag GmbH Deutschland, ein Teil von Springer Nature 2021
Das Werk einschließlich aller seiner Teile ist urheberrechtlich geschützt. Jede Verwertung, die nicht ausdrücklich vom Urheberrechtsgesetz zugelassen ist, bedarf der vorherigen Zustimmung des Verlags. Das gilt insbesondere für Vervielfältigungen, Bearbeitungen, Übersetzungen, Mikroverfilmungen und die Einspeicherung und Verarbeitung in elektronischen Systemen.
Die Wiedergabe von allgemein beschreibenden Bezeichnungen, Marken, Unternehmensnamen etc. in diesem Werk bedeutet nicht, dass diese frei durch jedermann benutzt werden dürfen. Die Berechtigung zur Benutzung unterliegt, auch ohne gesonderten Hinweis hierzu, den Regeln des Markenrechts. Die Rechte des jeweiligen Zeicheninhabers sind zu beachten.
Der Verlag, die Autoren und die Herausgeber gehen davon aus, dass die Angaben und Informationen in diesem Werk zum Zeitpunkt der Veröffentlichung vollständig und korrekt sind. Weder der Verlag, noch die Autoren oder die Herausgeber übernehmen, ausdrücklich oder implizit, Gewähr für den Inhalt des Werkes, etwaige Fehler oder Äußerungen. Der Verlag bleibt im Hinblick auf geografische Zuordnungen und Gebietsbezeichnungen in veröffentlichten Karten und Institutionsadressen neutral.

Foto Umschlag: © Heike Ulrich, Mülheim 2020

Springer ist ein Imprint der eingetragenen Gesellschaft Springer-Verlag GmbH, DE und ist ein Teil von Springer Nature.
Die Anschrift der Gesellschaft ist: Heidelberger Platz 3, 14197 Berlin, Germany

Geleitwort

Wir leben in einer fragilen Gesellschaft, und nicht zuletzt wegen der Auswirkungen der Covid-19-Pandemie sind unser Nachdenken und Handeln gefordert. Gesundheitssysteme der unterschiedlichen Länder und Staaten lassen gerade in einer Krisensituation die Möglichkeiten und Grenzen der guten Behandlung und Begleitung von schwerkranken Menschen erkennen. Die Bereitschaft zur Kooperation und das Zusammenwirken unterschiedlicher Disziplinen und Professionen sind entscheidend, um eine bestmögliche Sorge für Hilfsbedürftige zuverlässig leisten und diese weiterentwickeln zu können.

Die strenge Abgrenzung von Spezialgebieten und Versorgungsstrukturen sollte überdacht und ein fachübergreifender Diskurs gefördert werden, insbesondere wenn es um begrenzte Lebenszeit geht. Das Wohl der betroffenen vulnerablen Menschen müsste in diesem Zusammenhang mehr fokussiert werden, um die dem jeweils individuellen Krankheitsverlauf entsprechenden Schritte tun zu können. Hier kann ein Weniger an technischer Medizin und ein Mehr an palliativer Unterstützung das Mittel der Wahl sein. Jeder schwerstkranke Mensch und seine Angehörigen verdienen die Zeit, die diese Entscheidungen benötigen. Sie sollten so aktiv wie möglich in diese Prozesse einbezogen werden.

Vor Ort bedeutet dies, interdisziplinäre Strukturen mittels wissenschaftlicher Erkenntnisse, praktischen Wissens und kontinuierlicher Kommunikation aufzubauen. Expertise, Denkanstöße und Erfahrungen aus der Palliativmedizin zeigen Wege auf, schwerstkranke Menschen mit limitierter Lebenszeit in ihrer Ganzheit ernstzunehmen und in der aktuellen Lebenssituation vielleicht auch neu kennenzulernen. Es ist eine bedeutsame Herausforderung für die gesamte Gesellschaft, und nicht nur für spezialisierte Berufsgruppen, Menschen am Lebensende eine bestmögliche Lebensqualität zu ermöglichen.

Das Portfolio des vorliegenden Buches beschreibt Fakten, Erkenntnisse und Lösungsmöglichkeiten für eine fachübergreifende Auseinandersetzung mit ernsten medizinischen, therapeutischen und moralisch-ethischen Fragen. Es zeigt einen motivierenden Ansatz für bessere Abstimmungen, sinnvolle Interventionen und patientenorientierte Lösungen. Die Umsetzung liegt bei den Akteuren mit ihrem Engagement für die Betroffenen.

Christine Scheve

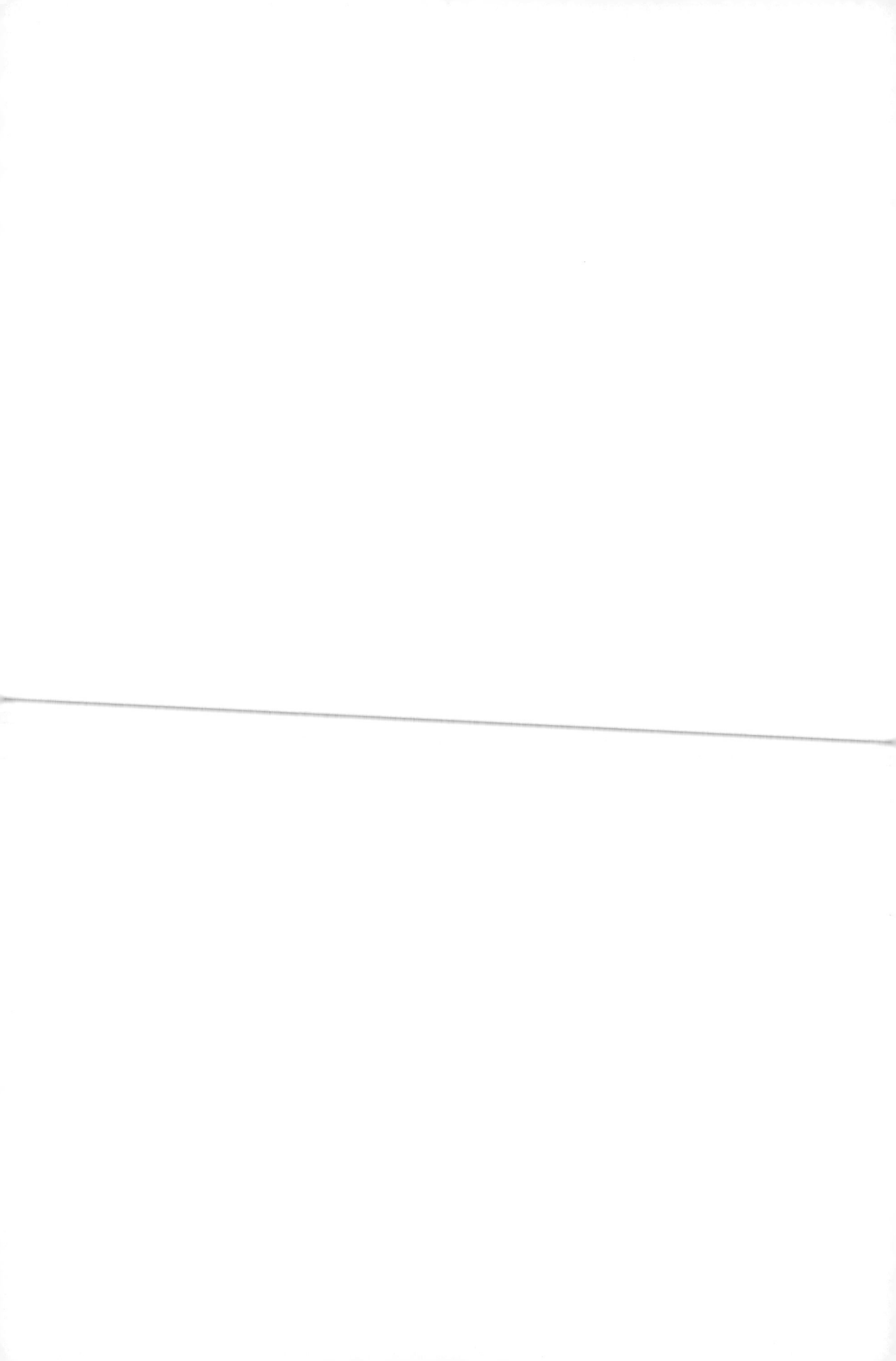

Vorwort

Die Idee zu diesem Buch war inspiriert von einem gravierenden Wandel der Medizin und der Gesellschaft im letzten Jahrzehnt. Nicht nur wurden neue medizinische Behandlungsmethoden entwickelt, es haben sich auch neue Fachbereiche und Gesundheitsfachberufe etabliert. Betagte und multimorbide, ja sogar langfristig von apparativem Organersatz abhängige Menschen stellten zunehmend Anforderungen an das Gesundheitssystem. Parallel dazu schritt die Digitalisierung aller Gesellschaftsbereiche fort, und gerade in der Flüchtlingskrise Mitte des Jahrzehnts beschleunigte sich die Diversifizierung der Kultur in Deutschland. Auch viele ausländische Ärzte[1] kamen nach Deutschland, wo dringend Mediziner benötigt wurden. Die Gesundheitslandschaft ist permanenten Veränderungen unterworfen.

Auch für das in der ganzheitlich konzipierten Palliativmedizin tätige Personal gehört ein ständiger Wandel zum Arbeitsalltag dazu. Eine der wesentlichen Stärken dieses Fachs ist die Interdisziplinarität. Hierin ist die Palliativmedizin den ihr nur scheinbar entgegengesetzten Fächern der Intensivmedizin und der Rehabilitation ähnlich. Der Wandel von Gesellschaft, Epidemiologie und Medizin fordert von der Palliativmedizin eine Anpassung des Spektrums und der Methoden. Zunehmend müssen nichtonkologische und neurologische Krankheitsbilder behandelt werden. Barrieren in der Intensivmedizin, Rehabilitation und Palliativmedizin werden überwunden und im weiteren Verlauf müssen bestmögliche Konzepte gefunden werden, um die Grenze zwischen ambulanter und stationärer Medizin zu überwinden. Ein wichtiger Schlüssel ist die frühe Integration der Palliativmedizin in die Behandlung schwerer Erkrankungen. Eine Sensibilisierung der verschiedenen medizinischen Fachbereiche für dieses Erfordernis ist dringend geboten. All dies findet in einem Umfeld mit steigendem ökonomischem Druck statt, der sich aktuell zugespitzt hat.

Denn wie gravierend der Wandel werden würde, mit dem wir uns während der Arbeit an diesem Buch auseinandersetzen mussten, war zum Zeitpunkt der Konzeptionierung nicht absehbar gewesen. Zunächst einmal veränderte das Pflegepersonal-Stärkungsgesetz die Krankenhausfinanzierung fundamental. Anschließend breitete sich die COVID-19-Pandemie aus und brachte ein völlig verändertes Arbeiten, auch im Krankenhaus. Die Palliativmediziner, aber auch die Ärzte im Allgemeinen mussten sich neu organisieren, und die

---

[1] Aus Gründen der besseren Lesbarkeit wird im Werk üblicherweise das generische Maskulinum verwendet.

Abhängigkeit von internetbasierten Lösungen für Einkauf und Besprechungen wurde offenbar. Während von COVID-19 betroffene Patienten teils mit massiven Folgen kämpfen mussten, verschlechterte sich die medizinische Versorgung für alle anderen Patienten spürbar. Dazu kam noch die Sorge um die ökonomische Situation bei vielen Menschen.

Dieses Buch ist kein realitätsfernes Lehrbuch der Palliativmedizin, sondern ein reflektiertes Abbild der klinischen Praxis. Aufgrund unserer Expertise im Erwachsenenbereich und den vielen Besonderheiten bei der Versorgung von pädiatrischen Palliativpatienten haben wir uns allerdings auf die Darstellung der Behandlungsprinzipien bei Erwachsenen konzentriert. Die interdisziplinäre Teamarbeit spielt dabei eine wesentliche Rolle. So ist auch dieses Buch die Leistung eines interdisziplinären Autorenteams, welches aus Mitgliedern vieler verschiedener Professionen, aber auch medizinischer Fachbereiche zusammengesetzt ist. Wir hoffen, einige konkrete Lösungsansätze für die beschriebenen Herausforderungen zu bieten. Unser Dank gilt zuallererst den Autoren, die dieses Buch möglich gemacht haben, was angesichts der COVID-19-Pandemie ein bemerkenswerter Kraftakt war. Auch danken wir unseren Familien und unseren Freunden besonders für die Unterstützung während der Arbeit an diesem Buch.

Leider hat Dr. phil. Jana Alber das Erscheinen dieses Buches, zu dem sie einen wichtigen Teil beigetragen hat, nicht mehr erlebt, da sie in viel zu jungen Jahren verstarb. Wir als Herausgeber, aber auch viele andere Autoren dieses Buches haben Ihr engagiertes und einfühlsames Wesen sehr geschätzt.

Oldenburg	Martin Groß
im Herbst 2020	Thomas Demmer

Inhaltsverzeichnis

Teil I Herausforderungen

1 Demografie, Epidemiologie und medizinischer Fortschritt 3
Martin Groß
1.1 Demografische Entwicklung 3
1.2 Auswirkungen der alternden Gesellschaft auf die
Palliativmedizin 4
1.3 Krankheitsbilder. 4
1.4 Auswirkungen des medizinischen Fortschritts 5
1.5 Zusammenfassung und Ausblick 6
Literatur. 6

2 Technisierung, Digitalisierung und gesellschaftlicher Wandel .. 9
Armin Grunwald
2.1 Einführung und Überblick 9
2.2 Technisierung und gesellschaftlicher Wandel 10
2.3 Gesellschaftlicher Wandel durch Digitalisierung. 11
2.4 Digitalisierung und Palliativmedizin 12
Literatur. 13

3 Interkulturalität und Interreligiosität. 15
Birgit Heller, Martin Groß, Yazan Falouji, Suman Pandey und
Karandeep Bhatia
3.1 Einführung 16
3.2 Christentum, Atheismus und nicht konfessionelle
Weltanschauungen 19
3.3 Islam. 22
3.4 Judentum 25
3.5 Hinduismus 27
3.6 Buddhismus 31
3.7 Sikhismus. 33
Literatur. 36

Teil II Interdiszplinarität und Konzepte

4 Was bedeuten Multiprofessionalität, Multidisziplinarität, Interdisziplinarität und Transdisziplinarität? ... 41
Andreas S. Lübbe
- 4.1 Vorbemerkungen ... 41
- 4.2 Zu den Begriffen ... 42
- 4.3 Das Palliativteam ... 43
- 4.4 Strukturelle Voraussetzung ... 43
- 4.5 Organisatorische Voraussetzungen ... 43
- 4.6 Teambesprechungen ... 44
- 4.7 Berücksichtigung der Einmaligkeit des Palliativteams ... 44
- 4.8 Kernkompetenzbereiche einiger Teammitglieder ... 45
- 4.9 Schlusswort ... 46
- Weiterführende Literatur ... 47

5 Kommunikation ... 49
Ulrike Kohlmeyer
- 5.1 Interne Kommunikation ... 49
- 5.2 Externe Kommunikation ... 52
- 5.3 Schnittmenge interner und externer Kommunikation – Gespräch mit Angehörigen Schwerstkranker ... 54
- Literatur ... 54

6 Notwendigkeit und Form fachübergreifender medizinischer Konzepte ... 55
Thomas Demmer, Juliane Mühlenbrock und Stefan Lorenzl
- 6.1 Der Bedarf an Palliative Care und die Rolle der WHO ... 55
- 6.2 Umsetzung der WHO-Forderung in Europa ... 56
- 6.3 Umsetzung der WHO-Forderung in Deutschland ... 57
- 6.4 Begründung für die Notwendigkeit fachübergreifender Konzepte ... 59
- 6.5 Palliative Versorgungsansätze in den Fachgebieten ... 59
- 6.6 Fazit und Ausblick ... 61
- Literatur ... 61

7 Konzepte der Zusammenarbeit der verschiedenen Berufsgruppen ... 63
Andreas Wille, Juliane Mühlenbrock und Martin Groß
- 7.1 Einleitung ... 63
- 7.2 Patient-centred Care ... 64
- 7.3 Interdisziplinarität ... 64
- 7.4 Entwicklung der Palliativstationen ... 66
- 7.5 Organisation der interdisziplinären Zusammenarbeit auf Palliativstationen ... 66
- 7.6 Zusammenfassung ... 70
- Literatur ... 70

Inhaltsverzeichnis

8 Integration und Beratung von Angehörigen ... 73
Jana Alber und Thomas Demmer
- 8.1 Situation und Belastungen der Angehörigen ... 73
- 8.2 Bedarfe und Bedürfnisse der Angehörigen ... 74
- 8.3 Angebote und Beratungsstrategien für Angehörige ... 76
- Literatur ... 77

9 Kunst und Musik ... 79
Lena Eliaß
- 9.1 Was sind Kunst- und Musiktherapie? ... 79
- 9.2 Künstlerische Therapien im palliativen Setting ... 80
- 9.3 Ergebnisse quantitativer Studien ... 85
- 9.4 Fazit und Ausblick ... 87
- Literatur ... 88

10 Humor in der Palliative Care ... 91
Stefan Lorenzl
- Literatur ... 92

11 Intersektoralität ... 93
Thomas Demmer, Martin Groß, Nicole Rühle, Tim P. Jürgens, Christian Junghanß und Andreas Hermann
- 11.1 Intersektorale Konzepte in der Palliativmedizin ... 94
- 11.2 Intersektoralität am Beispiel der neurologischen Palliativmedizin ... 96
- Literatur ... 107

Teil III Aufbau, Implementierung, Qualitätsmanagement, Fort- und Weiterbildung

12 Aufbau und Implementierung von Palliativstrukturen ... 111
Silke Walter, Peter Tom Engel, Philipp Lenz, Martin Groß, Theresa Muszynski, Juliane Mühlenbrock, Ulrike Hofmeister und Isabel Althoff
- 12.1 Palliativstationen ... 112
- 12.2 Palliativdienste ... 122
- 12.3 Entlassmanagement ... 126
- 12.4 Palliativambulanzen ... 129
- 12.5 Ambulante Palliativversorgung ... 134
- Literatur ... 139

13 Qualitätsmanagement, Fort- und Weiterbildung ... 145
Philipp Lenz, Verena Gerdes und Andreas Wagner
- 13.1 Aus-/Fort- und Weiterbildung im Krankenhaus ... 145
- 13.2 Grundhaltung in der ambulanten und stationären Hospizarbeit ... 149
- 13.3 Qualitätsmanagement in der stationären Hospizarbeit ... 150
- 13.4 Qualitätsmanagement, Fort- und Weiterbildung in der ambulanten Hospizarbeit ... 155
- Literatur ... 162

Teil IV Spannungsfelder

14 Palliativmedizin und Intensivmedizin................ 167
Thomas Demmer
14.1 Einleitung.. 167
14.2 Rahmenbedingungen............................. 168
14.3 Instrumente zur Integration der Palliativ- in
die Intensivmedizin.............................. 170
14.4 Prognosestellung und Behandlungsdauer
in der Intensiv- und Beatmungsmedizin........... 171
14.5 Strukturiertes Prognosegespräch.................. 172
14.6 Fazit.. 174
Literatur... 174

15 Palliativmedizin und Rehabilitation..................... 177
Marcus Pohl und Martin Groß
15.1 Überblick....................................... 177
15.2 Palliativmedizin in der Rehabilitation............. 178
15.3 Rehabilitation in der Palliativmedizin............. 180
Literatur... 183

16 Lebenserhaltende Technologien........................ 185
Anette Weigel
16.1 Einführung...................................... 185
16.2 Chronisch kritische Krankheit.................... 186
16.3 Entscheidungsfindung und ethische Aspekte....... 189
16.4 Vitalparametermonitoring in der Palliativmedizin... 190
16.5 Lebenserhaltende Therapien in der Palliativmedizin. 191
16.6 Atmungstherapeuten und Palliative Care........... 192
16.7 Implementierung von lebenserhaltenden
Technologien auf der Palliativstation.............. 193
16.8 Terminale Dekanülierung und terminales
Weaning/Diskonnektion vom Respirator........... 194
16.9 Fazit.. 195
Literatur... 195

**17 Die palliative Sedierung als Ultima ratio
in der Palliativmedizin**................................ 197
Dorothee Steinker
17.1 Was ist und beinhaltet die palliative Sedierung?... 197
17.2 Indikatoren für eine palliative Sedierung.......... 197
17.3 Ultima-Ratio-Situationen in der Palliativmedizin... 198
17.4 Vorbereitung des Patienten im Gespräch........... 198
17.5 Vorbereiten der Angehörigen im Gespräch......... 198
17.6 Vorbereiten des Teams........................... 199
17.7 Beginn der Sedierung............................ 199
17.8 Begleitung der palliativen Sedierung.............. 199
17.9 Abschluss und Nachbereitung der Palliativen Sedierung... 202
Literatur... 202

Teil V Ethik

18 Ärztliches Handeln im Spannungsfeld von Medizin, Ökonomie und Ethik 205
Martin Groß, Tobias Schmidt-Wilcke und Klaus Schäfer
18.1 Einführung 205
18.2 Modell der Beziehung zwischen Medizin, Ethik und Ökonomie als Spannungsfeld 206
18.3 Die Grundbegriffe „Medizin", „Ökonomie" und „Ethik" 206
18.4 Philosophische Disziplinen an der Schnittstelle von „Medizin", „Ökonomie" und „Ethik" 208
18.5 Ethische Implikationen aktueller Entwicklungen im Gesundheitswesen am Beispiel der COVID-19-Pandemie. 209
18.6 Gefahren allokationsethischer Argumentation. 211
18.7 Zusammenfassung 212
Literatur. 212

19 Palliativmedizin und COVID-19-Pandemie 215
Thomas Demmer und Martin Groß
19.1 Die Corona-Krise. 215
19.2 Versorgung während der Krisensituation. 216
19.3 Versorgung nach der Krise. 216
19.4 Nutzungsmöglichkeiten technologischer Hilfsmittel zur Krisenbewältigung. 218
Literatur. 218

20 Ethik organisieren 219
Christine Scheve
20.1 Besondere Herausforderungen der Schwerstkrankenversorgung 219
20.2 Probleme interdisziplinärer Zusammenarbeit 220
20.3 Ethische Fragestellungen 220
20.4 Definition ethikrelevanter Fragestellungen in einer Organisation 221
20.5 Identifikation interdisziplinärer Problemlagen 222
20.6 Strukturbildung als Pfad für ethische Fragen und Entscheidungen. 222
20.7 Ethische Instrumente 222
Literatur. 224

21 Entscheidungsfindung und medizinisch-ethische Problembereiche am Lebensende 227
Stefan Lorenzl
21.1 Einführung 227
21.2 Ethische Richtlinien. 229
21.3 Kulturelle und religiöse Überlegungen 229

	21.4	Die Rolle von Patientenverfügung und Vorsorgevollmacht 230
	21.5	Ernährung und Flüssigkeit bei terminalen Tumorerkrankungen und in der Palliativmedizin.......... 232
	21.6	Ernährung und Flüssigkeit bei fortgeschrittener Demenz 233
	21.7	Ernährung und Flüssigkeit bei Wachkomapatienten 233
	21.8	Autonomie und Würde als zentrale Entitäten der Entscheidungsfindung 234
	21.9	Die Einschränkung der freien Willensäußerung 235
	21.10	Futility und Entscheidungen am Lebensende 235
	21.11	Das Spannungsfeld der ethischen Entscheidungsfindung am Lebensende 236
	Literatur.. 236	
22	**Patientenverfügung und Vorsorgevollmacht** .... 239 Christine Scheve	
	22.1	Voraussetzungen für das Verfassen einer Patientenverfügung und Vorsorgevollmacht.............. 240
	22.2	Patientenverfügung 241
	22.3	Vorsorgevollmacht.............................. 243
	Literatur.. 246	
23	**Advance Care Planning** .... 247 Christoph Gerhard	
	23.1	Ausblick.. 252
	Literatur.. 253	

Teil VI Blick in die Zukunft

24	**Netzplattformen** .... 257 Cordelia Wach	
	24.1	Die Wirksamkeit von Onlineberatungsangeboten 257
	24.2	Einsam in der Vollversorgung? Unterstützung durch Beratung und Begleitung im Netz 258
	24.3	Digital nah sein: Erfahrungen aus der Onlineberatungsstelle da-sein.de für Jugendliche und junge Erwachsene aus den Jahren 2013 bis 2019. 258
	24.4	Peer-Onlineberatung als zukunftsweisende zivilgesellschaftliche Beteiligung 260
	Literatur.. 262	
25	**Telemedizin** .... 263 Christiane Weck	
	25.1	Einleitung..................................... 263
	25.2	Notwendigkeit für Telemedizin 264
	25.3	Telemedizin in der Palliative Care................... 264
	Literatur.. 267	

26 Unterstützte Kommunikation mit Hilfsmitteln 269
Birgit Hennig
  26.1 Definition, Ziele, Begründung und Zielgruppen
       der unterstützten Kommunikation in
       der Palliativversorgung 269
  26.2 Beispiele für den Einsatz nichtelektronischer Hilfen....... 270
  26.3 Beispiele für den Einsatz elektronischer und
       technischer Hilfen 271
  26.4 Besondere Themen von unterstützter
       Kommunikation im palliativen Kontext................ 272
  Literatur... 273

Stichwortverzeichnis.. **275**

Herausgeber- und Autorenverzeichnis

Über die Herausgeber

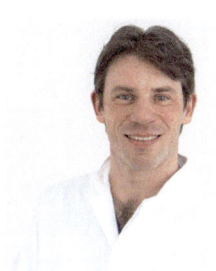

Dr. med. Martin Groß ist Facharzt für Neurologie sowie Palliativ-, Intensiv-, Schlaf- und Notfallmediziner. Er ist Mitglied der Neuro-Palliativen Arbeitsgemeinschaft und des Vorstands der Stiftung Hospizdienst Oldenburg sowie Sprecher der Sektion „Neurologie und Neurorehabilitation" der Deutschen Interdisziplinären Gesellschaft für Außerklinische Beatmung (DIGAB). Nach Abschluss seiner ärztlichen Weiterbildung koordinierte er von 2013 bis 2015 als leitender Oberarzt an der Helios Klinik Geesthacht den Aufbau einer neurologischen Beatmungs- und Frührehabilitationsstation für Kinder, Jugendliche und junge Erwachsene und die Kooperation mit der Spezialisierten pädiatrischen ambulanten Palliativversorgung (SAPPV). Seit 2015 ist er Chefarzt der Klinik für Neurologische Intensivmedizin und Frührehabilitation und seit 2017 auch des Interdisziplinären Palliativzentrums am Evangelischen Krankenhaus Oldenburg. In dieser Funktion koordinierte er die Erweiterung der stationären Bettenkapazität sowie die Etablierung des Palliativdienstes und der Palliativambulanzen am Evangelischen Krankenhaus.

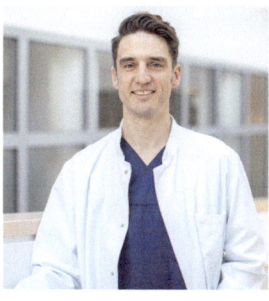

Dr. med. Thomas Demmer ist Facharzt für Anästhesiologie sowie Palliativ- und Notfallmediziner. Im Anschluss an seine Facharztausbildung arbeitete er zunächst als Oberarzt und später als leitender Oberarzt der Abteilung für Anästhesiologie, Intensivmedizin, Notfallmedizin, perioperative Schmerztherapie und Palliativmedizin am St. Bernhard Hospital, Brake. Dort war er am Aufbau der geplanten Palliativstation beteiligt und übernahm 2017 die ärztliche Leitung des Palliativnetzwerk Wesermarsch e.V. 2019 wechselte er als leitender Oberarzt an das Interdisziplinäre Palliativzentrum am Evangelischen Krankenhaus in Oldenburg. Sein besonderes Interesse gilt integrativen Modellen der Medizin, die die Schnittstellen zwischen den Fachbereichen der Palliativmedizin, der Rehabilitation und der Intensivmedizin optimieren.

Autorenverzeichnis

Dr. Jana Alber Klinik für Neurologische Intensivmedizin und Frührehabilitation, Evangelisches Krankenhaus Oldenburg, Oldenburg, Deutschland

Isabel Althoff Palliativnetz Münster, Münster-Mecklenbeck, Deutschland

Karandeep Bhatia Interdisziplinäres Palliativzentrum, Evangelisches Krankenhaus Oldenburg, Oldenburg, Deutschland

Dr. Thomas Demmer Interdisziplinäres Palliativzentrum, Evangelisches Krankenhaus Oldenburg, Oldenburg, Deutschland

Lena Eliaß Therapiezentrum, Evangelisches Krankenhaus Oldenburg, Oldenburg, Deutschland

Peter Tom Engel Zentrale Einrichtung Palliativmedizin, Universitätsklinikum Münster, Münster, Deutschland

Yazan Falouji Klinik für Kinder- und Jugendmedizin, Marienhospital Bottrop, Bottrop, Deutschland

Verena Gerdes Institut für Pädagogik, Carl von-Ossietzky Universität Oldenburg, Oldenburg, Deutschland

Dr. Christoph Gerhard AMEOS Klinikum, Oberhausen, Deutschland

Dr. Martin Groß Klinik für Neurologische Intensivmedizin und Frührehabilitation und Interdisziplinäres Palliativzentrum, Evangelisches Krankenhaus Oldenburg, Oldenburg, Deutschland

Prof. Dr. Armin Grunwald Institut für Technikfolgenabschätzung und Systemanalyse (ITAS), Karlsruhe, Deutschland

Prof. Dr. Birgit Heller Institut für Religionswissenschaft, Universität Wien, Wien, Österreich

Birgit Hennig Klinik für Neurologische Intensivmedizin und Frührehabilitation, Evangelisches Krankenhaus Oldenburg, Oldenburg, Deutschland

Prof. Dr. Dr. Andreas Hermann Sektion für Translationale Neurodegeneration „Albrecht-Kossel", Klinik und Poliklinik für Neurologie, Universitätsmedizin Rostock, Rostock, Deutschland

Dr. Ulrike Hofmeister Palliativnetz Münster, Münster-Mecklenbeck, Deutschland

PD Dr. Tim P. Jürgens Klinik und Poliklinik für Neurologie, Universitätsmedizin Rostock, Rostock, Deutschland

Prof. Dr. Christian Junghanß Zentrum für Innere Medizin, Medizinische Klinik III: Hämatologie, Onkologie und Palliativmedizin, Universitätsmedizin Rostock, Rostock, Deutschland

Ulrike Kohlmeyer Interdisziplinäres Palliativzentrum, Evangelisches Krankenhaus Oldenburg, Oldenburg, Deutschland

Prof. Dr. Philipp Lenz Zentrale Einrichtung Palliativmedizin, Universitätsklinikum Münster, Münster, Deutschland

Prof. Dr. Stefan Lorenzl Neurologische Abteilung, Krankenhaus Agatharied, Hausham, Deutschland

Prof. Dr. Dr. Andreas S. Lübbe Palliativstation, Karl-Hansen-Klinik, Bad Lippspringe, Deutschland

Juliane Mühlenbrock Interdisziplinäres Palliativzentrum, Evangelisches Krankenhaus Oldenburg, Oldenburg, Deutschland

Theresa Muszynski Geschäftsbereich Medizinisches Management, Universitätsklinikum Münster (UKM), Münster, Deutschland

Suman Pandey Klinik für Neurologische Intensivmedizin und Frührehabilitation, Evangelisches Krankenhaus Oldenburg, Oldenburg, Deutschland

Prof. Dr. Marcus Pohl Vamed Klinik Schloss Pulsnitz, Pulsnitz, Deutschland

Nicole Rühle Klinik und Poliklinik für Neurologie, Universitätsmedizin Rostock, Rostock, Deutschland

Klaus Schäfer Freier Journalist und Kommunikationsberater, Bonn, Deutschland

Christine Scheve Interdisziplinäres Palliativzentrum, Evangelisches Krankenhaus Oldenburg, Oldenburg, Deutschland

Prof. Dr. Tobias Schmidt-Wilcke Wilcke Bezirksklinikum Mainkofen, Deggendorf, Deutschland

Dorothee Steinker Interdisziplinäres Palliativzentrum, Evangelisches Krankenhaus Oldenburg, Oldenburg, Deutschland

Cordelia Wach Stiftung Hospizdienst Oldenburg, Oldenburg, Deutschland

Andreas Wagner Hospiz St. Peter, Oldenburg, Deutschland

Silke Walter Walter Palliative Care, Universitätsspital Basel, Basel, Schweiz

Dr. Christiane Weck Neurologische Abteilung, Krankenhaus Agatharied, Hausham, Deutschland

Anette Weigel Therapiezentrum, Evangelisches Krankenhaus Oldenburg, Oldenburg, Deutschland

Andreas Wille Klinik für Neurologische Intensivmedizin und Frührehabilitation und Interdisziplinäres Palliativzentrum, Evangelisches Krankenhaus Oldenburg, Oldenburg, Deutschland

Teil I
Herausforderungen

Demografie, Epidemiologie und medizinischer Fortschritt

Martin Groß

Inhaltsverzeichnis

1.1 **Demografische Entwicklung** 3
1.2 **Auswirkungen der alternden Gesellschaft auf die Palliativmedizin** 4
1.3 **Krankheitsbilder** 4
1.4 **Auswirkungen des medizinischen Fortschritts** 5
1.5 **Zusammenfassung und Ausblick** 6
Literatur 6

1.1 Demografische Entwicklung

Die epidemiologische Entwicklung der nächsten Jahrzehnte wird in Deutschland voraussichtlich durch mehrere Faktoren bestimmt sein: Die Lebenserwartung wird aufgrund des medizinischen Fortschritts, verbesserter Lebens- und Arbeitsbedingungen und materiellen Wohlstands steigen. Die Fertilitätsrate von ungefähr eineinhalb Kindern pro Frau wiederum wird nicht zum Erhalt der Einwohnerzahl ausreichen (Ehling und Pötzsch 2010; Klaus et al. 2017). Ca. 20 % der deutschen Bevölkerung haben einen Migrationshintergrund (Henke et al. 2017). Seit 2013 wanderten in Deutschland jährlich über 400.000 Menschen mehr ein als aus (Statista 2019). Aufgrund der Netto-Zuwanderung ist die Gesamtbevölkerung in Deutschland in den letzten Jahren stabil geblieben, jedoch hat der Anteil älterer Menschen über 65 Jahre zugenommen, und es ist mit einer weiteren Zunahme zu rechnen (Ehling und Pötzsch 2010; Klaus et al. 2017). Schon jetzt ist Deutschland das Land mit dem weltweit zweithöchsten medianen Alter (46,5 Jahre) nach Japan (Scholten et al. 2016). Bei den älteren Menschen überwiegt der Anteil der Frauen (Christensen et al. 2009). In der Kohorte des „The German Ageing Survey (DEAS)" zeigte sich von 1996 bis 2014, dass die räumliche Distanz zwischen Eltern und ihren erwachsenen Kindern zunahm, bei jedoch noch immer „hoher Beziehungsqualität in Bezug auf emotionale Nähe, Häufigkeit des Kontakts und gegenseitiger Unterstützung" (Klaus et al. 2017).

M. Groß (✉)
Klinik für Neurologische Intensivmedizin und Frührehabilitation und Interdisziplinäres Palliativzentrum, Evangelisches Krankenhaus Oldenburg, Oldenburg, Deutschland
e-mail: martin.gross@evangelischeskrankenhaus.de

1.2 Auswirkungen der alternden Gesellschaft auf die Palliativmedizin

Eine Studie aus England und Wales prognostizierte aufgrund der alternden Gesellschaft einen starken Anstieg der Tode zu Hause, im Hospiz und in Pflegeheimen mit dem Pflegeheim als häufigstem Ort des Todes im Jahre 2040, aber nur, wenn die Kapazitäten der Pflegeheime ansteigen, sonst würde der Anteile der Todesfälle im Krankenhaus bis zum Jahr 2040 auf 40,5 % ansteigen (Bone et al. 2018). Hinzu käme - ebenfalls in England und Wales, allerdings wohl auch in anderen europäischen Ländern mit vergleichbaren demografischen und epidemiologischen Trends – ein Anstieg der Zahl der jährlichen Todesfälle um 25 % und auch ein erheblicher Anstieg der Zahl an Menschen, die Palliativbehandlungsbedarf haben (Etkind et al. 2017). Die Abschätzung des palliativen Behandlungsbedarfs in der Bevölkerung erfolgt mittlerweile nicht allein auf Basis der Todesursachenstatistik, sondern mittels systematischer Methoden wie zum Beispiel der Methoden nach Higginson, Rosenwax, Gómez-Batiste oder Murthag (Murtagh et al. 2014). Es wurde für Deutschland nach Murtagh geschätzt, dass in ca. 78 % aller Todesfälle Palliative Care benötigt werden könnte (Scholten et al. 2016), für Industrieländer allgemein wurden 69–82 % geschätzt (Murtagh et al. 2014). Besonders ältere Menschen und Frauen benötigen Palliative Care (Morin et al. 2017). Die geriatrische Palliativmedizin wiederum benötigt intensivierte interdisziplinäre und multiprofessionelle Zusammenarbeit mit Personen, die als Integratoren dienen („key integrators"), Advance Care Planning (ACP) unter Einbezug der Angehörigen, gerade bei nicht mehr entscheidungsfähigen Patienten, und kontinuierliche und koordinierte statt fragmentierte Versorgungsprozesse (Voumard et al. 2018, Kap. 11).

1.3 Krankheitsbilder

Die häufigste Todesursache in Deutschland ist aktuell die koronare Herzerkrankung, gefolgt von Schlaganfall, Bronchialkarzinom, COPD und kolorektalem Karzinom. In den letzten Jahren hat insbesondere die Demenz als Todesursache an Häufigkeit zugenommen, während Suizide, Stürze und Verkehrsunfälle an Häufigkeit abgenommen haben (Plass et al. 2014). Ungefähr jeder vierte Mann und jede fünfte Frau stirbt in Deutschland an Krebs (Quante et al. 2016), jedoch ist gemäß Daten aus dem Nationalen Hospiz- und Palliativregister der Anteil von Patienten mit Nichttumorerkrankungen in der Palliativversorgung, wenn auch im Vergleich der Zeiträume 2002 bis 2005 und 2007 bis 2011 steigend, mit 8,1 % immer noch niedrig (Hess et al. 2014). Prognostiziert wird eine erhebliche Zunahme von Schilddrüsen-, Leber und Pankreaskarzinomen sowie Demenzen als Todesursache (Etkind et al. 2017).

Multimorbidität wird in der Literatur uneinheitlich definiert, zum Beispiel als das Vorliegen von zwei (Valderas et al. 2009) oder drei (Scherer et al. 2017) chronischen Erkrankungen bei peinem Patienten. Ihr Auftreten ist mit dem Lebensalter assoziiert, in Ländern mit höherem durchschnittlichem Einkommen liegt ihre Prävalenz mit dem Erreichen eines Alters von 70 Jahren bei 75 %. Bis 2035 wird sich die Zahl der an Multimorbidität leidenden Menschen verdoppeln (Calderon-Larranaga et al. 2019). Multimorbidität führt für den Betroffenen zu einer schlechten Lebensqualität sowie einer verkürzten Lebenserwartung. Für den ambulanten Bereich hat sich die multidisziplinäre Behandlung bei Multimorbidität als lebensverlängernd erwiesen (Shakib et al. 2016). Die leitliniengerechte Therapie bei Multimorbidität als solche stellt eine zusätzlich zu den Erkrankungssymptomen bestehende hohe Belastung der Patienten dar, die häufig den Arzt aufsuchen und ein erhebliches Ausmaß an Polypharmazie in Kauf nehmen müssen (Buffel du Vaure et al. 2016; Rosbach und Andersen 2017; Ong et al. 2019).

Auch im Bereich der psychiatrischen Erkrankungen finden weltweit epidemiologische Veränderungen statt. Die Depression wird 2030 die wichtigste Ursache der Krankheitslast („disease burden") weltweit sein (Plass et al. 2014). Die Qualität der Palliativversorgung am Lebensende wurde in einer großen amerikanischen Studie von Hinterbliebenen onkologischer Patienten sowie Patienten mit Demenz als wesentlich besser beschrieben als von denen mit anderen Erkrankungen, wie z. B. Nierenerkrankungen, Herzinsuffizienz, COPD oder Gebrechlichkeit („frailty"). Der Zugang dieser Patienten zur Palliativversorgung sollte verbessert werden (Wachtermann et al. 2016). Auch in Deutschland findet sich eine palliativmedizinische Unterversorgung im Bereich der nichtonkologischen Krankheitsbilder, bei denen eine frühe Integration von Palliative Care allerdings besonders wichtig wäre (Bausewein 2018). Empfehlungen zu palliativen Aspekten der Behandlung haben bereits in vielen Leitlinien zur Behandlung nichtonkologischer Krankheitsbilder Einzug gehalten (Ludolph et al. 2014; Windisch et al. 2017; Vogelmeier et al. 2018).

Wie häufig COVID-19 als Todesursache auftreten wird und welcher palliativen Behandlungsbedarfe aus der COVID-19-Pandemie resultieren, war zum Zeitpunkt der Erstellung dieses Kapitels noch nicht klar. Es wurden allerdings schon zu Beginn der Pandemie Empfehlungen zur Triage bei fehlenden Intensivbehandlungskapazitäten (DIVI 2020) und zur palliativen Behandlung erarbeitet (Nehls et al. 2020).

1.4 Auswirkungen des medizinischen Fortschritts

Der medizinische Fortschritt führt bei vielen Erkrankungen zu einer Zunahme der Überlebenswahrscheinlichkeit und -dauer sowie der Komplexität und des Technisierungsgrades der angewandten Therapien, woraus wiederum ein breiteres Spektrum von Komorditäten und Komplikationen resultiert. Diese Entwicklung ist fächerübergreifend und betrifft beispielsweise die Neurologie (Groß et al. 2019a), die Onkologie (Allemani et al. 2016) und die Pneumologie (Duivermann et al. 2018).

Einen besonderen Aspekt des medizinischen Fortschritts stellt die in Deutschland im europäischen und internationalen Vergleich hohe Kapazität und Komplexität intensivmedizinischer und intensivpflegerischer Strukturen dar (Rhodes et al. 2012; Prin und Wunsch 2012). Dabei ist allerdings zu berücksichtigen, dass die Definitionen von Intensivmedizin zwischen den Ländern unterschiedlich gehandhabt werden (Diaz et al. 2019). Anschließend an die akutintensivmedizinische Versorgung wird in Deutschland eine hochdiversifizierte Anschlussversorgung für postakute Intensivpatienten angeboten, die sowohl an Akutkrankenhäuser angegliedert sein kann als auch in spezialisierten Facheinrichtungen angeboten werden kann:

- Pneumologisch und anästhesiologisch geleitete Einheiten bieten den Schwerpunkt der Entwöhnung von der maschinellen Beatmung („Weaning") an.
- Einheiten der neurologisch-neurochirurgischen Frührehabilitation und Querschnittzentren verfügen ebenfalls häufig über das Angebot der Beatmungsentwöhnung und zusätzlich über umfangreiche rehabilitative Konzepte (Groß et al. 2019b).

Die genannten spezialisierten Einrichtungen der Beatmungsentwöhnung verfügen nicht über ausreichende Bettenkapazitäten, sodass Patienten, die von der Beatmung entwöhnt, dekanüliert und rehabilitiert werden könnten, von den Akutintensivstationen direkt in die außerklinische Intensivpflege entlassen werden müssen (Rosseau 2017; Roesner et al. 2019). Die Intensivpflegeabhängigkeit kann sowohl Folge akuter als auch chronisch-progredienter Erkrankungen sein. Bei Notwendigkeit der dauerhaften intensivpflegerischen Versorgung z. B. aufgrund einer Trachealkanülenversorgung oder einer invasiven Beatmung stehen im ambulanten Bereich Intensivpflegeheime, Einrichtungen der Phase F, Intensivpflegewohneinrichtungen und schließlich die häusliche Intensivpflege zur Verfügung. Es wird geschätzt, dass mittlerweile bis zu 30.000 Patienten außerklinisch intensivpflegeabhängig sind (Rosseau 2017). Zumindest für den Anteil dieser Patienten, der auf eine Beatmung eingestellt ist, wird zukünftig mit den sogenannten Zentren für außerklinische Beatmung, deren Zertifizierung geplant ist, eine medizinische Anbindung zur Verfügung gestellt werden (Windisch et al. 2017).

Die COVID-19-Pandemie führte nach Angaben der Deutschen Krankenhausgesellschaft in Deutschland zu einem schnellen weiteren Kapazitätsaufbau von 28.000 Intensivbetten inklusive 20.000 Beatmungsbetten auf 40.000 Intensivbetten und 30.000 Beatmungsbetten (DKG 2020). Diese Zahlen sind aber aufgrund einer unvollständigen Erfassung schwer zu überprüfen. Auch noch unbekannt ist das zu erwartende Aufkommen von Patienten mit prolongiertem Weaning oder dauerhafter Abhängigkeit vom Respirator aufgrund einer Covid-19-Erkrankung.

1.5 Zusammenfassung und Ausblick

Wichtige Herausforderungen für die Palliativmedizin sind die zunehmende Zahl älterer Menschen mit ihren besonderen physischen und psychosozialen Gegebenheiten und die zunehmende Multikulturalität und Multireligiosität der Gesellschaft (Henke et al. 2017). Bisher in der Palliativmedizin unterrepräsentiert sind nichtonkologische Erkrankungen. Neurologische Erkrankungen wie die Demenz und psychiatrische Komorbiditäten wie die Depression werden zukünftig an Bedeutung gewinnen. Hinzu kommen die Zunahme chronischer, komplexer Krankheitszustände und die Technisierung der Medizin und Pflege. Infolge dieser Entwicklungen wird der Interdisziplinarität in der Palliativmedizin eine rapide steigende Bedeutung zukommen. Insbesondere werden die Konzepte der Palliative Care, Intensivmedizin und Rehabilitation stärker zusammenrücken mit dem übergeordneten, zentralen Ziel der Verbesserung der Lebensqualität, dem Linderung von Leid, Verbesserung der Teilhabe und Verlängerung des Überlebens, wenn dies im Sinne des Patienten ist, gleichermaßen dienen (Abb. 1.1).

Literatur

Allemani C et al (2016) Global surveillance of cancer survival 1995–2009: analysis of individual data for 25 676 887 patients from 279 population-based registries in 67 countries (CONCORD-2). Lancet 385(9972):977–1010

Bausewein C (2018) Special palliative care in patients with non-oncological diseases. Dtsch Med Wochenschr 143(8):566–573

Bone AE et al (2018) What is the impact of population ageing on the future provision of end-of-life care? Population-based projections of place of death. Palliat Med 32(2):329–336

Buffel du Vaure C et al (2016) Potential workload in applying clinical practice guidelines for patients with chronic conditions and multimorbidity: a systematic analysis. BMJ Open 6(3):e010119

Calderón-Larrañaga A et al (2019) Multimorbidity and functional impairment-bidirectional interplay, synergistic effects and common pathways. J Intern Med 285(3):255–271

Christensen K et al (2009) Ageing populations: the challenges ahead. Lancet 374(9696):1196–1208

Diaz JV et al (2019) Global critical care: moving forward in resource-limited settings. Ann Glob Health 85(1):3

DIVI (2020) Entscheidungen über die Zuteilung von Ressourcen in der Notfall- und der Intensivmedizin im Kontext der COVID-19-Pandemie. https://www.divi.de/empfehlungen/publikationen/covid-19/1540-covid-19-ethik-empfehlung-v2/file. Zugegriffen am 10.04.2020

DKG (2020) Coronavirus: Fakten und Infos. https://www.dkgev.de/dkg/coronavirus-fakten-und-infos/. Zugegriffen am 10.04.2020

Duivermann ML et al (2018) Noninvasive ventilation in stable hypercapnic COPD: what is the evidence? ERJ Open Res 4:00012-2018

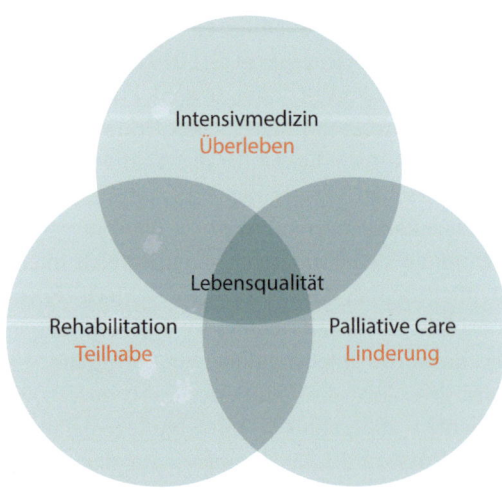

Abb. 1.1 Lebensqualität an der Schnittstelle von Palliative Care, Intensivmedizin und Rehabilitation. (Mit freundlicher Genehmigung aus: Keller, Fachpflege Außerklinische Intensivpflege, 1. Auflage 2017 © Elsevier GmbH, Urban & Fischer, München)

Ehling M, Pötzsch O (2010) Demographic changes in germany up to 2060 – consequences for blood donation. Transfus Med Hemother 37(3):131–139

Etkind SN et al (2017) How many people will need palliative care in 2040? Past trends, future projections and implications for services. BMC Med 15(1):102

Groß M et al (2019a) Neurologische Beatmungsmedizin. Springer, Heidelberg

Groß M et al (2019b) Beatmung in neurologischen Organisationseinheiten in Deutschland. Nervenarzt 90(10):1037–1044

Henke A et al (2017) End-of-life care for immigrants in Germany. An epidemiological appraisal of Berlin. PLoS One 12(8):e0182033

Hess S et al (2014) Trends in specialized palliative care for non-cancer patients in Germany – data from the national hospice and palliative care evaluation (HOPE). Eur J Intern Med 25(2):187–192

Keller (2017) Fachpflege Außerklinische Intensivpflege. Elsivier, München

Klaus D et al (2017) Cohort profile: the german ageing survey (DEAS). Int J Epidemiol 46(4):1105–1105g

Ludolph A et al (2014) S1-Leitlinie Amyotrophe Lateralsklerose (Motoneuronerkrankungen). https://www.dgn.org/images/red_leitlinien/LL_2014/PDFs_Download/030001_DGN_LL_ALS.pdf. Zugegriffen am 10.04.2020

Morin L et al (2017) Estimating the need for palliative care at the population level: a cross-national study in 12 countries. Palliat Med 31(6):526–536

Murtagh FEM et al (2014) How many people need palliative care? A study developing and comparing methods for population-based estimates. Palliat Med 28(1):49–58

Nehls W et al (2020) Handlungsempfehlung zur Therapie von Patient*innen mit COVID-19 aus palliativmedizinischer Perspektive 2.0. https://www.awmf.org/uploads/tx_szleitlinien/128-002l_S1_palliative_Therapie_bei_COVID-19_2020-04_1.pdf. Zugegriffen am 10.04.2020

Ong KY et al (2019) Patient-centred and not disease-focused: a review of guidelines and multimorbidity. Singap Med J. https://doi.org/10.11622/smedj.2019109

Plass D et al (2014) Trends in disease burden in Germany – results, implications and limitations of the global burden of disease study. Dtsch Arztebl Int 111(38):629–638

Prin M, Wunsch H (2012) International comparisons of intensive care: informing outcomes and improving standards. Curr Opin Crit Care 18(6):700–706

Quante AS et al (2016) Projections of cancer incidence and cancer-related deaths in Germany by 2020 and 2030. Cancer Med 5(9):2649–2656

Rhodes A et al (2012) The variability of critical care bed numbers in Europe. Intensive Care Med 38(10):1647–1653

Roesner M et al (2019) Neurological and neurosurgical early rehabilitation in Lower Saxony and Bremen. Fortschr Neurol Psychiatr 87(4):246–254

Rosbach M, Andersen JS (2017) Patient-experienced burden of treatment in patients with multimorbidity – a systematic review of qualitative data. PLoS One 12(6):e0179916

Rosseau S (2017) Positionspapier zur aufwendigen ambulanten Versorgung tracheotomierter Patienten mit und ohne Beatmung nach Langzeit-Intensivtherapie (sogenannte ambulante Intensivpflege). Pneumologie 71:204–206

Scherer M et al (2017) DEGAM-Leitlinie „Multimorbidität". https://www.degam.de/files/Inhalte/Leitlinien-Inhalte/Dokumente/DEGAM-S3-Leitlinien/053-047_Multimorbiditaet/053-047l_%20Multimorbiditaet_redakt_24-1-18.pdf. Zugegriffen am 10.04.2020

Scholten N et al (2016) The size of the population potentially in need of palliative care in Germany – an estimation based on death registration data. BMC Palliat Care 15:29

Shakib S et al (2016) Effect of a multidisciplinary outpatient model of care on health outcomes in older patients with multimorbidity: a retrospective case control study. PLoS One 11(8):e0161382

Statista (2019) Wanderungssaldo Deutschland – Saldo der Zuzüge und Fortzüge bis 2017. https://de.statista.com/statistik/daten/studie/150438/umfrage/saldo-der-zuzuege-und-fortzuege-in-deutschland/. Zugegriffen am 31.03.2019

Valderas JM et al (2009) Defining comorbidity: implications for understanding health and health services. Ann Fam Med 7(4):357–363

Vogelmeier C et al. (2018) S2k-Leitlinie zur Diagnostik und Therapie von Patienten mit chronisch obstruktiver Bronchitis und Lungenemphysem (COPD). https://www.awmf.org/uploads/tx_szleitlinien/020-006l_S2k_COPD_chronisch-obstruktive-Lungenerkrankung_2018-01.pdf. Zugegriffen am 10.04.2020

Voumard R et al (2018) Geriatric palliative care: a view of its concept, challenges and strategies. BMC Geriatr 18(1):220

Wachtermann MW et al (2016) Quality of end-of-life care provided to patients with different serious illnesses. JAMA Intern Med 176(8):1095–1102

Windisch W et al (2017) S2k-Leitlinie: Nichtinvasive und invasive Beatmung als Therapie der chronischen respiratorischen Insuffizienz – Revision 2017. Pneumologie 71:722–795

Technisierung, Digitalisierung und gesellschaftlicher Wandel

Armin Grunwald

Inhaltsverzeichnis

2.1 Einführung und Überblick 9
2.2 Technisierung und gesellschaftlicher Wandel 10
2.3 Gesellschaftlicher Wandel durch Digitalisierung 11
2.4 Digitalisierung und Palliativmedizin 12
Literatur 13

2.1 Einführung und Überblick

Der gesellschaftliche Wandel wird seit dem Beginn der industriellen Revolution stark durch Wissenschaft und Technik geprägt. Hoffnungen auf neue technische Möglichkeiten für Wohlstand und Gesundheit, Umweltschutz und Sicherheit prägen die gesellschaftlichen Debatten genauso wie Sorgen vor nicht intendierten Technikfolgen, wofür beispielhaft Klimawandel und die Sorge um den Arbeitsplatz angesichts fortschreitender Automatisierung stehen. Moderne Gesellschaften sind innovationsorientiert. Das Neue gilt als das Bessere, während das Bekannte oft bereits deswegen als wenig interessant erscheint, weil es bekannt ist. Ohne dies bewerten zu wollen: Im technischen Fortschritt, insbesondere in der Digitalisierung der letzten Jahrzehnte, ist das, was gestern visionär und utopisch war, oft genug heute Normalität und morgen wahrscheinlich altmodisch.

In der beschleunigten ‚schöpferischen Zerstörung', wie der Ökonom Joseph Schumpeter (1942) treffend die andauernde Abwertung des Alten durch Neues gefasst hat, haben Sterben und Tod keinen Platz. Sie passen nicht zu den Phantasien der wissenschaftlich-technischen Allmacht. Es ist nicht überraschend, dass die überbordende Fortschrittseuphorie der Digitalisierung auch den Tod überwinden will. Avatare und Hologramme von Popsängern, die noch Konzerte geben, signalisieren digitale Unsterblichkeit, obwohl die Personen längst tot sind. Technisierung gilt manchen Wissenschaftlern, Ingenieuren und Futuristen als Schlüssel zur Erlösung, durchaus in einem quasi-religiösen Sinn (Grunwald 2019a, Kap. 11).

Zur Realität des Lebens passen diese visionären Geschichten denkbar schlecht. Es wird gestorben und getrauert, ob in den südamerikanischen

A. Grunwald (✉)
Institut für Technikfolgenabschätzung und Systemanalyse (ITAS), Karlsruhe, Deutschland
e-mail: armin.grunwald@kit.edu

Favellas, in den Zentren der modernen Hightech-Medizin, zuhause oder in Hospizen, mit Palliativmedizin oder ohne. In der öffentlichen Diskussion ist der Tod wieder präsenter als noch vor Jahren. Oft sind ethische Fragen der Anlass, im Zusammenhang mit dem wissenschaftlich-technischen Fortschritt zum Ende des Lebens, so etwa nach der Legitimation des Hirntodkriteriums oder nach assistierter Sterbehilfe, im Rahmen der Hospiz-Bewegung und in der Palliativmedizin. Kein Zweifel besteht darin, dass das Verhältnis zu Sterben und Tod, ob individuell oder gesellschaftlich, durch gesellschaftlichen Wandel und Technisierung beeinflusst wird (Böhle et al. 2014).

2.2 Technisierung und gesellschaftlicher Wandel

Der wissenschaftlich-technische Fortschritt führt zu einer Erweiterung der menschlichen Handlungsmöglichkeiten. Das, was menschlichem Zugriff bis dato entzogen war, was als unbeeinflussbare Natur oder als Schicksal akzeptiert werden musste, wird zum Gegenstand technischer Gestaltbarkeit – und dann entstehen neue ethische Fragen. So stellen sich viele Fragen im Umgang mit Beginn und Ende des menschlichen Lebens erst, seitdem neue Technologien zur Intervention in diese Phasen zur Verfügung stehen. Damit gehen die Vergrößerung der Wahlmöglichkeiten zwischen verschiedenen Optionen und die Verringerung der menschlichen Abhängigkeit von der Natur und der eigenen Tradition einher, ganz im Einklang mit emanzipatorischen Idealen der Europäischen Aufklärung.

Mit der Zunahme der Wahlmöglichkeiten steigt allerdings auch die Notwendigkeit, Entscheidungen um Umgang mit den neuen Optionen zu treffen. Und da der technische Fortschritt vielfach zu Fragen führt, zu denen es bislang keine eingespielten Entscheidungskriterien oder -verfahren gibt, kommt es aus seiner inhärenten Logik heraus zu Orientierungsdefiziten, Konflikten und Unsicherheiten (Höffe 1993). Technik-, Medizin- und Bioethik sollen Antworten auf diese die Erfolge des technischen Fortschritts notwendig begleitenden Verunsicherungen geben (Grunwald 2013).

Eine wesentliche Quelle des Orientierungsbedarfs im technischen Fortschritt sind Ambivalenzen und nicht intendierte Technikfolgen (Grunwald 2010). Hierzu gehören etwa der Umgang mit technikbedingten Risiken wie Strahlenbelastungen und Unfallrisiken, ethische Fragen der Pflegerobotik, Klimawandel und Biodiversitätsverlust, Datenschutzprobleme sowie die Problematik gentechnisch veränderter Organismen oder Nahrungsmittel. Auch in Medizin- und Bioethik sind neben den vielfach positiven, gesundheits- und lebensverlängernden Erfolgen Ambivalenzen eingetreten, wie sie sich etwa in Befürchtungen einer neuen Eugenik (Habermas 2001), in der Kritik an der ‚Apparatemedizin' und in den Debatten zu Organspenden zeigen. Fortschrittsoptimistische Zukunftserwartungen zur Technisierung sind dadurch teilweise verlorengegangen und haben schwierigen Abwägungsproblemen zwischen den positiven und negativen Folgen Platz gemacht.

Seit etwa dem Jahr 2000 wird eine weit ausgreifende Debatte über die ‚Zukunft der Natur des Menschen' (Habermas 2001) geführt, vor allem angesichts der mit diesen Entwicklungen in den Blick geratenen Möglichkeiten seiner ‚technischen Verbesserung' (Grunwald 2007). Felder wie die Synthetische Biologie oder das *Ubiquitous Computing* werfen grundsätzliche Fragen nach den Verhältnissen von Mensch, Technik und Natur auf, die anthropologische, naturphilosophische und technikphilosophische Fragen berühren. Sie machen deutlich, dass der durch den technischen Fortschritt ermöglichte gesellschaftliche Wandel bei weitem nicht nur ökonomische oder politische Fragen einer gerechten Gesellschaft aufwirft, sondern auch zu Veränderungen im Menschenbild, in Mensch/Technik-Verhältnissen und auf der Werteebene führt. Die weiterhin zunehmende Handlungsmacht des Menschen und die wachsende Eingriffstiefe technischer Intervention in Natur und Gesellschaft sowie in den menschlichen Körper und Geist führen letztlich zu einer Zunahme von Verantwortung.

2.3 Gesellschaftlicher Wandel durch Digitalisierung

Das zentrale Feld des durch Technik und ihre Nutzung induzierten gesellschaftlichen Wandels stellt seit Jahrzehnten die Digitalisierung dar. Der digital-technische Fortschritt zusammen mit innovativen Nutzungsideen und Geschäftsmodellen eröffnet neue Handlungsoptionen (z. B. Neugebauer 2018): globale Kommunikation in Echtzeit, schneller und ortsunabhängiger Zugriff auf Information und Unterhaltung durch mobiles Internet, Mustererkennung durch Big Data Analytik, Effizienzsteigerung der industriellen Logistik und Produktion, Beschleunigung von Innovationsprozessen, individualisierte Dienstleistungen, bessere medizinische Diagnosen und Therapien, Roboter als künstliche Assistenten, lernende Algorithmen, selbstfahrende Autos und vieles mehr. In visionären Erzählungen wird die Digitalisierung als Epochenbruch, als menschheitshistorische Disruption und als ‚digitale Revolution' bezeichnet.

Die transformative Leistung der Digitalisierung wird durch die digitale *Verdopplung der Welt* ermöglicht. Der analogen Welt aus Materie und Energie wird eine digitale Welt aus Daten, Modellen und Algorithmen zur Seite gestellt. Datenabbilder sollen die Gegenstände der analogen Welt in gewissen Hinsichten als ‚digitale Zwillinge' repräsentieren. Digitale Zwillinge entstehen aus Daten über die realen Objekte, etwa aus Konsumdaten von Menschen oder den über ihn verfügbaren medizinischen Daten. Sie sind speicher- und kopierbar, durch Algorithmen schnell für Mustererkennung auswertbar und verknüpfbar, jedenfalls solange keine Regulierung dagegensteht, oder durch Suchbefehle nach bestimmten Eigenschaften recherchierbar. Die dadurch gewonnenen Erkenntnisse können in die analoge Welt zurückübertragen und für dortige Operationen genutzt werden. So gesehen ist die digitale Transformation eine digital gestützte Transformation der *analogen Welt*. Der Traum der digitalen Revolution ist, so lassen sich entsprechende Erzählungen verstehen, möglichst vollständige digitale Zwillinge aller analogen Objekte zu erzeugen, diese im Hintergrund quasi unsichtbar mit schnellen Algorithmen auszuwerten und die Ergebnisse zu nutzen, um die analoge Welt, in der Menschen leben und sterben, zu gestalten. Digitalisierung ist damit Mittel zum Zweck.

Wie der technische Fortschritt generell ist die Digitalisierung in sich ambivalent. Den Vorteilen stehen bereits eingetretene oder für die Zukunft befürchtete nicht intendierte Folgen und Risiken gegenüber, beispielsweise für den Arbeitsmarkt (Börner et al. 2018), in Bezug auf Mediensucht, für Individualität und Privatheit, für die Demokratie und Freiheit. Die Digitalisierung bringt Gewinner *und* Verlierer hervor, wobei Gewinne und Verluste auf verschiedene gesellschaftliche Gruppen unterschiedlich verteilt sind. Fragen nach Verantwortung im Umgang mit nicht intendierten Folgen, nach Machtverteilung und Kontrolle, nach Gerechtigkeit und Demokratie (z. B. Hofstetter 2016) stellen sich, begleitet von übergreifenden Fragen auch nach der Zukunft der Gattung Mensch (Bostrom 2014; Mainzer 2016). Digitalisierung *als Prozess* (Grunwald 2019b) meint die digital-technisch ermöglichte Transformation gesellschaftlicher Zusammenhänge, so etwa in Bezug auf Bildung, durch die Umstellung der Wirtschaft auf eine Daten- und Wissensökonomie, durch digitale Medizin und neue Arzt/Patienten-Verhältnisse, durch neue Kooperationsformen zwischen Mensch und Technik, Veränderungen der Arbeitswelt, des Kommunikationsverhaltens, der staatlichen Governance und in der Selbst- und Weltwahrnehmung von Menschen.

Die Digitalisierung wird von einer Vielzahl unterschiedlicher Akteure mitgestaltet: von Digitalvisionären etwa aus dem Silicon Valley, von IT-Spezialisten und Managern, von Datenschutzbeauftragten und Lehrern, von Staatsbürgern und Unternehmern, von Nutzern digitaler Dienstleistungen und politisch-rechtlicher Förderung und Regulierung. In ethischer Hinsicht ist entscheidend, Digitalisierung nicht bloß als Prozess zu betrachten, der ethisch relevante *Folgen* erzeugt, sondern als *nach Interessen und Werten gemacht*. Diese Sicht wirft die Frage nach der Verantwortung der ‚Macher' der Digitalisierung auf, insbesondere angesichts der Tatsache, dass die

Digitalisierung Gewinner und Verlierer mit sich bringt. Diese ‚Macher' verfolgen Interessen und handeln nach Werten, so etwa in Unternehmen, Behörden oder Geheimdiensten. Wenn Digitalisierung Mittel zum Zweck ist, muss zunächst nach den Zwecken gefragt werden. Das geschieht angesichts eines verbreiteten digitalen Technikdeterminismus (Mainzer 2016; Grunwald 2019b) viel zu wenig.

Die öffentliche Debatte zur Digitalisierung ist durchzogen von anthropologischen Elementen, insbesondere eine Abwertung von Menschen gegenüber der vermeintlich in jeder Hinsicht überlegenen digitalen Technik (Grunwald 2019a). Viele Digitalvisionäre berufen sich auf angebliche Eigenschaften ‚des' Menschen und thematisieren Roboter und Algorithmen als bessere Menschen. Beispielsweise seien menschliche Politiker egoistisch, machtbesessen oder gar korrupt, während Algorithmen als objektiv, fair und gerecht dargestellt werden. Menschen nehmen sich zusehends als defizitäre Wesen gegenüber technisch perfektionierten Welten wahr, wobei Post- und Transhumanismus (Hurlbut und Tiroshi-Samuelson 2016) nur die Extreme sind. Diese Verschiebungen, die vor allem die weitere Entwicklung des Arbeitsmarktes betreffen (Börner et al. 2018), korrelieren letztlich mit einer Technisierung des Menschenbilds. Wenn Menschen als Satz technisch modellierbarer Leistungsparameter und der Mechanismen ihrer Realisierung angesehen (Wolbring 2008) und damit nicht nur für bestimmte (z. B. medizinische oder ergonomische) Zwecke als maschinelle Wesen *modelliert* werden, sondern naturalistisch als rein technisch funktionierende Wesen verstanden werden, dann sind hier möglicherweise weitreichende kulturelle Veränderungen im Gange, in denen ein technisches (häufig auch ökonomisches) Denken dominant wird. Leiden, Unvollkommenheit, Sterben und Tod hätten dann keinen Platz mehr in einem sinnerfüllten Leben, sondern würden nur noch als zu überwindende Defiziterscheinungen einer technisch zu optimierenden Zivilisation verstanden. Dies sei hier keineswegs als Prognose verstanden. Entsprechende Erzählungen jedoch machen deutlich, dass die Digitalisierung vor allem die Frage aufwirft, wer Menschen sind bzw. sein wollen.

Es ist der atemberaubende und schnelle Erfolg vieler Entwicklungen im Rahmen der Digitalisierung, der zu allmählichen Verschiebungen z. B. in Mensch/Technik-Verhältnissen, in Verantwortungsfragen, im Sicherheitsbedürfnis, im Verständnis von Freiheit, in der Möglichkeit von Individualität, in Zeitverhältnissen, im Blick auf Solidarität und im Menschenbild führt oder führen kann (Grunwald 2019b). Allmähliche Verschiebungen dieser Art, ob nun bereits beobachtbar oder erst für die Zukunft befürchtet, machen den Kern der teils aufgeregten öffentlichen Debatte zur Digitalisierung und vieler weitreichender Befürchtungen aus.

2.4 Digitalisierung und Palliativmedizin

Die moderne Medizin ist ohne digitale Technologien nicht mehr denkbar. Viele Diagnosemethoden wie etwa die Computertomografie erfassen die Daten digital, werten die Daten digital aus und zeigen die Ergebnisse mit digitalen Verfahren der Bildgebung. Operationsroboter assistieren Chirurgen, etwa bei Hüftoperationen, und erhöhen die Präzision. Das Management von Krankenhäusern und Arztpraxen ist längst digitalisiert. Die Digitalisierung ist zum technischen Rückgrat des gesamten Gesundheitssystems geworden.

Für das Ziel, Menschen im Alter, bei Behinderungen und in Sterbeprozessen mehr Selbstständigkeit zu ermöglichen, kann digitale Technik zu neuen Wegen beitragen (in Anlehnung an Weinberger et al. 2019). So müssen beispielsweise Demenzkranke einerseits geschützt werden, damit sie sich nicht selbst in Gefahr bringen. Andererseits ist es ein ethisches Gebot, ihre Freiheit und Autonomie so wenig wie möglich einzuschränken. Digital unterstützte Überwachungstechnik, die dies je nach aktuellem Zustand der Demenzpatienten regelt und dadurch den Wunsch nach maximaler Autonomie mit den Erfordernissen des Schutzes situationsadäquat erfasst und abwägt, erscheint, wäre sie möglich, als eine gute Lösung (Decker et al. 2017).

Digital gesteuerte Robotik kann pflegebedürftige Menschen unterstützen, z. B. mit Assistenzsystemen der Fortbewegung. Mit Assistenzrobotern, die das Gehen unterstützen, intelligenten Rollatoren und Krankenbetten, die sich auf Befehl hin in selbst fahrende Rollstühle verwandeln, können Menschen länger mobil bleiben. Exo-Skelette sind Gehroboter, die man wie eine Hose oder einen Anzug anziehen kann. Sie können gelähmten Personen eigenständige Fortbewegung ermöglichen oder bei geschwächten Menschen die Muskelkraft in Beinen oder Armen verstärken. Auf diese Weise kann digitale Technik als Dienstleister in der Palliativmedizin und beim Sterben dienen.

Eine weitere Möglichkeit der Unterstützung der Palliativmedizin besteht in der datengestützten Modellierung und Simulation von Sterbeprozessen, die dadurch besser verstanden, aber wichtiger noch, für bessere Prognosen des Verlaufs von Sterbeprozessen eingesetzt und der optimalen Unterstützung eines menschenwürdigen Sterbens werden können. Die Digitalisierung eröffnet also der Palliativmedizin und auch darüber hinaus der Unterstützung von Menschen in Sterbeprozessen neue technische Möglichkeiten. Sie bleibt dabei ein Mittel zum Zweck. Bei aller Wertschätzung dieser Möglichkeiten kann Technik in der Ermöglichung eines menschenwürdigen Sterbens sicher helfen, nicht aber die existentielle Dimension des Todes eliminieren.

Literatur

Böhle K, Berendes J, Gutmann M, Robertson-von Trotha C, Scherz C (Hrsg) (2014) Computertechnik und Sterbekultur. Berlin/Münster, LIT

Börner F, Kehl C, Nierling L (2018): Chancen und Risiken mobiler und digitaler Kommunikation in der Arbeitswelt. Berlin: Büro für Technikfolgen-Abschätzung beim Deutschen Bundestag. www.tab-beim-bundestag.de/de/pdf/publikationen/berichte/TAB-Arbeitsbericht-ab174.pdf. Zugegriffen am 25.04.2019

Bostrom N (2014) Superintelligenz. Szenarien einer kommenden Revolution. Suhrkamp, Frankfurt

Decker M, Weinberger N, Krings B-J, Hirsch J (2017) Imagined technology futures in demand-oriented technology assessment. J Responsib Innov 4(2):177–196

Grunwald A (2007) Orientierungsbedarf, Zukunftswissen und Naturalismus. Das Beispiel der ‚technischen Verbesserung' des Menschen. Deut Z Philos 55(6):949–965

Grunwald, A. (2010): Technikfolgenabschätzung. Eine Einführung, 2. Aufl. NOMOS, Baden-Baden.

Grunwald A Hrsg.) (2013): Handbuch Technikethik. Metzler, Stuttgart

Grunwald A (2019a) Der unterlegene Mensch. Die Zukunft der Menschheit im Angesicht von Algorithmen, Robotern und Künstlicher Intelligenz. RIVA-Verlag, München

Grunwald A (2019b) Digitalisierung als Prozess. Ethische Herausforderungen inmitten allmählicher Verschiebungen zwischen Mensch, Technik und Gesellschaft. ZWirtsch Unternehmensethik (im Druck)

Habermas J (2001) Die Zukunft der Natur des Menschen. Suhrkamp, Frankfurt

Höffe O (1993) Moral al Preis der Moderne. Suhrkamp, Frankfurt

Hofstetter Y (2016) Das Ende der Demokratie. Wie die künstliche Intelligenz die Politik übernimmt und uns entmündigt. Bertelsmann, Bielefeld

Hurlbut JB, Tiroshi-Samuelson H (Hrsg) (2016) Perfecting human futures. Transhuman visions and technological imaginations. Springer, Wiesbaden

Mainzer K (2016) Wann übernehmen die Maschinen? Springer, Heidelberg

Neugebauer R (Hrsg) (2018) Digitalisierung. Schlüsseltechnologien für Wirtschaft und Gesellschaft. Springer, Heidelberg

Weinberger N, Winkelmann M, Müller K et al (2019) Public participation in the development process of a mobility assistance system for visually impaired pedestrians. Societies 2019(9):32. https://doi.org/10.3390/soc9020032

Wolbring G (2008) Why NBIC? Why human performance enhancement? Eur J Soc Sci Res 21:25–40

Interkulturalität und Interreligiosität

Birgit Heller, Martin Groß, Yazan Falouji, Suman Pandey und Karandeep Bhatia

Inhaltsverzeichnis

3.1 **Einführung** 16
    3.1.1 Kulturen des Sterbens 16
    3.1.2 Religiosität und/oder Spiritualität? 17
    3.1.3 Spiritual Care 17
    3.1.4 Probleme und Grenzen des interkulturellen und interreligiösen Zugangs 18

3.2 **Christentum, Atheismus und nicht konfessionelle Weltanschauungen** 19
    3.2.1 Verbreitung 19
    3.2.2 Lehre 19
    3.2.3 Rolle von Krankheit und Tod im Christentum 20
    3.2.4 Rituale 20
    3.2.5 Haltung zu Palliative Care, Therapiebeendigung, palliativer Medikation, assistiertem Suizid, Tötung auf Verlangen („Euthanasie, aktive Sterbehilfe") und Organspende 20
    3.2.6 Nicht konfessionelle Weltanschauungen 21
    3.2.7 Nicht konfessionelle Weltanschauungen in der Palliativmedizin 21

3.3 **Islam** 22
    3.3.1 Verbreitung 22
    3.3.2 Grundsätze 22
    3.3.3 Soziale Aspekte und Bescheidenheit 22
    3.3.4 Überlegungen zur Ernährung 23

B. Heller (✉)
Institut für Religionswissenschaft, Universität Wien,
Wien, Österreich
e-mail: birgit.heller@univie.ac.at

M. Groß
Klinik für Neurologische Intensivmedizin und
Frührehabilitation und Interdisziplinäres
Palliativzentrum, Evangelisches Krankenhaus
Oldenburg, Oldenburg, Deutschland
e-mail: martin.gross@evangelischeskrankenhaus.de

Y. Falouji
Klinik für Kinder- und Jugendmedizin,
Marienhospital Bottrop, Bottrop, Deutschland

S. Pandey
Klinik für Neurologische Intensivmedizin und
Frührehabilitation, Evangelisches Krankenhaus
Oldenburg, Oldenburg, Deutschland

K. Bhatia
Interdisziplinäres Palliativzentrum, Evangelisches
Krankenhaus Oldenburg, Oldenburg, Deutschland

© Springer-Verlag GmbH Deutschland, ein Teil von Springer Nature 2021
M. Groß, T. Demmer (Hrsg.), *Interdisziplinäre Palliativmedizin*,
https://doi.org/10.1007/978-3-662-62011-3_3

3.3.5 Therapierestriktionen... 23
  3.3.6 Der Gebrauch von Opioiden und Sedativen... 23
  3.3.7 Zurückhalten und Entziehen der Behandlung, DNR und aktive Sterbehilfe („Euthanasie")... 24
  3.3.8 Organspende... 24
3.4 **Judentum**... 25
  3.4.1 Allgemeines... 25
  3.4.2 Allgemeine Regeln... 25
  3.4.3 Judentum, Palliativmedizin und Organspende... 25
3.5 **Hinduismus**... 27
  3.5.1 Allgemeines... 27
  3.5.2 Gott... 28
  3.5.3 Tod... 28
  3.5.4 Rolle der Krankheit in Hinduismus... 28
  3.5.5 Karma... 28
  3.5.6 Yoga... 29
  3.5.7 Rituale, Regeln und Rahmenbedingungen... 29
  3.5.8 Vor und während des Sterbens... 29
  3.5.9 Nach dem Sterben... 30
  3.5.10 Kremierung... 30
  3.5.11 Haltung zu Beendigung von Intensivtherapie und Beatmung sowie Organspende... 30
  3.5.12 Hinweise für Caregiver aus anderen Religionen bzw. ohne Religion zum Umgang mit Patient und Angehörigen... 31
3.6 **Buddhismus**... 31
  3.6.1 Lehre... 32
  3.6.2 Reinkarnation, Karma und Tod... 32
  3.6.3 Palliativmedizin, Organspende und Euthanasie... 32
3.7 **Sikhismus**... 33
  3.7.1 Lehre... 33
  3.7.2 Die 5 Ks... 34
  3.7.3 Rituale... 35
  3.7.4 Krankheit und Tod... 35
  3.7.5 Palliativmedizin, Organspende und Euthanasie... 35
Literatur... 36

3.1 Einführung

Birgit Heller

3.1.1 Kulturen des Sterbens

Will man Bedingungen für ein gutes Sterben schaffen, so spielen kulturell-religiöse Unterschiede zwischen Menschen eine wichtige Rolle. Das Lebensende ist von verschiedenen Sterbekulturen geprägt, die meist stark in religiösen Weltanschauungen verankert sind. Zu den Faktoren, die zu berücksichtigen sind, zählen die persönlichen Einstellungen zu Leben und Tod, zum „Danach", zu Leiden und Schmerzerleichterung, zur Ernährung und Körperpflege, zu religiösen Observanzen in der letzten Lebensphase, zu Therapieverzicht oder Therapieabbruch und Sterbehilfe, zu Sterbe- und Totenritualen, zu Verlust und Trauer (Heller 2012). Daraus ergeben sich Orientierungen sowie spirituelle Bedürfnisse von schwerstkranken, sterbenden Menschen und ihren Angehörigen, die zunächst einmal Sensibilität, Respekt und Offenheit aufseiten der betreuenden Berufsgruppen erfordern.

▶ **Wichtig:** Die Einsicht, dass das gute Sterben nicht für alle Menschen dasselbe bedeutet, bildet ein Korrektiv für Idealbildungen und normative Qualitätsstandards am Lebensende. Sie ist Ausgangspunkt der interkulturellen und interreligiösen Herausforderung der Palliative Care.

3.1.2 Religiosität und/oder Spiritualität?

Mit dem nahenden Lebensende rücken für viele Menschen spirituelle Fragen in den Vordergrund. Sehr weit definiert bezeichnet Spiritualität eine bestimmte Haltung gegenüber dem Leben und dem Tod, die gekennzeichnet ist von der Art der Sinngebung und der spezifischen Weise, in der sich Menschen zu ihrer Mitwelt in Beziehung setzen und diese Beziehungen leben. Spiritualität bildet seit jeher einen wesentlichen Teil der organisierten religiösen Traditionen. So kann man von christlicher, jüdischer, buddhistischer, muslimischer usw. Spiritualität sprechen. Spiritualität bedeutet so viel wie persönliche Religiosität, die auf der Einübung und Reflexion religiöser Erfahrung basiert und die Gestaltung des Lebens prägt. In den modernen, vor allem christlich geprägten Gesellschaften in Europa haben sich die traditionellen Strukturen und Bindungen jedoch weitgehend aufgelöst. Diese religiöse Entwicklung, die sich überwiegend von den christlichen Kirchen abgrenzt, wird als (post)moderne Spiritualität bezeichnet (Bochinger et al. 2009). Ein Teil der Menschen definiert sich heute als nicht religiös, aber spirituell. Aus der Außenperspektive lassen sich Religiosität und Spiritualität jedoch nicht voneinander trennen (Heller und Heller 2018). Ein zentrales Merkmal von Spiritualität ist in jedem Fall die subjektive Komponente und die starke Erfahrungsorientierung – sei es in der Form der subjektiven Aneignung einer religiösen Tradition oder in der modernen persönlichen Sinnsuche, die meist über die Grenzen der herkömmlichen religiösen Institutionen hinausführt. Spiritualität ist in beiden Fällen ein Teil des religiösen Feldes. Da sich der Begriff Spiritualität ursprünglich auf eine geistige Dimension im Menschen bezieht, die die materielle Welt der Alltagserfahrung transzendiert, ist er als unspezifisches Synonym für die Lebenseinstellung eines Menschen nicht geeignet. Durch schwammige, weite Definitionen und den derzeit üblichen inflationären Gebrauch wird Spiritualität zu einer ausdruckslosen Worthülse.

3.1.3 Spiritual Care

Spiritual Care löst das menschliche Sterben aus dem engen Korsett von Krankheit und Symptomkontrolle (Heller und Heller 2018). Spiritual Care ist eine Form menschlicher, gesellschaftlicher und teilweise professioneller Partizipation am Sterben und an der Frage nach Sinn und Bedeutung des Todes. Ganz verschiedene Ebenen sind davon berührt: Haltungen wie Compathie angesichts des letztendlich gemeinsamen Geschicks und Würdigung der einzigartigen Integrität eines Menschen oder Rücksichtnahme auf ganz konkrete spirituelle Bedürfnisse wie Gebetszeiten, Meditationszeiten, Einkehr oder Fasten. In vielen Kulturen stehen körperliche und geistige Reinheit in einem engen Zusammenhang. Durch die Berücksichtigung bestimmter Aspekte der Körperpflege oder mancher Speisevorschriften werden deshalb gleichermaßen religiös-spirituelle Bedürfnisse ernstgenommen. Die Schmerzbehandlung ist ein sensibles Feld, das nicht nur nach einem medizinischen Raster ausgerichtet werden darf. Schmerz ist immer auch eine Frage der religiös-kulturellen und individuellen Interpretation. So können einerseits psychisch-spirituelle Dimensionen des Schmerzes das körperliche Schmerzempfinden völlig relativieren, andererseits kann die das Leben verkürzende Nebenwirkung von Schmerzmitteln zum Problem werden. Es stellt eine große Herausforderung für den Krankenhausalltag dar, die Sterbe- und Totenriten der verschiedenen religiösen Traditionen oder individualisierte Formen des Abschieds zu respektieren und ihnen Eigenzeitlichkeit und Raum – im wörtlichen und im übertragenen Sinn des Wortes – zu geben. In diesem Zusammenhang ist die Tatsache interessant, dass in den meisten religiösen Traditionen der Tod nicht als ein punktuelles Ereignis betrachtet wird, sondern als ein längerer Prozess, der einen sensiblen Umgang mit dem Leichnam erfordert. Spiritual Care endet daher nicht mit dem medizinisch definierten Tod.

Offen ist die Frage der Zuständigkeit für Spiritual Care. Abgesehen von der Tradition der konfessionell-christlichen Seelsorge in Krankenhäusern und Hospizen gibt es zahlreiche überkonfessionell engagierte Initiativen buddhistisch inspirierter spiritueller Begleitung. Die jüdischen und muslimischen Glaubensgemeinschaften haben teilweise spezielle Dienste für die spirituelle Begleitung der Kranken und Sterbenden eingerichtet. In den letzten Jahren ist ein interprofessioneller Wettbewerb um die Zuständigkeit für die religiös-spirituellen Dimensionen von Palliative Care ausgebrochen. Spiritual Care ist ein neues Etikett für die konfessionelle Seelsorge oder wird in Abgrenzung davon als Domäne der Pflegepersonen, der ÄrztInnen, aber auch der TherapeutInnen und SozialarbeiterInnen beansprucht. An manchen Orten wird Spiritual Care als Zusatzausbildung für Interessierte aus allen Berufsgruppen, die sich um Kranke, Sterbende und ihre Angehörigen sorgen, angeboten. Prinzipiell ist zu bedenken, dass Spiritual Care in erster Linie die persönliche Herausforderung und Verantwortung des einzelnen Menschen in Interaktion mit dem eigenen sozialen Umfeld ist und bleibt (Kellehear 2002).

3.1.4 Probleme und Grenzen des interkulturellen und interreligiösen Zugangs

Wir leben heute in multikulturellen Gesellschaften, dennoch sind die Konsequenzen, die sich daraus ergeben, noch längst nicht ausgelotet. Die Dringlichkeit, auf kulturelle und religiöse Unterschiede von Menschen Rücksicht zu nehmen, ist unbestreitbar. Allerdings wird die Produktion von Checklisten und Faktensammlungen, in denen kulturell-religiöse Praktiken und daraus abgeleitete Bedürfnisse beschrieben und katalogisiert werden, den betroffenen Menschen aus den folgenden Gründen nicht gerecht:

1. Die rein deskriptive Information über kulturelle und religiöse Praktiken kann dazu beitragen, bereits bestehende Barrieren zu verfestigen, indem Gefühle der Befremdung und Kuriosität angesichts der „ganz anderen" Umgangsformen mit Sterben und Tod erzeugt werden (Gunaratnam 1997). Kultur ist nicht alles. Die Fixierung auf religiös-kulturelle Differenzen verbaut manchmal den Zugang zu einer gemeinsamen Erfahrungsbasis, die Verbundenheit und Solidarität schafft.
2. Faktenwissen wird zu einer Verständnisbarriere, wenn es zur Ausbildung von Stereotypen führt. Individuen sind nie nur Spiegelbilder von Kultur. Durch Verallgemeinerung wird die Variation übersehen und der dynamische Prozess, in dem sich ein Individuum innerhalb einer bestimmten Kultur entwickelt. Allgemeine Informationen können nur grobe Anhaltspunkte schaffen, die jeweils individuell mit den einzelnen Personen zu klären sind. Die Vorgaben traditioneller Religiosität bilden nur *eine* Möglichkeit für die individuelle Ausprägung von Spiritualität. In modernen Gesellschaften ist nicht nur ein Wechsel zwischen religiösen Angeboten denkbar, sondern auch nichtorganisierte Formen von Spiritualität nehmen zu und ein beträchtlicher Teil der Menschen definiert sich als weder religiös noch spirituell.
3. Religiös-kulturelle Sensibilität gelangt an eine Grenze, wo sie die Verpflichtung gegenüber dem konkreten Menschen überlagert: Maßstab bleibt ein individueller Mensch und nicht eine religiöse Tradition oder die Auffassungen von religiösen ExpertInnen. Das Berufsethos aller an der Palliative Care beteiligten Professionen verpflichtet dazu, sich radikal am Willen der PatientInnen zu orientieren. Das kann dazu führen, dass im Fall von familiären, religiös-kulturellen Konflikten oder unterschiedlichen Perspektiven unter den Fachkräften Partei für die Patientin bzw. den Patienten ergriffen werden muss.
4. Die Geschlechterdifferenz wurde bisher zu wenig beachtet. Es gibt Unterschiede in den Lebens- und Todeserfahrungen der Ge-

schlechter (Beyer 2008; Reitinger und Beyer 2010): Die soziale Verpflichtung zur Sorge und Pflege ist immer noch einseitig auf Frauen ausgerichtet; häufig bleiben die Pflegenden pflegebedürftig und allein zurück. Frauen waren (und sind) in den meisten Kulturen für Totenfürsorge und Trauer zuständig und setzen sich – selbst in modernen Gesellschaften, wie Umfragen zeigen – in größerer Zahl als Männer mit Sterben und Tod auseinander. Diese traditionell enge Verbindung mit dem Tod wirkt sich nicht zuletzt auch in der Tatsache aus, dass Frauen in den verschiedenen Initiativen der modernen Sterbebegleitung genauso wie in der Palliative Care dominieren.

▶ **Wichtig:** Missionarische oder persönliche Interessen und Absichten jedweder Art sind mit dem Ethos der Palliative Care unvereinbar. Wenn die individuelle Situation es erfordert, sind religiös-kulturelle Normen dem Willen und den Bedürfnissen einer Patientin/eines Patienten unterzuordnen.

Die Dimensionen der Interreligiosität und Interkulturalität erfordern in der Palliative Care einen Verständnishorizont, der offen bleibt für den jeweiligen Menschen. Ein Basiswissen als Ausgangspunkt darf nicht zu rigiden Verhaltensnormen führen, die die persönliche Auseinandersetzung unnötig erscheinen lassen. Fixe Leitfäden sind daher wenig hilfreich, wenn es darum geht, Sensibilität für die Überzeugungen, Werte und möglichen Bedürfnisse eines anderen Menschen zu entwickeln. So sollen die folgenden Abschnitte 3.2 bis 3.7 einen kurzen Einblick in verschiedene Religionen der Gegenwart und deren Bezug zu Palliative Care vermitteln, wobei es innerhalb einer Religion durchaus verschiedene Lehrmeinungen zu einzelnen Aspekten von Palliative Care geben kann. Diese Kenntnisse können jedoch nicht als Leitfaden dienen, sondern müssen auf den individuellen Patienten und seine Angehörigen bezogen werden.

3.2 Christentum, Atheismus und nicht konfessionelle Weltanschauungen

Martin Groß

3.2.1 Verbreitung

Das Christentum ist die weltweit mit einem Anteil von 31 % der Bevölkerung (CIA 2019) und in Deutschland verbreitetste Religion. 28 % der deutschen Bevölkerung gehören der katholischen Kirche, 26 % der evangelischen Kirche, 2 % der orthodoxen Kirche und 1 % anderen christlichen Gemeinschaften an (Forschungsgruppe Weltanschauungen in Deutschland 2018). Aufgrund der Benachteiligung von Christen und der atheistischen Bildungspolitik in der Deutschen Demokratischen Republik ist der Anteil der Christen in den neuen Bundesländern wesentlich geringer als in den alten.

3.2.2 Lehre

Das aus dem Judentum entstandene Christentum ist eine monotheistische Religion, in der die Trinität (oder: Dreieinheit, Dreifaltigkeit) aus Gott, dem Vater, Jesus Christus, dem Sohn, und dem Heiligen Geist verehrt wird. Gott, Jesus Christus und der Heilige Geist werden zwar als verschiedene Personen („Hypostasen"), jedoch als gleiches Wesen aufgefasst. Normativ für das Christentum ist die Heilige Schrift oder Bibel. Diese besteht aus dem Alten Testament, welches auf dem jüdischen Tanach basiert, sowie dem Neuen Testament, für welches das Leben, das Sterben und die Auferstehung Jesu Christi zentral ist. Gott ist im Christentum der Schöpfer des Himmels und der Erde, der von der sogenannten negativen Theologie als „sich notwendig und unvermeidlich allen Versuchen festlegenden Begreifens" entziehend interpretiert wird (Benk 2018). Nichtsdestotrotz werden ihm in der Bibel unter anderem die Eigenschaften der Ewigkeit, der Allwissenheit, der Allmächtigkeit, der Güte, der Gerechtigkeit, der Barmherzigkeit und der Heiligkeit zugeschrieben. Sein Sohn Jesus Christus hat durch seinen Tod am Kreuz die Sünden der Menschen auf sich genommen, die Vergebung der Sünden durch Gott und damit die Erlösung der Menschen bewirkt. Zentrales Element seiner Lehre ist die Nächstenliebe: „Du sollst deinen Nächsten lieben wie dich selbst (Matthäus 22:39)".

3.2.3 Rolle von Krankheit und Tod im Christentum

Krankheit kann von Christen sehr verschiedenartig gedeutet werden: Sie kann als mit begangenen Sünden in Zusammenhang stehend und sogar als Strafe Gottes verstanden werden. Auch lässt die Bibel andere Interpretationsmöglichkeiten zu: Krankheit kann als Prüfung verstanden werden oder als pädagogisches Werkzeug zur Weiterentwicklung einer Person; auch kann sie der Verherrlichung Gottes dienen. Im neutestamentarischen Verständnis wird die schuldhafte Verursachung der Krankheit durch das Individuum aufgelöst: „Und seine [Jesu] Jünger fragten ihn und sprachen: Meister, wer hat gesündigt, dieser oder seine Eltern, dass er ist blind geboren? Jesus antwortete: Es hat weder dieser gesündigt noch seine Eltern, sondern dass die Werke Gottes offenbar würden an ihm (Johannes 9:3)". In seinem Schicksal lebt Jesus ein Beispiel der persönlichen Bewältigung von Leid und Tod und damit des Krankseins aus innerster Verbindung mit Gott exemplarisch vor (Pompey 1993). Nach dem Tod folgt im Christentum die Auferstehung von den Toten: Während der Körper vergänglich ist, besteht die unvergängliche Seele, das „Ich des Menschen", nach dem Tod weiter. Im Übrigen gibt es zwischen den christlichen Konfessionen verschiedene Auffassungen zu den letzten Dingen: Die katholische Kongregation für die Glaubenslehre stellte fest, dass, während die Gerechten nach dem Tod ewige Seligkeit erfahren und Gott sehen, wie er ist (Johannes 3:2), den Sünder ewige Strafe trifft, was auch als „Hölle" bezeichnet wird – allerdings ist auch eine Reinigung durch Reue möglich, im sogenannten „Fegefeuer" (Seper und Hamer 1979). Außerhalb der römisch-katholischen Kirche spielt die Vorstellung vom Fegefeuer allerdings keine Rolle: „Darum ist das Fegfeuer mit all seinem Gepränge, Gottesdiensten und Geschäftemachereien für ein bloßes Teufelsgespenst zu halten (Martin Luther 1527)". Die Frage nach der Existenz und dem Wesen der Hölle sowie, ob schließlich nicht doch auch alle Sünder Gottes Gnade erfahren dürfen, ist in der evangelischen Theologie noch nicht abschließend geklärt.

3.2.4 Rituale

Beim Ritual der Krankensalbung (auch: „Letzte Ölung") handelt es sich in der römisch-katholischen und orthodoxen Kirche um ein sogenanntes „Sakrament", also ein „Zeichen und Werkzeug für die innigste Vereinigung mit Gott wie für die Einheit der ganzen Menschheit" (Felici ohne Jahresangabe); sie wird jedoch auch in den evangelischen Glaubensgemeinschaften durchgeführt, jedoch nicht als Sakrament betrachtet. Ein weiteres Ritual der katholischen Kirche ist des Entzünden einer sogenannten Sterbekerze am Bett eines Sterbenden oder Verstorbenen, welche symbolisch den Weg in die Ewigkeit erhellt. Die seelsorgerische Begleitung hat für die katholische, evangelische und orthodoxe Kirche herausragende Bedeutung (Orthodoxe Bischofskonferenz in Deutschland und Evangelische Kirche in Deutschland 2018).

3.2.5 Haltung zu Palliative Care, Therapiebeendigung, palliativer Medikation, assistiertem Suizid, Tötung auf Verlangen („Euthanasie, aktive Sterbehilfe") und Organspende

Die Sorge für schwer kranke und sterbende Menschen ist ein wichtiges Aufgabengebiet im Sinne des Christentums, sodass die Hospizbewegung von den institutionalisierten Kirchen unterstützt wird (Deutsche Bischofskonferenz 1993) und ambulante Hospizdienste sowie stationäre Hospize oft mit der katholischen oder evangelischen Kirche assoziiert sind. Bei korrekter Indikation, das heißt bei fehlendem Therapieziel oder gegen eine Fortführung der Therapie sprechendem Patientenwillen spricht aus christlicher Sicht nichts gegen eine Therapiebeendigung oder eine palliative Medikation, auch wenn dadurch das Leben des Patienten verkürzt wird. Allerdings darf weder der Erkrankte in größerem als dem notwendigen Rahmen seines Bewusstseins beraubt werden noch darf das Versterben das Ziel medizinischer Maßnahmen sein – lediglich das Lindern von Leid ist erlaubt. Die evangelische und die katholische Kirche lehnen sowohl den assistierten Suizid als auch die Tötung auf Verlangen ab (Deutsche Bischofskonferenz ohne Jahresangabe), was sich auch in den Haltungen christlicher Ausübender medizinischer Professionen widerspiegelt (Chakravorty et al. 2017). Aus christlicher Sicht besteht kein Einwand gegen die Organspende durch einen hirntoten Spender, jedoch ist aufgrund der Heiligkeit des Lebens die Spende durch einen schwer hirngeschädigten, aber nicht hirntoten Spender oder nach erfolgter Euthanasie nicht erlaubt (Bruzzone 2008).

3.2.6 Nicht konfessionelle Weltanschauungen

Die konfessionsfreien, keiner Religionsgemeinschaft zugehörigen Personen haben einen großen Anteil von 37 % an der deutschen Bevölkerung, ein weiteres Anwachsen dieser Gruppe ist zu erwarten (Forschungsgruppe Weltanschauungen in Deutschland 2018). Allerdings ist konfessionslos nicht gleichbedeutend mit religionslos. Die Religiosität bzw. Weltanschauung des Menschen kann von seiner Konfession abweichen kann. Vor dem Hintergrund jahrtausendelanger religiöser und philosophischer Auseinandersetzung können an dieser Stelle nur Grundzüge verschiedener nichtkonfessioneller Weltanschauungen erwähnt werden:

Atheisten glauben nicht Gott. Das facettenreiche Spektrum des Atheismus reicht von der Indifferenz gegenüber Gott über die Überzeugung, dass die Frage nach der Existenz Gottes sinnlos ist, bis hin zur strikten Ablehnung der Existenz. Die Geschichte des europäischen Atheismus lässt sich bis zu den Vorsokratikern zurückverfolgen. Einer der einflussreichsten Atheisten ist Karl Marx, wichtigster Theoretiker des Kommunismus: „Religion ist Opium fürs Volk."

Agnostiker sind der Ansicht, dass die Frage, ob Gott existiert, mit den Mitteln menschlichen Begreifens nicht beantwortet werden kann. Der Agnostizismus steht weder mit dem Glauben noch mit dem Nicht-Glauben im grundsätzlichen Widerspruch.

Pantheismus setzt Gott mit der Welt als Ganzem gleich, er ist eins mit der Natur und in allen Dingen vorhanden. Es kann von „einer Kraft oder einem höheren, transzendenten Wesen ohne persönliche Eigenschaften" gesprochen werden („The faceless god", Vatikan ohne Jahresangabe).

Diffuse Religiosität hat ihren Platz am Übergang von der herkömmlichen zur Nichtreligiosität, löst sich von den Formen der Religion und wird nur noch von der Person getragen (Meulemann 2019). „Die diffuse Religiosität" erleichtert die Integration von esoterischen und nichtchristlichen Inhalten bis hin zur immer verbreiteter werdenden „Patchwork-Religiosität" (Evangelische Zentralstelle für Weltanschauungsfragen 2008).

3.2.7 Nicht konfessionelle Weltanschauungen in der Palliativmedizin

Trotz der hohen Verbreitung gibt es bisher kaum Forschung, die Palliative Care bei nichtkonfessionellen Weltanschauungen in den Blick nimmt. Lediglich eine Veröffentlichung von Smith-Stoner (2007) ergab, dass auch Atheisten ein tiefes Verlangen haben, einen Sinn in ihrem Leben zu finden, in Verbindung mit Freunden und Familie zu bleiben und die natürliche Welt auch während des Sterbens zu erleben.

3.3 Islam

Yazan Falouji

3.3.1 Verbreitung

Der Islam ist mit 1,8 Milliarden Anhängern die zweitgrößte Religion der Welt. Bis zum Jahr 2060 werden voraussichtlich 30 % der Weltbevölkerung Muslime sein (Gustafson und Lazenby 2018). Der Edle Koran und die Sunna (Taten und Reden des Propheten Muhammad) sind die beiden Hauptquellen der islamischen Lehren und Gesetze.

3.3.2 Grundsätze

Das arabische Wort Islam bedeutet völlige Unterwerfung unter den Willen Allahs. Der Gläubige erreicht dies, indem er Allahs Gesetze befolgt. Die Religion des Islam basiert auf fünf Säulen (Gatrad und Sheikh 2002, Mataoui und Sheldon 2016, al-Shahri und al-Khenaizan 2005):

1. **Shahadah:** Gib Zeugnis, dass es keinen Gott außer Allah gibt, und dass Mohammed der Gesandte Allahs ist.
2. **Salah:** Ab dem 10. Lebensjahr sollen täglich fünf Gebete erfolgen. Moslems müssen während des Gebets in Richtung Mekka blicken. Die Gebete müssen auch während einer Erkrankung ausgeführt werden, außer, wenn ein Patient kognitiv hierzu nicht in der Lage ist. Die Waschung („Wudu") von Gesicht, Unterarmen und Füßen ist eine Voraussetzung für die Ausführung von Gebeten. Wenn der Muslim oder seine Kleidung mit Urin, Stuhl, Erbrochenem oder Blut beschmutzt wird, wird der Muslim rituell unrein und kann daher keine Gebete verrichten, bis die Kleidung gereinigt und die Wudu ausgeführt worden ist. Wenn eine „Wudu" aus Gesundheitsgründen nicht möglich ist, kann stattdessen „Tayammum", die trockene Waschung, durchgeführt werden. Sowohl für Männer als auch für Frauen ist Ghusl (Baden) nach dem Geschlechtsverkehr obligatorisch. Frauen müssen Ghusl auch am Ende ihres Menstruationszyklus durchführen.
3. **Zakah:** Zakah bedeutet das Geben von Almosen.
4. **Sawm:** Während des neunten Mondmonats (Ramadan) ist tagsüber auf Essen, Trinken und Geschlechtsverkehr zu verzichten. Patienten und Schwangere sind vom Fasten befreit. Sie müssen aber die gleiche Anzahl von Tagen fasten, wenn sie dazu wieder in der Lage sind, oder, wenn sie gar nicht mehr fasten können, für jeden Tag des Ramadan, an dem sie nicht gefastet haben, eine arme Person ernähren.
5. **Hajj:** Einmal im Leben soll die Pilgerreise nach Mekka stattfinden, wenn es finanziell und körperlich möglich ist.

3.3.3 Soziale Aspekte und Bescheidenheit

Krankheit sollte Menschen lehren, andere kranke und gequälte Menschen besser zu verstehen, Mitleid mit ihnen zu haben und ihnen zu helfen. Der Islam ermutigt daher zum Krankenbesuch. Bei unheilbar kranken Patienten streben viele muslimische Familien daher an, im Krankenhaus zu bleiben, um moralische Unterstützung zu leisten oder einfach aus dem Koran zu rezitieren oder zu beten. Oft fordern die Familien einen sterbenden Patienten zum in der Sunna festgelegten endgültigen Glaubensbekenntnis auf und rezitieren Kapitel des Edlen Korans an seinem Bett.

Muslimische Patienten sollten einen gleichgeschlechtlichen Arzt oder Pfleger haben, es sei denn, es handelt sich um einen Notfall oder eine andere schwierige Situation. Die Betreuung durch einen Arzt des anderen Geschlechts ist Notfallsituationen oder, wenn kein gleichgeschlechtlicher Arzt verfügbar ist, akzeptabel. Bei muslimischen Patientinnen sollte ein männlicher Arzt oder Pfleger immer von einer Mitarbeiterin begleitet werden, oder die Patientin sollte von einer ihrer erwachsenen Verwandten begleitet werden. Die körperliche Exposition sollte auf das erforderliche Minimum beschränkt werden, und es sollte besondere Sorgfalt bei der Exposition intimer Körperteile angewandt werden. Es ist nicht ungewöhnlich, dass ein muslimischer Patient es ablehnt, einem Angehörigen der Gesundheitsberufe des anderen Geschlechts die Hand zu schütteln.

Die Bereitstellung von geeigneter Krankenhauskleidung und von nur mit Frauen oder nur mit Männern belegten Krankenzimmern, das Respektieren der Privatsphäre beim Ausziehen sowie das Klopfen vor dem Betreten eines Zimmers, damit sich der Patient angemessen anziehen kann, werden sehr geschätzt. Die angemessene Kleidung der Frau umfasst bei strikter Auslegung islamischer Regeln das Kopftuch (Gatrad und Sheikh 2002; Gustafson und Lazenby 2018; Mataoui und Sheldon 2016; al-Shahri und al-Khenaizan 2005; Mendieta und Buckingham 2017; Schultz et al. 2011; Zaidi 2015).

3.3.4 Überlegungen zur Ernährung

Der Islam verbietet den Konsum von alkoholischen Getränken und Schweineprodukten oder -nebenprodukten. Rinder und Geflügel sind zulässig, sofern der Schlachter ein Muslim war. Ernährung und Flüssigkeitszufuhr werden von der medizinischen Behandlung getrennt betrachtet, da islamische Gelehrte glauben, dass die Ernährung eine Gemeinschaftsverantwortung ist. Bei Patienten, die sich langsam verschlechtern, kann es ratsam sein, eine minimale Menge an Nahrung oder Flüssigkeitszufuhr bis zu den letzten Augenblicken des Lebens beizubehalten. Mehrere muslimische Institutionen sind der Ansicht, dass Ernährung und Flüssigkeitszufuhr nicht vorenthalten werden sollten, da dies zu Hunger führen kann und einen größeren Schaden darstellen würde, es sei denn, diese Maßnahmen verursachen mehr Schaden als Nutzen. Die Islamic Medical Association of North America (IMANA) teilt ebenfalls diese Ansicht, gestattet jedoch die Entfernung einer Ernährungssonde aus medizinischen Gründen, z. B. wenn Komplikationen oder die Minderung der Lebensqualität durch die Sonde den Nutzen überwiegen (Mataoui und Sheldon 2016; al-Shahri und al-Khenaizan 2005; Alsolamy 2012; Padela und Mohiuddin 2015; Leong et al. 2016).

3.3.5 Therapierestriktionen

Nach islamischem Verständnis kommt Heilung von Gott. Daher ist der Mensch verpflichtet, medizinische Hilfe zu suchen, und er sollte eine angemessene medizinische Behandlung erhalten. Der Islam gibt allerdings aufklärungsfähigen erwachsenen Patienten das uneingeschränkte Recht, die Behandlung zu verweigern, es sei denn, dass die Vernachlässigung der Behandlung zum Tod, zum Verlust eines Organs oder zu einer Behinderung führen kann oder wenn die Krankheit ansteckend und schädlich für andere ist (Padela und Mohiuddin 2015; al-Shahri und al-Khenaizan 2005; Gustafson und Lazenby 2018, Zaidi 2015, Ur Rahman et al. 2014).

3.3.6 Der Gebrauch von Opioiden und Sedativen

„Erlösendes Leiden" ist der Glaube, dass man durch eine Krankheit frühere Sünden büßen und dass man vor dem Tod Erlösung und Vergebung von Gott suchen kann, wodurch man im Jenseits seinen Rang erhöht. Trotzdem sollten alle Anstrengungen unternommen werden, um Leiden zu lindern, weil Gott dem menschlichen Leiden entgegenwirkt. Die islamische Lehre betrachtet die Linderung des Leidens des Menschen als höchst tugendhaft. Der illegale Gebrauch von Opioiden und anderen Drogen, die das Sensorium beeinflussen, ist im Islam strengstens verboten. Medizinisch verschriebene Opioide werden jedoch aufgrund der zuvor geschilderten Überlegungen als zulässig angesehen. Aus islamischer Perspektive wird einerseits die Linderung des Leidens eines Menschen als höchst gerechtfertigt angesehen. Andererseits ist die Aufrechterhaltung eines Bewusstseinsniveaus von großer Bedeutung, um die Einhaltung der Gebetsriten für einen möglichst langen Zeitraum vor dem Tod zu ermöglichen. Bei unheilbar kranken Patienten kann es schwierig sein, ein Gleichgewicht zwischen einer optimalen Symptomkontrolle und einem normalen Bewusstseinsniveau aufrechtzuerhalten. Dieses Dilemma sollte dem Patienten und der Familie erklärt werden, da möglicherweise ein etwas höherer Grad an Symptomen ertragen wird, um ein klareres Bewusstsein zu erhalten (Mendieta und Buckingham 2017; al-Shahri und al-Khenaizan 2005; Leong et al. 2016; Gustafson und Lazenby 2018; Schultz et al 2011).

3.3.7 Zurückhalten und Entziehen der Behandlung, DNR und aktive Sterbehilfe („Euthanasie")

Islamische Verpflichtungen gelten für Personen mit erhaltenen kognitiven Fähigkeiten, was auch als Mukallaf-Zustand bezeichnet wird. Säuglinge, psychisch Kranke und Menschen, die ihre kognitiven Fähigkeiten verloren haben (z. B. Menschen, die bewusstlos sind oder im Koma liegen), von der Verpflichtung zur Einhaltung religiöser Vorschriften ausgeschlossen.

Die Ärzte sind verpflichtet, alle Patienten zur Therapie und Lebenserhaltung aufzufordern oder diese aufrechtzuerhalten, um den Mukallaf-Zustand wiederherzustellen, außer

- wenn der klinische Zustand eines Patienten so ist, dass die medizinische Versorgung, ob kurativ oder palliativ, das Leiden nicht heilt oder lindert, sondern lediglich einen natürlichen und unvermeidlichen Tod verlängert;
- wenn Individuen eine irreversiblen Hirnfunktionsausfall haben oder in ein Syndrom reaktionsloser Wachheit übergehen.

Der Verzicht auf kardiopulmonale Reanimation ist zulässig,

- wenn die kranke Person ins Krankenhaus eingeliefert wurde und bereits tot ist;
- wenn eine Wiederbelebung von Herz und Lunge nach Meinung von drei erfahrenen Fachärzten keinen Nutzen für den Patienten erbringt;
- wenn die Krankheit des Patienten chronisch und unbehandelbar und der Tod unvermeidlich ist;
- wenn der Patient sich irreversibel in einem Syndrom reaktionsloser Wachheit befindet;
- wenn der Patient eine unbehandelbare Erkrankung und eine schlechte Lebensqualität hat;
- im Falle eines fortgeschrittenen Krebsleidens mit chronischen Herz- oder Lungenkomplikationen sowie wiederholten Herz- und Atemstillständen nach Beurteilung durch drei vertrauenswürdige Ärzte;
- wenn Anzeichen dafür vorliegen, dass der Patient eine Hirnverletzung hat, die nach Einschätzung dreier erfahrener Fachärzte nicht behandelt werden kann.

Im Islam sind Euthanasie und die Beihilfe zum Selbstmord durch den Arzt ebenso verboten wie das Töten von Neugeborenen mit Missbildungen. Wer tötet, tötet absichtlich, und der Korantext bestätigt zweifelsohne, dass Mord verboten ist: „Wenn jemand ein Menschenleben nimmt, ist es, als hätte er das Leben der ganzen Menschheit genommen" (Koran 5,32, Ayuba 2016; Chamsi-Pasha und Albar 2018; Ahaddour et al. 2017; Gatrad und Sheikh 2002; Isgandarova 2015; Padela und Mohiuddin 2015; al-Shahri und al-Khenaizan 2005; Leong et al. 2016; Ur Rahman et al. 2014; Gustafson und Lazenby 2018; Zaidi 2015).

3.3.8 Organspende

Die vierte Tagung des Rates der Islamic Jurisprudence Academy schätzte die Entnahme von Organen muslimischer Patienten zur Transplantation als erlaubt ein, wenn diese an einem irreversiblen Hirnfunktionsverlust leiden (Gustafson und Lazenby 2018; Isgandarova 2015).

3.4 Judentum

Yazal Falouji

3.4.1 Allgemeines

Der Begriff Jude bezieht sich auf Nachkommen Abrahams, des Gründers der jüdischen Nation. Der Begriff existiert seit dem 6. Jahrhundert vor Christus. Die offizielle jüdische Sprache ist Hebräisch. Das Hebräische gilt als heilig und wird für im Gebet und bei speziellen Auslegungen der Schrift verwendet. Die jüdische Ethik basiert auf dem religiösen Gesetz, das Halacha genannt wird und sich unter anderem aus wichtigen Schriftwerken des Judentums, der Bibel (Tanakh), den 5 Büchern Mose (die Tora), der Mischna, dem Talmud und rabbinischen Interpretationen dieser Werke ableitet (Goldsand et al. 2001; Greenberger 2014)

3.4.2 Allgemeine Regeln

Zwischen dem reformierten, dem konservativen und dem orthodoxen Zweig des Judentums existieren keine signifikanten theologischen Unterschiede. Alle teilen im Wesentlichen dasselbe Rechts- und Glaubenssystem. Der Grad der Einhaltung der religiösen Regeln ist allerdings bei den orthodoxen Juden größer als bei den konservativen und bei den konservativen wiederum größer als bei den reformierten (Clarfield et al. 2003). Tägliche Gebete gehören zum jüdischen Leben. Orthodoxe Juden beten dreimal täglich und vor und nach dem Essen. Die Einhaltung des Sabbats beginnt am Freitagabend 18 Minuten vor Sonnenuntergang und endet am Samstag ca. 45 Minuten nach Sonnenuntergang. Während des Sabbats dürfen Juden nicht schreiben, kein Auto fahren und keine elektrischen Geräte oder Vorrichtungen benutzen. Dieses Sabbatverbot wird ausgesetzt, wenn Lebensgefahr besteht. Für viele orthodoxe und konservative Juden verbietet eine koschere Ernährung den Verzehr von Schweinefleischprodukten und das Mischen von Fleisch und Milchprodukten zu derselben Mahlzeit oder in derselben Speise. Schalentiere sind verboten und nur Fische mit Schuppen und Flossen sind erlaubt. Der Grad der Einhaltung der koscheren Ernährungsgesetze kann zwischen den Zweigen des Judentums variieren. Bei Frauen wird Bescheidenheit geschätzt. Von orthodoxen und Frauen wird erwartet, dass sie ihr Haar in der Öffentlichkeit mit einem Hut, einer Kopfbedeckung oder einer Perücke bedecken (Bonura et al. 2001). Sehr traditionelle oder religiöse Juden schätzen es, von Pflegekräften oder Ärzten des gleichen Geschlechts betreut zu werden. Manche jüdische Patienten benötigen kurze Zeiträume und angemessene Umstände, die für Gebete oder andere rituelle Verpflichtungen vorgesehen sind (Goldsand et al. 2001).

3.4.3 Judentum, Palliativmedizin und Organspende

Die Thora befiehlt den Juden, „das Leben zu wählen" (Bodell und Weng 2000). Somit gilt das grundlegende Prinzip der „Heiligkeit des menschlichen Lebens" (Halachik), das für Fragen des Lebensendes von zentraler Bedeutung ist. Sein Leben zu führen, ist eine Verpflichtung. Dies gilt für jeden Einzelnen, auch für Menschen mit sehr kurzer Lebenserwartung oder schlechter Lebensqualität. Ein Leben zu retten, ist obligatorisch, und fast alle göttlichen Gebote können beiseitegelegt werden (außer die Verbote von Mord, Inzest oder öffentlichem Götzendienst), um dies zu tun. Zwar ist das vorzeitige Beenden des Lebens laut Halacha verboten (Kinzbrunner und Schostak 2001), jedoch ist es zulässig, das Leben eines sterbenden Menschen nicht zu retten (Bonura et al. 2001; Greenberger 2014). In der Praxis dient der Rabbiner Ärzten und Patienten als „fachkundiger Ratgeber" in ethischen Fragen. Ein örtlicher Rabbiner oder Kaplan kann sich in schwierigen Fällen wiederum an erfahrenere halachische Behörden wenden (Goldsand et al. 2001).

Jede Handlung, die den Tod direkt und absichtlich beschleunigt, ist verboten und wird mit Mord gleichgesetzt. Selbstmord, Schwangerschaftsabbruch, wenn das Leben oder die Gesundheit der Mutter nicht gefährdet sind, aktive Sterbehilfe, arztassistierter Selbstmord und das Vorenthalten oder Beenden lebenserhaltender Maßnahmen sind daher nicht hinnehmbar. Sofern nicht anders angegeben, muss der Patient wiederbelebt werden (Goldsand et al. 2001; Bonura et al. 2001).

Der Begriff Goses bezieht sich auf eine Person, von der erwartet wird, dass sie innerhalb von 3 Tagen oder weniger stirbt, was an Atemnot und Todesrasseln („death rattle") zu erkennen ist. Es ist unangemessen, so zu tun, als ob Gosen bereits tot wären, z. B. das Begräbnis zu arrangieren oder vor dem tatsächlichen Tod einen Sarg zu kaufen. Der Talmud schreibt vor, dass man nicht einmal die Arme eines Sterbenden bewegen darf, wenn dies sein Leben verkürzen würde. Gosen können jedoch zu Zwecken der Grundversorgung bewegt werden, z. B. zur Neupositionierung des Körpers, um Bettwunden vorzubeugen, die Wundversorgung zu gewährleisten und Einläufe zu verabreichen.

Das jüdische Gesetz definiert Terefah als den Zustand, in dem eine Person an einer unheilbaren Krankheit leidet. Ein Patient in diesem Zustand verdient die umfassende Behandlung und Wiederbelebung, auch wenn diese Maßnahmen das Leben nur um einen kurzen Zeitraum verlängern (Schostak 1994; Baeke et al. 2011; Bonura et al. 2001). Auch Patienten mit fortgeschrittener Demenz gelten als Terefah, da ihre Krankheit nicht geheilt werden kann (Gillick 2001). Mechanische Beatmung, Wiederbelebung, Dialyse, Chemotherapie und komplexe chirurgische Eingriffe werden von den meisten Wissenschaftlern als lebensrettend im Sinne der „Halacha" angesehen, da sie den Sterbevorgang im Zusammenhang mit unheilbaren Krankheiten verlängern (Greenberger 2014).

„Halacha" impliziert, dass bei Fehlen einer DNR-Anweisung (Do Not Resuscitate) medizinisches Personal zur Wiederbelebung eines älteren Patienten verpflichtet ist. „Halacha" würde jedoch die Entscheidung eines älteren Patienten im Endstadium gegen eine kardiopulmonale Reanimation respektieren (Schostak 1994). Viele Halachische Gelehrte sehen das Einstellen der enteralen oder parenteralen Ernährung am Ende des Lebens als eine Beschleunigung des Todes. Solange ein Individuum lebt, ist eine künstliche Ernährung obligatorisch, wenn der Patient keinen Widerspruch ausdrückt und die künstliche Ernährung nicht übermäßig belastend oder medizinisch kontraindiziert ist. R. Feinstein vertritt die Auffassung, dass respektiert werden muss, wenn der unheilbar kranke Patient trotz unserer Bemühungen, ihn zum Essen zu überreden, die Verpflegung ablehnt. Auch in Fällen, in denen der Tod unmittelbar bevorsteht, ist es nach Ansicht der meisten Wissenschaftler halachisch zulässig, die Ernährung zurückzuhalten (Bodell und Weng 2000; Schostak 1994; Greenberger 2014).

Die meisten jüdischen Gelehrten sind der Ansicht, dass die mit dem Sterbevorgang einhergehenden körperlichen und seelischen Schmerzen und Leiden vermieden und damit auch angemessen behandelt werden sollten. Trotz der Verpflichtung, das Leiden so gering wie möglich zu halten, ohne den Tod zu beschleunigen, ist nach halachischer Tradition das Leben wertvoll, auch wenn es mit Leiden einhergeht. Eine Stunde guter Taten in dieser Welt wird als gleichbedeutend mit der gesamten künftigen Welt angesehen (Greenberger 2014). Wichtig ist allerdings, den Sterbeprozess nicht zu verlängern und so der Seele zu erlauben, den Körper in Ruhe zu verlassen. Der Versuch, eine Gose weiter aktiv zu behandeln, kann zu unnötigem Leiden führen und stört den Sterbeprozess (Brett und Jersild 2003). Alle seriösen Kommentatoren zur halachischen Perspektive der Endversorgung sind sich einig, dass Analgetika und Betäubungsmittel zur Linderung von Schmerzen und Leiden verabreicht werden können, auch wenn diese die Gefahr einer Atemdepression und der Anfälligkeit des Patienten für eine Lungenentzündung erhöhen (Tendler und Rosner 1993). In Bezug auf die Schmerztherapie scheint es einen breiten Konsens zu geben, der eine aggressive Anwendung auch unter dem Risiko erheblicher Nebenwirkungen vorschreibt, solange die Motivation in der Linderung des Leidens besteht (Jotkowitz und Zivotofsky 2010).

Unheilbar kranke jüdische Patienten sollten über die Möglichkeit des Zurückhaltens oder Entziehens von Nahrungsmitteln und Flüssigkeiten beraten werden, damit sie ihre Wünsche in der Vorausverfügung angeben können. Sie sollten auch jemanden als Vertretung für die Gesundheitsfürsorge ernennen, um Entscheidungen für sie zu treffen (Bodell und Weng 2000).

Der orthodoxe Rabbiner David Bleich räumt ein, dass der Mensch nicht verpflichtet ist, sich experimentellen Behandlungen und Therapien zu unterziehen, die von Natur aus gefährlich sind (Baeke et al. 2011). Der irreversible Hirnfunktionsverlust („Hirntod") wird von orthodoxen Juden nicht als Tod des Individuums anerkannt. Daher sollte keine Sterbeurkunde ausgestellt werden, wenn ein orthodoxer Jude bei mechanischer Beatmung für hirntot erklärt wird. Es sollte möglich sein, mit den religiösen Autoritäten einen Kompromiss über den Grad der aktiven Behandlung zu erzielen, der nach jüdischem Recht erforderlich ist, bis eine Asystolie auftritt (Inwald et al. 2000).

Lebenserhaltende Therapien gegen das Versagen der wichtigsten Organe und Körpersysteme sollten nur durchgeführt werden, wenn medizinisch Grund zur Hoffnung besteht, dass sie zu einer Heilung, einem Heilungsprozess oder zur Rückkehr einer selbständigen Organfunktion beitragen (Reisner 1990). Das Absetzen lebenserhaltender Therapien ist zulässig, wenn man sicher ist, dass man damit lediglich das Sterben verlängert, aber keine Heilung oder Verbesserung der Lebensqualität erreicht (Tendler und Rosner 1993). Transfusionen und Infusionen sind, wenn keine Hoffnung auf eine Wiederherstellung der Organfunktion besteht, ein Hindernis für den Tod, auf das verzichtet werden kann (Reisner 1990).

Für orthodoxe Juden, die nur Herz-Lungen-Todesfälle akzeptieren und nicht akzeptieren, dass „hirntote" Patienten tatsächlich tot sind, wäre es halachisch nicht akzeptabel, lebenswichtige Organe wie Herz, Lunge oder Bauchspeicheldrüse des Patienten zu entfernen, selbst um das Leben eines anderen Menschen zu retten. Allerdings wird von Organisationen wie der Halakha Organ Donor Society (www.HODS.org), die die Auffassung vertritt, der Tod sei eingetreten, wenn durch vollständigen Verlust der Hirnstammfunktion ein irreversibler Atemstillstand eingetreten ist, die Spende lebenswichtiger Organe als verdienstvolle Handlung empfohlen. Entscheidend ist jedoch, dass sich der konsultierende Rabbi, der Arzt und die Familienangehörigen einig sind, ob, wie und wann die Organe entfernt werden sollten (Loike et al. 2010). Das jüdische Gesetz erhebt allerdings keine Einwände gegen Hornhauttransplantationen oder Organtransplantation.

Das jüdische Gesetz besagt außerdem, dass kein lebenswichtiges Organ einem Spender entnommen werden darf, bis der Tod durch die tatsächliche Einstellung aller wesentlichen Lebensfunktionen, einschließlich der Atmung und der Herztätigkeit, und nicht etwa nur durch den irreversiblen Hirnfunktionsverlust eingetreten ist. Das Eintreten des Todes soll abgewartet werden, während man entweder auf die Anwendung lebenserhaltender Maschinen verzichtet oder diese weiterlaufen lässt. Es verbietet sich aber eine aktive Handlung, die den Tod herbeiführt, z. B. das Abschalten einer Maschine (Jakobovits 1983).

3.5 Hinduismus

Suman Pandey

3.5.1 Allgemeines

Der Hinduismus ist 2500 bis 8000 Jahre alt und damit eine der ältesten Religionen der Welt. Seine Entstehung ist eng mit der sogenannten Harappa-Hochkultur des Industals in der Gegend des heutigen Pakistans und Nordwestindiens verbunden. Das Wort Hindu ist von dem Fluss Indus, der in Sanksrit Sindhu heißt, abgeleitet (Dimock et al. ohne Veröffentlichungsdatum). Hinduismus ist nicht nur eine Religion, sondern auch ein Lebensstil, der auf überlieferten alten Traditionen und Philosophie beruht. Die Religion und die Rituale des Hinduisums sind in heiligen Schriften wie den Veden, den Upanishaden und Bhagavad Gita beschrieben. Der Hinduismus ist die drittgrößte Religion der Welt mit einem Anteil von 15 % an der Weltbevölkerung. Die meisten Hindus leben in Nepal und Indien, jedoch sind auch 0,2 % der europäischen Bevölkerung Hindus.

3.5.2 Gott

Laut den Upanishiden gibt es nur einen einzigen Gott, der keinen Herrscher über sich hat. Seine Form und sein Wesen können von Menschen nicht betrachtet, erkannt oder erfasst werden. Am Anfang gab es nur die Existenz Gottes, welcher dann die von Menschen bewohnte Welt schuf (Upanishaden 6.2.1). Die drei Erscheinungsformen Gottes sind Brahma, der Schöpfer Vishnu, der Bewahrer, und Shiva, der Zerstörer. Gott wird jedoch noch unter weiteren Namen, die ebenfalls Gottheiten sind, verehrt, und Brahma, Vishnu und Shiwa haben auch wiederum verschiedene Erscheinungsformen. Der Hinduismus kennt drei Epochen: die erste, in der die Menschen mit Gott im Einklang waren, die zweite, jetzige, in der ihre Absichten nicht denen Gottes entsprechen, und eine dritte, in dem die Welt in ihrer jetzigen Form zerstört wird.

3.5.3 Tod

Der Tod ist so sicher für den, der geboren wird, wie die Geburt für den, der gestorben ist. Nicht die Seele stirbt, sondern nur der stoffliche Körper. Die Seele kann „durch Waffen nicht gespalten, von Feuer nicht verbrannt, von Wasser nicht benetzt und durch Wind nicht getrocknet werden". Tod und Geburt sind ein Prozess, bei dem die Seele den bisherigen Körper verlässt und in einen neuen Körper wandert, der der Körper eines Menschen oder eines Tieres sein kann. Diese Reinkarnation („Samsara") ist ein endloser Kreislauf der Wiedergeburt, der erst durch die Erlösung („Moksha") verlassen werden kann, bei der sich die Seele mit Gott vereint (Akhavan 2015; Long 2018).

3.5.4 Rolle der Krankheit in Hinduismus

Das Leiden, angeborene und erworbene Krankheiten, Fröhlichkeit und Traurigkeit sind vom sogenannten „Karma" abhängig, welches darauf beruht, was jemand in seinem früheren und aktuellen Leben getan hat. Wer gut lebt, Gutes tut und Gott ergeben ist, wird in ein glücklicheres Dasein mit einem besseren spirituellen Zustand hineingeboren. Krankheit ist somit schuldhaft bedingt durch schlechte Taten eines Individuums im jetzigen oder einem vorherigen Leben. Allerdings kann physisches Leid am Ende des Lebens schlechtes Karma reduzieren (Thrane 2010; Whitman 2007)

3.5.5 Karma

Das **Karma** umfasst grundsätzlich alle Handlungen, die Lebewesen während ihres Lebens verrichten. Abhängig vom Karma kann ein Mensch als ein Tier oder sogar Insekt wiedergeboren werden, so wie die Tiere oder sogar Insekten als Mensch wiedergeboren werden können. Die Summe des gesamten Karmas aller früheren Existenzen, das die Grundlage des Karmas der aktuellen Existenz bildet, heißt **Sanchita Karma**. Der Anteil des **Sanchita Karma**, der unser gegenwärtiges Leben beeinflusst, wird als **Praarabdha Karma** benannt. **Kriyamana Karma** ist unsere tägliche Tätigkeit und kann sowohl Einfluss auf das jetzige Leben als auch auf zukünftige Leben haben. Was wir als **Kriyamana Karma** in unserem gegenwärtigen Leben tun, bestimmt als sogenanntes **Aagami Karma** unsere nächste Existenz. Ein positives Karma im gegenwärtigen Leben kann ein negatives **Sanchita Karma** oder **Praarabdha Karma** aufheben. Jedoch wird ein negatives Karma im gegenwärtigen Leben dem **Sanchita Karma** für ein zukünftiges Leben hinzugefügt, was wiederum dieses zukünftige Leben beeinflusst. Des Weiteren können alle Arten des Karmas auch hinsichtlich ihrer zugrundeliegenden Haltung unterteilt werden: Karma mit persönlichem Interesse (Spenden, um den eigenen Ruf zu verbessern) ist **Sakama Karma** und ohne persönliches Interesse (eine kleine Spende für einen Bettler) ist **Niskama Karma** (Chakraborty 2014). Da Tatenlosigkeit im menschlichen Leben nicht existiert, besteht die Möglichkeit, dass ein Lebewesen nie die Erlösung erreicht, sondern ewig reinkarniert wird. Die Reinkarnation („Samsara") wird nämlich bis zur Erlösung kontinuierlich stattfinden. Diese Erlösung ist das höchste Ziel und endgültig (Akhavan 2015, Long 2018).

3.5.6 Yoga

Erlösung kann mittels verschiedener Arten des Yoga erreicht werden:

1. **Bhakti Yoga:** Krishna spricht „Denk immer an mich, sei mir ergeben, verehre mich und verneige dich vor mir. Verbinde dich mit mir als dein höchstes Ziel und deine einzige Zuflucht, dann wirst du sicherlich zu mir kommen." Die Erlösung kann somit von einem Ergebenen erlangt werden, wenn alles dem höchsten Wesen geopfert wird, das als Herrscher des gesamten Universums und Freund aller Wesen verstanden wird (Bhagwat Geeta Kapitel 12: Bhaktiyoga).
2. **Karma Yoga:** „Alle Ehre für ihn, dessen Geist seine Sinne kontrolliert, denn er beginnt mit der Ausübung von Karma-Yoga, dem Pfad des richtigen Handelns… Tu deine Pflicht so gut wie möglich, denn Handeln um der Pflicht willen ist der Untätigkeit überlegen. Sogar ein Überleben des Körpers wäre unmöglich, wenn der Mensch untätig bleiben würde. Deshalb tue deine Pflicht vollkommen, ohne auf die Ergebnisse zu achten. Wer einfach nur ohne Eigeninteresse seine Pflicht tut, erreicht auch ohne Gedanken an Gott die Erlösung." spricht Lord Krishna in ***Bhagwatgeeta***.
3. **Jnana Yoga**: Die Weisheit wird von demjenigen mit dem vollumfänglichen Glauben erlangt. Wer seine Sinne beherrschen kann und Weisheit erlangt, wird bald den höchsten Frieden erreichen.
4. Es gibt noch viele weitere Arten des Yoga, jedoch können in diesem Kapitel nur die wichtigsten geschildert werden (Goutam ohne Veröffentlichungsdatum)

3.5.7 Rituale, Regeln und Rahmenbedingungen

Zu den Hindus gehören Menschen aus verschiedensten geographischen Regionen sowie ethnischen und kulturellen Gruppen, die jeweils eigene religiöse und kulturelle Rituale haben. In diesem Kapitel wird auf die für indische und nepalesische Hindus gültigen Rituale, Regeln und Rahmenbedingungen eingegangen. Diese sind allerdings für den Großteil aller Hindus gültig. Laut den Veden werden die Hindus in vier Kasten unterteilt: Brahmin, Kshettri, Vaisya und Shudra. Die Zugehörigkeit zu einer Kaste hat bei der modernen Stadtbevölkerung eine geringere Bedeutung als bei der Landbevölkerung.

Upanayan Ceremony (Fadenzeremonie) Wenn männliche Hindus der Kasten Brahman, Kshetri oder Vaisya erwachsen werden, wird bei ihnen die Fadenzeremonie durchgeführt. Nach dieser Zeremonie soll die Person nach religiöser Vorschrift im ganzen weiteren Leben einen Faden an der Kleidung tragen und jeden Tag morgens das heilige Gayatri Mantra beten.

3.5.8 Vor und während des Sterbens

Das Sterben soll so friedlich wie möglich sein, damit die Erlösung erreicht werden kann. Deshalb besucht ein Hindu in der letzten Lebensphase seine Heiligtümer, verehrt Gott, spendet, soviel er kann und betet Mantras, wenn möglich in der Anwesenheit eines Priesters. Wenn der Tod naht, wird ein Mensch in seinem Zimmer oder in der Nähe des Eingangs des Hauses gebettet. Familie, Angehörige, Kinder, Nachbarn und Verwandtschaft sollen anwesend sein. Heiliges Wasser aus dem Ganges (Gangajal) wird in seinen Mund getropft und Paste des weißen Sandelholzes wird auf seine Stirn aufgetragen. Einige Blätter Basilikum, ungekochte Milch, Butterschmalz, Zucker und Honig – die Kombination heißt Panchamrit – werden in den Mund gelegt. Ein oder mehrere Bilder oder Standbilder von Gottheiten, eine brennende Öllampe und heilige Schriften der Hindus sollen sich in der Nähe befinden. Die Familie organisiert Gebete mit Anwesenheit eines Priesters, und alle beten für ein friedliches, angenehmes Sterben ohne Schmerzen und Leid. Dabei versuchen sie, sich möglichst ruhig zu verhalten und den Sterbenden möglichst wenig zu stören (Thrane 2010; Shanmugasundaram et al. (2010)).

3.5.9 Nach dem Sterben

Wenn ein Mensch stirbt, wird sein Körper einschließlich Augen und Mund zugedeckt. Eine brennende Öllampe und brennender Weihrauch werden in die Nähe des Toten gebracht. Alle in seiner Nähe beten verschiedene heilige Mantras und bitten die Gottheiten um Erlösung und Freiheit von der Reinkarnation für den Verstorbenen. Häufiger, nicht erforderlicher Kontakt mit der Leiche soll vermieden werden. Nach persönlicher Beobachtung des Autors in Nepal werden Männer, bei denen die Upanayan-Zeremonie bereits durchgeführt wurde, grundsätzlich verbrannt, ebenso wie erwachsene Frauen. Alle Kinder und Männern ohne Upanayan-Zeremonie werden beerdigt.

3.5.10 Kremierung

Die Leiche wird dem Familienstand der Person entsprechend vorbereitet. Eine verwitwete Person soll mit weißer Farbe bedeckt werden, wohingegen eine verheiratete Person bunt, gelb oder rot gekleidet und zudem mit Stoffen bedeckt wird. Die so vorbereitete Leiche wird an den Strand eines Flusses gebracht und in Anwesenheit eines Priesters entkleidet und gewaschen. Die Verbrennung erfolgt mit Sandelholz oder einer Mischung aus Sandelholz und anderem Holz. Die Leiche des Vaters oder der Mutter wird vom ältesten Sohn verbrannt. Wenn der Verstorbene keinen Sohn hat, übernimmt ein anderer nächster männlicher Verwandte wie Bruder, Enkel oder Ehemann diese Aufgabe. Nur selten fällt im Zuge der Modernisierung der Gesellschaft diese Aufgabe einer Frau zu.

3.5.11 Haltung zu Beendigung von Intensivtherapie und Beatmung sowie Organspende

Medizinische Interventionen sind grundsätzlich in den Gesetzen der Länder geregelt, in denen die Hindus wohnen. Aufgrund religiöser Überzeugungen kann in Indien und Nepal ein Patient jede Behandlung ablehnen; ein Behandler kann einem Patienten aber nicht die Behandlung verwehren. Bevor eine medizinische Intervention durchgeführt wird, muss der Patient aufgeklärt werden und einwilligen. In Nepal und Indien gibt es kein System der Vorsorgevollmacht oder Patientenverfügung wie in Deutschland. Wenn es zu einer Situation kommt, dass eine Intensivtherapie, Beatmung und andere Interventionen bei einem Patienten durchgeführt werden müssten und der Patient nicht aufgeklärt werden kann, muss die Familie (Eltern, Ehepartner, erwachsene Kinder) darüber entscheiden. Dafür muss die Familie ausführlich aufgeklärt werden und eine Einwilligung unterschreiben. Dies gilt auch für die Beendigung therapeutischer Maßnahmen. Do not Resuscitate (DNR)-Regelungen sind heutzutage in Krankenhäusern in Nepal und Indien üblich (Thrane 2010). Hindus aus westlichen Ländern sind in der Regel aufgeklärter als in Indien und Nepal und benötigen für Entscheidungen weniger Hilfe aus ihrem sozialen Netzwerk.

Für Hindus ist ein friedlicher Tod sehr bedeutsam. Eine Behandlung zur Symptomlinderung kann jedoch von Hindus abgelehnt werden, die befürchten, dass eine solche Behandlung Karma und Reinkarnation beeinflussen könnte. Eine nicht erforderliche Lebens- und Leidensverlängerung und Störung des ruhigen Todes können auch zu einem schlechten Karma und zur Reinkarnation führen. Deshalb sind weder eine Verlängerung des Sterbens durch nicht mehr indizierte lebenserhaltende Therapien noch eine übermäßige Sedierung für eine unheilbare Krankheit für einen Hindu akzeptabel.

Eine in Indien oder Nepal wohnhafte Person, die Organe spenden will, kann freiwillig von einem Transplantationszentrum einen Organspendeausweis und weitere Unterlagen erhalten. Wenn diese Unterlagen vorhanden sind, kann sie ihre Organe spenden, aber nicht darauf einwirken, wo und wem diese implantiert werden. Wenn keine Unterlagen vorliegen oder der Tod im Ausland stattfindet, muss die Leiche im ursprünglichen Zustand zu der Familie oder ins Heimatland rückgeführt werden. Je nach Todesart kann eine gerichtsmedizinische Untersuchung durchgeführt werden. Bluttransfusionen sind grundsätzlich erlaubt.

3.5.12 Hinweise für Caregiver aus anderen Religionen bzw. ohne Religion zum Umgang mit Patient und Angehörigen

Auch wenn die meisten Hindus Englisch sprechen, kann die Sprache in Einzelfällen ein großes Problem werden. In diesem Fall ist es sehr ratsam, einen Dolmetscher einzusetzen. Besonders bei hinduistischen Frauen muss auf die körperliche Untersuchung geachtet werden: Bei einem männlichen Untersucher muss eine zweite weibliche Person – entweder aus dem Behandlungsteam oder eine Angehörige – während der Untersuchung anwesend sein. Duschen vor dem Essen ist bei vielen hinduistischen Menschen normal. Außerdem gibt es je nach religiöser Auffassung unterschiedliche Fastentage. Manche hinduistische Patienten meiden Fleisch, Knoblauch, Zwiebeln und Ei (Jain Diät), Rindfleisch ist für Hindus sogar grundsätzlich verboten. Das Essen von zu Hause vorbereitetem Essen auf der Palliativstation sollte erlaubt werden. Es ist meist wichtig zu klären, ob Medikamente Tierfleisch, Fett oder Gelatine enthalten und welche Art Tier bei der Produktion verwendet wurde. Vor der Entfernung von Schmuck oder Fäden (siehe Fadenzeremonie) muss Rücksprache gehalten werden. Aufgrund großer Familienverbände kann es vorkommen, dass der Patient von vielen Angehörigen besucht wird. Die Kommunikation mit einem lokalen Tempel und dessen Priestern kann für Angehörige und Caregiver gleichermaßen hilfreich sein. Ein Einzelzimmer auf der Palliativstation ist wichtig, damit Familie, Angehörige und Verwandtschaft in Ruhe Zeit mit dem Patienten verbringen, am Lebensende Rituale in Anwesenheit eines Priesters durchführen und gemeinsam über Behandlungsmaßnahmen entscheiden können.

Nach dem Tod des Patienten muss die saubere Leiche sobald wie möglich frei von Zugängen, sichtbaren Schläuchen und Ähnlichem der Familie übergeben werden, falls keine Autopsie durchgeführt werden muss. Manche Familien wollen die Leiche in einem gekühlten Sarg in ihren Heimatort überführen und in ihrem sozialen Umfeld die Kremierung durchführen. Dann sind die Vorbereitung des Totenscheins und der Transportunterlagen zeitkritisch (Ramalingam et al. 2015). Hindus haben verschiedene tägliche Rituale bis 13 Tage nach dem Tod und jährlich ein weiteres Ritual („Schradda"). Nach persönlicher Erfahrung des Autors kann die Familie nach dem 13-tägigen Ritual mit einem Priester ins Krankenhaus genau in das Zimmer kommen, in dem der Patient gestorben ist, und die Rituale für die Erlösung der verstorbenen Person dort durchführen.

3.6 Buddhismus

Karandeep Bhatia und Martin Groß

Der Buddhismus ist mit einem Anteil von 7 % der Weltbevölkerung die viertgrößte Weltreligion. Von den 260.000 bis 300.000 Buddhisten in Deutschland sind 85 % asiatische Buddhisten und etwa 10 % Deutsche. Darüber hinaus gibt es viele Menschen, die einige Elemente des Buddhismus wie zum Beispiel die Meditation in ihr Leben integrieren, ohne diesem offiziell anzugehören. Buddha bedeutet übersetzt „der Erwachte". Er wurde unter dem Namen Siddhartha Gautama im sechsten Jahrhundert vor Christus Lumbini im heutigen Nepal geboren. Buddha lehnte metaphysische Überlegungen ohne konkreten Bezug zum alltäglichen Leben ab. Der Buddhismus lehrt keine Beziehung zu Gott und kann somit anstatt als Religion auch als Philosophie, ethische Grundhaltung, ja sogar als psychotherapeutische oder medizinische Methode betrachtet werden (Aich 2013; Kalra et al. 2018).

3.6.1 Lehre

Buddhas Lehre beruht auf den Vier Edlen Wahrheiten:

1. **Leben bedeutet Leiden.** „Geburt, Alter, Krankheit, Tod, Sorge, Trauer, Verlangen, Verzweiflung" sind unvermeidbare leidvolle Erfahrungen.
2. **Das Leiden hat eine Ursache.** Tanha (Pali) bzw. Trishna (Sanskrit) kann als „Verlangen", aber auch als „Verlangen" oder „Festhalten" übersetzt werden, und ist die Ursache des Leidens.
3. **Das Leiden kann beendet werden.** Trishna/Tanha kann innerhalb des menschlichen Lebens überwunden werden. Damit ist das Ende des Leids erreicht, was auch als Erleuchtung („Nirvana") bezeichnet wird (Masel et al. 2012; Aich 2013).
4. **Es gibt einen Weg, das Leiden zu beenden.** Nach Buddhas Lehre führt der Edle Achtgliedrige Pfad zum Ende des Leids in Übereinstimmung mit den Vier Edlen Wahrheiten: „rechte Erkenntnis, rechtes Denken, rechte Sprache, rechtes Handeln, rechter Lebenserwerb, rechte Übung, rechte Achtsamkeit und rechte Konzentration" (Masel et al. 2012).

3.6.2 Reinkarnation, Karma und Tod

Im Buddhismus werden die Konzepte des „Selbst" und der „Seele" abgelehnt (Lin und Yen 2015). Das Selbst kann höchstens kontextbezogen verstanden werden, da alle Dinge nach buddhistischem Verständnis miteinander in Verbindung stehen (Diller und Lattal 2008). Vielmehr wird von einem kontinuierlichen, sich ständig verändernden Strom des Bewusstseins ausgegangen. Das Leben wird als Zyklus von Geburt und Tod verstanden. Nach dem Tod folgt die Reinkarnation und damit wieder die Geburt. Selbst die Zeit wird im Buddhismus nicht als linear, sondern als zyklisch verstanden (Bruce 2007). Die Reinkarnation ist mit dem Anzünden einer neuen Kerze mit einer gerade abbrennenden alten vergleichbar: Gleich dem Feuer bleibt das Bewusstsein dabei erhalten. Worte, Taten und Gedanken hinterlassen ihre Spuren in diesem Bewusstsein und haben Auswirkung auf das nach einer Reinkarnation folgende, nächste Leben. Positive Taten haben positive Auswirkungen und negative Taten negative Auswirkungen. Mit dieser Fokussierung auf das Handeln der Person steht der Buddhismus der europäischen Philosophie des Existenzialismus nahe. Das „Karma" resultiert aus den Handlungen einer Person und bestimmt ihre Zukunft. Erreicht eine Person infolge von Ursache und Wirkung die Erleuchtung („Nirvana") kann sie aus dem Zyklus sich stetig wiederholender Reinkarnation austreten oder diesen beibehalten, um als sogenannter Bodhisattva anderen Personen zu helfen (Lin und Yen 2015). Dem Buddhismus ist somit ein besonders enger Bezug von Leben und Tod inhärent (Masel et al. 2012). Thailändische Buddhisten betrachten fünf Aspekte als wesentlich für ein friedliches Sterben „Wissen, dass der Tod naht, sich auf einen ruhigen mentalen Zustand vorbereiten, nicht leiden, im Kreise seiner Familie sein und keine Trauer bei den Angehörigen" (Kongsuwan et al. 2012). Die mit dem Tod assoziierten Rituale im Buddhismus sind zwar divers, wichtig sind aber immer die Betrachtungsweise des Todes als Übergang zum nächsten Leben und das Loslassen des Verstorbenen durch seine Angehörigen. Im tibetischen Buddhismus beispielsweise ist das Bardo todol chenmo, fälschlich übersetzt als das „Tibetanische Totenbuch", ein Wegweiser für das Bewusstsein des Sterbenden, aber auch des Verstorbenen durch die Übergangphase zwischen Leben und Tod und wird dementsprechend beim Sterbenden und Verstorbenen rezitiert. Auch enthält das Bardo todol chenmo Anleitungen für die meditative Vorbereitung auf den eigenen Tod. Weitere meditative Praktiken im tibetischen Buddhismus haben die Verarbeitung problematischer Gefühle in der Trauerphase zum Ziel (Goss und Klass 1997).

3.6.3 Palliativmedizin, Organspende und Euthanasie

Gesundheit und Krankheit betreffen aus buddhistischer Sicht immer die Person mit ihrer Gesamtsituation (z. B. materiell, sozial oder kulturell). Damit ist der Medizin im Buddhismus wie der Palliativmedizin die Patientenzentrierung gemein (Kalra et al. 2018). Das Ziel des Linderns von Leid ist die zweite bedeutende Gemeinsamkeit zwischen dem Buddhismus und der Palliativmedizin (Masel et al. 2012). Dementsprechend findet sich im buddhistischen Eid des Arztes („Vejjavatapada") bereits eine klare Aussage zur Palliativmedizin: „Selbst wenn ich einen Kranken mit der richtigen Diät, der richtigen medizinischen Behandlung und der richtigen Pflege nicht heilen kann, werde ich ihm aus Barmherzigkeit trotzdem weiter dienen" (Kalra et al. 2018).

Das Sterbenlassen durch Beendigen lebenserhaltender Therapien ist für viele Buddhisten ebenso akzeptabel wie eine (medikamentöse) Palliativtherapie, auch wenn diese das Lernen verkürzt. Auch stehen einige buddhistische Schulen dem assistierten Suizid und der Euthanasie auf Wunsch einer entscheidungsfähigen Person sowie unter gewissen Umständen einer Person ohne Möglichkeit zur Willensbildung offen gegenüber (Wiltshire 1983; Perrett 1996). Dementsprechend schrieb der Dalai Lama: „Wenn ein Mensch definitiv sterben wird und große Schmerzen hat oder praktisch zu einem Gemüse geworden ist, und dies zu Schwierigkeiten und Leiden für andere führt, ist die Beendigung seines Lebens gemäß der Mahayana-buddhistischen Ethik erlaubt" (Der Dalai Lama 1985).

Einige Buddhisten glauben, dass im toten Körper für einige Tage ein spirituelles Bewusstsein vorhanden sein kann, was im Widerspruch zum Konzept des irreversiblen Hirnfunktionsverlusts steht. Andererseits sprächen aus buddhistischer Sicht die Prinzipien der Selbstlosigkeit und des Gebens für eine Organspende (Kweon 2010; Oliver et al. 2012).

3.7 Sikhismus

Karandeep Bhatia und Martin Groß

Der Sikhismus ist mit 25–27 Millionen Anhängern die fünftgrößte Religion der Welt. Er entstand im Jahr 1469 in Punjab, einem Gebiet, welches heute teilweise zu Indien und teilweise zu Pakistan gehört. Nach der Teilung Indiens und der Gründung Pakistans im Jahr 1947 floh die Sikh-Bevölkerung aus Ost-Punjab nach West-Punjab, ins Gebiet des heutigen Haryana und nach Delhi. Obwohl sie nur 1,9 % der indischen Bevölkerung ausmachen, gehören die Sikh zu den am stärksten emigrierenden Teilen der indischen Bevölkerung. Sie leben in Kanada, Großbritannien, Australien, den Vereinigten Staaten und vielen Teilen Europas. Über die Zahl der Sikhs in Deutschland sind keine verlässlichen Angaben möglich, aktuelle Schätzungen reichen von 25.000 bis 50.000.

3.7.1 Lehre

Der Sikhismus ist eine monotheistische Religion, deren Entstehung von den Gläubigen auf die Erleuchtung von Guru Nanak Dev zurückgeführt wird. Es folgten neun Gurus, deren Lehren später in dem Buch Guru Granth Sahib festgehalten wurden, welches seitdem als religiöser Führer des Sikhismus („ewiger Guru") fungiert. Die drei Grundpfeiler des Sikhismus und Leitlinie für das Leben der Sikhs sind *„Naam Japo"* (Im stetigen Gedanken an Gott leben), *„Kirat Karo"* (Ehrlicher Lebensunterhalt) und *„Wand ke Chakko"* (Wohltätigkeit). Wie Hindus und Buddhisten glauben Sikhs an Reinkarnation und Karma, wobei eine spirituelle Weiterentwicklung für das Individuum sowohl mit Freude (‚sukh') einhergeht als auch es der Verschelzung mit Gott näherbringt. Spirituelle Rückschritte wiederum führen zu Trauer (‚dukh') und zur Reinkarnation als Tier (DISR ohne Jahresangabe; Gatrad et al. 2003; Kalra et al. 2012). Sich aus dem Kreislauf der Reinkarnation zu befreien (‚Mukti') und letztendlich mit Gott zu vereinigen, ist das Ziel der Sikhs.

> Bei so vielen Inkarnationen warst du ein Wurm … ein Elefant, ein Fisch und ein Hirsch … ein Vogel und eine Schlange … ein Stier und ein Pferd… Triff jetzt den Herrn des Weltalls. Es ist Zeit, ihn zu treffen. Nach so langer Zeit wurde der menschliche Körper für dich geformt (Guru Granth Sahib 176).

3.7.2 Die 5 Ks

Von besonderer Bedeutung, insbesondere am Lebensende, sind die 5 persönliche Gegenstände oder die **5 Ks** (‚*Panj Kakke*'), die den Glauben der Sikhs symbolisieren (Gatrad et al. 2003; Ebrahim et al. 2011) (Abb. 3.1):

1. ***Kada*** – Der Armreif aus Eisen steht für die Verbundenheit zu Waheguru (Gott), die Achtung von Gottes Regeln und Bescheidenheit.
2. ***Kesh*** – Durch das ungeschnittene Haar und den ungeschnittenen Bart zeigt der Sikh Bescheidenheit und bringt zum Ausdruck, dass er die Perfektion von Gottes Schöpfung achtet.
3. ***Kanga*** – Der Holzkamm repräsentiert Reinheit von Körper und Geist (BBC ohne Jahresangabe)
4. ***Kachhera*** – Diese fast knielange Unterhose „symbolisiert Treue in der Ehe (und) Kontrolle der Lust"

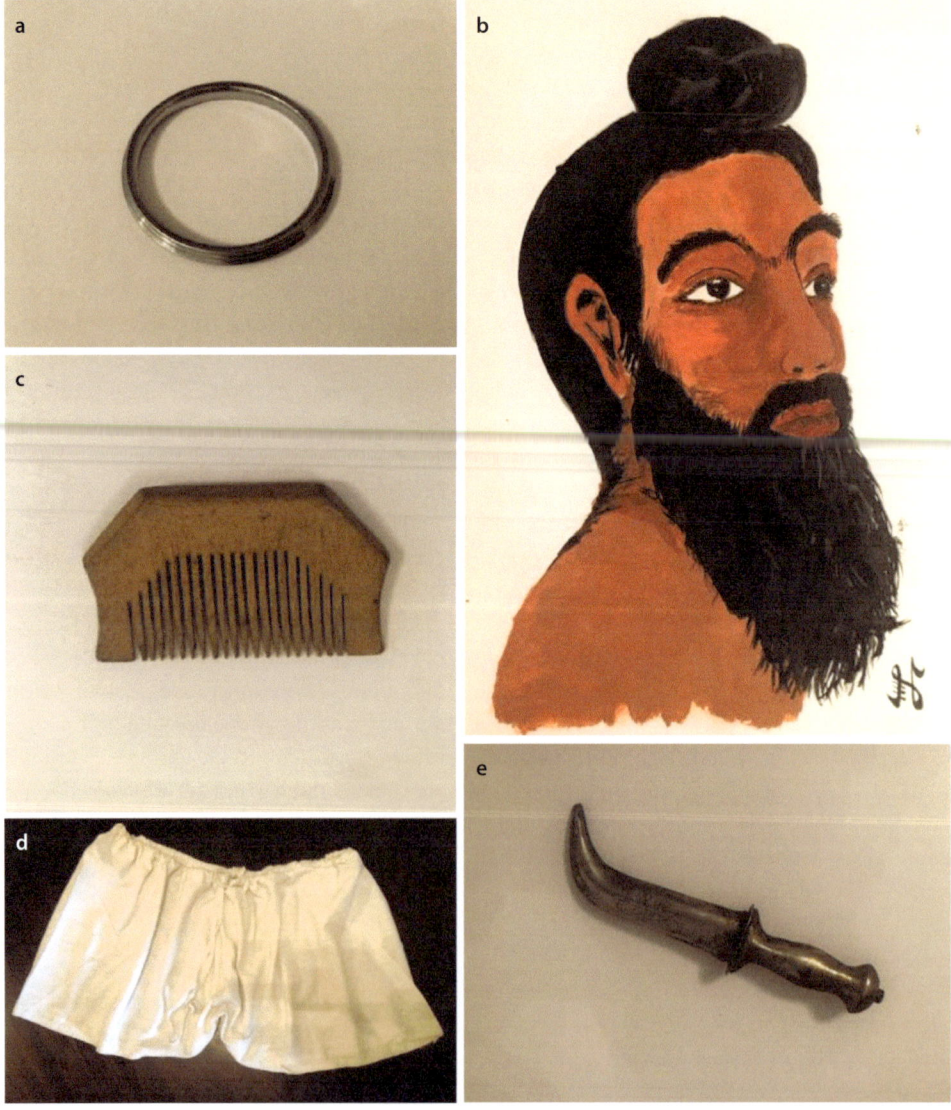

Abb. 3.1 a–e Die 5 Ks, die den Glauben der Sikhs symbolisieren. **a** Kada **b** Kesh (Malerei von Japneet Kaur; mit freundlicher Genehmigung) **c** Kanga **d** Kachhera **e** Kirpan

5. *Kirpan* – Der kleine Dolch steht für „die Pflicht eines Sikhs, sich für Notleidende, Schwache und Unterdrückte einzusetzen" (DISR ohne Jahresangabe 2)

3.7.3 Rituale

Im Sterbebett eines Sikh sollten Verwandte und Freunde den Psalm des Friedens, *Sukhmani Sahib*, lesen, der vom fünften Guru Arjan Dev verfasst wurde, oder einfach „Waheguru" rezitieren, um sich und den Sterbenden zu trösten (Choudry et al. 2018). Wenn der Tod eintritt, sollten sie „Waheguru, Waheguru, Waheguru" („Wunderbarer *Guru*") ausrufen. Nach dem Tod wird der Leichnam von der Familie gewaschen, meist weiß angekleidet – die 5K werden nicht entfernt – und kremiert (Gatrad et al. 2003; Ebrahim et al. 2011). Eine Obduktion wird im Allgemeinen abgelehnt unter der Vorstellung, dass der Verstorbene genug gelitten hat (Gatrad et al. 2003).

3.7.4 Krankheit und Tod

Sikhs glauben, dass Leid ein Teil des menschlichen Lebens ist und einen Platz in Gottes Plan hat. Da das Leben im Sikhismus sehr hohen Respekt genießt, sollte die Behandlung von Krankheiten auf optimale Weise erfolgen. Allerdings erfährt auch der Tod eine hohe Akzeptanz, da durch ihn die Seele erneut in den Zyklus der Reinkarnation eintritt. Die emotionale und spirituelle Unterstützung von Angehörigen bringt wiederum denjenigen, der die Unterstützung gewährleistet, der Verschmelzung mit Gott näher (Gatrad et al. 2003; Ebrahim et al. 2011). Dieser Glaube und die Unterstützung der Familie geben pflegenden Angehörigen in vielen Fällen die Kraft für die Pflege sterbender Angehöriger zu Hause (Cowan 2014). Sterbende Siks erhalten aufgrund der engen Familienbande häufiger Besuch (Gatrad et al. 2003).

3.7.5 Palliativmedizin, Organspende und Euthanasie

Sikhs begreifen sich, ihre Religion und ihre Familie häufig als eine Einheit. Während in der europäischen Kultur Autonomie bei der Entscheidungsfindung zentral steht und gesetzlich geregelt ist, findet daher die Entscheidungsfindung bei Sikhs häufiger in der Familie gemeinsam statt. Es ist auch möglich, dass die Familienmitglieder nicht wünschen, dass dem Patienten das volle Ausmaß einer negativen Prognose mitgeteilt wird, um ihn vor den durch die Mitteilung bedingten Belastungen oder sogar einer Beschleunigung des Sterbens durch die Mitteilung einer schlechten Prognose zu schützen (Ebrahim et al. 2011; Choudry et al. 2018). Familienorientierung kommt damit eine besonders wichtige Rolle zu (Kap. 7).

Eine künstliche Lebensverlängerung beim terminalen Patienten ist aus Sicht des Sikhismus abzulehnen. Allerdings ist es wichtig, eindeutige medizinische Empfehlungen zu Therapierestriktion und Therapiebeendigung zu geben, die dann anschließend offen diskutiert werden können, denn das Ende des Lebens sollte aus Sicht von Sikhs in Gottes Hand liegen (Ebrahim et al. 2011). Aus diesem Grund wird die Euthanasie von den meisten Sikhs abgelehnt.

Die Lehren der Sikhs legen großen Wert auf Wohltätigkeit und selbstloses Geben. Außerdem kommt dem Körper gegenüber der Seele im Sikhismus eine untergeordnete Bedeutung zu, da die Seele des Menschen ewig, der Körper aber vergänglich ist. Die Rettung eines menschlichen Lebens ist gemäß der Sikh-Religion eine der wertvollsten Handlungen. Deshalb haben Sikhs in der Regel keine Einwände gegen Organspende und -transplantation (Gatrad et al. 2003; Ebrahim et al. 2011; Oliver et al. 2012).

„Gott schickt uns und wir werden geboren. Gott ruft uns zurück und wir sterben." (Guru granth Sahib 1239)

Literatur
Literatur zu Abschn. 3.1

Beyer S (2008) Frauen im Sterben. Gender und Palliative Care. Lambertus, Freiburg/B

Bochinger C, Engelbrecht M, Gebhardt W (2009) Die unsichtbare Religion in der sichtbaren Religion: Formen religiöser Orientierung in der religiösen Gegenwartskultur. Kohlhammer, Stuttgart

Gunaratnam Y (1997) Culture is not enough: a critique of multi-cluturalism in palliative care. In: Field D (Hrsg) Death, gender and ethnicity. Routledge, London, S 166–186

Heller B (2012) wie Religionen mit dem Tod umgehen. Grundlagen für die interkulturelle Sterbebegleitung. Lambertus, Freiburg/B

Heller B, Heller A (2018) Spiritualität und Spiritual Care: Orientierungen und Impulse, 2. erw. Aufl. Hogrefe, Bern

Kellehear A (2002) Spiritual care in palliative care: whose job is it? In: Rumbold B (Hrsg) Spirituality and palliative care. Oxford University Press, Oxford, S 166–177

Reitinger E, Beyer S (Hrsg) (2010) Geschlechtersensible Hospiz- und Palliativkultur in der Altenhilfe. Mabuse, Frankfurt am Main

Literatur zu Abschn. 3.2

Benk A (2018) Negative Theologie. https://www.bibelwissenschaft.de/fileadmin/buh_bibelmodul/media/wirelex/pdf/Negative_Theologie__2018-09-20_06_20.pdf. Zugegriffen am 10.04.2020

Bruzzone P (2008) Religious aspects of organ transplantation. Transplant Proc 40(4):1064–1067

Chakravorty R et al (2017) A systematic review of religious beliefs about major end-of-life issues in the five major world religions. Palliat Support Care 15(5):609–622

CIA (2019) World fact book. https://www.cia.gov/library/publications/the-worldfactbook/fields/401.html#XX. Zugegriffen am 08.06.2019

Deutsche Bischofskonferenz (1993) Die Hospizbewegung – Profil eines hilfreichen Weges in katholischem Verständnis. http://www.dbk-shop.de/media/files_public/vcrdiqne/DBK_1214.pdf. Zugegriffen am 10.04.2020

Deutsche Bischofskonferenz (ohne Jahresangabe) Sterben in Würde – Worum geht es eigentlich? http://document.kathtube.com/35829.pdf. Zugegriffen am 10.04.2020

Evangelische Zentralstelle für Weltanschauungsfragen (2008) Patchwork-Religiosität – ein Thema von bleibender Aktualität. https://www.ezw-berlin.de/html/15_1753.php. Zugegriffen am 10.04.2020

Felici P (ohne Jahresangabe) Dogmatische Konstitution, Lumen gentium, Über die Kirche. http://www.vatican.va/archive/hist_councils/ii_vatican_council/documents/vat-ii_const_19641121_lumen-gentium_ge.html. Zugegriffen am 10.06.2019

Forschungsgruppe Weltanschauungen in Deutschland (2018). https://fowid.de/meldung/religionszugehoerigkeiten-deutschland-2017. Zugegriffen am 08.06.2019

Meulemann H (2019) Ohne Kirche leben. Säkularisierung als Tendenz und Theorie in Deutschland, Europa und anderswo. Springer, Heidelberg

Orthodoxe Bischofskonferenz in Deutschland und Evangelische Kirche in Deutschland (2018) „… damit ihr nicht traurig seid" – Christlicher Umgang mit Sterben und Tod. Eine Handreichung der Orthodoxen Bischofskonferenz in Deutschland und der Evangelischen Kirche in Deutschland

Pompey H (1993) Gesundsein und Krankheit in der christlichen Lebenswissensüberlieferung – Ein theologischexegetischer Befund. In: Bach (Hrsg) Gesundheitswissenschaften in der Onkologie. https://d-nb.info/112343817X/34. Zugegriffen am 09.06.2019

Seper F, Hamer J (1979) Kongregation für die Glaubenslehre: Schreiben zu einigen Fragen der Eschatologie. http://www.vatican.va/roman_curia/congregations/cfaith/documents/rc_con_cfaith_doc_19790517_escatologia_ge.html. Zugegriffen am 10.06.2019

Smith-Stoner M (2007) End-of-life preferences for Atheists. J Palliat Med 10(4):923–928

Vatikan (ohne Jahresangabe) Concluding document oft the plenary assembly. Where is your god? Responding to the challenge of unbelief and religious indifference today. http://www.vatican.va/roman_curia/pontifical_councils/cultr/documents/rc_pc_cultr_doc_20040313_whRelgionenere-is-your-god_en.html#i2. Zugegriffen am 10.06.2019

Literatur zu Abschn. 3.3

Ahaddour C et al (2017) „God is the giver and taker of life". Muslim beliefs and attitudes regarding assisted suicide and euthanasia. AJOB Empir Bioeth 9(1):1–11

Al-Shahri MZ, al-Khenaizan A (2005) Palliative care for Muslim patients. J Support Oncol 3(6):432–436

Alsolamy S (2012) Islamic views on artificial nutrition and hydration in terminally ill patients. Bioethics 28(2):96–99

Ayuba MA (2016) Euthanasia: a Muslim's perspective. http://www.scielo.org.za/scielo.php?script=sci_arttext&pid=S2305-445X2016000100001. Zugegriffen am 31.05.2020

Chamsi-Pasha H, Albar MA (2018) Do-not-resuscitate orders: Islamic viewpoint. Saudi J Kidney Dis Transpl 18(4):629–637

Gatrad AR, Sheikh A (2002) Palliative care for Muslims and issues before death. Int J Palliat Nurs 8(12):594–597

Gustafson C, Lazenby M (2018) Assessing the unique experiences and needs of Muslim oncology patients receiving palliative and end-of-life care: an integrative review. J Palliat Care 34(1):52–61

Isgandarova N (2015) Physician-assisted suicide and other forms of euthanasia in Islamic spiritual care. J Pastoral Care Counsel 69(4):215–221

Leong M et al (2016) How islam influences end-of-life care: education for palliative care clinicians. J Pain Symptom Manag 52(6):771–774

Mataoui FZ, Sheldon LK (2016) Providing culturally appropriate care to American Muslims with cancer. Clin J Oncol Nurs 20(1):11–12

Mendieta M, Buckingham RW (2017) A review of palliative and hospice care in the context of Islam: dying with faith and family. J Palliat Med 20(11):1284–1290

Padela A, Mohiuddin A (2015) Ethical obligations and clinical goals in end-of-life care: deriving a quality-of-life construct based on the Islamic concept of accountability before god (Taklīf). Am J Bioeth 15(1):3–13

Schultz M et al (2011) Reflections on palliative care from the Jewish and Islamic tradition. Evid Based Complement Alternat Med 2012:693092

Ur Rahman M et al (2014) Care of terminally-ill patients: an opinion survey among critical care healthcare providers in the Middle East. Afr Health Sci 13(4):893–898

Zaidi D (2015) On strengthening compassionate care for Muslim patients. J Patoral Care Counsel 69(3):173–176

Literatur zu Abschn. 3.4

Baeke G et al (2011) Orthodox Jewish perspectives on withholding and withdrawing life-sustaining treatment. Nurs Ethics 18(6):835–846

Bodell J, Weng MA (2000) The Jewish patient and terminal dehydration: a hospice ethical dilemma. Am J Hosp Palliat Care 17(3):185–188

Bonura D et al (2001) Culturally congruent end-of-life care for Jewish patients and their families. J Transcult Nurs 12(3):211–220

Brett AS, Jersild P (2003) „Inappropriate" treatment near the end of life: conflict between religious convictions and clinical judgment. Arch Intern Med 163(14):1645–1649

Clarfield AM et al (2003) Ethical issues in end-of-life geriatric care: the approach of three monotheistic religions – Judaism, Catholicism, and Islam. J Am Geriatr Soc 51(8):1149–1154

Gillick MR (2001) Artificial nutrition and hydration in the patient with advanced dementia: is withholding treatment compatible with traditional Judaism? J Med Ethics 27(1):12–15

Goldsand G et al (2001) Bioethics for clinicians: 22. Jewish bioethics. CMAJ 164(2):219–222

Greenberger (2014) Enteral nutrition in end of life care: the Jewish Halachic ethics. Nurs Ethics 22(4):440–451

Inwald D et al (2000) Brain stem death: managing care when accepted medical guidelines and religious beliefs are in conflict. Consideration and compromise are possible. BMJ 320(7244):1266–1267

Jakobovits I (1983) Jewish medical ethics: a brief overview. J Med Ethics 9(2):109–112

Jotkowitz A, Zivotofsky D (2010) „Love your neighbor like yourself": a Jewish ethical approach to the use of pain medication with potentially dangerous side effects. J Palliat Med 13(1):67–71

Kinzbrunner BM, Schostak Z (2001) Precedents for hospice and surrogate decision-making in Jewish law. Traditio 35(1):98–103

Loike J et al (2010) The critical role of religion: caring for the dying patient from an orthodox Jewish perspective. J Palliat Med 13(10):1267–1271

Reisner AI (1990) A Halakhic ethic of care for the terminally ill. Conserv Jud 43(3):52–89

Schostak Z (1994) Jewish ethical guidelines for resuscitation and artificial nutrition and hydration of the dying elderly. J Med Ethics 20(2):93–100

Tendler MD, Rosner F (1993) Quality and sanctity of life in the Talmus and the Midrash. Tradition 28(1):18–27

Literatur zu Abschn. 3.5

Akhavan O (2015) Samsara, karma, and self-enlightenment: a Buddhist perspective on Mo Yan's life and death are wearing me out. Stud Lit Lang 10(2):11–18. http://www.cscanada.net/index.php/sll/article/view/5985/7002. Zugegriffen am 31.05.2020

Chakraborty P (2014) The law of karma and salvation. Int J Humanit Soc Sci Stud 1(3):193–195. http://oaji.net/articles/2014/1115-1417595573.pdf. Abgerufen am 14.5.2020

Dimock et al (ohne Veröffentlichungsdatum) Hinduism. https://www.britannica.com/topic/Hinduism. Zugegriffen am 02.06.2020

Goutam P (ohne Veröffentlichungsdatum) The ultimate science of yoga. http://www.cs.albany.edu/~goutam/ScYogaCamera.pdf. Zugegriffen am 31.05.2020

Long JD (2018) One life/many lives: an internal Hindu-Christian dialogue. Religions 9(4):104

Ramalingam VS et al (2015) End-of-life care beliefs among Hindu physicians in the United States. Am J Hosp Palliat Care 32(1):8–14

Shanmugasundaram S et al (2010) Culturally competent care at the end of life: a Hindu perspective. End Life Care 4(1):26–31

Thrane S (2010) Hindu end of life death, dying, suffering, and karma. J Hosp Palliat Nurs 12(6):337–342

Whitman SM (2007) Pain and suffering as viewed by the Hindu religion. J Pain 8(8):607–613

Literatur zu Abschn. 3.6 und Abschn. 3.7

Aich TK (2013) Buddha philosophy and western psychology. Indian J Psychiatry 55(Suppl 2):165–170

BBC (ohne Jahresgabe) https://www.bbc.co.uk/religion/religions/sikhism/customs/fiveks.shtml. Zugegriffen am 29.06.2020

Bruce A (2007) Time(lessness): Buddhist perspectives and end-of-life. Nurs Philos 8(3):151–157

Choudry M et al (2018) An overview of the spiritual importances of end-of-life care among the five major faiths of the United Kingdom. Clin Med 18(1):23–31

Cowan MM (2014) The lived experiences of the Sikh population of south east England when caring for a dying relative at home. Int J Palliat Nurs 20(4):179

Der Dalai Lama (1985) Offener Brief. Asiaweek Nov 1:73

Diller JW, Lattal AL (2008) Radical behaviorism and Buddhism: complementarities and conflicts. Behav Anal 31:163–177

DISR – Deutsches Information für Sikh Religion (ohne Jahresangabe) https://www.deutsches-informationszentrum-sikhreligion.de/SikhReligion_de.php. Zugegriffen am 29.06.2020

DISR – Deutsches Information für Sikh Religion (ohne Jahresangabe 2) https://www.deutsches-informationszentrum-sikhreligion.de/Glossar.php. Zugegriffen am 29.06.2020

Ebrahim S et al (2011) Sikh perspectives towards death and end-of-life care. J Palliat Care 27(2):170–174

Gatrad R et al (2003) Palliative care for Sikhs. Int J Palliat Nurs 9(11):496–498

Goss RE, Klass D (1997) Tibetan Buddhism and the resolution of grief: the Bardo-Thodol for the dying and the grieving. Death stud 21(4):377–395

Kalra G et al (2012) Sikhism, spirituality and psychiatry. Asian J Psychiatr 5:339–343

Kalra S et al (2018) Lessons for the health-care practitioner from Buddhism. Indian J Endocrinol Metab 23(5):590

Kweon DV (2010) Buddhism, brain death and organ transplantation. J Buddh Ethics 17:1–36

Kongsuwan W et al (2012) Thai Buddhist families' perspective of a peaceful death in ICUs. Nurs Crit Care 17(3):151–159

Lin CT, Yen WH (2015) On the naturalization of karma and rebirth. Int J Dharma Stud 3:6

Masel EK et al (2012) Life is uncertain. Death is certain. Buddhism and palliative care. J Pain Symptom Manag 44(2):307–312

Oliver M et al (2012) Donating in good faith or getting into trouble Religion and organ donation revisited. World J Transplant. 2(5):69–73

Perrett RW (1996) Buddhism, euthanasia and the sanctity of life. J Med Ethics 22:309–313

Wiltshire MG (1983) The „Suicide" problem in the pali canon. J Int Assoc Buddh Stud 6(2):124–140

Teil II
Interdiszplinarität und Konzepte

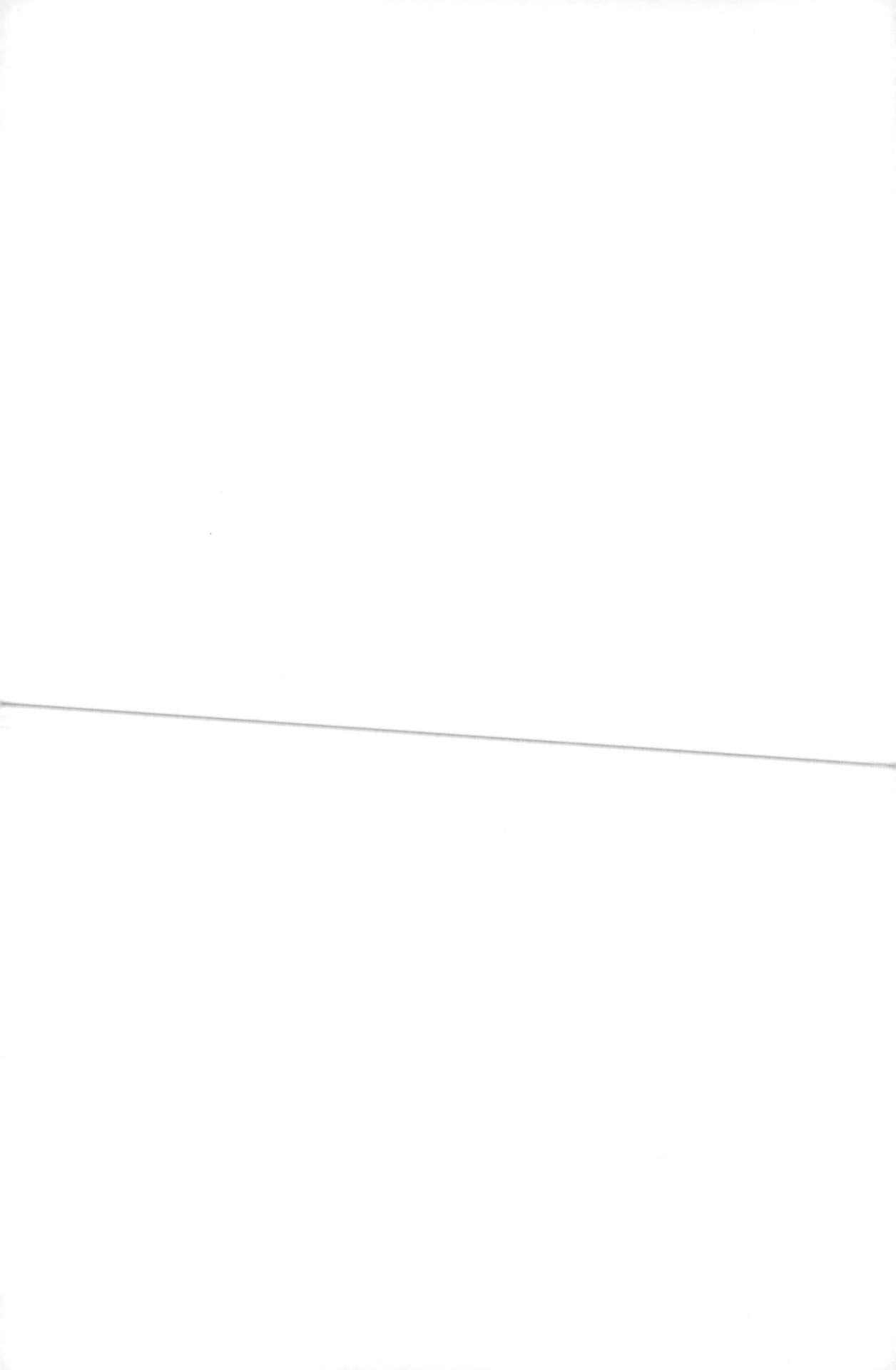

Was bedeuten Multiprofessionalität, Multidisziplinarität, Interdisziplinarität und Transdisziplinarität?

Andreas S. Lübbe

Inhaltsverzeichnis

4.1	Vorbemerkungen	41
4.2	Zu den Begriffen	42
4.3	Das Palliativteam	43
4.4	Strukturelle Voraussetzung	43
4.5	Organisatorische Voraussetzungen	43
4.6	Teambesprechungen	44
4.7	Berücksichtigung der Einmaligkeit des Palliativteams	44
4.8	Kernkompetenzbereiche einiger Teammitglieder	45
4.9	Schlusswort	46
	Weiterführende Literatur	47

4.1 Vorbemerkungen

Kern der Tätigkeit in der Palliativmedizin ist es, dem jeweiligen Menschen in seiner Einzigartigkeit und zu einer besonderen Zeit in dessen Leben gerecht zu werden. Gerecht zu werden bedeutet, ihn zu verstehen im Kontinuum seines Lebensflusses, in seinem Leiden und in seiner Perspektive (Perspektivlosigkeit). Einfließen in die schrittweise Begegnung und Entschlüsselung der besonderen Situation sollten die Persönlichkeitsmerkmale, biographischen Elemente, kulturellen Hintergründe, religiösen Bindungen, der Bildungsgrad sowie weitere Charaktereigenschaften und individuelle Prägungen, und zwar sowohl auf Seiten des Patienten als auch des Therapeuten. In kaum einem anderen Fachgebiet der Medizin ist die Berücksichtigung individueller Merkmale so bedeutungsvoll, um dem Menschen mit fortgeschrittenem und weiter fortschreitendem, lebensverkürzendem Leiden gerecht zu werden.

Gerecht zu werden bedeutet auch, den Menschen in seiner Ganzheit wahrnehmen und wertschätzen zu wollen, und darauf basierend zu reagieren. Zur Wahrnehmung gehört das vom Patienten Gesagte und Gezeigte, aber auch das Wie des Gesagten und Gezeigten sowie die

A. S. Lübbe (✉)
Palliativstation, Karl-Hansen-Klinik,
Bad Lippspringe, Deutschland

Einordnung des Gesagten und Gezeigten in die Krankheitsgeschichte und in den Kontext der Jetzt-Zeit.

Herausragendes Merkmal der Palliativmedizin ist ja zunächst die Kompetenz in der Symptomkontrolle, wobei Symptome subjektiv vom Patienten wahrgenommene und auf ganz individuelle Art und Weise zum Ausdruck gebrachte Missempfindungen sind. Menschen sind unterschiedlich, und zwar sowohl hinsichtlich ihrer Schmerzwahrnehmung als auch ihrer Schmerzäußerung. Zur Behandlung von Schmerzen gehört also sehr viel mehr als die checklistenartige Implementierung von Nicht-Opioiden oder Opioiden. Vielmehr ist das Leiden des Patienten das, worum es geht, und sicher kann unterstellt werden, dass bei starken Schmerzen der Leidensdruck besonders hoch ist. Zugleich hat wahrscheinlich schon jeder erlebt, dass ein Patient ohne vegetative Begleitsymptomatik und mit einem Lächeln auf den Lippen von stärksten und nicht mehr aushaltbaren Schmerzen berichtet. Weitere häufige Symptome sind körperliche Schwäche, Appetitlosigkeit, Übelkeit und Erbrechen, was man als Symptomcluster zusammenfassen kann, oder aber auch Luftnot, Angst und Unruhe als weiteres Symptomcluster. Nicht selten spielen Schlafstörungen eine Rolle, insbesondere bei Patienten mit Demenz oder im Delir. Etwa jeder 5. bis 10. Patient leidet unter einer behandlungsbedürftigen Depression, jeder 20. weist passager akustische, optische oder olfaktorische Halluzinationen auf. Während für den Schmerz zumindest im deutsch- und angloamerikanischen Sprachschatz Worte vorliegen, die dem Außenstehenden zumindest einen Anhalt geben zur Qualität und Intensität, ist dies bei den meisten anderen Symptomen nicht der Fall. Während der Schmerz scharf, brennend, dumpf, wechselnd an der einen oder anderen Stelle, begleitet von den ein oder anderen Beschwerden sein kann, fällt es den Patienten schwer, den Charakter ihrer Übelkeit oder Luftnot zu beschreiben. Das ist erst recht dann der Fall, wenn kulturelle Gebräuche oder Gepflogenheiten mit jeweiligen Organen oder Zuständen assoziiert werden, also etwa wenn ein türkischer Patient ein komisches Gefühl im Kopf oder Magenbereich angibt und damit etwas ganz Bestimmtes zum Ausdruck bringen möchte. Umso wichtiger ist es, den Patienten zu kennen und in all seinen Belangen wahrzunehmen, damit man sein subjektiv wahrgenommenes Missempfinden gut therapieren kann.

Ein weiteres Merkmal der Palliativmedizin, das unmittelbare Auswirkungen auf die Interdisziplinarität hat, ist der Anspruch, verbleibende Körperfunktionen zu stärken, also etwa das Schlucken, das Sprechen, die allgemeine Körperkraft und die Ausdauerfähigkeit sowie weitere körperliche, aber auch kognitive Funktionen. Auch das erfordert eine gute Kenntnis des Patienten und seines Umfeldes. Konzentrations-, Denk- und Merkfähigkeitsstörungen sowie Fragen der zeitlichen und räumlichen Orientierung fluktuieren im Tagesablauf, variieren in der Intensität und werden von Patient, Therapeut und Angehörigem unter Umständen unterschiedlich bewertet. Umso wichtiger ist es, die Eindrücke der Teammitglieder zusammenzufügen.

Schließlich umrahmen die psychosozialen und spirituellen Begleitumstände insbesondere im Zusammenhang mit den Angehörigen das Aufgabengebiet der Palliativmedizin. Aus all diesen Vorbemerkungen wird ersichtlich, dass eine einzelne Person kaum in der Lage sein wird, den vielfältigen, mehrschichtigen, auch mehrdimensionalen Aspekten des subjektiven Leids und der objektiven Zustände gerecht zu werden.

4.2 Zu den Begriffen

1. **Multiprofessionalität:** Hierunter versteht man das koordinierte Zusammenarbeiten von Berufsgruppen. Bei der Entwicklung von Verständnis füreinander und klarer Abgrenzung der Zuständigkeitsbereiche voneinander kommt es im Idealfall zu einem optimalen Einsatz von Ressourcen.
2. **Multidisziplinarität:** Hier handelt es sich eher um die nebenläufige Bearbeitung einer wissenschaftlichen Fragestellung oder Untersuchung eines Forschungsgegenstandes durch Personen voneinander unabhängiger Fachbereiche. Hier finden Austausch und Absprache eher seltener statt.

3. und 4. **Interdisziplinarität versus Transdisziplinarität:** Während des Wort „inter" eher den Bezug zueinander, das Miteinander in den Blick nimmt, bedeutet das Wort „trans" eher das integrative Durchdringen eines Themas oder einer Aufgabe von verschiedenen Disziplinen oder Berufsgruppen. In beiden Fällen gibt es eine einheitliche konzeptionelle Rahmenstruktur sowie gemeinsam erarbeitete Lösungsstrategien.

Letztlich sind Begriffe und Begriffsdefinitionen das eine, die gelebte Handlung, die Haltung und das Arbeitsverständnis das andere. Nimmt man diese Begriffsdefinitionen ernst, sind letztlich für die Arbeit auf einer Palliativstation oder in einem Palliativteam lediglich die Begriffe Multiprofessionalität und Interdisziplinarität von Relevanz. Es arbeiten also mehrere Berufsgruppen im Rahmen einer vorgegebenen Struktur gemeinsam an einem Projekt, in unserem Fall an der bestmöglichen Versorgung der uns anvertrauten Patienten (und Angehörigen).

4.3 Das Palliativteam

Welche Mitarbeiter konstituieren nun idealerweise ein Palliativteam? Es sind Pflegekräfte, Ärzte, Physiotherapeuten, Sozialarbeiter, Psychologen, Seelsorger, Ergotherapeuten, Kunsttherapeuten, Gestalttherapeuten, Musiktherapeuten, Ernährungsberater, Case-Manager, Mitarbeiter des Hospizdienstes. Selbst die Stationssekretärin und die Reinigungskraft spielen eine Rolle.

Jede Person im Team hat ihre eigene persönliche Wahrnehmung und ihren eigenen persönlichen Zugang zum Patienten. Idealerweise ist sich jede Person im Team ihres originären Kernaufgabengebietes bewusst und bringt persönliche Neigungen und Fähigkeiten in die eigene Profession mit ein. Darüber hinaus ist es von überragender Bedeutung, die vielen Informationen und Eindrücke, die der einzelne Therapeut in der Begegnung mit den Patienten erhält, mit denen anderer Berufsgruppen auszutauschen. Das erfordert strukturelle und organisatorische Voraussetzungen, die leider in vielen Fällen nicht immer gegeben sind.

4.4 Strukturelle Voraussetzung

Im Idealfall verfügen jeder Arzt und jeder Therapeut über ein eigenes Büro und die Schwestern wenigstens über ein Dienstzimmer und einen Bereich, in dem Teambesprechungen gut durchgeführt werden können. Allein diese Grundvoraussetzung kann oft nicht eingehalten werden, sodass sich Therapeuten und Ärzte nicht selten Räumlichkeiten teilen müssen und insofern weder ungestört arbeiten, noch problemlos Patientengespräche führen können. Da die Geschäftsführungen Räumlichkeiten lieber für Patientenzimmer als für Personal zur Verfügung stellen, kann es hier zu Konflikten zwischen den pflegerisch-ärztlich-therapeutisch Verantwortlichen und der Verwaltung kommen. Bauliche oder wirtschaftliche Gegebenheiten dieser Art beeinflussen also auch die Arbeitsfähigkeit und damit die Qualität der palliativmedizinischen Versorgung.

4.5 Organisatorische Voraussetzungen

Zunächst geht es hier um die Frage, auf welche Weise und zu welchem Zeitpunkt der einzelne Therapeut und die Pflegekraft oder der Arzt den Patienten aufsucht (erstmalig und im weiteren zeitlichen Verlauf). Das erfordert Absprachen, denn weder will man den Patienten am Aufnahmetag überfordern, noch will man redundante Informationen einsammeln und im Fortgang dokumentieren. Mit anderen Worten: Selbst der initiale Kontakt erfordert Abstimmung im Team. Wer erhebt welche Informationen und dokumentiert diese in welcher Form? Zu diesem Zweck hat sich auf unserer Palliativstation ein Generaldokument etabliert, in das unterschiedliche Berufsgruppen ihre Beobachtungen, Informationen und Kenntnisse eintragen und worauf andere zugreifen können.

Primäre Begegnung mit dem neu aufgenommenen Patienten hat die Pflegekraft, bevor der Arzt das Aufnahmegespräch und die Erstuntersuchung durchführt. Erst dann werden andere Berufsgruppen eingeschaltet. Bevor der Arzt mit dem Patienten in Kontakt tritt, hat er wesentliche

Erkenntnisse von der Pflegekraft entgegengenommen, auf die er sich im Gespräch beziehen kann.

4.6 Teambesprechungen

Dann geht es um die Rahmenbedingungen einer Übergabe zwischen den Teammitgliedern im zeitlichen Verlauf. Hierbei spielen Aspekte der Ganzheitlichkeit, Ergebnisorientierung und Behutsamkeit eine hervorgehobene Rolle. Wenn dem Anspruch Rechnung getragen werden soll, dass physische, psychische, soziale und spirituelle Dimensionen gleichwertig nebeneinander bestehen, muss sich dieses Prinzip auch in der Teambesprechung wiederfinden lassen, die damit einer doppelten Herausforderung unterliegt. Einerseits können eine oder zwei Dimensionen unverhältnismäßig überbewertet werden, andererseits können vier Dimensionen zusammenhanglos nebeneinander gestellt werden (siehe auch Martina Kern und Klaus Aurnhammer in der Beilage in der Zeitschrift für Palliativmedizin, Ausgabe 2/2009).

Hilfreich für deren Verknüpfung ist die Orientierung an der aktuellen Situation des Patienten, und hierbei insbesondere die 1. Generalfrage: Leidet der Patient an seiner Situation? Generalfrage 2 lautet: Woran leidet der Patient besonders? Manche Patienten liegen recht zufrieden im Bett, andere leiden an körperlichen Schmerzen, die damit einen herausragenden Raum einnehmen. Oder setzt sich der Patient vor allem intensiv mit der begrenzten Lebenszeit auseinander und stehen damit die psychischen und spirituellen Fragen im Vordergrund? Alle Mitarbeiter benötigen Offenheit für anderes Denken und Reden, denn jede Dimension hat auch ihre eigene Sprache. Es gibt knappe und sachbetonte Sprachelemente, die sich mit suchenden und fragenden abwechseln können.

Effektive Übergaben brauchen ein Ergebnis. Manchmal kann das Ergebnis der Teamübergabe darin bestehen, dass es hinsichtlich der Symptomkontrolle noch keine gute Lösung gibt. Gefährdungen im Rahmen einer Übergabe sind Wertungen („der Patient ist depressiv", „die Ehefrau hackt immer auf ihrem Mann herum"). Eine weitere Problematik in der Kommunikation liegt im reinen Wiedergeben der Begebenheiten an die nächste Schicht. Zwischen „erzählen" und „berichten" liegen Welten. Am besten ist, in der Übergabe wird nur das berichtet und besprochen, was relevant ist (und zwar aus Sicht des Patienten!). Erst in zweiter Linie spielt eine Rolle, was für das Team wichtig ist. Welche Informationen brauchen die einzelnen Teammitglieder, welche Fragen und Probleme haben sie? Relevanz ist der Filter für das zu Besprechende.

Aus meiner Sicht ist es immer hilfreich, sich in die Patientenrolle hineinzuversetzen (Perspektivwechsel). Die Übergabe sollte vielleicht so gestaltet sein, dass jeder so spricht, als würde der Patient dabei sein und zuhören können. Das allein führt zu Behutsamkeit und reflektiert den Respekt vor der Einmaligkeit jedes einzelnen Menschen. Die tägliche multidisziplinäre Dienstübergabe dient verschiedenen Zwecken, zum einen der Weitergabe von Informationen, zum anderen der Reflektion aktueller Behandlungs- und Pflegemaßnahmen sowie der Definition und Überprüfung von Behandlungszielen und Erwartungen des Patienten (und dessen Angehöriger). Wichtig ist, den roten Faden nicht zu verlieren und eine prägnante, auf die wesentlichen Aspekte fokussierte Berichterstattung seitens der Mitarbeiter einzufordern.

4.7 Berücksichtigung der Einmaligkeit des Palliativteams

Jedes Mitglied hat seine Ausbildung und Erfahrung, aber auch seine Neigungen, Gewohnheiten und Abneigungen. Gerade wenn der Aufgabenbereich von Psychologen, Seelsorgern, Kunst- und Musiktherapeuten in bestimmten Sphären überlappt, so gibt es doch originäre Charakteristika einer jeden Berufsgruppe und in diesem speziellen Tätigkeitsfeld besondere Fähigkeiten oder Vorlieben. Diese transparent zu machen und den anderen Mitgliedern der Berufsgruppe zu verdeutlichen, ist wichtig, damit der eine vom anderen weiß, wann er sich zurückzieht und der anderen Person Aufgabengebiete übergibt. Aus diesem Grund haben wir auf unserer Station vor kurzer Zeit die originären Aufgabenbereiche einmal schriftlich formuliert und Vorlieben präzisiert, um sie den anderen deutlich zu machen.

Zugleich gibt es praktisch bei jeder eingeschalteten Person durch die persönliche Kommunikation eine Art therapeutisches Gespräch, auch wenn der Charakter unterschiedlich ist. Doch die beiläufigen Bemerkungen der Patientin beim Waschen durch die Pflegekraft, also in einer sehr intimen Situation, können genauso therapeutisch relevant sein und werden beantwortet (und müssen es sogar), wie das strukturierte Gespräch, bei dem der Psychoonkologe in seinem Dienstzimmer mit eben dieser Patientin eine Therapiesitzung abhält. Entscheidend scheint mir hier nun auch zu sein, Schlüsselerkenntnisse aus den jeweiligen individuellen Patientenkontakten zu dokumentieren, um sie den Kollegen zur Verfügung zu stellen.

4.8 Kernkompetenzbereiche einiger Teammitglieder

1. **Ärzte** erfassen die palliativmedizinisch führende Diagnose, die Begleitdiagnosen, erheben die Prognose der Lebenszeit, den Kenntnisstand des Patienten und seiner Angehörigen zur aktuellen Situation und initiieren ein therapeutisches Konzept zur Symptomkontrolle und zur Verbesserung körperlicher, kognitiver Funktionen.
2. **Pflegekräfte** erheben den Bedarf an Grund-, Wund- und Palliativpflege, erstellen ein Pflegekonzept und erfassen bei intimen Begegnungen (Waschen, Ankleiden, Füttern) sehr persönliche Merkmale des Patienten.
3. **Seelsorger:** Alleinstellungsmerkmal ist die sakramentale Seelsorge sowie die spirituelle Begleitung im christlichen Sinn. Bei katholischen Patienten gibt es Nachfragen nach den Sakramenten, der Kommunion und der Krankensalbung. Frei gestaltete Rituale wie Gebete, bei denen sich Angehörige aufstellen und einen Kreis bilden, oder Abschiedsrituale mit Gebetskerzen sind Bestandteile. Der Umgang mit Schuld, Gottvertrauen, Zweifel wird angesprochen.
4. **Gestalttherapie:** Ein phänomenologisches erfahrungs- und erlebnisorientiertes Verfahren der Psychotherapie mit dem Ziel der Stimmigkeit und der Integration psychischer Prozesse und der differenzierenden Reifung der Persönlichkeit nach innen und außen. Im Mittelpunkt steht die Entwicklung und Verfeinerung der Bewusstheit aller gerade vorhandenen und zugänglichen Gefühle, Gedanken und Empfindungen.
5. **Physiotherapie:** Den Patienten durch aktive und passive Übungen motivieren, an seine körperlichen Grenzen bringen, aber auch Entspannung und Wohlbefinden vermitteln, Grenzen täglich neu mit den Patienten benennen, Rückschläge ertragen und aushalten können, Brücken schlagen zwischen körperlichen und seelischen Grenzen.
6. **Kunsttherapie:** Im gestalterischen Prozess sowie in der Rezeption Beeinträchtigungen in der Krankheitsverarbeitung, Selbst- und Fremdwahrnehmung, Lebensfreude, Symptome überdenken, wandeln und positiv verändern. Dabei Bilder und Plastiken gestalten und gut sichtbar im Patientenzimmer aushängen. Durch rhythmisches und Formenzeichnen, durch Materialerfahrung den Willen und die Kraft fördern. Durch Gefühlsbilder (humanistische Kunsttherapie) Abwehr, Wut, Trauer, Scham und Sprachlosigkeit ausdrücken und verstehen. Durch Imagination oder rezeptive Kunsttherapie über Märchen und Mythen psychodynamische Konzepte entwickeln, um Angst, Depression, Abwehr zu begegnen.
7. **Psychologie:** Beschäftigt sich mit Erleben und Verhalten sowie den sozialen Ressourcen im Zusammenhang mit der Grunderkrankung, deren Behandlung und Problemlagen. Nach einer standardisierten Eingangsdiagnostik (HADS, MMS inkl. Uhrentest zur Klärung affektiver und kognitiver Beeinträchtigung) und einem diagnostischen Gespräch zum Stand der Krankheitsverarbeitung, Lebensqualität, psychischen Belastungen und der Erfassung individueller und

sozialer Ressourcen, psychologische Einzelinterventionen zur Bewältigung, auch Paarintervention, Entspannungsverfahren und Stressreduktion.
8. **Musiktherapie** gehört zu den non-verbalen künstlerischen Therapieformen und bietet von daher besondere Möglichkeiten, Gefühlen, Stimmungen und verborgenen Ängsten einen Ausdruck zu geben. Körperlich nehmen wir Musik über Schallwellen und Schwingungen auf und verarbeiten das Gehörte auf der psychischen Ebene und reagieren darauf. In der freien Improvisation können soziale Aspekte durch die Kommunikation mit anderen bedacht werden. Nicht zuletzt kann Musik die transzendente (spirituelle) Dimension des Hörenden berühren. Denn Musik berührt die Seele des Menschen an einer Stelle, wo das Reden aufhört.
9. **Mitarbeiter des ambulanten Hospizdienstes** stellen sich und ihre Zeit für Patienten zur Verfügung, um durch ihre Anwesenheit wahrzunehmen und zu kommunizieren. Sie unterstützten Patienten und Angehörige, helfen im Alltäglichen und dienen als unabhängiger Gesprächspartner. Sie begleiten also und beraten, je nach Persönlichkeit, in allen möglichen Lebenslagen.
10. **Zentrale Aufgabe ist die umfassende Information und Beratung in sozialrechtlichen Fragen** mit dem Ziel, zu unterstützen und soziale Härten zu vermeiden. Konkrete Hilfe bei der Antragstellung und das Verhandeln mit beteiligten Behörden und Ämtern gehören genauso dazu wie Hilfen für die häusliche Betreuung, z. B. die Organisation von Hilfsmitteln, die Vermittlung von ambulanten Pflegediensten, Physiotherapeuten, Palliativmedizinern, Mitarbeitern des Hospizdienstes und des Palliativnetzwerks. Auch die Organisation der Entlassung bzw. Verlegung in andere stationäre Einrichtungen, die Beratung in Rentenangelegenheiten, Hilfen bei der Sicherung des Lebensunterhalts und die Beratung bei der Verfassung oder Auswahl von Bevollmächtigten und einer Patientenverfügung gehört zum Aufgabengebiet. Damit sind Kenntnisse in verschiedenen Rechtsbereichen notwendig.

Gemein haben die angesprochenen und willkürlich ausgewählten Berufsgruppen jeweils eine Erhebung der Problemlage und das Bemühen um eine Lösung bzw. Verbesserung unter Nutzung der Ressourcen des Patienten. Jedes Teammitglied hat seine Stärken und Vorlieben. So bietet sich unsere Kunsttherapeutin an, durch Medien im gemeinsamen Produzieren eines Werks rasch mit dem Patienten ins Gespräch zu kommen, während die Psychologin auf ihre ureigene Art versucht, eine Beziehung zum Patienten im Gespräch aufzubauen und sich schrittweise an ihn herantastet. Die Pflegekräfte nutzen ihre originären Aufgaben (Waschen, Wundversorgung), um den Patienten kennenzulernen und seine Bedürfnisse zu ermitteln, während die Ärzte das im Rahmen der Anamneseerhebung oder körperlichen Untersuchung tun.

4.9 Schlusswort

Auch wenn nicht alle strukturellen und prozessualen Anforderungen erfüllt werden können, sollte zunächst für jede Einrichtung, also etwa eine Palliativstation, ein palliatives Konsilteam oder in einem ambulanten Versorgungsnetz, ein idealwirksames Konzept vorliegen. Aufgrund der defizitären finanziellen Vergütung der stationären und ambulanten palliativmedizinischen Versorgung wird es kaum möglich sein, sämtliche Berufsgruppen, die wünschenswert wären, in ausreichendem Maße zur Verfügung zu haben. Darüber hinaus mangelt es auch an ausgebildeten und befähigten Musiktherapeuten, Psychologen und anderen Therapeuten, und zwar in quantitativer wie in qualitativer Hinsicht. Wenn die Vorgaben lauten, pro Woche ein bestimmtes Stundenkontingent an therapeutischen Leistungen bei den Patienten zu erbringen, um die palliativmedizinische Komplexpauschale abrechnen zu können, ist erforderlich:

1. Jede erbrachte Leistung am Patienten auch tatsächlich zu dokumentieren und entsprechende Formulare zu entwickeln.
2. Auch die Teamübergaben der Therapeuten morgens (um die täglichen Therapieziele festzulegen) und mehrmals wöchentlich (um gemeinsam Ziele und Entlassung des Patienten sowie die weitere Versorgung zu diskutieren) in entsprechender vorgegebener Weise festzuhalten.
3. Kontakte von Ärzten und Pflegekräften mit Angehörigen festzuhalten und in dieses Stundenkontingent zu integrieren.
4. Den Wochenablauf so zu gestalten, dass einerseits der variablen Befindlichkeit der Patienten Rechnung getragen wird (man will einen schlafenden Patienten nicht für eine Therapie aufwecken) und zugleich die Arbeitszeiten und -möglichkeiten der Teilzeitkräfte optimal zu nutzen. Ist also beispielsweise eine Kunsttherapeutin lediglich zweimal in der Woche mit 4 Stunden präsent, dann sollten sich in diesen 8 Stunden nicht auch andere Therapeuten (Psychologen, Gestalttherapeuten, Musiktherapeuten etc.) um diese Patienten kümmern. Mit anderen Worten: Die Wochenplangestaltung ist umso komplexer, je mehr Mitarbeiter und Berufsgruppen sich miteinander abstimmen müssen. Sie sollte in festen Händen liegen, transparent und allen Mitarbeitern bekannt sein.

Weiterführende Literatur

Fortschrittsfalle Medizin – wie Sie hineingeraten und wieder herauskommen (2019) dgvt-Verlag, Tübingen

Für ein gutes Ende – von der Kunst Menschen in ihrer letzten Lebensphase zu begleiten – Möglichkeiten der Palliativmedizin (2019) Bonifatius-Verlag, Paderborn

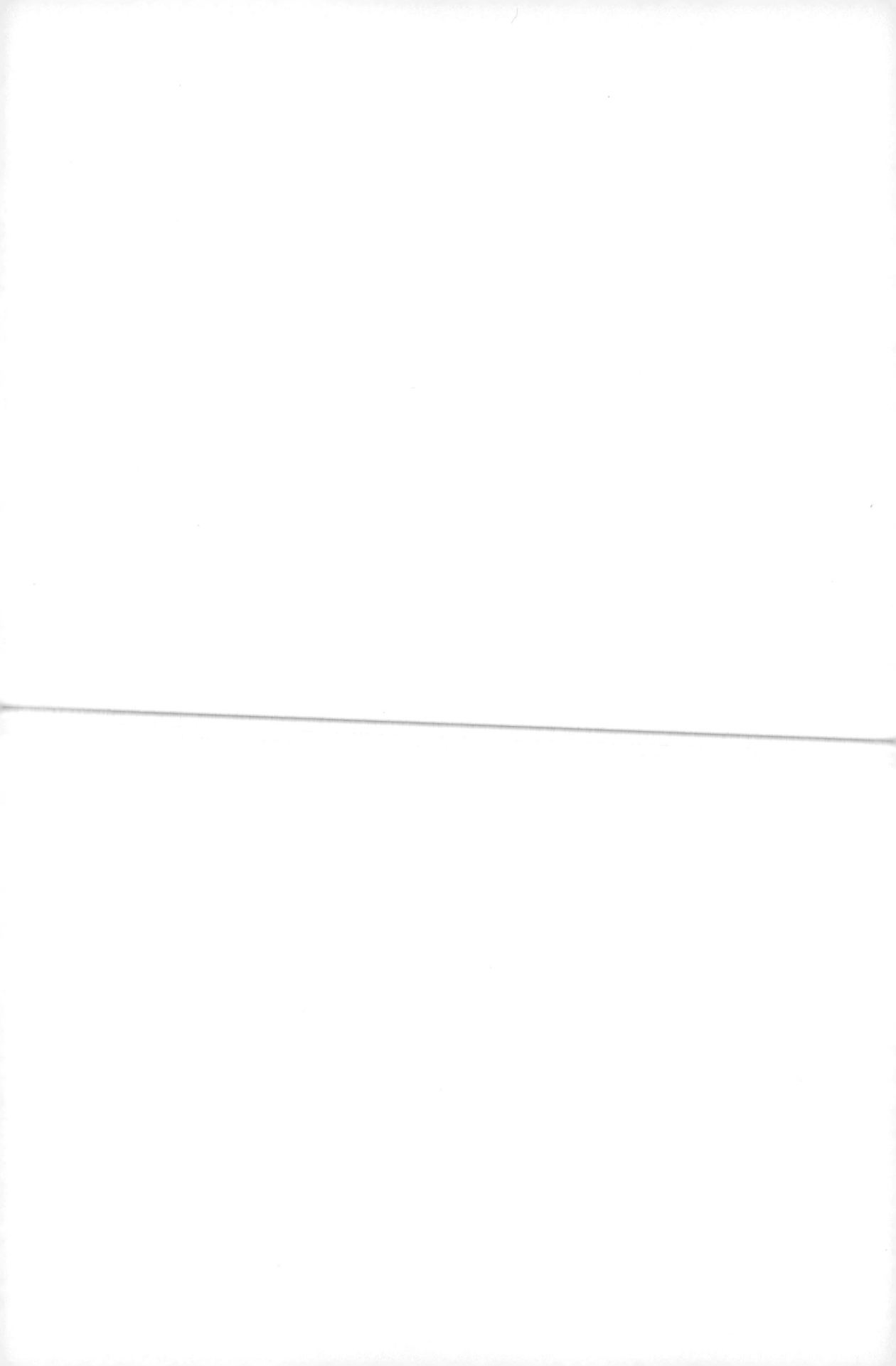

Kommunikation

Ulrike Kohlmeyer

Inhaltsverzeichnis

5.1	**Interne Kommunikation**	49
	5.1.1 Gemeinsames Ziel	50
	5.1.2 Prinzipien und Probleme interdisziplinärer Kommunikation	50
5.2	**Externe Kommunikation**	52
	5.2.1 Kontextbeispiele	52
	5.2.2 Kommunikationsformen	53
5.3	Schnittmenge interner und externer Kommunikation – Gespräch mit Angehörigen Schwerstkranker	54
Literatur		54

Im Kontext der interdisziplinären Palliativmedizin bewegt sich der Begriff der Kommunikation im Spannungsfeld „Kommunikation passiert immer" – also im Sinne des bekannten Kommunikationsaxioms Wazlawiks des „Man kann nicht nicht kommunizieren" – und der Frage, wie Kommunikation gelingen kann.

So vielschichtig das Feld der Akteure in diesem Feld der Medizin ist, so vielschichtig gestaltet sich hier Kommunikation. Insofern sollen im Folgenden – als grundsätzliche Unterteilung – einzelne Aspekte der internen und der externen Kommunikation betrachtet werden.

Unter ersterer soll hier der patientenorientierte Austausch der verschiedenen Professionen des palliativmedizinischen Kernteams und assoziierter Disziplinen verstanden werden. Mit externer Kommunikation soll dagegen als der Austausch der verschiedenen Disziplinen mit dem Patienten und dessen An-/Zugehörigen gemeint sein.

5.1 Interne Kommunikation

Eine 2007 von Jünger et al. durchgeführte Studie zu den Kriterien erfolgreicher multiprofessioneller Arbeit von Palliativteams ergab eine ineffektive Kommunikation als häufigstes Indiz für eine schlechte Zusammenarbeit. Und diese hatte – wiederum nicht überraschend – einen indirekten Einfluss auf die Qualität der Patientenversorgung (Körner 2010).

Was also sind die spezifischen Voraussetzungen einer gelingenden Kommunikation innerhalb eines interdisziplinär arbeitenden Palliativteams? Und welche Rolle spielt die definitionsgemäße Gleichberechtigung einzelner Berufsgruppen in diesem Zusammenhang? Oder anders gefragt: Braucht es im Kommunikationsprozess einen „primus inter pares"?

U. Kohlmeyer (✉)
Interdisziplinäres Palliativzentrum, Evangelisches Krankenhaus Oldenburg, Oldenburg, Deutschland
e-mail: ulrike.kohlmeyer@evangelischeskrankenhaus.de

© Springer-Verlag GmbH Deutschland, ein Teil von Springer Nature 2021
M. Groß, T. Demmer (Hrsg.), *Interdisziplinäre Palliativmedizin*,
https://doi.org/10.1007/978-3-662-62011-3_5

5.1.1 Gemeinsames Ziel

Die Definition eines gemeinsamen Ziels mag auf den ersten Blick sowohl einfach als auch selbstverständlich erscheinen. In der Tat aber ist genau das vielfach nicht der Fall, was sich aus eben der Interdisziplinarität des Teams erklärt. Berufsgruppen, die nicht zum Kernteam einer Palliativstation gehören und gewohnt sind, im Sinne eines kurativen oder schwerpunktmäßig rehabilitativen Therapieansatzes zu arbeiten, wird hier das Umdenken hin zu einem palliativen Therapieansatz abverlangt.

Es bedarf also der expliziten Verständigung in der Zielsetzung für einen Palliativpatienten auf der einen Seite und der Rückmeldung des vor diesem Hintergrund von der Berufsgruppe Leistbaren auf der anderen Seite.

Kollegen aus der Logopädie beispielsweise imponiert das Phänomen einer stillen Aspiration primär bedeutsam, wohingegen im Kontext eines palliativmedizinischen Therapieansatzes dem gleichen Phänomen eine lediglich untergeordnete Bedeutung zukommen kann. In der gemeinsamen Arbeit für einen Palliativpatienten mit Schluckstörungen ist es also notwendig, sich im interdisziplinären Team auf das Ziel für diesen Patienten zu einigen – z. B. das Erreichen eines Genussessens – und die dafür evtl. notwendigen Kompromisse – z. B. das Tolerieren stiller Aspirationen – klar zu formulieren.

5.1.2 Prinzipien und Probleme interdisziplinärer Kommunikation

In Analogie zum Kant'schen Imperativ als Basis gesellschaftlichen Handelns lohnt sich ein Blick auf die von Grice formulierten Konversations-/Kommunikationsmaxime als Basis von (interdisziplinärer) Kommunikation – in Kurzform: „Sei informativ! Sei ehrlich! Sei relevant! Sei klar!"

Ebenso wie gesellschaftliches Handeln unter der Kant'schen Maxime nur dann reibungslos funktioniert, wenn jedes Mitglied einer definierten Gesellschaft strikt danach handelt, so gelingt Kommunikation innerhalb eines definierten Teams auch nur unter der Voraussetzung, dass jedes Teammitglied nach dieser Maxime kommuniziert und davon ausgeht, dass alle anderen dasselbe tun. Im Alltag sind Handeln und Kommunikation tatsächlich sehr störanfällig.

Spezifische Problematiken der Kommunikationsmaxime sind für die wissenschaftliche interdisziplinäre Kommunikation untersucht worden (Berendes 2009). Auch in interdisziplinären Palliativteams ergeben sich mehr oder minder spezifische Problematiken. Eine Interpretation beispielsweise mag als „Information" daherkommen („Die Patientin möchte schnell nach Hause" statt „Die Patientin sagt, dass sie hier schlecht schlafen kann, weil sie ihren Mann vermisst"). „Wahres" mag gesagt werden – aber vielleicht nicht alles („Der Patient mit der Hirnblutung hat jetzt eine pathologische Atmung" statt „Der Patient mit der Hirnblutung hat jetzt eine pathologische Atmung und seit zwei Stunden einen Morphinperfusor laufen"). Vermeintlich „Relevantes/Klares" mag nicht als solches erkannt werden (Der Physiotherapeut berichtet, dass der Kollege, der ihn sonst unterstützt, krank sei. Für ihn ist klar, dass er damit für den Patienten X., der nur zu zweit mobilisiert werden kann, Unterstützung aus einer anderen Berufsgruppe braucht. Die Relevanz der Aussage des Physiotherapeuten stellt sich aber den nicht primär mit der Mobilisation beschäftigten Berufsgruppen nicht zwangsläufig dar oder aber die Mobilisation des Patienten X. wird als nicht relevant betrachtet.)

Die Kommunikation sowohl zwischen einzelnen Teammitgliedern als auch zwischen den verschiedenen Berufsgruppen bietet also bereits bei einfachen Themen erhebliche Möglichkeiten zum Un- und Missverständnis.

In Projektion auf das bekannte vierdimensionale Kommunikationssystem von Schulz von Thun mit den Kategorien „Sachebene, Apell, Beziehung, Selbstoffenbarung" lässt sich das immense Potenzial zum unabsichtlichen oder absichtlichen Missverstehen in einem interdisziplinären Team erahnen.

Welche Rahmenbedingungen also sind notwendig für eine gelingende interdisziplinäre Kommunikation? Kommunikation benötigt Struktur, Raum und Zeit – mit anderen Worten definierte Plattformen zum Informationsaustausch, sie braucht das Wissen um die Untiefen in der Kommunikation und die Bereitschaft aller Beteiligten, beständig und selbstkritisch an der Kommunikationskultur zu arbeiten – als „par inter pares" in dem Wissen, dass Kommunikationsmechanismen professionsunabhängig gelten.

Kommunikationsräume
Die Komplexität und zuweilen rasche Dynamik in palliativen Situationen macht einen engmaschigen Informationsabgleich zwischen den beteiligten Disziplinen in der Versorgung von Palliativpatienten notwendig. Folgerichtig sind auf Palliativstationen interdisziplinäre Dienstübergaben, an denen ursprünglich Pflege- und ärztliches Personal teilnahmen, lange bekannt. Mit der zunehmenden Multiprofessionalität des Palliativteams einerseits und Diversifizierung der Patientenklientel andererseits besteht noch dringender die Notwendigkeit, die jeweils bei einem Patienten tätigen Professionen in einen engmaschigen Informationsaustausch zu bringen, was in logistischer Hinsicht sehr herausfordernd ist.

Eine gute Möglichkeit der täglichen multiprofessionellen Teambesprechung ist ein Morgenbriefing mit einem Kernteam aus vier bis fünf Professionen, in dem neben dem pflegerischen und ärztlichen Kollegen der Sozialdienst und die Physiotherapie sowie idealerweise ein Vertreter aus dem Bereich Psychologie/Seelsorge vertreten sind. Das Briefing erfolgt durch den Pflegedienst als der Disziplin, welche die Patienten über 24 Stunden am Tag kontinuierlich begleitet. Vor diesem Hintergrund können dann gemeinsam die Notwendigkeiten für die aktuelle Situation gemeinsam überlegt und miteinander in inhaltlicher und logistischer Hinsicht abgestimmt werden. Wichtig ist auch, sich darüber zu verständigen, wer die Kollegen der im Briefing nicht vertretenen Disziplinen informiert und für sie Ansprechpartner ist, also auch deren Informationen entgegennimmt und in das nächste Briefing einbringt.

Ein Informationsaustausch aller an der Versorgung, Behandlung und Begleitung der Palliativpatienten beteiligten Professionen findet in wöchentlichen Fallkonferenzen statt, in denen Informationen, Problematiken und Beobachtungen zu den Patienten und ihrem Umfeld zusammengetragen, abgeglichen und reflektiert werden sowie ein Konsens zum weiteren Vorgehen gesucht wird. Spätestens in dieser größeren Runde ergibt sich die Notwendigkeit einer Konferenzleitung. Ihr kommt die schwierige Position eines „primus inter pares" zu, einerseits das multiprofessionelle Gespräch zu moderieren, andererseits als Teil desselben die eigenen Positionen zu vertreten. Teammitglieder, die Gedanken, Vorschläge, Ideen äußern, die von denen der Konferenzleitung abweichen, stehen in der Gefahr, nicht „gehört" zu werden. Dieser Mechanismus ist der Sache des Patienten nicht dienlich und kann sogar im Weiteren zum Rückzug des „überhörten" Teammitglieds führen.

Es bedarf daher – gerade auch vor dem Hintergrund der Komplexität der Fälle und der emotionalen Herausforderungen im Umgang mit Palliativpatienten und ihren An-/Zugehörigen – einer Kommunikation über die Dynamiken im Team. Dieser Austausch findet sein Forum in Supervisionssitzungen des ganzen Teams, in denen auch nicht gelungene Kommunikationen entdeckt, benannt und bearbeitet werden.

Die Einholung palliativmedizinischer Expertise in der Behandlung Schwerstkranker außerhalb von Palliativstationen steht in umgekehrt proportionalem Verhältnis zum palliativmedizinischen Behandlungsbedarf (Weixler et al. 2015; Baldwin et al. 2013). Die Eröffnung eines Dialogs über das Instrument eines Konsils an die Palliativmedizin findet mithin in unzureichendem Umfang statt. Dabei reicht das Spektrum der Gründe hierfür vom Nichterkennen palliativmedizinischen Bedarfs bis hin zur Abwehr palliativmedizinischer Therapieansätze im Verständnis des „Aufgebens" eines Patienten (Nelson et al. 2012; Rodriguez et al. 2007). Die Etablierung regelmäßiger Palliativvisiten in Versorgungseinheiten akut oder chronisch Schwerstkranker bietet ein Forum für eine konstruktive, interdisziplinäre Kommunikation. In einem solchen Setting können additive palliativmedizinische Therapieoptionen ebenso diskutiert wie Fragen zum Halten oder Ändern des Therapieziels reflektiert werden (Kap. 14).

5.2 Externe Kommunikation

Eines der vielleicht bekanntesten Missverständnisse – ausgerechnet – in der Geschichte der Kommunikationsforschung rankt sich um die sog. Mehrabian Formel „7-38-55". In ihr hatte A. Mehrabian 1971 Ergebnisse zweier Studien zum Einfluss nonverbaler Kommunikation zusammengefasst, wonach in der Kommunikation von Gefühlen und Gesinnungen die Botschaft zu 7 % verbal, zu 38 % durch die Stimme und zu 55 % durch die Mimik und Gestik vermittelt wird. Diese Formel wurde in der Folge auch außerhalb ihres ursprünglichen Kontextes verwandt, bis hin zu der bizarren Verkürzung, „die Kommunikation" verlaufe zu 93 % nonverbal und nur zu 7 % verbal. Die Unsinnigkeit dieser Verkürzung erschließt sich von selbst und verweist damit umso deutlicher auf die Bedeutung des Kontextes, in dem Kommunikation stattfindet. Zudem gibt sie Anlass, Kommunikationsformen im Setting interdisziplinärer Palliativmedizin zu reflektieren.

5.2.1 Kontextbeispiele

Verständigung gelingt nur innerhalb des gleichen situativen Kontextes. Dass dieser nicht automatisch gegeben ist, zeigt folgender Fall:

Beispiel 1

Ein 79-jähriger Vater ist von seiner jüngeren Tochter informiert worden, dass seine ältere Tochter aus der Onkologie auf die Palliativstation verlegt worden sei, es ginge ihr sehr schlecht. Der Vater eilt ins Krankenhaus und wird von der Stationsärztin am Bett seiner sterbenden Tochter angetroffen. Er macht einen sehr betroffenen Eindruck und fragt die Ärztin, ob seine Tochter „es nun schaffen würde". Es ist der erste Kontakt zwischen ihm und der Ärztin. Die Ärztin bejaht die Frage. Die bedrückte Mine des Vaters hellt sich auf und er erkundigt sich nach dem Chemotherapeutikum, das seine Tochter erhalte. Wenige Stunden später verstirbt die Patientin. ◄

Ganz offensichtlich sprach der Vater nicht im palliativmedizinischen Kontext, wie die Stationsärztin ungefragt annahm. Sie hatte vorausgesetzt, dass er um die Bedeutung „Palliativstation" wisse und die Sterbesituation seiner Tochter erkenne. Beide benutzen dieselbe Begrifflichkeit, der Code ist aber kontextabhängig unterschiedlich. Das Misslingen der Kommunikation bei ungeklärtem Kontext hätte auf zweierlei Weise vermieden werden können: Die Ärztin hätte sich nicht auf die allgemein gehaltene Formulierungsweise des Vaters einlassen, sondern sich einer klar benennenden Situationsbeschreibung bedienen können („Ihre Tochter liegt jetzt im Sterben"). Die Alternative, die im Sinne der Weiterführung eines Gespräches vielleicht vielversprechender ist, wäre die Rückfrage, in welchem Sinne der Vater die Frage meine/welche Ängste und Hoffnungen er mit der Frage verbinde.

Nicht selten treffen Patienten unterschiedliche, zum Teil sich sogar widersprechende Aussagen gegenüber Mitgliedern unterschiedlicher Professionen, was zur Nichtauflösbarkeit einer Problematik führen kann:

Beispiel 2

Ein 56-jähriger Mann mit fortgeschrittener ALS und nun progredienter Dyspnoe hat dem Oberarzt gegenüber geäußert, dass er keine invasive Beatmung wolle. In der Fallbesprechung ist der Atmungstherapeut erstaunt, denn ihm habe der Patient gesagt, dass er auch eine invasive Beatmung in Anspruch nehmen würde. Im gemeinsamen Gespräch mit dem Patienten kann geklärt werden, dass der Patient die Frage im Kontext „Arztgespräch" dahingehend interpretiert hatte, der Arzt – vom Patienten (fälschlicherweise) als der den Eingriff ausführende vermutet – plane eventuell den Eingriff konkret, während er sich selbst aktuell gar nicht in einer invasiven Beatmung sehe. Im Kontext des Gespräches mit dem Therapeuten – vom Patienten richtigerweise als eine den Eingriff nicht ausführende Person vermutet – hatte er sich dagegen im grundsätzlichen Sinne positiv geäußert. ◄

Das Beispiel verdeutlicht die Notwendigkeit der unterschiedlichen Professionen, sich in der Kommunikation mit Patienten und An-/Zugehörigen der Rolle, die ihnen zugeschrieben wird, bewusst zu sein. Und es zeigt gleichzeitig die Stärke der Interdisziplinarität, denn erst die Zusammenschau der Gesprächsinhalte ergibt ein umfassendes Bild der Vorstellungen und des Wollens des Patienten.

5.2.2 Kommunikationsformen

Die Vielfalt der Kommunikation im beruflichen und persönlichen Alltag ist in Blick, Gesichtsausdruck oder Tonfall eines Gegenübers im Grunde in allen Kommunikationssituationen erfahrbar.

Bei weitem nicht allen Palliativpatienten steht die gesamte Klaviatur der verbalen und nonverbalen Kommunikation zur Verfügung; letztlich nämlich nur solchen Patienten, die wir gemeinhin als wach und bewusstseinsklar bezeichnen und die zudem sprach- und sprechkompetent sind. Im Setting interdisziplinärer Palliativmedizin behandeln wir jedoch viele Patienten, die zum Teil eben nicht zu den letztgenannten zählen, deren Kommunikationsteilhabe aber unabdingbar für das Gelingen ihrer Behandlung in jeglicher Hinsicht ist. Einem Patienten mit stark gestörtem Sprachverständnis, aber evtl. erhaltenem Sprachfluss wird man mit einer inhaltlichen Frage oder Information ganz sicher ebenso wenig gerecht wie Patienten, bei denen vornehmlich der Sprachfluss gestört, aber das Sprachverständnis relativ gut erhalten ist, mit dem Verzicht auf solche.

Ohne auf die vielfachen spezifischen Einschränkungen sprach- und sprechgestörter Menschen im Einzelnen einzugehen – es sei an dieser Stelle auf Kap. 26 sowie das Buch Neuro-Palliative Care von Christoph Gerhard (Gerhard 2011) verwiesen –, sind wohl die meisten in einem medizinischen Beruf tätigen Menschen bereits an die rasch erreichten Verständigungsgrenzen mit entsprechend eingeschränkten Patienten gestoßen.

Für Menschen, deren Sprach- oder Sprechstörung bereits länger besteht, ist die „Übersetzung" durch An-/Zugehörige, denen der Kommunikationscode bekannt ist, meist notwendig. Im Zuge neu aufgetretener Defizite wird man einem Patienten nur dann gerecht werden können, wenn das Defizit fachneurologisch definiert und Verständigungs- und Verständnismöglichkeiten (z. B. durch einen Neuropsychologen oder Logopäden) ausgelotet und ggf. aufgebaut werden können, und im Weiteren die übrigen Mitglieder des Behandlungsteams in die Kommunikation mit dem Patienten eingearbeitet werden. Der interdisziplinäre Austausch über die gewonnenen Einsichten potenziert den Nutzen für den Patienten selbst und die einzelnen Professionen.

Je größer das Repertoire der Kommunikationsmittel ist, desto größer ist die Ausdrucksmöglichkeit, aber ebenso auch die Möglichkeit der „Camouflage". Im einfachsten Fall ist sie z. B. als inkongruente Kommunikation zu entdecken, in der sich verbale und nonverbale Aussage widersprechen. Ein mehrdimensionales Kommunikationsgeflecht – wie es von Schulz von Thun beschrieben wurde – birgt das Risiko misslingender Kommunikation auf Ebenen des Inhalts, der Beziehung, des Appells und der Selbstoffenbarung. Soziokulturelle Einflüsse modulieren den Kommunikationsstil (Weinen/Lachen, Übertreibung/Bagatellisierung, direkte Benennung/Bildsprache etc.).

Im Kontext interdisziplinärer Palliativmedizin sind an dieser Stelle zwei Dinge bedenkenswert: Zum einen verfügt ein Patient – zumal ein Palliativpatient – insgesamt über limitierte Ressourcen (physische und psychische Kräfte, Konzentration), Kommunikation ist für ihn ungleich anstrengender als für einen gesunden Menschen. Das Zusammentragen und der sorgfältige, engmaschige Austausch von Informationen im Team bietet die Möglichkeit – und sollte auch so im Sinne des Patienten genutzt werden –, eine „Kommunikationserschöpfung" des Patienten zu vermeiden. Unabdingbar ist es dabei, mit dem Patienten reflektierend zu kommunizieren, um im Vorfeld eventuell aufgetretene oder eigene Missverständnisse zu entdecken.

5.3 Schnittmenge interner und externer Kommunikation – Gespräch mit Angehörigen Schwerstkranker

In der Versorgung Schwerstkranker, die noch nie für sich selbst entscheiden konnten oder nicht mehr für sich selbst entscheiden können und im Laufe ihres Behandlungsweges einem Therapiezielwechsel von einem kurativen/restituierenden/rehabilitativen zu einem umfänglich palliativen Ansatz unterworfen sind, spielen An-/Zugehörige als Kommunikationspartner der Behandlungsteams eine wesentliche Rolle. Dies ist insbesondere der Fall, wenn sie in einer „Doppelrolle" zusätzlich als Vorsorgebevollmächtigte oder Betreuer eingesetzt sind. Sie kommunizieren in einer Situation, in der sie einerseits unmittelbar emotional betroffen sind und andererseits die Aufgabe haben – unabhängig von eigenen oder persönlichen Vorstellungen –, den expliziten oder auch nur mutmaßlichen Patientenwillen „treuhänderisch" zu vertreten.

Als Kommunikationspartner stehen auf der anderen Seite Behandler/Behandlungsteams, die Behandlungsziele hinterfragen, womöglich in Frage stellen oder sogar aufgeben müssen.

Definierte Plattformen für diesen Informationsaustausch sind beispielsweise Prognosegespräche (Kap. 20). Im Prognosegespräch findet – auf Basis der Erkrankungsentwicklung – eine Reflexion der formulierten Behandlungsziele und ggf. Anpassungen statt. Die Einbeziehung palliativmedizinisch tätiger Mitarbeiter in den Kommunikationsprozess geschieht auf Nicht-Palliativstationen häufig erst spät, nämlich dann, wenn ein Therapiezielwechsel im Sinne eines ausschließlich weiteren palliativmedizinischen Vorgehens bevorsteht. Über Gründe hierfür ist bereits zuvor in X.1.3 reflektiert worden – insbesondere mögen hier das noch oft verkürzte Verständnis der Palliativmedizin im Sinne einer „terminal care" und Bedenken, Angehörige Schwerstkranker in diesem Sinne früh zu konfrontieren, eine Rolle spielen. Die Umsetzung der Empfehlung S. Husebö's, dass eine Nachricht umso eher gesagt werden müsse, je schlechter sie sei – in diesem Kontext also die Möglichkeit des Scheiterns rehabilitativer oder kurativer Therapieziele – ist ohne Zweifel herausfordernd. Der Benefit des Konzepts der „early integration" in einen palliativmedizinischen Kontext ist für onkologische Patienten selbst (J.S. Temel et al., J. Gärtner et al.), aber auch für deren Angehörige (Dionne-Odom J.N. et al.) bereits beschrieben. Palliativmedizin wird im Sinne der „early integration" nicht als „terminal care", sondern im interdisziplinären Kontext einer „shared care" interdisziplinär betrachtet. Eine „geteilte Kommunikation" im interdisziplinären Sinn ermöglicht der frühe Einbezug von Mitgliedern des Palliativteams in die Kommunikation mit Zu-/Angehörigen den jeweiligen Vertretern der einzelnen Disziplinen – so auch dem behandelnden Intensiv- oder Rehabilitationsmediziner – in ihrer originären Rolle zu kommunizieren. Die frühe Einbindung palliativmedizinischer Mitarbeiter in die, inhaltlich wie hinsichtlich der Gesprächsführung hochkomplexe Kommunikation mit Angehörigen Schwerstkranker bietet den Angehörigen die Chance, die Möglichkeit des Scheiterns kurativer bzw. rehabilitativer Therapieziele in ihre Überlegungen einzubeziehen eigene Gedanken oder Ängste zu äußern.

Literatur

Baldwin MR, Wunsch H, Reyfman PA et al (2013) High burden of palliative needs among older intensive care unit survivors transferred to post-acute care facilities. A single-center study. Ann Am Thorac Soc 10: 458–465

Berendes J (2009) Interdisziplinäre Kommunikationskompetenz und Schlüsselqualifikationen. In: Robertson-von Trotha CY (Hrsg) Schlüsselqualifikationen für Studium, Beruf und Gesellschaft – Technische Universitäten im Kontext der Kompetenzdiskussion (Online). Karlsruhe, KIT Scientific Publishing

Gerhard C (2011) Andersartigkeit der Kommunikation. In: Neuro-Palliative Care. Bern. Verlag H. Huber

Körner M (2010) Patientenorientierte interne Kommunikation im Krankenhaus. In: Hoefert H und Härter M (Hrsg) Patientenorientierung im Krankenhaus. Göttingen. Hogrefe

Nelson MJE, Azoulay PE, Curtis JR et al (2012) Palliative Care in the ICU. J Palliat Med 15: 168–174

Rodriguez KL, Barnato AE, Arnold RM (2007) Perceptions and Utilization of Palliative Care Services in Acute Care Hospitals. J Palliat Med 10: 99–110

Weixler D, Likar R, Falkner A (2015) Bedingungen des Sterbens an Österreichs anästhesiologischen Intensivstationen, eine Querschnittuntersuchung. Z für Palliativmedizin 16: 26–32

Notwendigkeit und Form fachübergreifender medizinischer Konzepte

Thomas Demmer, Juliane Mühlenbrock und Stefan Lorenzl

Inhaltsverzeichnis

6.1	Der Bedarf an Palliative Care und die Rolle der WHO	55
6.2	Umsetzung der WHO-Forderung in Europa	56
6.3	Umsetzung der WHO-Forderung in Deutschland	57
6.3.1	Integration als Querschnittsfach ins Studium	57
6.3.2	Möglichkeiten der klinischen Qualifikation in Deutschland	58
6.4	Begründung für die Notwendigkeit fachübergreifender Konzepte	59
6.5	Palliative Versorgungsansätze in den Fachgebieten	59
6.5.1	Hämatologie/Onkologie	60
6.5.2	Innere Medizin	60
6.5.3	Neurologie	60
6.5.4	Chirurgische Fächer (Urologie, HNO, Gynäkologie)	61
6.5.5	Anästhesiologie	61
6.6	Fazit und Ausblick	61
	Literatur	61

T. Demmer (✉) · J. Mühlenbrock
Interdisziplinäres Palliativzentrum, Evangelisches Krankenhaus Oldenburg, Oldenburg, Deutschland
e-mail: thomas.demmer@evangelischeskrankenhaus.de; juliane.muehlenbrock@evangelischeskrankenhaus.de

S. Lorenzl
Neurologische Abteilung, Krankenhaus Agatharied, Hausham, Deutschland
e-mail: stefan.lorenzl@khagatharied.de

6.1 Der Bedarf an Palliative Care und die Rolle der WHO

Nach Schätzungen der WHO benötigten 2014 weltweit jährlich etwa 20 Millionen Menschen Palliativversorgung am Lebensende, darüber hinaus noch einmal genau so viele Menschen im Jahr vor ihrem Tod. In der Gesamtschau liegt die Anzahl der Menschen, die Palliativversorgung benötigen, bei 40 Millionen (WHO 2014). Der Anteil der über 65-Jährigen an der europäischen

Bevölkerung wird bis 2050 von derzeit 17 % auf 28 % steigen. Am Ende ihres Lebens wird diese alternde Bevölkerung zusätzliche Unterstützung durch die Palliativversorgung benötigen. Dieser angemessen zu begegnen, stellt heute und in Zukunft eine der großen Herausforderung im Gesundheitssystem dar. Laut Worldwide Hospice Palliative Care Alliance verstarben 2015 weltweit fast 18 Millionen Menschen mit „unnötigen" Schmerzen.

Im Jahr 2011 hatten mehr als 90 % der Patienten in spezialisierten Palliativstationen eine Tumorerkrankung. Dies liegt am ehesten daran, dass bei vielen Pflegenden und Ärzten die Palliativversorgung nur den onkologischen Patienten zugestanden wird. Erst in den letzten Jahren werden auch Patienten mit chronischen, nicht-heilbaren Erkrankungen, die keine Tumorerkrankung haben, mit ihrem palliativen Versorgungsbedarf wahrgenommen. Der Anteil von Patienten mit Bedarf an Palliativversorgung liegt laut EAPC geschätzt bei 40 % nicht-onkologischen und 60 % onkologischen Patienten. Es wird nur durch eine deutliche Steigerung der palliativen Versorgung möglich sein, alle Patienten angemessen zu versorgen (Radbruch und Payne 2011a; 2011b).

Auch die Weltgesundheitsorganisation hat dieses Problem erkannt und im Mai 2014 ihre Resolution „Stärkung der Palliativversorgung als Bestandteil einer umfassenden Versorgung während des gesamten Lebensverlaufs" veröffentlicht (WHO 2014). In dieser Resolution wird das fundamentale Menschenrecht jedes Einzelnen auf palliative Versorgung herausgestellt, welches durch die jeweiligen Staaten sichergestellt werden muss (WHO 2014). Für die zukünftige Sicherung der Palliativversorgung entwickelt die WHO regelmäßig ihren Leitfaden. Dieser stellt einen Mindeststandard dar, der international sichergestellt werden sollte. Darin wird gefordert, dass alle Länder eine nationale Palliativversorgungspolitik verabschieden. Die Aus- und Weiterbildung von Gesundheitsfachleuten muss sichergestellt werden und in der Bevölkerung soll das Bewusstsein für die Notwendigkeit und die Leistungen der Palliativversorgung gefördert werden (Brennan 2007; WHO 2014).

6.2 Umsetzung der WHO-Forderung in Europa

Der Anspruch, die Patienten und deren soziales Umfeld ganzheitlich zu betreuen, erschwert eine passende Zuordnung des Tätigkeitsfeldes der Palliativmedizin in die Kategorien des Gesundheitssystems. Auf internationaler Ebene ist man daher bestrebt, die Palliativmedizin als eigenständige Institution in der Versorgung zu verankern und darüber zu definieren (Centeno et al. 2015). Den steigenden Versorgungsbedarf zukünftig zu decken, wird nicht ohne Weiteres möglich sein. Eine angepasste Steigerung des Angebotes, durch Aufstockung der Palliativstationen und ambulanten Palliatvversorger, scheitert sowohl am fehlenden Personal als auch an den fehlenden Ressourcen im Gesundheitssystem. Diese Situation wird sich kaum verändern lassen, sodass weiter nach Mitteln und Wegen gesucht wird, mit den vorhandenen Ressourcen eine bestmögliche Versorgung der Patienten zu erreichen.

Ein Lösungsansatz führt über die Integration der Palliativmedizin in die Ausbildung aller Berufe der Krankenversorgung. Das Wissen um die Zusammenhänge kann helfen, die Effizienz beim Einsatz der vorhandenen Palliativ-Care-Teams zu erhöhen und Barrieren für die spezielle Versorgung von Palliativpatienten abzubauen (Radbruch und Payne 2011a; 2011b). Den Auszubildenden und Studenten zu vermitteln, warum diese zusätzlich Belastung in ihrem Lehrplan gerechtfertigt ist, bleibt den Lehrenden überlassen und hängt entscheidend von ihrer Überzeugungskraft ab.

Bei der ärztlichen Versorgung haben die nationalen Gesundheitssysteme unterschiedliche Ansätze gewählt, um die Palliativmedizin in ihr bestehendes Gesundheitssystem zu integrieren. Manche Länder versuchen, über die Eigenständigkeit des Faches eine höhere Akzeptanz zu erzeugen. In anderen Ländern ist die Palliativmedizin für beteiligte Fachdisziplinen offen zugänglich. Dort kann man die Zusatzqualifikation „Palliativmedizin" in Addition zum Facharzt erwerben (Centeno et al. 2015). Der aktuelle EAPC-Atlas stellt zusammenfassend dar, wie in den einzelnen europäischen Ländern eine fächerübergreifende Spezialisierung in der Palliativmedizin stattfindet. Mittlerweile haben 29 der 51 europäischen Länder ein offizielles Akkreditierungsverfahren für Ärzte geschaffen. In Europa wird in 13 Ländern das Zusatzgebiet angeboten, während in 11 Ländern die Palliativmedizin als besonderes Kompetenzfeld gilt. Fünf Länder betreiben die Palliativmedizin als eigenständiges Fach (EAPC-Atlas 2019). Welches der Modelle am besten geeignet ist, die Versorgung der Patienten heute und in Zukunft zu sichern, ist nicht bekannt (EAPC-Atlas 2019). Wie in Abb. 6.1 dargestellt ist, haben in der universitären Lehre der Palliativmedizin bisher ingesamt 35 von 51 europäischen Ländern Professuren für Palliativmedizin eingerichtet, davon 15 Länder mit Lehrstühlen für Palliativmedizin, 19 mit assoziierten Professoren und 11 Länder mit Assistenzprofessoren (Professoren der dritten Stufe) an medizinischen Fakultäten (EAPC-Atlas 2019).

6.3 Umsetzung der WHO-Forderung in Deutschland

6.3.1 Integration als Querschnittsfach ins Studium

In der Umsetzung der WHO-Forderung wurden grundlegende Veränderungen im Medizinstudium auf politischer Ebene angestoßen. 2009 nahm der Deutsche Bundestag die Palliativmedizin als Querschnittsfach 13 in die ärztliche Approbationsordnung auf (Kap. 13). Die Palliativmedizin ist somit Pflichtlehr- und -prüfungsfach an allen medizinischen Fakultäten in Deutschland. Dahinter steht der Wunsch nach einer Verbesserung der zukünftigen palliativmedizinischen Versorgung in Deutschland. Die Implementierung der Palliativmedizin in die Ausbildung aller Medizinstudenten soll der Erhöhung der Akzeptanz innerhalb der deutschen Gesellschaft und der weiteren Verbreitung in den medizinischen Fachbereichen dienen. Dabei liegen die Herausforderungen für die medizinischen Fakultäten darin, „Palliativmedizin" als eigenständigen Fachbereich zu etablieren und zu erhalten, ohne andere Fachbereiche dadurch einzuschränken (Isermeyer 2017). Die

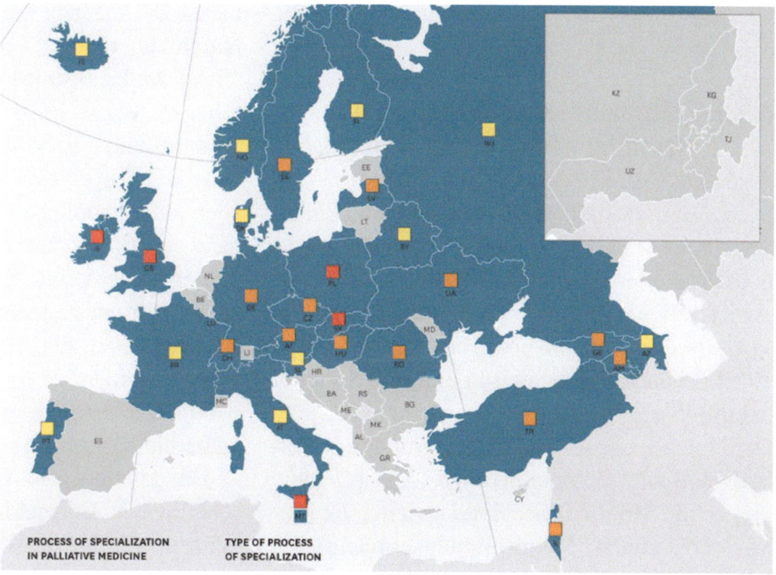

Abb. 6.1 Umsetzung der palliativmedizinischen Fort-und Weiterbildung in Europa. (Quelle: EAPC 2019)

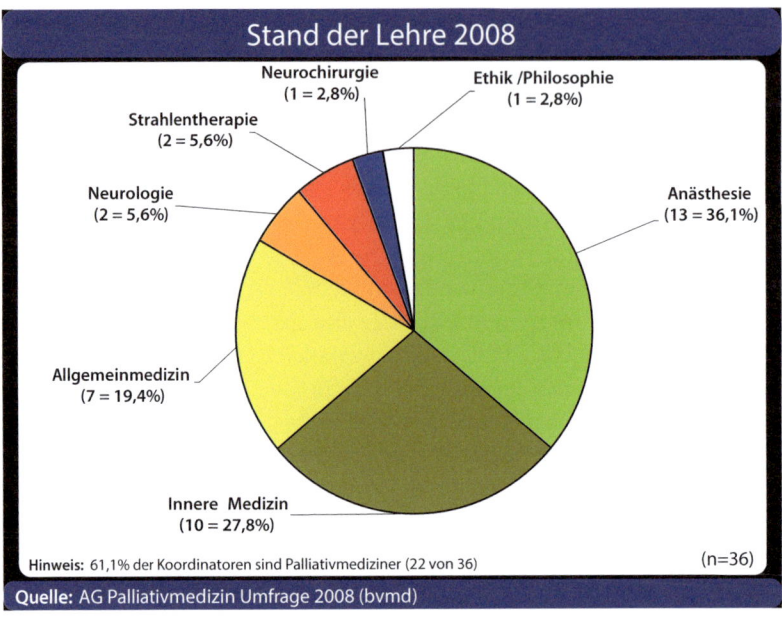

Abb. 6.2 Lehrende im Fach Palliativmedizin. (Quelle: AG Palliativmedizin, Umfrage 2008, bvmd)

Schwierigkeiten, aber auch die Chancen, liegen seit Beginn der Integration des Querschnittsfaches Palliativmedizin in der Unterschiedlichkeit der einzelnen Protagonisten in Forschung und Lehre. 2008 waren in der palliativmedizinischen Lehre Vertreter aus sieben verschiedenen Fachbereichen beteiligt. Dabei waren insgesamt nur 60 % davon selbst Palliativmediziner (Abb. 6.2).

6.3.2 Möglichkeiten der klinischen Qualifikation in Deutschland

Die Palliativmedizin ist in Deutschland kein eigenständiges Facharztgebiet oder eine Schwerpunktbezeichnung. Es handelt sich zur Zeit um eine ärztliche Zusatzbezeichnung. Diese Zusatzbezeichnung kann erworben werden, wenn eine Facharztanerkennung in einem Gebiet der unmittelbaren Patientenversorgung vorliegt. Dafür muss ein 40-stündiger „Grundkurs Palliativmedizin" besucht werden. Anschließend gibt es die Möglichkeit, sich entweder 12 Monate bei einem Weiterbildungsermächtigten für Palliativmedizin oder alternativ durch 120 Stunden Fallseminare einschließlich Supervision weiterzubilden (https://www.aekn.de/fileadmin/media/Downloadcenter/Weiterbildung/WBO-Zusatzweiterbildungen/34Palliativmedizin.pdf).

Beispielsweise im Zuständigkeitsbereich der Ärztekammer Niedersachsen haben 473 Ärzte diese Zusatzbezeichnung bereits erworben. (Es haben 28 Personen die Prüfung nicht bestanden; Durchfallquote 5,9 %; Stand 12/2008.) Entsprechend den Fachgebieten ergab sich folgende Verteilung: 38,5 % Innere Medizin, 33,5 % Allgemeinmedizin, 20,5 % Anästhesie und 7,5 % andere Fachgebiete. Aktuellere Daten waren auch auf persönliche Nachfrage nicht erhältlich, da es aus datenschutzrechtlichen Gründen bei der Ärztekammer keine Möglichkeit der Zuordnung zu den Prüfungsteilnehmern und ihren jeweiligen Fachbereichen gibt. Es kann aber davon ausgegangen werden, dass sich die Verteilung der jeweiligen Fachgebiete in der Palliativmedizin weiterhin ähnlich verhält.

Um zukünftigen Anforderungen der gesellschaftlichen Entwicklung gerecht werden zu können, schlägt die Deutsche Gesellschaft für Palliativmedizin (DGP), folgendes dreistufige Versorgungsmodell vor:

1. Grundqualifikation Palliativversorgung
   - Das Fach Palliativmedizin ist verpflichtend im Studium, sodass jede Ärztin, jeder Arzt ein Basiswissen hat.
2. Zusatzbezeichnung Palliativmedizin
   - Die Zusatzbezeichnung Palliativmedizin kann nach der Facharztanerkennung in einem Gebiet der unmittelbaren Patientenversorgung zusätzlich erworben werden. Dies ist nach aktuellem Beschluss des Deutschen Ärztetages künftig auch ohne praktische Weiterbildungszeit möglich. Damit wird die allgemeine Palliativversorgung gestärkt, die besonders durch Hausärzte und primär versorgende Ärzte in der Niederlassung und im Krankenhausbereich gewährleistet werden muss.
3. Facharzt Palliativmedizin
   - Die darüber hinaus zwingend erforderliche weitere Spezialisierung kann nur durch die Einführung eines Facharztes Palliativmedizin erreicht werden. Durch einen Facharzt für Palliativmedizin würde die spezialisierte Palliativversorgung gestärkt, wie sie z. B. in der Spezialisierten Ambulanten Palliativversorgung (SAPV), auf Palliativstationen und in Palliativdiensten in Krankenhäusern angeboten wird
   - (Zitat: Stellungnahme DGP 2018).

Mit dieser Forderung spiegelt die Deutsche Gesellschaft für Palliativmedizin auch die Entwicklung des Fachbereichs Palliativmedizin in Europa wider.

6.4 Begründung für die Notwendigkeit fachübergreifender Konzepte

Palliativmediziner behandeln Menschen mit einer fortgeschrittenen, lebenslimitierenden Krankheit. Dabei passt sich die Palliativversorgung immer an die Bedürfnisse und Begleiterscheinungen derer an, die begleitet werden.

Die Anfänge der Palliativmedizin bildeten Hospize. Dort wurden Menschen mit fortgeschrittener, tödlich verlaufender Erkrankung betreut. Neben onkologischen Patienten wurden auch Patienten mit Tuberkulose begleitet, bis diese heilbar wurde. Mit der Immunschwächekrankheit AIDS entstand auch für diese Patienten der Bedarf einer palliativmedizinischen Betreuung. Patienten mit fortgeschrittenen neurologischen, neurodegenerativen Erkrankung sowie Herz-, Nieren- und Lungenkrankheiten in den Endstadien benötigen palliative Versorgung (Alt-Epping et al. 2008). Dies stellt eine zunehmende Herausforderung für die versorgenden Teams der unterschiedlichen Fachgruppen dar.

Als Hauptsymptomlast bei Patienten mit weit fortgeschrittenen Krebs-, AIDS-, COPD-, Herz- und Nierenerkrankungen treten bei über 50 % aller dieser Patienten 11 Kardinal-Symptome gleichermaßen auf: Es sind **Schmerzen**, **Delir**, **Depressionen**, **Angstzustände**, **Atemnot**, **Fatigue**, **Anorexie**, **Übelkeit**, **Durchfall**, **Verstopfung** und **Schlaflosigkeit**. Die Symptomlast gleicht sich, unabhängig davon, ob onkologisch oder nicht-onkologisch (Solano et al. 2006; Alt-Epping et al. 2008; Field und Addington-Hall 1999). Weiterhin bedürfen diese Patienten aber auch ihrer behandelnden Fachdisziplinen (z. B. HNO/Urologie/Onkologie/Neurologie/Chirurgie etc.). Die Palliativmedizin muss diese einschließen und einen Raum anbieten, in dem alle miteinander arbeiten können. Die Abb. 6.3 zeigt das große Spektrum an Erkrankungen, die palliativmedizinische Versorgung benötigen. Deswegen sind alle Fachabteilungen gefordert, die Betreuung und Versorgung ihrer Patienten auf die Bedürfnisse zu fokussieren.

6.5 Palliative Versorgungsansätze in den Fachgebieten

Mittlerweile hat sich die Palliativmedizin in den konservativen Fachgebieten der unmittelbaren Patientenversorgung etabliert. Die Fachgesellschaften dieser Gebiete haben jeweils eigene Arbeitskreise für Palliativmedizin, welche mit der Deutschen Gesellschaft für Palliativmedizin kooperieren.

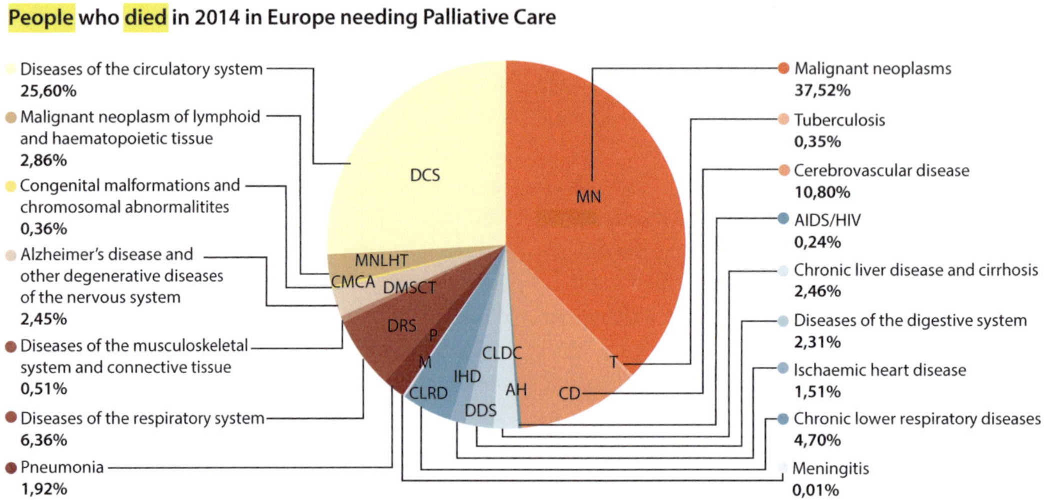

People who died in 2014 in Europe needing Palliative Care

- Diseases of the circulatory system 25,60%
- Malignant neoplasm of lymphoid and haematopoietic tissue 2,86%
- Congenital malformations and chromosomal abnormalitites 0,36%
- Alzheimer's disease and other degenerative diseases of the nervous system 2,45%
- Diseases of the musculoskeletal system and connective tissue 0,51%
- Diseases of the respiratory system 6,36%
- Pneumonia 1,92%
- Malignant neoplasms 37,52%
- Tuberculosis 0,35%
- Cerebrovascular disease 10,80%
- AIDS/HIV 0,24%
- Chronic liver disease and cirrhosis 2,46%
- Diseases of the digestive system 2,31%
- Ischaemic heart disease 1,51%
- Chronic lower respiratory diseases 4,70%
- Meningitis 0,01%

Abb. 6.3 Spektrum der Erkrankungen, die palliativmedizinische Versorgung benötigten

6.5.1 Hämatologie/Onkologie

80 % der Patienten, die von Palliativmedizinern in Deutschland betreut werden, haben eine hämatologisch-onkologische Grunderkrankung. Daher ist die Innere Medizin mit Hämatologie/Onkologie in der stationären Palliativmedizin stark vertreten. Die Behandlung von Patienten mit Krebserkrankung ist komplex. Neben der Kenntnis der Krebsbiologie wird auch das Wissen über die neuesten Therapieoptionen erwartet. Dabei fordert jeder Patient selbstverständlich ein auf seine individuellen Bedürfnisse zugeschnittenes Behandlungspaket, auf das er sich mit seinem Therapeuten einlassen muss (Hui et al. 2015). Onkologen behandeln routinemäßig komplexe Symptome und Patienten und bieten diesen und ihren Familien emotionale Unterstützung während des Krankheitsverlaufs. Dies rechtfertigt auch den Wunsch, aktiv an der palliativen Versorgung beteiligt zu sein.

Onkologische und palliative Organisationen initiieren, zum Beispiel in den USA, zunehmend Bildungsprogramme, um Palliativkompetenzen der Onkologen auszubauen. Dies zielt darauf ab, den „palliative oncologist" zu entwickeln (Tewes et al. 2018; Smith und American Society of Clinical Oncology 2012). Auch in Deutschland bilden die Onkologie und die Palliativmedizin immer stärker werdende Netzwerke. Dies zeigt sich auch daran, dass zur Zertifizierung eines onkologischen Zentrums die Kooperation mit palliativen Versorgungsstrukturen Grundvoraussetzung ist (DKG 2018).

6.5.2 Innere Medizin

Die Innere Medizin ist im Bereich der Palliativmedizin mit Patienten befasst, die an einer nicht-onkologischen, lebenslimitierenden, chronischen Erkrankung leiden. Patienten mit höhergradiger COPD, Herzinsuffizienz oder Niereninsuffizienz profitieren wie die onkologischen Patienten von einem Zugang zu palliativmedizinischer Versorgung. Die Herausforderungen, die sich daraus ergeben, wurden bereits eingangs erläutert.

6.5.3 Neurologie

Neurologen betreuen Patienten mit chronischen, progressiven, lebensbedrohlichen und stark einschränkenden Erkrankungen, deren Verlauf sich über lange Zeiträume erstrecken kann (Abschn. 11.2 und Kap. 15). Die Wahrnehmung des palliativen Versorgungsbedarfs dieser Patienten beginnt sich jedoch erst in den letzten Jahren zu etablieren (Golla et al. 2016). Die Neuro-

Palliativmedizin sieht sich zunehmend gefordert in der Versorgung neuro-onkologischer, neurodegenerativer, neuromuskulärer, chronisch-vaskulärer Patienten sowie von Patienten nach Schädel-Hirn-Trauma oder zerebraler Hypoxie. Damit sieht sie sich einem wachsenden Aufgabenfeld gegenüber. Zusätzlich hat gerade bei dieser Patientengruppe das betreuende Umfeld einen großen Bedarf an palliativer Unterstützung, da diese die Patienten häufig über Jahre betreuen (Grisold 2015).

6.5.4 Chirurgische Fächer (Urologie, HNO, Gynäkologie)

Die Rolle der Palliativversorgung in den chirurgischen Fächern ist unklar und schlecht definiert. Bei Patienten, die sich einer Operation unterziehen, ist die Wahrscheinlichkeit, dass sie im letzten Lebensjahr eine Palliativ- oder Hospizversorgung erhalten, geringer als bei Patienten, die sich einer medizinischen Intervention unterziehen (Olmsted et al. 2014). Einzige Ausnahme bilden die Patienten, die onkologisch weiter betreut werden.

6.5.5 Anästhesiologie

Die Palliativversorgung ist in der Notfallmedizin und auf der Intensivstation zu einem wichtigen Thema geworden (Mularski et al. 2009). Hier können Anästhesisten ihre Kenntnisse in der Schmerz- und Beruhigungsbehandlung mit ihrer Expertise in der Behandlung von Patienten in lebensbedrohlichen Situationen kombinieren. Derzeit sind große Teile der in Deutschland innerklinisch praktizierenden Palliativmediziner Fachärzte für Anästhesie. Die Anästhesiologie hat sich besonders über die Schmerztherapie und als Vermittler zu den operativen Fachgebieten in der Palliativmedizin etabliert (Wiese et al. 2009). Im Jahr 2006 waren drei von fünf bestehenden Lehrstühlen für Palliativmedizin an deutschen Universitäten von Anästhesisten besetzt (Kettler 2010).

6.6 Fazit und Ausblick

Der steigende Bedarf an Palliativversorgung ist eine medizinische Herausforderung. Diese wird zunehmend von den Fachgebieten erkannt und angenommen. Durch die Wahrnehmung des Patienten mit Palliativbedarf richtet sich der Blick des Behandlers von der Krankheit weg auf den Patienten. Dabei ist es unabdingbar, die vorhandenen Ressourcen zu nutzen und Kompetenzen zu steigern. Das bedeutet, auch die palliative Versorgung fächerübergreifend durch den jeweiligen Erstversorger zu leisten und diese durch gezielte, spezialisierte Angebote zu ergänzen.

Literatur

AG Palliativmedizin, Umfrage 2008, bvmd
Alt-Epping B, Geyer A, Nauck F (2008) Palliative care concepts for patients with non-oncological diseases. DMW (1946) 133(34–35): 1745
Alt-Epping B, Jung W, Simmenroth-Nayda A, Russo SG, Nauck F, Vormfelde SV (2010) Implementierung des Querschnittsfachs Palliativmedizin (Q13) vor dem Hintergrund der neuen gesetzlichen Rahmenbedingungen am Beispiel der Universitätsmedizin Göttingen. GMS Z Med Ausbild 27(5)
Brennan F (2007) Palliative care as an international human right. J pain symptom manag 33(5): 494–499
Centeno C, Bolognesi D, Biasco G (2015) Comparative analysis of specialization in palliative medicine processes within the World Health Organization European region. J pain symptom manag 49(5): 861–870
Deutsche Gesellschaft für Palliativmedizin (2018) Stellungnahme der Deutschen Gesellschaft für Palliativmedizin zum Beschluss des 121. Deutschen Ärztetages (08.–11.05.2018)
EAPC (2019) Arias-Casais N, Garralda E, Rhee JY, Lima L de, Pons JJ, Clark D, Hasselaar J, Ling J, Mosoiu D, Centeno C. EAPC Atlas of Palliative Care in Europe 2019. Vilvoorde: EAPC Press; 2019.
Field D, Addington-Hall J (1999) Extending specialist palliative care to all? Soc sci med 48(9):1271–1280
Golla H, Ebke M, Rolke R,Lorenzl S, Nacimiento W, Thiekötter T, Voltz R et al (2016) Integration of palliative and hospice care structures in the care of neurological patients: opinion of chief consultant neurologists in Germany. Fortschritte Neurol Psychiatr 84(12): 733–738
Grisold W (2015) Palliativmedizin in der Neurologie (Teil 1). psychoprax neuroprax 18(1): 24–27

Hui D, Finlay E, Buss MK, Prommer EE, Bruera E (2015) Palliative oncologists: specialists in the science and art of patient care. J Clin Oncol 33(20): 2314

Isermeyer L (2017) Die Implementierung des Querschnittsbereichs 13 (Q13) Palliativmedizin-Realisierungswege in Anbetracht förderlicher und hinderlicher Faktoren aus Sicht der Lehrbeauftragten (Doctoral dissertation, Georg-August-Universität Göttingen)

Kettler D, Nauck F (2010) Palliative care and involvement of anaesthesiology: current discussions. Curr Opin Anesthesiol 23(2): 173–176

Mularski RA, Puntillo K, Varkey B, Erstad BL, Grap MJ, Gilbert HC, Sessler CN et al (2009) Pain management within the palliative and end-of-life care experience in the ICU. Chest 135(5): 1360–1369

Olmsted CL, Johnson AM, Kaboli P, Cullen J, Vaughan-Sarrazin MS (2014) Use of palliative care and hospice among surgical and medical specialties in the Veterans Health Administration. JAMA surgery 149(11): 1169–1175

Radbruch L, Payne S (2011a) White Paper on Standards and Norms for Hospice and Palliative Care in Europe: Part 1. Z Palliativmed 12(05): 216–227

Radbruch L, Payne S (2011b) Standards und Richtlinien für Hospiz-und Palliativversorgung in Europa: Teil 2. Z Palliativmed 12(06): 260–270

Smith TJ, American Society of Clinical Oncology (2012) The integration of palliative care into standard oncology care. J Clin Oncol 30: 880–888

Solano JP, Gomes B, Higginson IJ (2006) A comparison of symptom prevalence in far advanced cancer, AIDS, heart disease, chronic obstructive pulmonary disease and renal disease. J pain symptom manag 31(1): 58–69

Tewes M, Berendt J, Thomas M, Neukirchen M, Schwartz J, Hense J (2018) Integration von Palliativmedizin in onkologische Spitzenzentren Deutschlands–ambulante Sprechstunden und Rotationsprogramme der spezialisierten Palliativmedizin. DMW 143(17): e139–e145

World Health Organization (2014) Strengthening of palliative care as a component of integrated treatment within the continuum of care. J Pain Palliat Care Pharmacother 28(2): 130–134

Wiese CHR, Bartels UE, Zausig YA, Graf BM, Hanekop GG (2009) Palliativmedizin. Anaesthesist 58(3): 218–230

Weiterführende Literatur

Connor, S. R., & Sepulveda Bermedo, M. C. (2018). Global atlas of palliative care at the end of life.

Ilse B, Hildebrandt J, Posselt J, Laske A, Dietz I, Borasio GD, Alt-Epping B et al (2012) Palliativmedizinische Lehre in Deutschland–Planungen der Fakultäten zum zukünftigen Querschnittsfach 13. GMS Z med Ausbild 29(3): 1–12

Konzepte der Zusammenarbeit der verschiedenen Berufsgruppen

7

Andreas Wille, Juliane Mühlenbrock, und Martin Groß

Inhaltsverzeichnis

7.1 **Einleitung** 63
7.2 **Patient-centred Care** 64
7.3 **Interdisziplinarität** 64
7.4 **Entwicklung der Palliativstationen** 66
7.5 **Organisation der interdisziplinären Zusammenarbeit auf Palliativstationen** 66
7.6 **Zusammenfassung** 70
Literatur 70

7.1 Einleitung

Die Definition der Palliativmedizin nach WHO 2002 in der Übersetzung der Deutschen Gesellschaft für Palliativmedizin ist weit gefasst: „Palliativmedizin/Palliative Care ist ein Ansatz zur Verbesserung der Lebensqualität von Patienten und ihren Familien, die mit Problemen konfrontiert sind, welche mit einer lebensbedrohlichen Erkrankung einhergehen. Dies ge-

A. Wille (✉) · M. Groß
Klinik für Neurologische Intensivmedizin und Frührehabilitation und Interdisziplinäres Palliativzentrum, Evangelisches Krankenhaus Oldenburg, Oldenburg, Deutschland
e-mail: andreas.wille@evangelischeskrankenhaus.de; martin.gross@evangelischeskrankenhaus.de

J. Mühlenbrock
Interdisziplinäres Palliativzentrum, Evangelisches Krankenhaus Oldenburg, Oldenburg, Deutschland
e-mail: juliane.muehlenbrock@evangelischeskrankenhaus.de

schieht durch Vorbeugen und Lindern von Leiden durch frühzeitige Erkennung, sorgfältige Einschätzung und Behandlung von Schmerzen sowie anderen Problemen körperlicher, psychosozialer und spiritueller Art." Diese Definition eröffnet die Möglichkeit einer palliativmedizinischen Versorgung auch für Menschen mit chronischen lebensbedrohlichen Erkrankungen, die nicht infaust sind, stellt aber damit auch die Herausforderung an die Teams der Palliativmedizin, eine einheitliche Haltung zu erarbeiten, welche Krankheitsbilder – insbesondere aus den nichtonkologischen Fachgebieten – von ihnen behandelt werden sollen.

Die Palliativmedizin ist eine dem Wesen nach fächerübergreifende Disziplin, in der sich alle involvierten medizinischen Fachbereiche (Kap. 7) sowie Professionen dem Ziel der Linderung von Leid („Palliation") unter Wahrung der Würde des Patienten widmen (Hudon et al. 2011; Pringle et al. 2015). Die Teams in der Palliativmedizin arbeiten

© Springer-Verlag GmbH Deutschland, ein Teil von Springer Nature 2021
M. Groß, T. Demmer (Hrsg.), *Interdisziplinäre Palliativmedizin*,
https://doi.org/10.1007/978-3-662-62011-3_7

nach den Prinzipien der Interdisziplinarität und der Zentrierung auf den Patienten („patient centred care") und seine Angehörigen. Im Folgenden werden diese Prinzipien dargelegt und organisatorische Aspekte, die Dokumentation der interdisziplinären Zusammenarbeit und die Personalplanung am Beispiel der Palliativstation diskutiert.

7.2 Patient-centred Care

Sir William Osler sagte, „The good physician treats the disease; the great physician treats the patient who has the disease (Centor 2007)."

Balint beschrieb erstmalig 1969 „Patient-centred care" im Gegensatz zur „Illness-centred care" als die Medizin, die die gesamte Person des Patienten als einzigartiges menschliches Wesen einbezieht. Eine einheitliche Übersetzung des Begriffs „care" ins Deutsche ist nicht möglich, da „care" zwar mit „Pflege" oder „Medizin" übersetzt werden kann, sich aber in den meisten Veröffentlichungen auf eine berufsgruppenübergreifende, interdisziplinäre Fürsorge für den Patienten bezieht. Im Folgenden wurde die jeweils nach Ermessen der Autoren bestmögliche Übersetzung gewählt.

Patientenzentrierung hat mittlerweile einen hohen Durchdringungsgrad in den Strukturen des Gesundheitssystems erreicht (Fix et al. 2018), und Patientenzentrierung und Familienorientierung werden als integraler Bestandteil der Palliativmedizin verstanden (Arora et al. 2017). Eine konzeptionelle Weiterentwicklung stellt die beziehungszentrierte Medizin dar, die die reziproke emotionale Beziehung zwischen Patient und Behandler („Caregiver") und die Akzeptanz von Affekt und Emotionen bei allen Parteien dieser Beziehung („Health Care relationship") in den Fokus nimmt (Wyer et al. 2014). Die Ko-Kreation („Co-creation") ist ebenfalls eine konzeptionelle Weiterentwicklung der Patientenzentrierung, bei der es einerseits darum geht, Strukturen im Gesundheitssystems gemeinsam mit dem Patienten weiterzuentwickeln („Co-creation of health care"): Der Patient wird vom passiven Nutzer zum Experten für die eigene Erkrankung und aktiven Mitgestalter des Systems, wofür zum Beispiel tagebuchbasierte Methoden zum Einsatz kommen (Elg et al. 2012; Janamian et al. 2016; Makhni 2017).

Der Begriff „Co-creation" wird auch für die gemeinsame Entwicklung eines Pflegeprozesses durch Pflegekraft und Patient verwendet („deep nursing") und hat in diesem Zusammenhang auch schon Anwendung in der Palliativpflege gefunden (Hemberg und Bergdahl 2019).

Patientenzentrierung unter Wahrung der Würde und Autonomie des Patienten ist heutzutage nicht nur definierender Bestandteil der palliativmedizinischen, sondern auch der rehabilitativen Versorgung (Pringle et al. 2015). Im Konflikt zwischen Medizin und Ökonomie hat die Patientenzentrierung an Bedeutung gewonnen, da sie ein wichtiges und messbares Qualitätskriterium der Krankenversorgung darstellt und die Orientierung der Medizin am Menschen – und nicht am ökonomischen Gewinn – abbildet (Hudon et al. 2011; Winn et al. 2015; Guastello und Jay 2019). Schwierigkeiten bereiten allerdings die exakte Definition und Parametrisierung von Patientenzentrierung (Larson et al. 2019). Das Potenzial der Patientenzentrierung, neben der Lebensqualität der Patienten auch das Wohlbefinden und die Arbeitszufriedenheit der Behandler („Caregiver") zu verbessern, wurde in verschiedenen Untersuchungen nachgewiesen (Hall et al. 2007; Den Boer et al. 2017; Ulin et al. 2015; Van der Meer et al. 2018).

7.3 Interdisziplinarität

Die grundsätzliche Klärung des Begriffes der Interdisziplinarität ist bereits in Kap. 1 erfolgt. In Bezug auf die Teamzusammenarbeit zeichnet sich die Interdisziplinarität gegenüber der Multidisziplinarität nach Körner (2008) durch organisatorische Besonderheiten aus: Die interdisziplinären Teams arbeiten mit transdisziplinären, die Professionen übergreifenden Fähigkeiten, während im multidisziplinären Team die Fähigkeiten und Kompetenzen auf das Gebiet der Spezialisierung des einzelnen Teammitglieds beschränkt sind. Die Verantwortung trägt im interdisziplinären Modell der Zusammenarbeit das Gesamtteam. Im multidisziplinären Modell füllt der Arzt eine im klassischen Sinne leitende Position aus, im interdisziplinären Team hingegen die Funktion eines Koordinators. Die interdisziplinäre Zusammenarbeit ist durch reguläre Teamsitzungen gekennzeichnet, die im multidisziplinären Team nur selten stattfinden. Bei den Teamsitzungen werden im interdisziplinären Modell alle Patienten diskutiert, im multidisziplinären jedoch nur die komplexen Patienten. Kooperationen finden im interdisziplinären Team multilateral statt, im multidisziplinären Team meist bilateral. Behandlungsziele werden im interdisziplinären Team patientenorientiert auf der Basis einer Teamentscheidung festgelegt, wohingegen sie im multidisziplinären Team in Bezug auf die Disziplin des einzelnen Mitarbeiters festgesetzt werden (Körner 2008).

In den von Nancarrow 2013 beschriebenen 10 Grundprinzipien der guten interdisziplinären Arbeit wird insbesondere die Stellung des Teamleiters weiter ausgeführt:

„Das interdisziplinäre Team identifiziert einen Teamleiter, der einerseits eine klare Richtung und Vision für das Team angibt, während er auch zuhören kann und für Unterstützung sowie Supervision den Teammitgliedern zur Verfügung steht." Weitere Grundprinzipien, die von Nancarrow angeführt werden, sind: ein gemeinsamer Wertekanon, eine vertraute, wertschätzende, respektvolle und konsensorientierte Atmosphäre, strukturierte Prozesse und konsequente Dokumentation der Ziele und Outcomes, Förderung der Kommunikation im Team und kollaborativer Entscheidungsprozesse, eine stabile Personalbesetzung und ein den Bedürfnissen der Patienten angemessener Qualifikationsmix, eine Fokussierung bei der Rekrutierung neuer Mitglieder auf Teamfähigkeit, kollaborative Führung und Sensibilität für die Interdependenz der Teammitglieder untereinander sowie das Anbieten von Perspektiven der Weiterentwicklung und Karriere (Nancarrow et al. 2013).

▶ **Wichtig** In der Palliativmedizin – wie in der Rehabilitation – stellt der Patient die Aufgaben an das interdisziplinäre Team, welches diese unter Einbezug der Angehörigen nach den Prinzipien in der Interdisziplinarität unter Wahrung der Würde und der Autonomie des Patienten bearbeiten muss (Abb. 7.1).

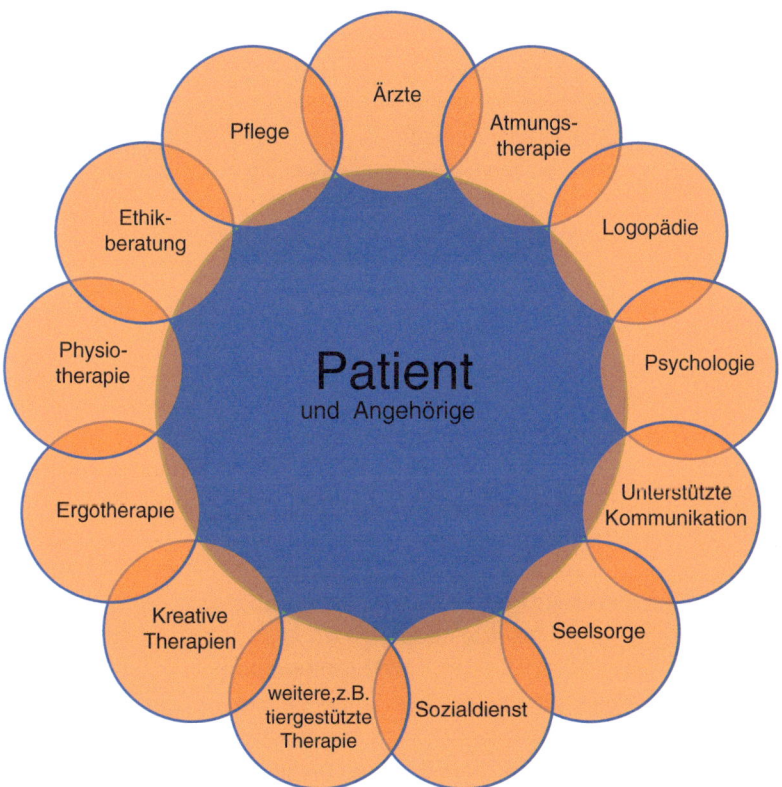

Abb. 7.1 Beispiel für ein interdisziplinäres, patienten- und familienzentriert arbeitendes Palliativteam

7.4 Entwicklung der Palliativstationen

Palliativstationen stellen den zweiten Schritt in der deutschen Hospizbewegung dar und bringen die Hospizarbeit aus den zuerst entwickelten Hospizen in Teilen wieder an die Kliniken zurück. Dort wird jetzt der Patient aufgenommen, dessen Symptomkontrolle oder Versorgung ambulant nicht gewährleistet werden kann. Das Krankenhaus bietet erstens die Möglichkeit verschiedener zusätzlicher medizinischer Interventionen, um diesen Patienten Linderung zu verschaffen, und zweitens die Möglichkeit, eine verlässliche ambulante Versorgungsstruktur aufzubauen.

7.5 Organisation der interdisziplinären Zusammenarbeit auf Palliativstationen

Bei Betrachtung der organisatorischen Aspekte der palliativmedizinischen und palliativpflegerischen Versorgung steht auch hier der Patient mit seinen Bedürfnissen und seinem Umfeld im Mittelpunkt – eine Herausforderung, der sich nur ein interdisziplinäres Team angemessen stellen kann. Die Zusammenarbeit zwischen den einzelnen Berufsgruppen des multiprofessionellen Teams erfordert eine klare Definition berufsgruppenspezifischer sowie gemeinsamer Aufgabenbereiche, um Auseinandersetzungen im Hinblick auf Kompetenzen und Verantwortlichkeiten zu vermeiden (Abschn. 7.3). Solche Auseinandersetzungen können sowohl den effektiven Einsatz personeller Ressourcen als auch das Miteinander beeinträchtigen. Beides ist jedoch essentiell für die Versorgung der Patienten in diesem Bereich. Synergien zur optimalen Versorgung und Betreuung der anvertrauten Patienten können durch die gemeinschaftliche Reflexion der Arbeit, beispielsweise im Rahmen einer Supervision.

Die fachlichen und persönlichen Kompetenzen und Blickwinkel der einzelnen Beteiligten bündeln sich in der gemeinsamen Arbeit zur optimierten situationsgerechten Versorgung. Einzelpersonen gelänge dies nicht (Aulbert et al. 1998, S. 59). Erforderliche Kompetenzen eines Teams auf der Palliativstation sind im Speziellen (Aulbert et al. 1998, S. 45-49):

- Teamgeist
- Fachliche Kompetenz
- Positives Menschenbild
- Bereitschaft zur Interaktion mit Patienten und Zugehörigen
- Kommunikationsfähigkeit und -affinität
- Flexibilität und Ideenreichtum
- Verbindlichkeit
- Ausgeglichenheit
- Fähigkeit, mit Emotionen wie Wut, Leid, Sterben und Tod sowie komplexen Gesamtsituationen professionell, aber dennoch mit einem hohen Maß an Empathie umgehen zu können

Diese Kompetenzen bringen Mitarbeitende bereits in ein Team ein oder entwickeln sie in der gemeinsamen Arbeit oder durch interne und externe Fort-/Weiterbildungen, wie z. B. Palliative Care.

Vereinzelnd kommt es zu Diskussionen über lebenserhaltende Technologien (Kap. 16) im Bereich der Palliativversorgung z. B. bei neuromuskulären Patienten (ALS, M. Duchenne, …). Das überlappende Modell der Kurativ- und Palliativmedizin erfährt bei diesen Patienten eine Weiterentwicklung, bei der beide Konzepte für einen längeren Zeitraum mit dem Ziel der Optimierung der Lebensqualität parallel verfolgt werden. Hierüber muss im Behandlungsteam ein inhaltlicher Konsens herbeigeführt werden, damit das Team störungsfrei arbeiten kann. Außerdem müssen durch diese Patienten abgefragte Mehrleistungen in der Personalplanung berücksichtigt werden.

Raumplanung
Um effiziente und qualitativ hochwertige Arbeit gewährleisten zu können, müssen angemessene Räumlichkeiten zu Verfügung stehen (Kapi-

tel 12.1): Für Team-Besprechungen und Angehörigenarbeit sind Räumlichkeiten nötig, die ein konstruktives Gesprächsklima begünstigen. Es müssen außerdem Rückzugsmöglichkeiten für Angehörige geschaffen werden. Ebenso ist atmosphärisch eine Abgrenzung von einem Akutkrankenhausinterieur zu verwirklichen, um eine möglichst ruhige, entspannte Atmosphäre für Patienten, Angehörige und alle weiteren Beteiligten zu gewährleisten. Optimal sind geräumige Einzelzimmer für die Patienten, die auch ein Rooming-in von Angehörigen zulassen, einen Zugang auf Garten oder Terrasse ermöglichen („mal raus, auf eine Zigarette") und ausreichend Platz zum Rangieren von notwendigen, oft sperrigen Hilfsmitteln (Pumpen, Beatmungsgeräte, Pflegerollstühle, relevante persönliche Utensilien der Patienten) bieten. Gerade hier bestehen große Unterschiede je nach Patientenspektrum, welches auf der einzelnen Palliativstation versorgt wird.

Tagesstrukturierung
Eine effektive Organisation der Arbeitsabläufe ist Voraussetzung für die Entwicklung und die strukturierte Arbeit interdisziplinärer Teams. Palliativmedizin ist ein primär konservatives Fach; somit sind auch die Ärzte grundsätzlich auf der Station verfügbar und es können fixe Termine vereinbart werden. Unter Berücksichtigung der unterschiedlichen Gegebenheiten der einzelnen Krankenhäuser ist unter Berücksichtigung der verbindlichen Vorgaben des jeweiligen OPS eine klare Informations-und Kommunikationsstruktur festzulegen:

- Informationsfluss zu Dienstbeginn der verschiedenen Berufsgruppen mit der Möglichkeit, gemeinsam Patientenkontakt aufzunehmen (somatische Probleme, persönliche Bedürfnisse tägliche multiprofessionelle Teambesprechung nach OPS 8-982.x)
- Terminierte tägliche Visite inkl. Dokumentation mit sicherer Verfügbarkeit der Akteure
- Mittägliche inhaltlich strukturierte Schichtübergabe im interdisziplinären Team

- Interaktion mit einem palliativen Konsiliardienst und ggf. einem Palliativdienst
- Aufnahme- und Entlassplanung
- Regelmäßige Netzwerkarbeit (SAPV, ambulante Hospizdienste, Seelsorge, Hospize etc.)
- Regelmäßige interdisziplinäre Leitungsbesprechungen (Fehlerkultur, kollegiale Hinweise, Ablauf- und Kommunikationsoptimierung)
- Teamsupervision (nach OPS 8-982.x)

Adaptation der Personalstruktur an die Patientenklientel
Detaillierte Angaben zur Personalplanung auf Palliativstationen werden im Kapitel „Palliativstationen" ausgeführt. An dieser Stelle sollen allerdings einige grundlegende Überlegungen zu den Auswirkungen von Veränderungen des palliativmedizinischen bzw. palliativpflegerischen Selbstverständnisses und des Patientenspektrum geschildert werden. Zunächst stellen die Zertifizierungskriterien für Palliativstationen (Eierdanz et al. 2017) und vor allem die Empfehlungen der Deutschen Gesellschaft für Palliativmedizin zur Personalbesetzung auf Palliativstationen aus dem Jahre 2007 (DGP 2007) die Grundlage für die Personalplanung dar. Mittlerweile wird allerdings zunehmend erkannt, dass rehabilitative Ziele wie zum Beispiel eine Verbesserung der Teilhabe auch eine wichtige Rolle in der Palliativmedizin spielen, um die Lebensqualität der Patienten zu verbessern (Wittry et al. 2017). Außerdem ist zu bedenken, dass sich seit 2007 mit dem demografischen Wandel nebst der Umstrukturierung des Gesundheitssystems Veränderungen in der palliativmedizinischen Behandlung des bedürftigen Patientenklientels ergeben haben. Wurden zuvor primär onkologische Patienten auf Palliativstationen aufgenommen, hat sich die Klientel je nach Ausrichtung und Zuweisern der jeweiligen Station zum Teil erheblich verändert, was wiederum eine adaptierte personelle Ausstattung erfordert. Neben den onkologischen Patienten kommen zunehmend nichtonkologische und sogar chronisch kritisch kranke, von lebenserhaltenden Technologien (z. B. Beatmung, Tracheo-

tomie) abhängige Patienten zur Aufnahme. Patienten mit Amyotropher Lateralsklerose und anderen schweren neurologischen Erkrankungen stellen heutzutage wiederkehrend Ansprüche an die stationäre palliative Versorgung (Charta zur Betreuung schwerstkranker und sterbender Menschen in Deutschland, S. 20). Vor allem bei neurologischen und bei chronisch kritisch-kranken Patienten existiert keine klare Abgrenzung zwischen Kuration und Palliation. Der neurologisch oder chronisch kritisch Kranke muss in Bezug auf Teilhabe und Lebensqualität gefördert werden, und er hat daher zusätzlich zu lebenserhaltenden Therapien häufig auch noch Gerätschaften für die unterstützte Kommunikation (Kap. 26). Die Personalberechnung aufgrund der oben genannten Empfehlungen muss somit insbesondere im pflegerischen und therapeutischen Bereich an neue klinische Zustände (z. B. hochgradige Lähmungen, kognitive Defizite), Ansprüche an die personelle Versorgung (z. B. Rehabilitations- und Mobilisationsbedarf) und einen wesentlich höheren apparativen Aufwand adaptiert werden.

Dieses führt zu der Empfehlung, dass bei einer gemischten Patientenklientel mit zum Teil beatmeten, neurologisch eingeschränkten oder erst in fortgeschrittenem Krankheitsstadium aus der Häuslichkeit zugewiesenen Patienten eine Pflegekraft im Tagesdienst maximal 3 Patienten versorgen sollte. Dieses hebt den Versorgungsschlüssel der DGP-Empfehlungen von 1,44 Pflegefachkräften auf 1,55 nebst Unterstützung an – ein relativ geringer Faktor, um eine humane Versorgung dieser Patienten zu sichern und ethische Konflikte in Bezug auf den Einsatz der eigenen Arbeitskraft beim Pflegepersonal zu minimieren. Grundsätzlich ist bei allen Berechnungen von einem durchstrukturierten logistischen System im Haus auszugehen, in dem Transporte, Materialwirtschaft und hauswirtschaftliche Leistungen optimiert sind und Probleme diesbezüglich nicht durch das interdisziplinäre Versorgungsteam zu kompensieren sind.

Unterstützender Dienst

Die Tagesschichten sind durch jeweils einen Mitarbeiter für Serviceleistungen zu unterstützen. Diese unterstützen mit enger Teamanbindung die Patientenversorgung in erster Linie durch niederschwellige Angebote: In der besonderen Lebenssituation der Patienten und auch der begleitenden Angehörigen können kleine Dienstleistungen wie die Berücksichtigung von besonderen Wünschen bei der Ernährung, Getränken oder auch Organisation von Pflegemitteln (das persönliche Parfum, …) von elementarer Bedeutung sein. Neben der patientennahen Tätigkeit, unterstützen die Kräfte des unterstützenden Diensts die Pflege in der Stationslogistik mit Ausstattung der patientennahen Pflegeschränke, Auffüllen von dezentralen Verbrauchsgütern und Pflege der Stationsgüter (Küchenversorgung, Hilfsmittel, Ordnung der Nebenräume und Botengänge) (Eierdanz et al. 2017).

Interdisziplinäre Dokumentation

Im Rahmen der interdisziplinären Patientenversorgung hat die gemeinsame Dokumentation eine herausragende Bedeutung. Jede Berufsgruppe muss zu jedem Zeitpunkt Zugriff auf sämtliche Dokumentationen der anderen Berufsgruppen haben. Hilfreich ist hier die **digitale Dokumentation**, bei der eine physische Verortung der Patientenkurve nicht mehr notwendig ist, und auf die jederzeit von jeder Berufsgruppe zugegriffen werden werden kann. Fernzugänge bieten die Option des Homeoffice, was von großem Vorteil für die Rufbereitschaft des ärztlichen Diensts ist. Die Dokumentation sollte sich nach Berufsgruppen gliedern.

Die strukturierte **Aufnahmeinformation** umfasst Haupt- und Nebendiagnosen, bereits durchgeführte Therapien (Strahlentherapie, Chemotherapie, Operationen, dauerhafte Organersatzverfahren), aktuelle Probleme, allgemeine Anamnese, Sozialanamnese, Medikamentenanamnese, körperliche Untersuchungsbefunde, Namen und Telefonnummern der Angehörigen, Vorhandensein von Betreuung, Vorsorgevollmacht und Patientenverfügung sowie bisher betreuende Ärzte wie Hausärzte, Onkologen, Neurologen etc. Die Diagnosen sollten immer auf dem aktuellsten Stand gehalten werden.

Ein **Basisassessment** sollte von Pflege und ärztlichem Dienst zu Beginn eines stationären Aufenthaltes erstellt werden, um den multidimensionalen Versorgungsbedarf der Patienten zu erfassen und zu dokumentieren. Für die übrigen Berufsgruppen bietet sich ebenfalls ein standardisiertes Assessment an, sobald diese in die Behandlung mit einbezogen werden. Solche Dokumente sollten in der digitalen Patientenakte gespeichert werden.

Wichtig ist, dass die gesamte Dokumentation der patientenzentrierten Arbeitsweise des Teams gerecht wird, d. h. sie sollte immer auf die aktuelle Situation des Patienten fokussiert werden und die darauf ausgerichtete Therapie sollte dokumentiert werden. Dies geschieht in der Regel bei der stationären Aufnahme des Patienten und wird mit den Teammitgliedern besprochen. Die Dokumentation erfolgt als **individueller Behandlungsplan**.

In der wöchentlichen **interdisziplinären Palliativkonferenz** wird von allen im Team befindlichen Professionen der aktuelle Stand beschrieben und reevaluiert, und es werden neue Ziele und der entsprechende Behandlungsweg definiert. Dadurch wird sichergestellt, dass alle Teammitglieder auf gleichem Informationsstand sind, die individuelle Problematik des Patienten regelmäßig in den Fokus gerückt wird und alle Teammitglieder ihre Ziele entsprechend dem Gesamtziel der Symptomlinderung und der Verbesserung der Lebensqualität und des Wohlbefindens festlegen können. Durch die Beleuchtung des Zustands des Patienten und der Therapieziele aus Sicht der verschiedenen Professionen sowie der Diskussion derselben wird ein lebendiges Bild des Patienten gezeichnet, das nicht nur der Auflistung bloßer Befunde entspricht, sondern den Menschen mit all seinen Bedürfnissen als Ganzes erfasst. Die Ergebnisse der Palliativkonferenz werden in einem wöchentlich neu angelegten **Konferenzprotokoll** ebenfalls für alle einsehbar digital erfasst, was die Verbindlichkeit des gemeinsam beschlossenen Vorgehens gewährleistet. Darüber hinaus kann aus der Konferenzdokumentation der Behandlungsverlauf chronologisch nachvollzogen werden. An der interdisziplinären Palliativkonferenz sollten auch externe Netzwerkpartner (ambulanter Hospizdienst, Hospizmitarbeiter etc.) teilnehmen.

Die kurzfristigen Absprachen zwischen den verschiedenen Berufsgruppen erfolgen in der täglichen multiprofessionellen Fallbesprechung, die am besten am Morgen stattfindet. Hier skizziert jede Berufsgruppe für jeden Patienten kurz ihren Arbeitsplan für den Tag. So ist gewährleistet, dass alle ihre Arbeit auf das gleiche Ziel ausrichten und selbiges tagesaktuell an die Wünsche und den allgemeinen Zustand des Patienten sowie seine Symptomlast angepasst werden kann. Diese Form des kurzen und strukturierten Austausches ist vor allem bei zunehmender Größe einer Palliativstation hilfreich, um einen gleichen Wissensstand und ein aufeinander abgestimmtes Vorgehen bei allem Teammitgliedern zu gewährleisten.

Die **Fieberkurve** sollte ebenfalls dem patientenzentrierten Ansatz Genüge tun. Da viele Fachdisziplinen in Krankenhäusern derzeit noch keinen patientenzentrierten Ansatz verfolgen, muss bei zentral vorgegebenen digitalen Kurven eine Anpassung erfolgen, um die Symptomlast des Patienten adäquat erfassen und im Verlauf beurteilen zu können. Es bietet sich z. B. eine Schmerzskala im Sinne einer numerischen Rating-Skala (NRS) an, innerhalb derer die Patienten ihre Schmerzen im Bereich von 0–10 einschätzen können. Digitale Kurven können die Möglichkeit bieten, anhand dieser Werte Kurven zu erstellen und so den Verlauf der Symptomlast zu visualisieren. Gleiches gilt auch für anderen Symptome wie Dyspnoe, Übelkeit etc., welche jedoch auf einer Skala von 0–3 eingeschätzt werden. Idealerweise bieten die Kurven die Möglichkeit, zu hinterlegen, ob die Patienten die Stärke der Symptomlast mitgeteilt haben oder ob die Intensität der Symptome von einer Pflegekraft eingeschätzt wurde.

Die **palliative Sedierung** ist ein Instrument, das auf Palliativstationen häufig als Ultima Ratio zur Anwendung kommt (Kap. 17). Daher macht es Sinn, die Dokumentation derselben ebenfalls in die zentrale Dokumentation einzubinden und für alle Teammitglieder jederzeit sichtbar zu machen.

Im Rahmen der Behandlung von Palliativpatienten im **Netzwerk aus ambulanten und stationären Strukturen** ist eine digitale, mit der EU-Datenschutzgrundverordnung konforme Plattform sinnvoll, auf die alle Netzwerkpartner gleichermaßen Zugriff haben, um Dokumentationen zu lesen oder einzustellen. Dies kann zu einer Steigerung der Effizienz und Effektivität in der Zusammenarbeit der Netzwerkpartner führen (Krüger-Brand 2015). Die Qualität solcher Plattformen steigt mit der konsequenten Nutzung derselben durch alle Netzwerkpartner, da sie nur so ihre Funktion als Forum für den Austausch von Informationen über den Patienten erfüllen können.

In den letzten Jahren und Jahrzehnten hat die Dokumentation im Gesundheitswesen immer größere Bedeutung gewonnen. Dies liegt nicht zuletzt daran, dass die Erstattung der Leistungen durch die Krankenkassen eng verknüpft ist mit dem Vorhandensein einer vollständigen Dokumentation. Leider hat dies zur Folge, dass auch Fakten dokumentiert werden müssen, die für die patientenzentrierte Behandlung keinerlei Relevanz haben, die Dokumentation dieser Fakten aber einen nicht unerheblichen Einsatz von Zeit verlangt (Doodey et al. 2018). In diesen Fällen konterkariert die Dokumentation manchmal den patientenzentrierten Ansatz. Außerdem sollte bei aller technisch erleichterten Dokumentation die **verbale Kommunikation** keinesfalls auf der Strecke bleiben (Krüger-Brand 2015). Es ist nämlich mit einem vertretbaren Zeitaufwand schlicht nicht möglich, z. B. alle Einzelheiten aus einem Patientengespräch oder gar die Zwischentöne in einem solchen Gespräch ausreichend zu dokumentieren.

§ 112 SGB V sowie die Landeskrankenhausgesetze sind die gesetzlichen Grundlagen der Tätigkeit des Sozialdienstes sowie des Entlassmanagements im Krankenhaus. Einzelheiten werden in Verträgen zwischen Landesverbänden der Krankenkassen und Ersatzkassen auf der einen sowie Landeskrankenhausgesellschaft oder Vereinigungen der Krankenhausträger im Land auf der anderen Seite geregelt. Der Sozialdienst ist für das *Entlassmanagement* zuständig. Der Sozialdienstmitarbeiter ist ein festes Mitglied des Palliativteams. Die Mitarbeiter des Sozialdienstes sind durch die gesetzlichen und vertraglichen Vorgaben des Entlassmanagements (Abschn 12.3) an bestimmte Dokumente gebunden, die fest mit der Palliativdokumentation verlinkt werden sollten, damit alle Teammitglieder jederzeit Zugriff zu den Informationen des Sozialdienstes haben, wodurch wiederum unnötige Telefonate und Nachfragen reduziert werden.

7.6 Zusammenfassung

Das interdisziplinäre Palliativteam arbeitet nach den Prinzipen der Patientenzentrierung, Familienorientierung und Interdisziplinarität. Wenn es in den Bereichen der Raumplanung, Tagesstrukturierung, Dokumentation und Personalplanung gute Bedingungen erhält, kann es auf einer Palliativstation Patienten aller medizinischen Fachgebiete, auch Patienten mit hohem Rehabilitationsbedarf und Abhängigkeit von lebenserhaltenden Technologien, optimal versorgen.

Literatur

Arora NK et al. (2017) A patient-centered approach to research on palliative care for patients with advanced illnesses and their caregivers. J Pain Symptom Manag 54: e1
Aulbert, Klaschik, Pichlmaier (1998) Palliativmedizin - Ein ganzheitliches Konzept. Schattauer, Stuttgart
Balint E (1969) The possibilities of patient-centered medicine. J R Coll Gen Pract 17:269
Centor RM (2007) To be a great physician, you must understand the whole story. Medscape Gen Med 9:59
Den Boer J et al (2017) A cross-sectional study investigating patient-centred care, co-creation of care, wellbeing and job satisfaction among nurses. J Nurs Manag 25(7):577–584
Deutsche Gesellschaft für Palliativmedizin (2007) Empfehlungen der Deutschen Gesellschaft für Palliativme-

dizin zur Personalbesetzung auf Palliativstationen (Stand 23.02.2007). www.dgpalliativmedizin.de/images/stories/Empfehlung_zur_Personalbesetzung_auf_Palliativstationen_2007.pdf. Zugegriffen am 26.05.2020

Doodey O et al (2018) Nursing documentation in palliative care: an integrative review. J Nurs. http://www.hoajonline.com/journals/pdf/2056-9157-5-3.pdf. Zugegriffen am 29.05.2020

Eierdanz D et al (2017) Erhebungsbogen für Palliativstationen zur Zertifizierung und Anerkennung von Palliativstationen als qualitätssichernde Maßnahme in der palliativmedizinischen Versorgung. https://www.dgpalliativmedizin.de/images/_eb_palliativ-I7_170705.pdf. Zugegriffen am 29.05.2020

Elg M et al (2012) Co-creation and learning in health-care service development. J Serv Manag 23(3):328–343

Fix GM et al (2018) Patient-centred care is a way of doing things: how healthcare employees conceptualize patient-centred care. Health Expect 21:300

Guastello S, Jay K (2019) Improving the patient experience through a comprehensive performance framework to evaluate excellence in person-centred care. BMJ Open Qual 8(4):e000737

Hall P et al (2007) Developing collaborative person-centred practice: a pilot project on a palliative care unit. J Interprof Care 21(1):69–81

Hemberg J, Bergdahl E (2019) Dealing with ethical and existential issues at end of life through co-creation. Nurs Ethics 15:969733019874496

Hudon K et al (2011) Measuring patients' perceptions of patient-centered care: a systematic review of tools for family medicine. Ann Fam Med 9:155

Janamian T et al (2016) On the road to value co-creation in health care: the role of consumers in defining the destination, planning the journey and sharing the drive. Med J Aust 204(7 Suppl):S12–S14

Körner M (2008) Analysis and development of multiprofessional teams in medical rehabilitation. Psychosoc Med 5:Doc01

Krüger-Brand H (2015) Palliativmedizin: Effizienter kooperieren mit IT. Dtsch Arztebl 112(45):14

Larson E et al (2019) When the patient is the expert: measuring patient experience and satisfaction with care. Bull World Health Organ 97(8):563–569

Makhni S (2017) Co-creation in health systems design. AMA J Ethics 19(11):1070–1072

Nancarrow SA et al (2013) Ten principles of good interdisciplinary team work. Hum Resour Health 10:11

Pringle J et al (2015) Dignity and patient-centred care for people with palliative care needs in the acute hospital setting: a systematic review. Palliat Med 29:675

Ulin K et al (2015) What is known about the benefits of patient-centered care in patients with heart failure. Curr Heart Fail Rep 12(6):350–359

Van der Meer L et al (2018) The importance of person-centred care and co-creation of care for the well-being and job satisfaction of professionals working with people with intellectual disabilities. Scand J Caring Sci 32(1):76–81

WHO (2002) WHO definition of palliative care 2002. https://www.dgpalliativmedizin.de/images/stories/WHO_Definition_2002_Palliative_Care_englisch-deutsch.pdf. Zugegriffen am 30.09.2019

Winn K et al (2015) Measuring patient-centered care: an updated systematic review of how studies define and report concordance between patients' preferences and medical treatments. Patient Educ Couns 98:811

Wittry SA et al (2017) The value of rehabilitation medicine for patients receiving palliative care. Am J Hosp Palliat Care 35(6):889–896

Wyer PC et al (2014) Relationship-centred care: antidote, guidepost or blind alley? The epistemology of 21st century health care. J Eval Clin Pract 20:881

Integration und Beratung von Angehörigen

Jana Alber und Thomas Demmer

Inhaltsverzeichnis

8.1 Situation und Belastungen der Angehörigen 73
8.2 Bedarfe und Bedürfnisse der Angehörigen 74
8.3 Angebote und Beratungsstrategien für Angehörige 76
Literatur 77

8.1 Situation und Belastungen der Angehörigen

Palliative Behandlungen erfolgen in unterschiedlichen Settings (ambulant oder stationär) und Rahmungen (mit oder ohne Unterstützung durch Pflegedienste und/oder SAPVs). Sie beinhalten somit auch unterschiedliche Kontextbedingungen der unterstützenden Angehörigen.

Viele Forschungsstudien zum Situationserleben der Angehörigen beziehen sich auf die palliative Versorgung in der häuslichen Umgebung, in der Angehörige häufig ein hohes Maß an Pflegeaktivität leisten. Die Ergebnisse dieser Studien geben somit insbesondere Hinweise auf das Belastungsempfinden der Angehörigen. Dieses steht in einem nachweisbaren Zusammenhang mit der finanziellen, körperlichen sowie seelischen Belastung durch die Pflegesituation und geht mit einer geringeren Lebensqualität und einem geringen Kohärenzsinn einher (Götze et al. 2015).

Neben dem Belastungsempfinden pflegender Angehöriger thematisieren Forschungsstudien mitunter die Entwicklung eigener Krankheiten als Folgeerscheinungen aus der Sorge um das erkrankte Familienmitglied (Mehnert und Vehling 2018; Ullrich et al. 2018a). Durch die palliative Situation weisen bis zu 40 % der nahen Angehörigen Symptome von Ängstlichkeit und Depressionen sowie Einschränkungen in ihrer Lebensqualität auf. Doch nur 26 % der befragten Angehörigen nahmen zu dem Befragungszeitpunkt ein psychosoziales Unterstützungsangebot in Anspruch. Von ca. der Hälfte der befragten Angehörigen wurde Zeitmangel als Grund der Nicht-Inanspruchnahme von Unterstützungsangeboten angegeben.

J. Alber
Klinik für Neurologische Intensivmedizin und Frührehabilitation, Evangelisches Krankenhaus Oldenburg, Oldenburg, Deutschland

T. Demmer (✉)
Interdisziplinäres Palliativzentrum, Evangelisches Krankenhaus Oldenburg, Oldenburg, Deutschland
e-mail: thomas.demmer@evangelischeskrankenhaus.de

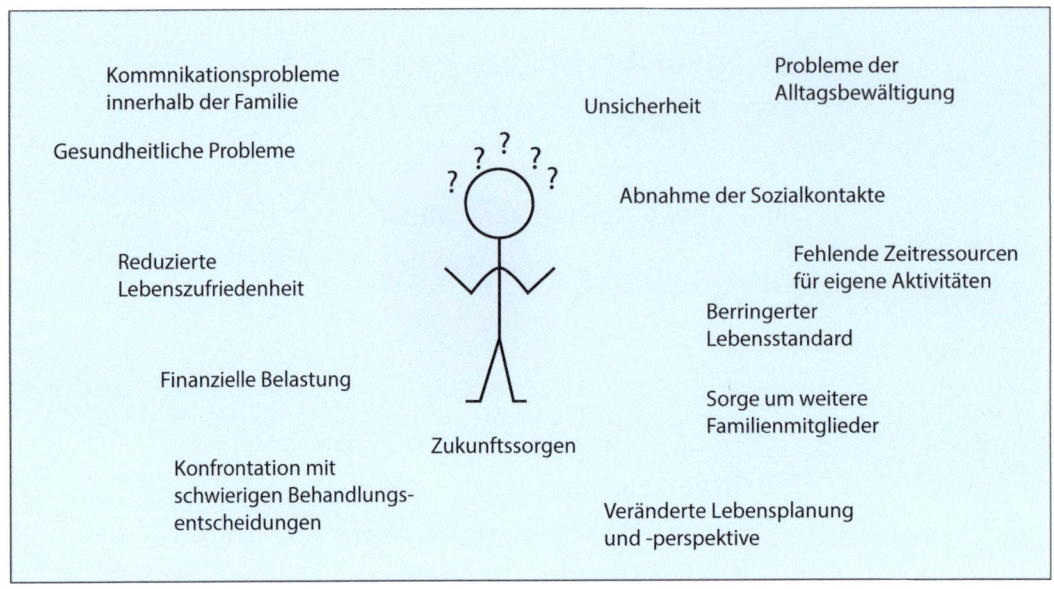

Abb. 8.1 Situation der Angehörigen in einer palliativen Versorgungssituation (in Anlehnung an Götze et al. 2015; Mehnert und Vehling 2018; Ullrich et al. 2018a; Haagen und Möller 2013)

Durch die geschilderten Zusammenhänge wird deutlich, dass die Behandlung des Patienten auch die Begleitung der Angehörigen umfassen muss. Um jedoch ihre Situation umfassend erfassen und verstehen zu können, müssen sich die professionellen Helfer darüber bewusst sein, dass in der aktuellen palliativen Situation mitunter frühere Verlusterfahrungen reaktiviert werden und zu zusätzlichen Belastungen führen (Haagen und Möller 2013). Demzufolge lässt sich die Belastung der Angehörigen nicht ausschließlich durch die aktuelle Situation erfassen und erklären, sondern erfordert auch Wissen bezüglich zurückliegender Erfahrungen mit palliativen Situationen.

Neben der Wahrnehmung der einzelnen Mitglieder der Familie ist die Erfassung der gesamtfamiliären Situation bedeutsam. In vielen Familien lässt sich aufgrund der palliativen Situation eine innerfamiliäre „Sprachlosigkeit" feststellen, die aus dem Versuch resultiert, sich gegenseitig schonen zu wollen. Aus gut gemeinter Rücksichtnahme wird dabei insbesondere das erkrankte Familienmitglied in wichtige, aber auch scheinbar belanglose Themen nicht mehr einbezogen, sodass oftmals dem physischen Tod der soziale Tod vorausgeht (Haagen und Möller 2013). Ein weiteres Phänomen palliativer Situationen wird als „double awareness" bezeichnet (Rodin zit. nach Mehnert und Vehling 2018) und umschreibt die Herausforderung der Patienten und Angehörigen, sich trotz des Wissens um den bevorstehenden Tod den Lebenssinn und -willen zu erhalten (Mehnert und Vehling 2018).

Um diesen Kreislauf aus Unsicherheit und Unwissenheit zugunsten einer sozialen Einbindung bis zum Lebensende entgegenzuwirken, bedarf es oftmals professioneller und auf die gesamtfamiliäre Situation ausgerichteter Unterstützung (Abb. 8.1).

8.2 Bedarfe und Bedürfnisse der Angehörigen

Wie viele der Behandlungs- und Forschungsausrichtungen der letzten Jahrzehnte wurden die bislang bekannten Studien zur Situation unterstützender Angehöriger in der palliativen Versorgung weitestgehend defizitorientiert konzipiert, d. h. es wurden insbesondere Faktoren betrachtet, die sich auf die empfundene Belastung beziehen. Zweifelsohne bieten diese Ergebnisse hilfreiche Hinweise darauf, welche Faktoren von dem be-

Unterstützungsbedürfnisse in Bezug auf die Pflege und Versorgung der erkrankten Person	Persönliche Unterstützungsbedürfnisse der Angehörigen selbst
Rolle als „Co-Worker"	**Rolle als Betroffene**
Namentlich bekannte Ansprechpartner	Zeitliche Unterstützung
Verstehen der Symptome des Patienten und Umgang mit den benötigten Medikamenten	Umgang mit eigenen Gesundheitsbeschwerden
Bereitstellung von Hilfsmitteln	Unterstützung bei Fragen zu finanziellen, rechtlichen oder beruflichen Aspekten
Bereitstellung von Pflegeunterstützung	Praktische Unterstützung z.B. im Haushalt
Unterstützung die Krankheit zu verstehen	Emotionale Unterstützung (auch z.B. durch Religion, Glaube oder Spiritualität)
Unterstützung den Sterbeprozess zu verstehen	
Mit dem Patient/der Patientin über das Kranksein sprechen	
Unterstützung zum Zeitpunkt des Todes	

Abb. 8.2 Unterstützungsbedürfnisse der Angehörigen (Kreyer und Pleschberger 2018; Ewing und Grande 2012)

handelnden Team in den Blick genommen werden müssen, um Belastungen der Angehörigen zu reduzieren. Sie ermöglichen jedoch keine kausalen Rückschlüsse auf die Bedarfe und Bedürfnisse der Angehörigen. Vielmehr bleiben resultierende Empfehlungen auf Grundlage durchgeführter Studienergebnisse oftmals allgemein und verweisen auf eine prinzipielle „Stärkung der Kommunikation" (Haagen und Möller 2013). Zudem erfährt die Betrachtung der Auswirkungen auf Angehörige oftmals nur im Rahmen sekundärer Studienziele Berücksichtigung (Oechsle 2017), weshalb es neuer Forschungskonzeptionen bedarf, denen ressourcenorientierte Fragestellungen und Zielsetzungen der Situation nahestehender Angehöriger zugrunde liegen.

Einen in diese Richtung gehenden Ansatz zur Unterstützung von Angehörigen in der häuslichen Hospiz- und Palliativversorgung bietet das KOMMA-Verfahren. Hierbei handelt es sich um einen evidenzbasierten Ansatz, der gezielt die Bedürfnisse der Angehörigen aufgreift und an den Fähigkeiten und Ressourcen der Angehörigen ansetzt. Er wurde in England entwickelt und basiert auf dem Carer Support Needs Assessment Tool (CSNAT), das auf der Grundlage von Interviews mit trauernden Angehörigen 13 Unterstützungsdomänen unterscheidet (Kreyer und Pleschberger 2018). In der Abb. 8.2 sind die ins Deutsche übersetzten Kategorien abgebildet und in zwei Gruppen aufgeteilt.

Die Anwendbarkeit und der Nutzen des CSNAT wurden in Studien überprüft mit dem Ergebnis, dass bessere Outcomes in Bezug auf die Belastung sowie die psychische und physische Gesundheit der Angehörigen erzielt werden konnten. Die sprachliche und kulturelle Anpassung ins Deutsche erfolgt seit 2016 durch ein transdisziplinäres Forschungsteam, das u. a. eine Umbenennung zu KOMMA (*Kom*munikation *m*it *A*ngehörigen) vornahm. Das KOMMA umfasst in einem ersten Schritt eine Selbsteinschätzung der Angehörigen zu ihrer Situation und erweitert sich in einem zweiten Schritt um ein Gespräch, in dem, ausgehend von dem Situationserleben, gemeinsam mit einer qualifizierten Fachkraft der aktuelle Unterstützungsbedarf und die Unterstützungsmöglichkeiten ermittelt werden. In einem Pilotprojekt zur Anwendbarkeit des Ansatzes konnte neben der guten Verständlichkeit insbesondere die Ressourcenorientierung als positiv herausgestellt werden. Auch wenn die Ergebnisse der Evaluation des Einschätzungsbogens noch ausstehen, gehen die Autoren davon aus, dass der Gebrauch des KOMMA zu einer strukturierteren und situationsbedingten Erfassung der Bedürfnisse der Angehörigen führen kann (Kreyer und Pleschberger 2018).

Auch die Autoren Ullrich et al. (2018b) haben aktuell eine Studie veröffentlicht, die die Bedürfnisse von Angehörigen untersucht. In dieser wurden insgesamt 232 Angehörige zu Beginn einer spezialisierten stationären Palliativversorgung mittels vorgegebener Items zu der Wichtigkeit und Erfülltheit zu 20 vorformulierten Bedürfnissen befragt. Die Ergebnisse zeigen, dass durchschnittlich 12,2 Bedürfnisse unerfüllt blieben und sieben Bedürfnisse bei mehr als 50 % der Angehörigen nicht oder nur teilweise erfüllt wurden. Am häufigsten blieben die Bedürfnisse „Hoffnung spüren" (73 %), „wissen, wann das Auftreten von Symptomen erwartbar ist" (63 %) und „jemanden haben, der sich um meine Gesundheit kümmert" (58 %) unerfüllt.

Eine Studie aus dem anglo-amerikanischen Raum hat sich 2011 mit der Frage auseinandergesetzt, welche Bedürfnisse und Bedarfe Patienten mit Herzinsuffizienz (N = 33) und Angehörige (N = 20) wahrnehmen. Ihre Ergebnisse zeigen, dass sich die Angehörigen einen besseren Einbezug sowie eine Erleichterung der Kommunikation und Koordination wünschen. Ein besonderer Wunsch der Angehörigen besteht darin, Unterstützung zu erfahren, wie sie mit der erkrankten Person besser ins Gespräch kommen können, um Sorgen und Belastungen miteinander teilen zu können (Bekelman et al. 2011).

8.3 Angebote und Beratungsstrategien für Angehörige

Die Auseinandersetzung zur Situation pflegender Angehöriger verdeutlicht, dass Angehörige andere Bedürfnisse aufweisen als Patienten. Es handelt sich demnach um zwei voneinander abzugrenzende Zielgruppen der palliativen Gesamtversorgung. Die WHO formuliert bereits im Jahr 2002, dass es spezifischer Angebote für die Zielgruppe der Angehörigen im Konzept der Palliative Care bedarf und sie als „unit of care" in der Palliativmedizin einbezogen werden müssen (WHO 2002).

Die soziale Begleitung der Patienten und Angehörigen soll demnach ein fester Bestandteil in der interdisziplinären Versorgung sein, sodass auch die individuellen Belastungsfaktoren und Unterstützungsbedürfnisse der Angehörigen Berücksichtigung erfahren (Mehnert und Vehling 2018). Die Umsetzung einer familienorientierten Palliativversorgung scheint jedoch bis heute nicht ohne Weiteres leistbar. Problematiken, wie sie bereits im Jahr 2004 von Hudson et al. festgestellt werden, wie z. B. knappe Ressourcen von Seiten des behandelnden Teams, eine mangelnde Kontinuität in der Begleitung der Familien, mangelnde Erfahrung in der professionellen Begleitung der Familien und Störungen bei wichtigen Gesprächen mit Familien, haben bis heute Bestand.

Eine Herausforderung besteht darin, dass der Wunsch nach Beratung oftmals nicht als solcher erkannt, geschweige denn als solcher geäußert wird. Familienangehörige wenden sich selten selbst an Therapeuten. Vielmehr sind es die Teammitglieder, die eine Kontaktaufnahme empfehlen oder sogar anbahnen. Dies erfordert nicht nur aufmerksame Teammitglieder, sondern darüber hinaus das Wissen, an wen man sich wenden kann, sowie die Verfügbarkeit eines Therapeuten. Ebenfalls beschreiben die Autoren die Schwierigkeiten, die sich durch unterschiedliches Kontextwissen, Kommunikationsstrategien etc. zwischen dem behandelnden Team und extern arbeitenden Therapeuten ergeben können (Haagen und Möller 2013). Patienten und Angehörige nehmen solche Problematiken als „innerkollegiale Sprachlosigkeit" wahr und stellen in Bezug auf den Behandlungsverlauf immer wieder Kommunikationslücken fest (Glaus & Senn).

Aus den bekannten Problematiken ist vielmehr ratsam, dass ein festes Teammitglied des interdisziplinären Palliativteams mit familienorientierter Ausbildung die Arbeit mit den Angehörigen sowie gemeinsam mit dem erkrankten Familienmitglied umsetzt. Im Rahmen dieser Tätigkeit kann dann u. a. das Ziel der Palliativversorgung verfolgt werden, die innerfamiliäre Verständigung sowie Toleranz gegenüber Unverständlichem beim anderen zu fördern bzw. wieder zu ermöglichen. Die Angehörigen können durch diese Form der Unterstützung lernen, „einander wieder zumuten zu können" (Haagen und Möller 2013). Hilfreich kann es sein, schwierige Gespräche gemeinsam mit ärztlich-medizinischem Personal durchzuführen, da die Parallelität der eher direkt-ärztlichen und eher fragend-verstehenden Gesprächsführung von Angehörigen als hilfreich wahrgenommen wird. Eine gute palliative Versorgung, einschließlich eines würdigen Todes, kann auch beim behandelnden Team dafür sorgen, dass die Arbeit nicht nur Belastungen beinhaltet, sondern positive Faktoren erfahrbar werden (Haagen und Möller 2013). Das bedeutet, dass das Bemühen um eine gute Angehörigenarbeit auch eine Investition in die eigene (psychische) Gesundheit darstellt. Dabei spielt auch die Organisationskultur eine bedeutsame Rolle, die kritisches Hinterfragen, Moral, Empathie und den Austausch, z. B. im Rahmen einer klinischen Ethikberatung, ermöglicht (Wallner 2014).

Vor dem Hintergrund der Komplexität der Lebenssituation und dem Vorliegen erster Studienergebnisse zu dem tatsächlichen Versorgungsbedarf von Angehörigen, die z. B. in „der Unterstützung und Zeit der Ärzte und Pfleger" liegt oder in der „spirituellen und emotionalen Unterstützung" (Vogt et al. 2018), sei ernsthaft dahingestellt, ob die Zielrichtung künftiger Forschungsprojekte darin liegen kann, die Bedürfnisse von Angehörigen in Zukunft mit einem nur ein Item umfassenden Fragebogen zu erfassen (Kühnel et al. 2019). Die Ergebnisse zeigen vielmehr, dass eine individuelle und umfassende Erfassung der Bedürfnisse von Angehörigen bereits Teil der Intervention sein kann.

Konzeptionelle Überlegungen/ Beratungsstrategien

Familienorientierte Palliativmedizin braucht:
- Verlässliche Strukturen und Kontinuität
- Erfahrung in der professionellen Begleitung von Familien
- Aufmerksame Teammitglieder, die auch ungeäußerte Bedarfe der Familien erkennen
- Kooperationen innerhalb des multiprofessionellen Teams
- Offenheit für Kritik sowie moralische und ethische Reflexion

Literatur

Bekelman DB, Nowels CT, Retrum JH, Allen LA, Shakar S, Hutt E, Heyborne T, Main DS, Kutner JS (2011) Giving voice to patients' and family caregivers' needs in chronic heart failure: implications for palliative care programs. J Palliat Med 14(12):1317–1324

Ewing G, Grande G (2012) Development of a Carer Support Needs Assessment Tool (CSNAT) for end-of-life care practice at home: a qualitative study. Palliat Med 27(3):244–256

Götze H, Brähler E, Gansera L, Schnabel A, Köhler N (2015) Erschöpfung und Überlastung pflegender Angehöriger von Krebspatienten in der palliativen Situation. Psychothere·Psychosom Med Psychol 65(02): 66–72

Haagen M, Möller B (2013) Sterben und Tod im Familienleben. Beratung und Therapie von Angehörigen und Sterbenskranken. Praxis der Paar- und Familientherapie, Bd 7. Hogrefe, Göttingen

Hudson PL, Aranda S, Kristjanson LJ (2004) Meeting the supportive needs of family caregivers in palliative care: challenges for health professionals. J Palliat Med 7(1):19–25

Kreyer C, Pleschberger S (2018) KOMMA – ein nutzerorientierter Ansatz zur Unterstützung von Angehörigen in der häuslichen Hospiz- und Palliativversorgung. Z Palliativmed 19(6):299–304

Kühnel M, Ramsenthaler C, Bausewein C, Fegg M, Hodiamont F (2019) Validierung der 7-Item Kurz-Version des Zarit Burden Interviews – Ein Fragebogen zur Erhebung der Belastung von Angehörigen von Palliativpatienten. Z Palliativmed 19(05):16–17

Mehnert A, Vehling S (2018) Psychoonkologische Unterstützung von Patienten und Angehörigen in der Terminalphase. Forum 33:30–34

Oechsle K (2017) Palliative Betreuung so früh wie möglich. Schmerzmedizin 33(6):26–27

Ullrich A, Marx G, Benze G, Heine J, Dickel LM, Wowretzko F, Zhang Y, Bokemeyer C, Nauck F, Bergelt C, Oechsle K (2018a) Psychosoziale Belastungen, Lebensqualität und Inanspruchnahme psychosozialer

Unterstützungsangebote bei Angehörigen zu Beginn einer spezialisierten stationären Palliativversorgung. Z Palliativmed 19(05):2–2

Ullrich A, Marx G, Benze G, Zhang Y, Wowretzko F, Heine J, Dickel LM, Bokemeyer C, Nauck F, Bergelt C, Oechsle K (2018b) Bedürfnisse von Angehörigen zu Beginn einer spezialisierten stationären Palliativversorgung. Z Palliativmed 19(05):15–15

Vogt AR, Stiel S, Heckel M, Goebel S, Mai SS, Seifert A, Ostgathe C, Weber M (2018) Einschätzung der Betreuungsqualität am Lebensende: Übersetzung und Validierung der deutschen Version des „Care of the Dying Evaluation" (CODE-GER). Ein Fragebogen für trauernde Angehörige. Z Palliativmed 19(05):17–18

Wallner J (2014) Sterben auf der Intensivstation. Med Klin Intensivmed Notfallmed 1:13–18

WHO – Weltgesundheitsorganisation (2002) National cancer control programmes: plicies and managerial guidelines. In: WHO (Hrsg) Pain relief and palliative care. World Health Organisation, Geneva

Kunst und Musik

Lena Eliaß

Inhaltsverzeichnis

9.1 Was sind Kunst- und Musiktherapie? 79
9.2 Künstlerische Therapien im palliativen Setting 80
9.3 Ergebnisse quantitativer Studien 85
9.4 Fazit und Ausblick 87
Literatur 88

Im Spektrum künstlerischer Therapien sind Kunst- und Musiktherapie am weitesten verbreitet und weithin anerkannt. Sie sind als Bestandteil der palliativen Komplexbehandlung zugelassen. Daher konzentriert sich dieses Kapitel auf die Betrachtung der beiden Therapieformen. Nach einem kurzen Überblick über beide Therapieformen gibt es Informationen, wie die Therapien im palliativen Setting durchgeführt werden. Anschließend wird der Forschungstand aufgezeigt.

9.1 Was sind Kunst- und Musiktherapie?

„Mit einem Bild möchte ich etwas Tröstliches sagen, so wie Musik tröstlich ist." Vincent van Gogh

Kunst und Musik sind wichtige Kulturgüter, deren Ursprünge sehr weit in die Vergangenheit zurückreichen und die helfen können, sich nonverbal auszudrücken, Emotionen zu beeinflussen oder – wie am Lebensende besonders hilfreich – Trost zu spenden. Vielleicht hat der ein oder andere Leser bereits einmal erlebt, wie wohltuend es ist, ein schönes Bild zu betrachten oder ein Musikstück zu hören, das zur Stimmung passt. Darüber hinaus entspringen schöpferische Prozesse (z. B. malen, gestalten, singen, instrumentale Improvisation und Komposition) tiefen Bedürfnissen, die Kinder schon früh für sich entdecken. Je nach Reaktionen der Eltern und anderer Bezugspersonen vertiefen sie ihre Fähigkeiten oder verlieren die Lust am kreativen Ausdruck. Eine zentrale Aufgabe künstlerischer Therapien ist es – immer unter Einbezug der persönlichen Beziehung zum künstlerischen Therapeuten – individuelle Kreativität offenzulegen und für die Lebensbewältigung zu nutzen.

Kunsttherapeuten organisieren sich in Deutschland in unterschiedlichen Verbänden, daher gibt es auch keine einheitliche Definition von Kunsttherapie. Der Deutsche Fachverband für Kunst- und Gestaltungstherapie e. V. formuliert: „Kunsttherapie ist eine Fachrichtung der Künstlerischen Therapien. Sie ermöglicht innerhalb einer geschützten therapeutischen Beziehung vor allem einen nonverbalen

L. Eliaß (✉)
Therapiezentrum, Evangelisches Krankenhaus Oldenburg, Oldenburg, Deutschland
e-mail: lena.eliass@evangelischeskrankenhaus.de

Ausdruck sowie den bewussten Zugang zu vor- und unbewussten Inhalten durch die vielfältigen Medien und Techniken der Bildenden Kunst."[1] Die Bundesarbeitsgemeinschaft (BAG) Musiktherapie definierte in ihren „Thesen zur Musiktherapie": „Musiktherapie ist der gezielte Einsatz von Musik im Rahmen der therapeutischen Beziehung zur Wiederherstellung, Erhaltung und Förderung seelischer, körperlicher und geistiger Gesundheit." (Bissegger et al. 1998)

In der letzten Lebensphase haben viele Menschen das Bedürfnis nach Beziehung, nach Klärung von Lebenskonflikten oder Wunsch nach Linderung ihrer aktuellen Beschwerden, oder einfach nach loslassen können. Kunst- und musiktherapeutische Angebote bieten hierfür viele hilfreiche Strategien und können individuell auf die Bedürfnisse der Patienten angepasst werden. Insbesondere die Fähigkeit des Hörens bleibt bei sterbenden Menschen sehr lange erhalten (Wehner und Gygax 2015).

▶ **Wichtig** Die Fähigkeit des Hörens bleibt bei sterbenden Menschen sehr lange erhalten

Wünschenswert ist es über das Angebot künstlerischer Therapien hinaus, die Menschen vor vermeidbaren, insbesondere akustischen und visuellen Stressoren zu schützen. Es bedarf einer erhöhten Achtsamkeit hinsichtlich der Raumgestaltung, um für positive, sinnliche Angebote zu sorgen. Zielstellungen, Wirkungen sowie Arbeitsweise und Haltung der Therapeuten beider Disziplinen sind sehr ähnlich. Die beiden genutzten Medien jedoch bieten Unterschiede: Musik kann ohne Hilfsmittel nicht festgehalten werden, sie bleibt im Moment, klingt und verklingt. Der Fokus der Patienten liegt ganz im aktuellen Erleben. In der Kunsttherapie entsteht häufig ein Werk, das über die Therapie hinaus besteht, auch wenn der Fokus auf dem Prozess liegt. In ihrem narrativen Review „Kunsttherapie in der Palliativversorgung" berichten Ria Kortum, Sabine Koch, Lukas Radbruch und Harald Gruber, dass dieses Ergebnis aus der Kunsttherapie ein bleibender Ausdruck des Patienten ist und eine wichtige Erinnerung für Angehörige werden kann (Kortum et al. 2018).

Sind Therapeuten notwendig, damit Patienten Kultur für sich nutzbar machen können? Kostengünstiger und einfacher wäre ja statt der Durchführung von künstlerischen Therapien die Anschaffung von CDs, Farben und Bildern. Allerdings scheint sowohl die Auswahl der Intervention als auch die Beziehung zum Gegenüber – zum Therapeuten – essenziell für die Patienten. Ergebnisse aus einer Studie von Cheryl Dileo und Joke Bradt deuten darauf hin, dass musikalische Interventionen, die im Rahmen der therapeutischen Beziehung zwischen Musiktherapeut und Patient stattfinden, einen größeren Effekt haben, um physiologische und psychologische Parameter der Patienten zu verbessern, als das Anhören aufgenommener Musik (Dileo und Bradt 2005).

9.2 Künstlerische Therapien im palliativen Setting

In der palliativen Komplexbehandlung (OPS 8-982) sind neben anderen Maßnahmen der Einsatz von mindestens zwei der folgenden Therapien vorgesehen: Sozialarbeit, Psychologie, Physiotherapie, künstlerische Therapie (Kunst- und Musiktherapie), Entspannungstherapie, Patienten-, Familien- und Angehörigengespräche (von allen Berufsgruppen aus dem Behandlungsteam durchführbar). Insgesamt soll der Patient mindestens sechs Stunden dieser Therapien pro Woche erhalten (DIMDI 2019).

Eine Berufsgruppenanalyse künstlerischer Therapien von 2014 ergab, dass 332 Therapeuten (15,6 %), in der Sterbebegleitung, Palliativmedizin oder -pflege arbeiten. Hierunter sind auch andere Therapieformen wie Tanztherapie, Eurythmietherapie, Theatertherapie, Sprachgestaltung und Sonstige zusammengefasst. 86 Kunsttherapeuten (9,4 %) und 226 Musiktherapeuten (23,6 %) gaben an, im Arbeitsfeld der Sterbebegleitung/Palliativ-Medizin/Pflege tätig zu sein (Melches et al. 2016). Es fehlen einschlägige Erhebungen über den zeitlichen Einsatz und die Arbeitsverhältnisse der beschäftigten Therapeuten.

---

[1] http://www.kunsttherapie.de/kunsttherapie.html. Zugegriffen am 18.03.2019.

Auch zur Therapiedauer und Frequenz gibt es derzeit wenige Informationen.

Nach einer Studie von Preißler et al. ist es hilfreich, die Therapiezeiträume flexibel zu gestalten, da durch die Symptombelastung und psychische Situation eher kleine zeitliche Spielräume entstehen (Preißler et al. 2016). In dieser Studie, welche das musiktherapeutische Angebot auf einer Palliativstation untersucht – ohne standardisierte Verfahren, sondern wie es sich in der Praxis zeigt –, erhalten Patienten im Schnitt vier musiktherapeutische Sitzungen innerhalb eines Zeitraums von zwei Wochen. Die Dauer der Sitzungen lag im Durchschnitt bei 41 Minuten und variierte zwischen 20 und 70 Minuten.

Martina Baumann und Dorothea Bünemann erläutern in ihrem Buch „Musiktherapie in Hospizarbeit und Palliative Care", dass es für künstlerische Therapeuten wichtig ist, gut ins multidisziplinäre Behandlungsteam eingebunden zu sein. Nur so können sie ihre Angebote passgenau nach den Bedürfnissen der Patienten gestalten, wichtige Informationen erhalten und wieder ans Team zurückgeben. In wöchentlichen multidisziplinären Besprechungen und täglichen Übergaben kann von Begegnungen mit Patienten erzählt und erfragt werden, ob ein Patient von der künstlerischen Therapie profitieren könnte. Auch informelle Kontakte zu Pflegenden oder anderen Teammitgliedern sind hilfreich, um schnell aktuelle Informationen einzuholen oder ausführlicher von Therapien berichten zu können (Baumann und Bünemann 2009, S. 37 f.). Außerdem können durch künstlerische Therapien wertvolle Brücken geschaffen werden, um einen Zugang zum Patienten zu finden. Die positive Beziehungserfahrung zum künstlerischen Therapeuten kann sich auf das gesamte Behandlungsteam erweitern, sodass die Compliance verbessert wird. Patienten als Menschen mit kreativen, schöpferischen Ressourcen zu erleben, kann die Sicht des Behandlungsteams auf den Patienten verändern (Kortum et al. 2018).

Folgende Fragen können bei der konkreten Therapieplanung eine Rolle spielen:

- Welchen Bezug hat der Patient zu Kunst/Musik?
- Welche Erfahrungen hat er in seinem Leben mit dem Medium gemacht?
- Welche Zielstellungen erscheinen für ihn derzeit sinnvoll?
- Mit welchen Arbeitsformen können diese bearbeitet werden?
- Welche vorhandenen Fähigkeiten kann der Patient einbringen und wie ist sein aktuelles Befinden?

Wünschenswert ist es, einen Therapieraum auf der Station anbieten zu können für alle Patienten, die das Bett verlassen können. Alternativ kann ein Aufenthaltsraum genutzt werden oder die Therapie kann im Patientenzimmer stattfinden.

Der Raum, in dem sich Patient und künstlerischer Therapeut begegnen, verglichen mit anderen Berufsgruppen im klinischen Setting, ist ein sehr besonderer. Kunst- und Musiktherapeuten sollten Patienten mit hoher Achtsamkeit und Flexibilität begegnen (Baumann und Bünemann 2009, S. 121). In der Regel müssen sie keine pflegerischen oder medizinisch notwendigen Maßnahmen durchführen, die für Patienten unangenehm sein können. Sie können und dürfen den Patienten als autonome Person wahrnehmen und akzeptieren jede Ablehnung von Angeboten (Baumann und Bünemann 2009, S. 120). In diesem Raum gelingt es oft, eine Beziehung des Vertrauens und der Wertschätzung aufzubauen. Patienten öffnen sich häufig noch einmal auf eine andere Weise. Der Therapeut sollte seine Behandlung stets nach den Standards der Klinik dokumentieren. Die Möglichkeit zur regelmäßigen Supervision ist wünschenswert (Wilkerson et al. 2017).

Ziele der Kunsttherapie
Im Fokus der Behandlung stehen Erfahrungen des gegenwärtigen Moments, individuelle Wünsche und Bedürfnisse, Sinnfragen, sowie Integration und Klärung biografischer Themen. Es werden in der Regel keine konfrontativen, sondern unterstützende, beziehungs- und ressourcenorientiere Ansätze angewendet. Eine Deutung der entstandenen Bilder findet nur in seltenen Fällen und nur gemeinsam mit dem Patienten statt. Die Kunsttherapie wird im palliativen Setting zumeist als Einzeltherapie durchgeführt (Kortum et al. 2018).

Symptomerleichterung
Durch die Aktivität und die Konzentration auf das gegenwärtige künstlerische Projekt können Patienten eine unmittelbare Entlastung von Schmerzen sowie Angst- und Spannungszuständen erleben (Kortum et al. 2018).

Ressourcenaktivierung
Kunsttherapie kann den Fokus auf Stärken, verbliebene Fähigkeiten, Energiequellen und positive Erinnerungen richten. Dabei kann verlorengegangene Selbstwirksamkeit wieder erlebt werden. Im schöpferischen Prozess können sich Patienten spüren und Positives erfahren. Symbolisierungsprozesse können durch Motive wie Fenster oder Wurzeln angeregt werden, welche eine starke Relevanz für die aktuelle Lebenssituation der Patienten haben können. Kunsttherapie kann dazu beitragen, gegensätzliche Gefühlslagen zu integrieren. Die Gestaltungsverläufe und -ergebnisse können positive Gefühle wie Stolz, Freude oder Überraschung auslösen. Oftmals erfahren Patienten Anerkennung durch Angehörige und das Behandlungsteam, wenn sie sich über Werke aus der Kunsttherapie austauschen (Kortum et al. 2018).

Trauerbewältigung
Das Bedürfnis, sich bildnerisch auszudrücken, ist nicht eingeschränkt durch überwältigende Ängste, sondern verstärkt sich hierdurch (Kortum et al. 2018). Gestalterisch können Patienten die erlebte Bedrohung oder auch einen resümierenden Rückblick über ihr Leben darstellen. Durch den Ausdruck unausgesprochener oder unterdrückter Gefühle kann Entlastung entstehen. In längeren kunsttherapeutischen Verläufen wurden Veränderungen der Gestaltung von Chaos und Unruhe zu Klarheit und Ruhe im bildnerischen Ausdruck, aber auch im Verhalten der Patienten beobachtet (Kortum et al. 2018).

▶ **Wichtig** Kunsttherapie hilft, schwierige Gefühle zu integrieren

Patienten gestalten häufig Motive wie Pfade zwischen Himmel- und Erdreich, Überfahrten, transparente Farb- und Lichtdarstellungen oder Schmetterlinge. In Landschaftsdarstellungen nimmt oftmals der Himmel einen größeren Raum ein. Diese Annäherung an das Sterben wird von Therapeuten als wichtige, angstreduzierende Funktion der Kunsttherapie betrachtet (Kortum et al. 2018). Mehrere Fallberichte dokumentieren tiefergehende kunst-psychotherapeutische Prozesse. Dabei spielen biografische Auseinandersetzungen, positive Lebensrückschauen oder die Verarbeitung traumatischer Erlebnisse eine wichtige Rolle. Unerledigte Vorhaben können symbolisch gestaltet und innerlich durchlebt werden (Kortum et al. 2018).

Soziale Unterstützung
Die therapeutische Beziehung kann Patienten vor der Isolation schützen. Wenn es gewünscht wird, ist es leicht möglich, Angehörige ins aktive Gestalten mit einzubinden oder mit ihnen über das entstandene Werk zu sprechen. Oftmals verändert sich dann die Kommunikation zwischen Patienten und den Angehörigen, da Tabus und Unaussprechliches im Anschluss an therapeutische Prozesse zur Sprache kommen können. So entstehen heilsame, klärende und hilfreiche Dialoge. Das kunsttherapeutische Produkt nimmt hierbei eine wichtige soziale Funktion ein (Kortum et al. 2018).

Kunsttherapeutische Methoden
Bewährte Techniken zum Einstieg sind Wahrnehmungsübungen, Phantasiereisen, das Abzeichnen der Umgebung und Nass-in-Nass-Techniken (dabei wird mit nassen Farben auf nassem Papier gearbeitet, sodass die Farbübergänge fließend werden). Als Materialien eignen sich buntes Farbpapier und impulsgebende Bildmaterialien mit beruhigenden, ressourcenaktivierenden oder erinnerungsweckenden Inhalten. Wenn Patienten nicht selbst etwas gestalten können oder wollen, so kann der Therapeut stellvertretend oder assistierend nach den Vorgaben des Patienten handeln. Auch die Arbeit mit Knete, Ton oder Gipsabdrücken bietet sich an. Hier können Werke für Angehörige entstehen, die den Abschied erleichtern. Bei längeren Therapieverläufen kann das Angebot stets an die aktuelle Konstitution des Patienten angepasst werden (Kortum et al. 2018).

▶ **Wichtig** Bewährte Techniken zum Einstieg sind Wahrnehmungsübungen, Phantasiereisen, Nass-in-Nass-Technik.

Fallbeispiel: Bild aus der Kunsttherapie (Abb. 9.1)

„Das Boot ist ein Wunsch von einem alten Mann, gebürtig aus Norddeutschland. Mit seinen Kindern lebte er dann in Hessen. Man hört seine norddeutsche Herkunft noch an der Sprache, er ist tätowiert. Er hatte noch nie was mit Kunst zu tun, hat auf dem Bau gearbeitet. Wünschen würde er sich ein Bild vom Angeln, nachts, bei Mondlicht, am Meer, wenn so was geht. Ich tu mein Bestes, frag Details ab: wo soll der Horizont sein, wo der Mond, wo das Boot, wie groß das Boot. Was zuletzt noch fehlt, als das Bild schon ziemlich fertig ist: Die dunklen Wolken oben sollten auch mit drauf, die gehörten dazu. Dann ist er zufrieden, ich hänge das Bild so auf, dass er es vom Bett aus sehen kann. Wenige Tage später ist er tot. Ich treffe den Sohn auf der Station, der mir erzählt, dass die schönste Erinnerung mit seinem Vater das nächtliche Angeln am See ist. Der Vater sei schon vor vielen Jahren nach Hessen gezogen. In Hessen gabs kein Meer, aber der Vater war mit seinem Sohn stattdessen auf dem See Angeln gewesen. Er ist sehr berührt von dem Bild und nimmt es gerne mit."

Brigitta Gerke-Jork, Diplom-Kunsttherapeutin (FH) ◄

Ziele der Musiktherapie

Die Musiktherapie im palliativen Setting zielt darauf ab, die Lebensqualität der Patienten zu verbessern. Vorrangige Ziele sind die Symptomerleichterung, psychosozialen und spirituellen Bedürfnissen nachzukommen sowie die Unterstützung in Bezug auf Kommunikation. Darüber hinaus können Pflegende und Angehörige unterstützt werden in der eigenen Bewältigung von Ärger und Trauer sowie in ihrer Kommunikation mit dem Patienten (Bradt und Dileo 2010).

Symptomerleichterung

Durch die Beschäftigung mit Musik gelingt es oft, Ablenkung, Entspannung oder eine Verbesserung des Wohlbefindens zur Therapiezeit oder auch darüber hinaus zu erreichen (Warth et al. 2014). Patienten ist es oft ein großes Bedürfnis, Momente der Geborgenheit und des Genießens zu erleben (Preißler et al. 2016). Musikhören reguliert genauso wie aktives Musizieren Vitalparameter, so vertieft sich zumeist die Atmung, der Fokus verschwindet von der Angst und es findet eine allgemeine körperliche Aktivierung statt (Bradt und Dileo 2010).

▶ **Wichtig** Musik kann Vitalparameter regulieren.

Selbstreflexion

Musik auszuwählen, zu hören, live zu musizieren oder zu singen, kann die emotionalen Extremlagen der Patienten wie Angst, Wut, Trauer oder Niedergeschlagenheit beeinflussen, halten und lindern (Warth et al. 2014). Für Patienten ist es ein großes Anliegen, Unterstützung hierbei zu erhalten, um ihre Gefühle wahrnehmen, zulassen, ausdrücken und würdigen zu können. Die Selbstwahrnehmung und Selbstwirksamkeit können gestärkt werden (Preißler et al. 2016).

Soziale Unterstützung

Die Musik bietet zum einen den nonverbalen Raum der Kommunikation. Häufig passiert es aber auch, dass die gemeinsam erlebte Musik Grundlage für die Beziehung ist, in der im Anschluss über Sorgen und Belastungen gesprochen werden kann (Warth et al. 2014). Für die Patienten ist es oft wichtig, unterstützt zu werden in ihrem Abschied vom Leben und von ihren Angehörigen. Sie wünschen sich Gesprächspartner, denen sie einfach mal etwas erzählen, aber auch

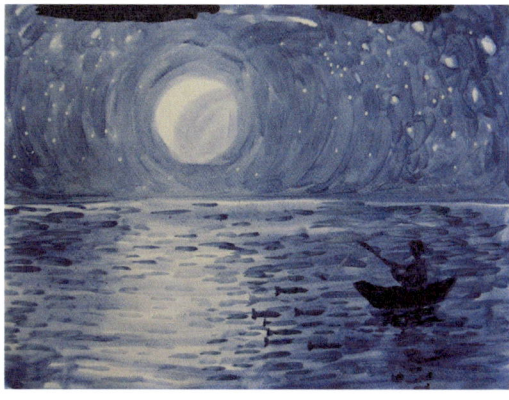

Abb. 9.1 Brigitta Gerke-Jork: Das Boot

ihre Befürchtungen und Hoffnungen mitteilen können (Preißler et al. 2016).

Unterstützung spirituellen Ausdrucks und Erlebens
Oftmals nimmt die Bedeutung von Spiritualität am Ende des Lebens zu. Musik und Klang kommen in unterschiedlichen Formen in nahezu allen Religionen (Kap. 3) vor und bieten Raum, um Spiritualität zu erleben (Warth et al. 2014).

Musiktherapeutische Methoden
Auch in der Musiktherapie bietet sich eine Vielzahl von Möglichkeiten an. Nach Warth et al. (2014) kann Musik gehört werden: Dabei wird unterschieden zwischen einer Improvisation – also Musik, die aus dem Moment heraus entsteht, oder Musik, die zuvor für den Patienten komponiert wurde, oder bestehender Musik, welche live interpretiert wird. Dabei wird der Therapeut stets seinen musikalischen Ausdruck der aktuellen Situation anpassen. Es kann auch gemeinsam aufgenommene Musik von CDs o. Ä. gehört werden. Therapeut und Patient begeben sich dann gemeinsam in die Rolle der Hörenden und unter Umständen Genießenden. Häufig schließt sich dann ein Gespräch über die Musik an, manchmal über Assoziationen, Empfindungen oder Erinnerungen.

▶ **Wichtig** Bewährte musiktherapeutische Techniken sind Improvisation, gemeinsames Singen und Musik hören.

Der Patient kann auch selbst ein Instrument spielen – es gibt eine Vielzahl an Instrumenten, mit denen musikalische Laien angenehme Klänge erzeugen können. Hiermit kann sich der Patient nonverbal ausdrücken.

Es kann gemeinsam oder abwechselnd gespielt und gesungen werden. Auch Songwriting ist eine wertvolle musiktherapeutische Arbeitsform. Außerdem kann Musik mit anderen Elementen (Bewegung, Kunst etc.) kombiniert werden (Dileo und Bradt 2007). Neben dem Hören kann auch die Körperwahrnehmung durch die Sensibilität angesprochen werden, beispielsweise durch den Einsatz der Körpertambura (Abb. 9.2).

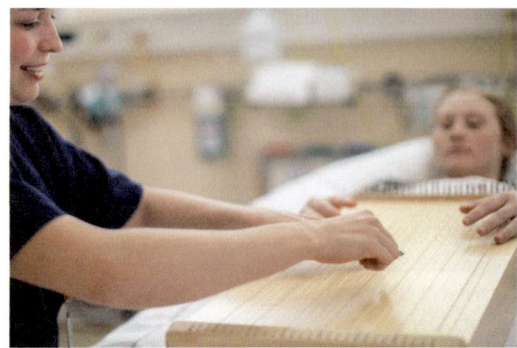

Abb. 9.2 Körpertambura auf einer Patientin. (Foto: © Lukas Lehmann)

Diese ist mit vielen Saiten bespannt, deren obertonreicher Klang wie ein Klangteppich klingt. Das Instrument kann auf den Körper des Patienten gelegt werden, sodass die Schwingungen für den Patienten hör- und spürbar werden (Warth et al. 2015b). Karin Böseler entwickelte die bedürfnisorientierte Musiktherapie speziell für Menschen, die nicht (mehr) verbal oder über andere Codes eindeutig kommunizieren können. Hier bietet der Therapeut ein körpernahes Musikangebot (z. B. Melodie mit einer Sansula oder Summen). Gleichzeitig beobachtet er den Patienten sehr genau auf Verhaltensveränderungen der Mimik oder Gestik, veränderte Tonusverhältnisse oder Änderungen im Atemrhythmus. Auf diese geht er musikalisch ein, es entsteht ein feinfühliger musikalischer Dialog (Böseler 2016).

> **Fallbeispiel: Spiel auf einer Sansula (Abb. 9.3)**
>
> *„Da war die alte Dame, die Opfer eines Verkehrsunfalls wurde. Aufgrund ihrer schwerwiegenden Verletzungen konnte sie nicht innerhalb weniger Tage von der Beatmung auf der Intensivstation entwöhnt werden, sodass sie auf eine spezielle Weaning-Station kam. Nach einigen Tagen wurde deutlich, dass die Verletzungen zu schwerwiegend waren, als dass sie sich davon erholen könnte. Die Physiotherapeuten bemühten sich um den Erhalt der Gelenkbeweglichkeit. Ihnen war es nicht möglich, mit der Dame in einen kommunikativen Kontakt zu treten. Sie baten mich, ihr Musiktherapie anzubieten.*
>
> *Ich spielte für diese Dame mit einer Sansula. Ruhige, sanfte Klänge. Nur etwa 20 Minuten, um sie nicht zu überanstrengen. An drei Tagen hintereinander konnte ich für sie spielen. Die ersten beiden Male hielt sie die Augen geschlossen. Für mich*

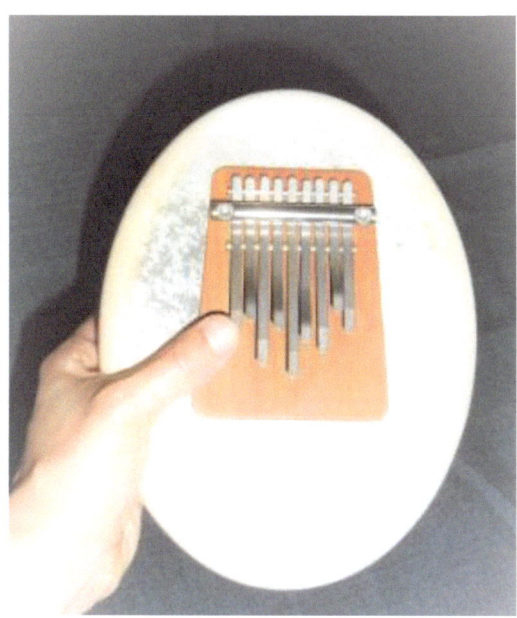

Abb. 9.3 Sansula. (Foto: © Lena Eliaß)

war nicht ersichtlich, ob sie auf die Musik reagierte. Sie bewegte sich nicht und auch ihre Vitalparameter blieben unverändert. Nachdem ich in unserer dritten Begegnung für sie gespielt hatte, öffnete sie die Augen, als ich mich verabschiedete. Für mich war das ein Zeichen, dass sie die Musik sehr wohl wahrnehmen und genießen konnte, vielleicht auch eine Geste des Dankes oder des Abschieds? In der darauffolgenden Nacht verstarb die Patientin."

Lena Eliaß, Musiktherapeutin (Bachelor of music therapy) ◀

9.3 Ergebnisse quantitativer Studien

Kunsttherapie

Derzeit gibt es noch zu wenige Studien über Kunsttherapie im palliativen Setting, um von signifikanten Ergebnissen berichten zu können (Kortum et al. 2017). Im bereits zitierten Review von Ria Kortum et al. wurden 82 nationale und internationale Veröffentlichungen zum Thema Kunsttherapie in der Palliativversorgung im Zeitraum von 1981 bis 2016 zusammengefasst, fünf davon enthalten größere Stichproben, aber nur eine enthält eine Kontrollgruppe. Aus Sicht der Autoren konnte gezeigt werden, dass die Patienten trotz ihrer Einschränkungen autonom schöpferisch tätig werden können und wollen. Die Patienten gaben an, dass positive Erinnerungen geweckt wurden. Emotional wirke die Therapie entspannend, wohltuend, beruhigend, die Aufmerksamkeit (ab-)lenkend und fördere soziale Kontakte. Außerdem konnte gezeigt werden, dass Kunsttherapie grundsätzlich geeignet ist, um Symptome wie Depression, Traurigkeit, Angst, Müdigkeit, Fatigue und Schmerz zu reduzieren sowie das Wohlbefinden zu verbessern (Kortum et al. 2017).

Deborah Elkis-Abuhoff et. al. haben die Effekte von handwerklicher Arbeit mit Ton in Bezug auf somatische Dysfunktionen und emotionalen Stress bei Menschen mit Parkinson untersucht. 22 Patienten bildeten die Interventionsgruppe, 19 gesunde Probanden (u. a. Pflegende) die Kontrollgruppe. Durch Prä- und Posttest mit „Brief Symptom Inventory" konnte in der Interventionsgruppe eine signifikante Minderung in den Items Somatisierung, Zwanghaftigkeit, Unsicherheit in Sozialkontakten, Depression und Angst festgestellt werden. Unklar bleibt in dieser Studie, wie weit fortgeschritten die Erkrankung bei den Probanden zum Zeitpunkt der Erhebung war (Elkis-Abuhoff et al. 2008).

▶ **Wichtig** Kunsttherapeutische Tonarbeiten können psychische Beschwerden mindern.

Eine Forschergruppe um Ming Hwai Lin in Taiwan führte im Jahr 2012 eine kunsttherapeutische Studie mit Tumorpatienten auf einer Palliativstation durch. Die Patienten konnten neben dem bewussten Aufrufen positiver Erinnerungen malen, zeichnen, fotografieren oder bildhauerisch tätig werden. Dabei lag der Fokus nicht auf der Technik, sondern auf der kreativen, ästhetischen Erfahrung. Von 177 Probanden mit einer terminalen Tumorerkrankung fühlten sich 70 % der Patienten während der Therapie emotional ausgeglichener und 53 % physisch besser. Die Studienergebnisse deuten somit aus Sicht der Autoren darauf hin, dass die Patienten von Kunsttherapie profitieren könnten (Lin et al. 2012).

Cédric Lefèvre, Mathilde Ledoux und Marilène Filbet haben in einer kunsttherapeutischen

Studie mit 28 palliativen Tumorpatienten festgestellt, dass alle Items (Schmerz, Angst, Krankheitserleben, Müdigkeit, Trauer und Depression) des „Edmonton Symptom Assessment System" (ESAS) im Prä-Post-Vergleich signifikant gesunken sind (Lefèvre et al. 2015).

Musiktherapie
Im Jahr 2010 haben Joke Bradt und Cheryl Dileo einen Cochrane-Review „Music therapy for end-of-life care" veröffentlicht. Dieser wurde jedoch 2014 wieder zurückgezogen, da er nicht aktualisiert werden konnte. Hierin werden fünf RCT-Studien mit 175 Probanden aus den Jahren 2003 bis 2008 beschrieben. Es gibt Hinweise auf positive Effekte in Bezug auf die Minderung von Schmerz und Angst; diese sind derzeit nicht signifikant, daher ist hier weitere Forschung notwendig (Bradt und Dileo 2010).

Eine RCT-Studie aus dem Jahr 2013 aus den USA von Kathy Jo Gutsgell et. al. hat gezeigt, dass eine entspannungsinduzierende musiktherapeutische Intervention signifikant zur Schmerzreduktion führen kann (Gutgsell et al. 2013). 200 Probanden in einer palliativen Situation wurden in einer Musiktherapiegruppe und einer Kontrollgruppe randomisiert.

Im Pretest war eine validierte Schmerzskala (NRS), ein Verhaltens-Assessment zu Schmerz mit Betrachtung von Gesicht, Beinen, Aktivität, Weinen und Trost (FLACC), und eine funktionale Schmerzskala (FPS) enthalten.

Die Musiktherapiegruppe erhielt nach den Pre-Tests eine 20-minütige musiktherapeutische Intervention im Einzelsetting: Nach dem (wenn gewünschten) Spiel auf einer Meerestrommel (doppelseitig mit Fell bespannte Trommel mit Metallkügelchen im Innenraum, die ein Geräusch ähnlich eines Meeresrauschens machen können, Abb. 9.4) gab es verbale Instruktionen zur Muskelentspannung nach Jacobsen. Außerdem wurde der Patient eingeladen, sich einen inneren sicheren Ort vorzustellen unter Einbezug aller Sinne. Im Anschluss wurde leise, langsame Harfenmusik live gespielt. Anschließend wurden die Post-Tests mit den gleichen Skalen durchgeführt. Personen der Kontrollgruppe erhielten auch die Einladung zur 20-minütigen Entspannung, jedoch ohne konkrete Anweisungen. Die Ergebnisse zeigen, dass laut NRS das Schmerzempfinden in beiden Gruppen signifikant sank, jedoch in der Musiktherapiegruppe signifikant stärker. Im FLACC sank das Schmerzempfinden auch in beiden Gruppen signifikant, jedoch gab es hier keine signifikante Differenz. Beim FPS sank das Schmerzempfinden der Musiktherapiegruppe signifikant stärker (Gutgsell et al. 2013). Die Autorin – eine Musiktherapeutin mit viel Berufserfahrung im palliativen Setting – beschreibt, dass für Patienten mit dem Bedürfnis der Schmerzreduktion der persönliche Musikgeschmack nachrangig ist. Dies macht erst möglich, allen Patienten ein vergleichbares musiktherapeutisches Angebot zu bieten, welches in Studien verwendet werden kann.

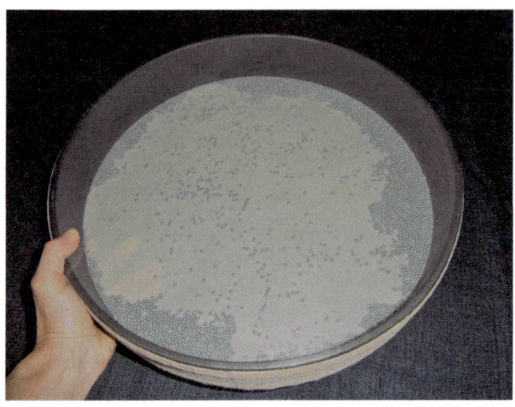

Abb. 9.4 Meerestrommel. (Foto: © Lena Eliaß)

▶ **Wichtig** Durch Musiktherapie als zusätzliches Verfahren können Schmerzen signifikant reduziert werden.

In einer musiktherapeutischen RCT-Studie mit palliativen Patienten von Marco Warth et. al. im Jahr 2015 konnte gezeigt werden, dass die live gespielte musiktherapeutische Entspannungsmusik effektiver in Bezug auf Entspannung und Wohlbefinden war als die durchgeführte verbale Entspannungsübung. Außerdem wurde der Fatigue-Wert signifikant geringer. In Bezug auf die Schmerzreduktion gab es keine Unterschiede zur Kontrollgruppe. Erhoben wurde u. a. die Herzratenvarianz und ein Quality-of-Life-Bogen für palliative Patienten (Warth et al. 2015b).

Marco Warth et. al. legten in einer Übersichtsarbeit mit 15 kurzzeitigen psychosozialen Interventionen (max. vier Interventionen in weniger als 21 Tagen) dar, dass durch diese Interventionen die Lebensqualität verbessert werden, emotionaler und existentieller Stress im Vergleich zu den Kontrollgruppen gemindert werden konnte.[2] Musiktherapie und Biographiearbeit waren die häufigsten Interventionen dieser Studie. Große Effektstärken sind aus Sicht der Autoren in Anbetracht der schwerwiegenden Erkrankungen und wenigen Interventionen unrealistisch (Warth et al. 2019).

In einem Review aus dem Jahr 2016 „Music therapy for end-of-life care" von Tracey McConell, David Scott und Sam Porter (Suchzeitraum: 2009 bis April 2016) konnten positive Effekte in Bezug auf die Schmerzminderung nachgewiesen werden. Eine generelle Verbesserung der Lebensqualität konnte nicht unterstützt werden, auch hier ist weitergehende Forschung notwendig (McConnell et al. 2016).

Ramirez und Kollegen (2018) haben in einer RCT-Studie zu einer Musiktherapiesitzung bei terminal erkrankten Patienten über EEG-Messungen signifikante Anstiege in Bezug auf Valenz und Arousal festgestellt. Diese Faktoren stehen für positive emotionale Effekte. Darüber hinaus gab es eine signifikante Minderung von Müdigkeit, Angst und Dyspnoe. Das Level des Wohlbefindens ist gestiegen. Diese Faktoren wurden über Fragebögen erhoben.

Studien mit geringeren Standards deuten darauf hin, dass palliative Patienten auch in Bezug auf Kommunikation und Stresslevel von Musiktherapie profitieren können (Warth et al. 2015a).

9.4 Fazit und Ausblick

Mit Blick auf die Forderung nach evidenzbasierten Therapien ist es wichtig, die Grenzen der Möglichkeiten der Forschung von künstlerischen Therapien im palliativen Setting wahrzunehmen. Warth et. al. haben in einem Review-Artikel ermittelt, dass im Zeitraum von 2009 bis 2014 lediglich zwei klinische Studien zum Thema Musiktherapie und Palliativmedizin, allerdings mehr als drei Berichte und qualitative Studien veröffentlicht wurden (Warth et al. 2015c). Für ihre Meta-Analyse haben Bradt und Dileo randomisierte, kontrollierte Studien zum Thema Musiktherapie im palliativen Setting (bis September 2009) untersucht. 18 Studien mussten aufgrund fehlender Kontrollbedingung, fehlender Randomisierung oder fehlender therapeutischer Intervention (stattdessen Hören aufgenommener Musik) ausgeschlossen werden. Nur fünf Studien entsprachen den Kriterien von Bradt und Dileo (Bradt und Dileo 2010). Als ganzheitliche Therapien können Kunst- und Musiktherapie unterschiedlichste Ziele und Effekte haben. In den bekannten Studien wurden die Therapien auf verschiedene Effekte (z. B. Schmerz, Kommunikation, Lebensqualität, vitale Parameter, Spiritualität, emotionales Befinden) untersucht, sodass die Fallzahlen klein bleiben und eine Vergleichbarkeit der Studien häufig nicht gegeben ist. Effekte in Bezug auf Angstminderung sind derzeit nicht signifikant.

▶ **Wichtig** Kunst- und Musiktherapie haben als ganzheitliche Therapien sehr unterschiedliche Ziele und Effekte.

Es ist zu bedenken, dass die therapeutische Beziehung einen wichtigen Faktor für die Wirksamkeit darstellt und die Patienten aufgrund ihrer besonderen Situation in den vorgestellten Studien meist nicht mehr als zwei therapeutische Einheiten erhalten konnten. Außerdem besteht mitunter der Anspruch vieler Therapeuten, individuell auf die Bedürfnisse des Patienten einzugehen. Um aber Behandlungen innerhalb von Studien vergleichbar zu gestalten, muss eine Standardisierung vorgenommen werden (Bradt und Dileo 2010).

Darüber hinaus können Studien im palliativen Setting nur unter Einbezug hoher ethischer Maßstäbe durchgeführt werden.

---

[2]Existentieller Stress wird von Vehling und Kissane durch die Aspekte Todesangst, Hoffnungslosigkeit, Entmutigung und Todessehnsucht definiert (Vehling und Kissane 2018).

Insgesamt lässt sich sagen, dass die Patienten in den Studien vermutlich von den künstlerischen Therapien profitierten. In den dringend benötigten weiterführenden Studien sind die größten Erfolge bei der Schmerz- und Angstminderung sowie der Verbesserung der allgemeinen Lebensqualität zu erwarten.

In welchen Fällen Kunst- und in welchen Fällen Musiktherapie angemessen ist, bleibt eine weitere Forschungsfrage. Nach Archer et. al. besteht die Annahme, dass Kunst- und Musiktherapie keine grundsätzlichen Unterschiede in ihrer Wirksamkeit haben (Archer et al. 2015).

In den folgenden Jahren werden weitere, groß angelegte Studien zur Wirksamkeit insbesondere von Musiktherapie im palliativen Setting erwartet. Davis et al. (2019) haben hierfür eine Machbarkeitsstudie für randomisierte, kontrollierte Studien veröffentlicht. Es wurde ein Feedbackbogen für Patienten entwickelt, um die Effektivität der Behandlung zu messen. Außerdem haben Porter et al. (2018) eine randomisierte, kontrollierte Pilot- und Machbarkeitsstudie zur Verbesserung der Lebensqualität bei Hospizgästen durchgeführt. Dieses Design bietet sich für größer angelegte Studien an.

Wünschenswert wäre es in jedem Fall, allen Patienten einer Palliativstation oder Gästen eines Hospizes den Zugang zu künstlerischen Therapien zu ermöglichen und mindestens eine der beiden Therapieformen anbieten zu können.

Literatur

Archer S, Buxton S, Sheffield D (2015) The effect of creative psychological interventions on psychological outcomes for adult cancer patients: a systematic review of randomised controlled trials. Psycho-Oncology 24(1):1–10. https://doi.org/10.1002/pon.3607

Baumann M, Bünemann D (2009) Musiktherapie in Hospizarbeit und Palliative Care. Ernst Reinhardt, München

Bissegger M, Erhardt-Rößler H, Florschütz-Mengedoth T, Gevecke J, Haus R, Hütter G et al (1998) Kasseler Thesen zur Musiktherapie. Musikther Umsch 25:231–235

Böseler K (2016) Bedürfnisorientierte Musiktherapie bei Wachkoma-Patienten und anderen Schwersthirngeschädigten in früher Remission. In: Meyer H, Zentel P, Sansour T (Hrsg) Musik und schwere Behinderung. Loeper Literaturverlag, Karlsruhe, S 136–154

Bradt J, Dileo C (2010) Music therapy for end-of-life care. In: Bradt J (Hrsg) Cochrane Database of Systematic Reviews. https://doi.org/10.1002/14651858.CD007169.pub2

Davis K et al. (2019) Music therapy for seniors at end-of-life: Literature review and a preliminary randomized feasibility study. Palliat Med Hosp Care Open J. 5(1):4–13

Deutsches Institut für Medizinische Dokumentation und Information (DMDI) (Hrsg) (2019), im Auftrag des Bundesministeriums für Gesundheit (BMG) unter Beteiligung der Arbeitsgruppe OPS des Kuratoriums für Fragen der Klassifikation im Gesundheitswesen. Operationen- und Prozedurenschlüssel. Internationale Klassifikation der Prozeduren in der Medizin (OPS). Version 2020, Köln. Website www.dimdi-de – Klassifikationen – Downloads – OPS Version 2020

Dileo C, Bradt J (2005) Medical music therapy: a meta-analysis & agenda for future research (Hill C, Hrsg). Jeffrey Books, New York

Dileo C, Bradt J (2007) Music therapy: applications to stress management. In: Lehrer P, Woolfolk R (Hrsg) Principles and practice of stress management, 3. Aufl. Guilford Press, New York, S 519–544

Elkis-Abuhoff DL, Goldblatt RB, Gaydos M, Corrato S (2008) Effects of clay manipulation on somatic dysfunction and emotional distress in patients with Parkinson's disease. Art Ther 25(3):122–128. https://doi.org/10.1080/07421656.2008.10129596

Gutgsell KJ, Schluchter M, Margevicius S, Degolia PA, McLaughlin B, Harris M et al (2013) Music therapy reduces pain in palliative care patients: a randomized controlled trial. J Pain Symptom Manag 45:822–831. https://doi.org/10.1016/j.jpainsymman.2012.05.008

Kortum R, Koch S, Gruber H (2017) Kunsttherapie in der Palliativversorgung. Ein narratives Review. Teil I: Forschungsstand. Z Komplementärmed 9:52–60. https://doi.org/10.1055/s-0043-121402

Kortum R, Koch S, Radbruch L, Gruber H (2018) Kunsttherapie in der Palliativversorgung. Ein narratives Review. Teil II: Praxis- und Erfahrungsstand. Z Komplementärmed 1:42–50. https://doi.org/10.1055/s-0044-100059

Lefèvre C, Ledoux M, Filbet M (2015) Art therapy among palliative cancer patients: aesthetic dimensions and impacts on symptoms. Palliat Support Care 14(4):1–5. https://doi.org/10.1017/S1478951515001017

Lin MH et al (2012) Art therapy for terminal cancer patients in a hospice palliative care unit in Taiwan. Palliat Support Care. 10(1):51–7

McConnell T, Scott D, Porter S (2016) Music therapy for end-of-life care: an updated systematic review. Palliat Med 30(9):877–883. https://doi.org/10.1177/0269216316635387

Melches J, Hamberger C, Oster J (2016) Berufsgruppenanalyse Künstlerischer Therapeutinnen und Therapeuten (BgA-KT) – Ergebnisse und Resümee. Musikther Umsch 37:41–59. https://doi.org/10.13109/muum.2016.37.1.41

Porter S et al (2018) A randomised controlled pilot and feasibility study of music therapy for improving the quality of life of hospice inpatients. 17(125):1–9

Preißler P, Kordovan S, Bokemeyer C, Oechsle K (2016) Musiktherapie auf der Palliativstation. Ergebnisse einer Studie über ein musiktherapeutisches Angebot. Musikther Umsch 37(3):233–249

Ramirez R, Planas J, Escude N, Mercade J, Farriols C (2018) EEG-based analysis of the emotional effect of music therapy on palliative care cancer patients. Front Psychol 9(254):1–7. https://doi.org/10.3389/fpsyg.2018.00254

Vehling S, Kissane DW (2018) Existential distress in cancer: alleviating suffering from fundamental loss and change. Psycho-Oncology 27:2525–2530. https://doi.org/10.1002/pon.4872

Warth M, Koenig J, Keßler J, Wormit A, Hillecke T, Bardenheuer HJ (2014) Musiktherapie in der palliativmedizinischen Versorgung: Gegenwärtiger Stand und aktuelle Entwicklungen. Musikther Umsch 35(4):261–274. https://doi.org/10.13109/muum.2014.35.4.261

Warth M, Kessler J, Koenig J, Hillecke TK, Wormit AF, Bardenheuer HJ (2015a) Methodological challenges for music therapy controlled clinical trials in palliative care. Nord J Music Ther 24(4):344–371. https://doi.org/10.1080/08098131.2014.987803

Warth M, Kessler J, Kotz S, Hillecke TK, Bardenheuer HJ (2015b) Effects of vibroacoustic stimulation in music therapy for palliative care patients: a feasibilty study. BMC Complement Altern Med 15:436

Warth M, Keβler J, Hillecke TK, Bardenheuer HJ (2015c) Music therapy in palliative care a randomized controlled trial to evaluate effects on relaxation. Dtsch Arztebl Int 112:788–794. https://doi.org/10.3238/arztebl.2015.0788

Warth M, Kessler J, Koehler F, Aguilar-Raab C, Bardenheuer HJ, Ditzen B (2019) Brief psychosocial interventions improve quality of life of patients receiving palliative care: a systematic review and meta-analysis. Palliat Med 33(3):332–345. https://doi.org/10.1177/0269216318818011

Wehner L, Gygax A (2015) Kommunikation mit Sterbenden. ProCare 20(3):22–27. https://doi.org/10.1007/s00735-015-0488-4

Wilkerson A, Dimaio L, Sato Y (2017) Countertransference in end-of-life music therapy. Music Ther Perspect 35(1):13–22. https://doi.org/10.1093/mtp/miu046

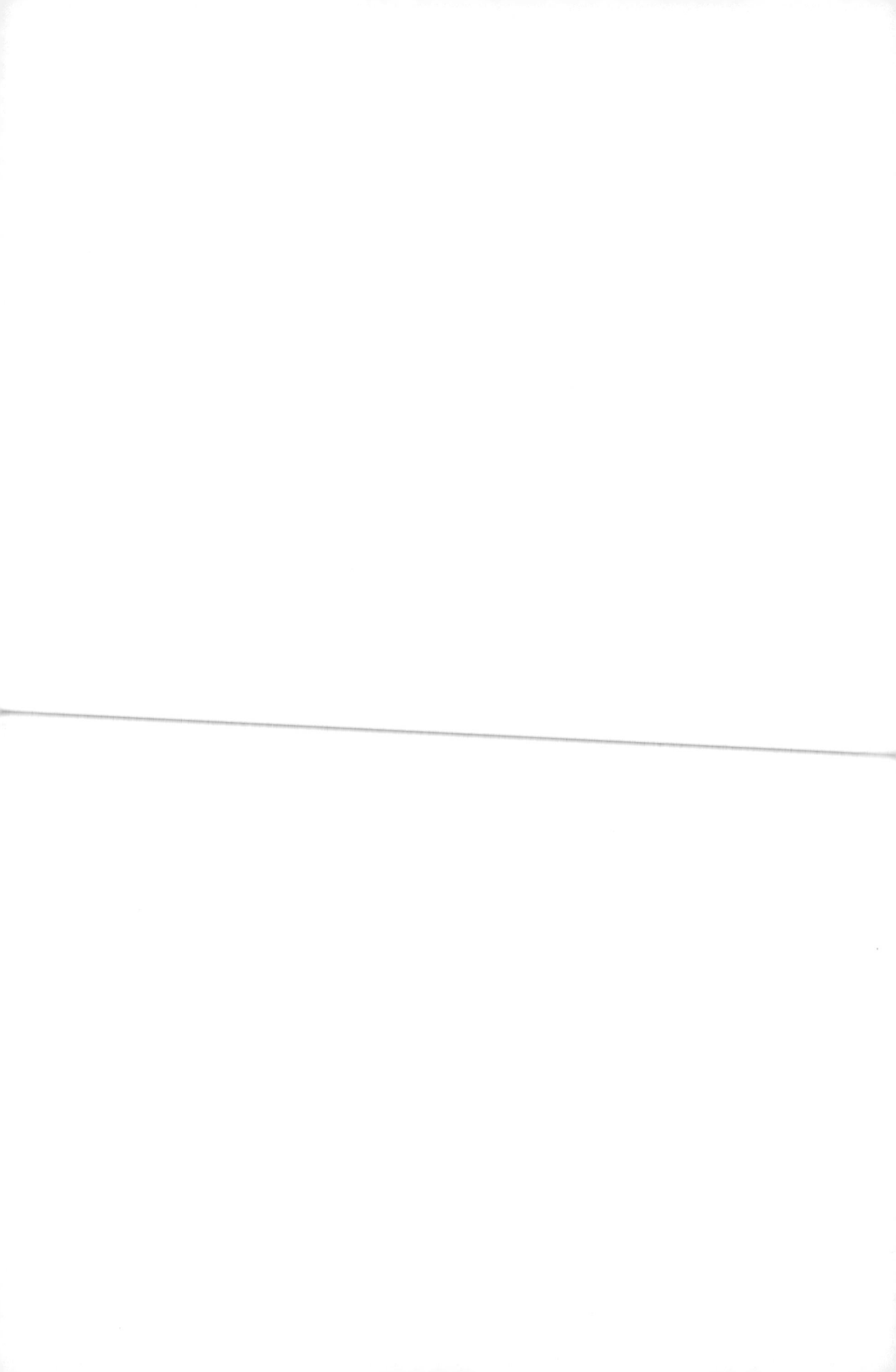

Humor in der Palliative Care

Stefan Lorenzl

Inhaltsverzeichnis

Literatur 92

Humor ist eine kreative Ressource, die in vielen Lebenslagen eine ganz persönliche Introspektion bieten kann. Aber ist Humor in jeder Lebenslage angebracht? Diese Frage stellt man sich, wenn Humor mit der letzten Lebensphase eines Menschen in Verbindung gebracht wird. So wird klar, dass es bei der Anwendung des „Arznei-Mittels" Humor eines großen Einfühlungsvermögens bedarf, da der Sinn für Humor bei jedem von uns sehr unterschiedlich ausgeprägt ist.

Humor in der Medizin muss immer mit Wertschätzung und unter Einbeziehung der konkreten Situation angewendet werden, sonst kann er leicht und sehr schnell verletzend wirken.

Aber Humor ist angebracht, auch in der letzten Lebensphase! Der „Überernst", der mit der heutigen medizinischen Versorgung verbunden ist, der absolute Vorrang von monetären Gesichtspunkten vor ethischen – inzwischen auch in der Palliativmedizin – zwingt uns geradezu zur Anwendung von Humor. Aber Humor darf nicht bedeuten, dass der Ernst bei der Betreuung des Menschen fehlt oder gar ersetzt wird durch zynische oder sarkastische Bemerkungen, wie sie allenthalben vorkommen.

Humor kommt ebenso von Herzen wie die Zuwendung, die wir unseren Patienten geben. Er ist somit „authentisch, wohlwollend, konstruktiv und dezent" (Hirsch 2012). Daraus ergibt sich, dass eine humorvolle Haltung mit einer uneingeschränkten und damit offenen Grundhaltung einhergeht und er uns ermöglicht, Grenzen zu überschreiten. Humor führt aus dem Alltag heraus, führt aus dem ernsten – fast möchte man sagen „todernsten" – Zustand in eine Welt der anderen Betrachtungsweise, und damit eröffnet er ein Selbst- und Fremdbild ungeahnter Möglichkeiten. Gerade das wird am Ende unseres Lebens benötigt, um der Tristesse des Todes einen letzten Hauch Leben entgegenzusetzen.

Ein Beispiel für einfühlsamen Humor sind Klinikclowns auf der Palliativstation. Die Idee kann zunächst befremdlich wirken, da normalerweise mit Clowns im Allgemeinen Zirkus und Kinder und mit Klinikclowns im Speziellen kranke Kinder verbunden werden.

Aber der Clown ist nicht allein den Kindern vorbehalten, sondern hat gerade im Leben der

S. Lorenzl (✉)
Neurologische Abteilung, Krankenhaus Agatharied,
Hausham, Deutschland
e-mail: stefan.lorenzl@khagatharied.de

Erwachsenen und insbesondere im Alter seinen Stellenwert. Es ist der Clown, der im Alter die Erinnerungen an die Kindheit und glückliche Tage wachruft, und es ist der Clown, der Verhalten und Lebenssituationen in einer anderen Sichtweise wiedergibt und zum Lachen und Nachdenken anregen möchte. Clown-Humor in der letzten Lebensphase klingt zunächst paradox, fast abstoßend. Aber viele Menschen bewahren ihren Humor und die Fähigkeit zum Lachen bis zuletzt und möchten auch diesem Gefühl, dieser wichtigen Dimension menschlichen Seins in ihrer individuellen Betreuung in der palliativen Phase des Lebens einen Raum geben (Bonnefond-Leurs 2009).

Humor schafft Momente, in denen wir uns besonders lebendig und bei uns fühlen. Humor und Lachen sind auch ein wesentlicher Bestandteil der Interaktion von Menschen und erhöht die Lebensqualität. Die Lebensqualität zu erhalten, ist ein Grundpfeiler der Palliativmedizin, und daher findet auch der Humor in dem authentischen interpersonellen Kontakt seinen Platz (Dean und Gregory 2005). Zudem ist seit langem bekannt, dass Humor, als kognitive Technik angewendet, Symptome wie Schmerzen positiv beeinflussen kann (Weisenburg et al. 1995).

Einfache Clownsnummern und Halla-Hauruck-Humor sind in der letzten Lebensphase nicht angemessen. Aber die sensiblen Klinikclowns sind es gewohnt, auf kleinste Signale welcher Art auch immer zu achten und diese weiter zu verarbeiten. Sie agieren mal laut, mal leise, mal zurückhaltend, mal robust. Die professionellen Meister des Humors bieten mit ihrer unkonventionellen Herangehensweise einen befreienden Effekt, und gerade die scheinbar sinnfreie Kommunikation ermöglicht schwerelos-heitere Momente.

Die Klinikclowns arbeiten bei Palliativpatienten besonders gerne mit Musik, weil der nonverbale Zugang auch bei mental eingeschränkten Menschen und Menschen, die nichts mehr reden wollen, wunderbar gelingt und erstaunliche Kommunikation (-sformen) hervorbringt.

Obwohl häufig diskutiert, gibt es bislang nur wenige konklusive Daten zum Einsatz der Klinikclowns bei Menschen in der palliativen Phase des Lebens (Borod 2006).

Lachen als Therapie nimmt den Menschen ganzheitlich wahr: Es stärkt Körper und Psyche zugleich. Lachen bringt Abwechslung, Wärme und Zuwendung und hat die Lebensqualität mit im Gepäck. Empfindsamer Humor gehört daher in jede Handwerkstasche eines Palliativmediziners.

Literatur

Bonnefond-Leurs I (2009) A clown in a palliative care unit. Rev Infirm (153):34–36
Borod M (2006) SMILES – toward a better laughter life: a model for introducing humor in the palliative care setting. J Cancer Educ 21(1):30–34
Dean RA, Gregory DM (2005) More than trivial: strategies for using humor in palliative care. Cancer Nurs 28(4):292–300
Hirsch RD (2012) Respektvoller Humor in der Pflegeethik. Pro Alter 44(6):46–49
Weisenberg M, Tepper I, Schwarzwald J (1995) Humor as a cognitive technique for increasing pain tolerance. Pain 63(2):207–212

Intersektoralität

Thomas Demmer, Martin Groß, Nicole Rühle,
Tim P. Jürgens, Christian Junghanß
und Andreas Hermann

Inhaltsverzeichnis

11.1 **Intersektorale Konzepte in der Palliativmedizin** 94
    11.1.1 Ambulanter und stationärer Sektor 94
    11.1.2 Auswirkungen der sektoralen Versorgung auf Patienten mit langen Erkrankungsverläufen 94
    11.1.3 Implikationen der Charta zur Betreuung schwerstkranker und sterbender Menschen in Deutschland in Bezug auf Intersektoralität 94
    11.1.4 Intersektorale Versorgung 95
    11.1.5 Fazit 96

11.2 **Intersektoralität am Beispiel der neurologischen Palliativmedizin** 96
    11.2.1 Einleitung 96
    11.2.2 Akute neurologische Erkrankungen 97
    11.2.3 Chronische neurologische Erkrankungen 103

Literatur 107

T. Demmer (✉)
Interdisziplinäres Palliativzentrum, Evangelisches Krankenhaus Oldenburg, Oldenburg, Deutschland
e-mail: thomas.demmer@evangelischeskrankenhaus.de

M. Groß
Klinik für Neurologische Intensivmedizin und Frührehabilitation und Interdisziplinäres Palliativzentrum, Evangelisches Krankenhaus Oldenburg, Oldenburg, Deutschland
e-mail: martin.gross@evangelischeskrankenhaus.de

N. Rühle · T. P. Jürgens
Klinik und Poliklinik für Neurologie, Universitätsmedizin Rostock, Rostock, Deutschland
e-mail: nicole.ruehle@med.uni-rostock.de; tim.juergens@med.uni-rostock.de

C. Junghanß
Zentrum für Innere Medizin, Medizinische Klinik III: Hämatologie, Onkologie und Palliativmedizin, Universitätsmedizin Rostock, Rostock, Deutschland
e-mail: christian.junghanss@med.uni-rostock.de

A. Hermann
Scktion für Translationale Neurodegeneration „Albrecht-Kossel", Klinik und Poliklinik für Neurologie, Universitätsmedizin Rostock, Rostock, Deutschland
e-mail: andreas.hermann@med.uni-rostock.de

© Springer-Verlag GmbH Deutschland, ein Teil von Springer Nature 2021
M. Groß, T. Demmer (Hrsg.), *Interdisziplinäre Palliativmedizin*,
https://doi.org/10.1007/978-3-662-62011-3_11

11.1 Intersektorale Konzepte in der Palliativmedizin

Thomas Demmer und Martin Groß

11.1.1 Ambulanter und stationärer Sektor

Die Behandlung im deutschen Gesundheitssystem erfolgt traditionell in spezialisierten Sektoren: der ambulanten und der stationären Versorgung.

Die ambulante Versorgung wird in Deutschland vor allem von niedergelassenen, freiberuflich tätigen Ärzten, Zahnärzten, Psychotherapeuten sowie Fachkräften aus nicht ärztlichen Heilberufen getragen. Zur ambulanten Versorgung gehören auch persönliche Ermächtigungen und Institutsermächtigungen, auf deren Grundlage Palliativambulanzen betrieben werden können (siehe Abschn. 12.3). Hinzu kommen die spezialisierte ambulante Palliativversorgung (Abschn. 12.5) und die von den Krankenkassen in unterschiedlichem Ausmaß bezuschussten ambulanten Hospizdienste und „stationären" Hospize. Auch eine Rehabilitation kann ambulant durchgeführt werden, als mobile Rehabilitation sogar in der Wohnung des Patienten.

Ist ein Aufenthalt im Akutkrankenhaus nötig, spricht man von „stationärer Behandlung".

Neben der stationären Versorgung im Akutkrankenhaus gibt es noch den Bereich der stationären medizinischen Rehabilitation. In Rehabilitationsabteilungen an Akutkrankenhäusern, in Fachkrankenhäusern und in stationären Rehabilitationseinrichtungen werden Behandlungen angeboten, die helfen, nach einer schweren Erkrankung und intensiven Therapie wieder weitestgehend selbstständig und leistungsfähig zu werden (IQWiG 2019). Bei der teilstationären Behandlung wird der Patient zwar stationär behandelt, übernachtet aber zu Hause.

11.1.2 Auswirkungen der sektoralen Versorgung auf Patienten mit langen Erkrankungsverläufen

Aufgrund ihrer Komplexität verlangen chronische Krankheiten, seien sie progredienter oder degenerativer Art, nach mehrdimensionalen, interdisziplinär bzw. multiprofessionell ausgerichteten Versorgungsstrategien, die neben somatischen auch soziale, psychische und lebensweltliche Dimensionen berücksichtigen – eine Feststellung, über die seit langem Konsens herrscht (Schaeffer 2006). Die Ressourcen des Gesundheitssystems sind den Sektoren klar zugeordnet und folgen nicht den krankheitsspezifischen Bedürfnissen der Patienten. Durch diese Trennung kann es vor allem bei chronischen Erkrankungen, aber auch bei subakuten Erkrankungen dazu kommen, dass Patienten mit einer Vielzahl an Einrichtungen, Diensten und Gesundheitsprofessionen konfrontiert werden. Oft können sie auf häufige Wechsel zwischen unterschiedlichen Versorgungsarten und -bereichen zurückblicken, die durch Diskontinuitäten und Versorgungsbrüche geprägt sind. Eine Ursache hierfür ist, dass die Besonderheiten chronischer Krankheiten bei der Gestaltung von Versorgungsprozessen zu wenig Beachtung finden. Kurzfristige Hilfen, die auf einzelne Problemabschnitte begrenzt sind, werden chronisch Kranken nicht gerecht. Vielmehr benötigen diese Patienten langfristig angelegte Versorgungsstrategien und aufeinander abgestimmte Hilfen („continuum of care"), sodass während des gesamten Verlaufs schnell und effizient auf Veränderungen des Versorgungsbedarfs reagiert werden kann. Diese Forderung nach einer intersektoralen Versorgung wurde schon vor Jahrzehnten von der WHO formuliert, wartet aber bis heute auf eine ausreichende Umsetzung (Boult et al. 2000; Wagner 2000; SVR 2002; Kodner 2003; Abb. 11.1).

11.1.3 Implikationen der Charta zur Betreuung schwerstkranker und sterbender Menschen in Deutschland in Bezug auf Intersektoralität

Menschen mit schwersten chronischen und fortschreitenden lebensbegrenzenden Erkrankungen, die mit Sterben und Tod unmittelbar konfrontiert sind, sind besonders vulnerabel. Die Charta zur Betreuung schwerkranker und sterbender Menschen formuliert in fünf Leitsätzen und den entsprechenden Erläuterungen die Auf-

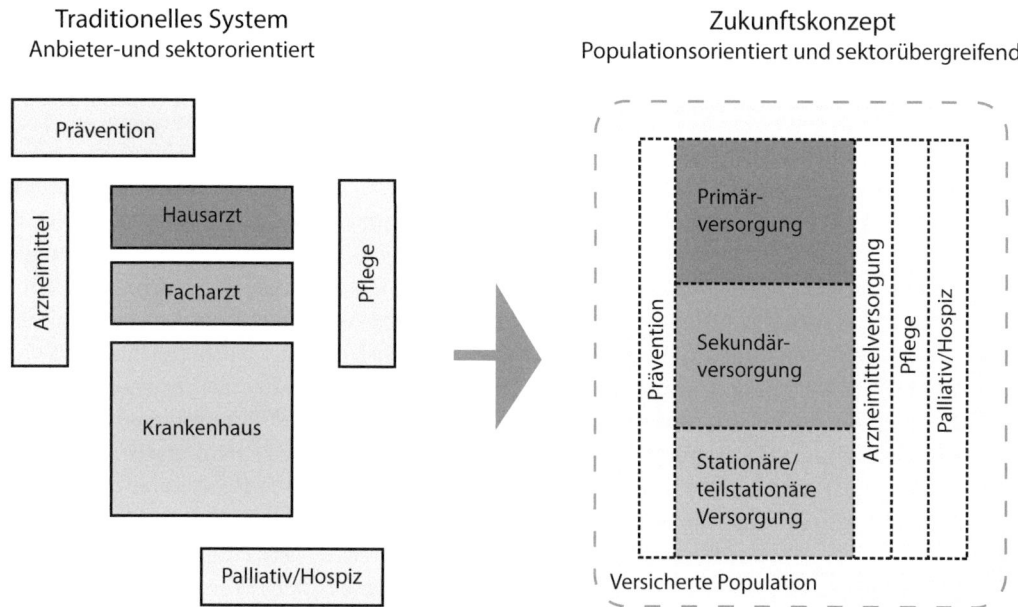

Abb. 11.1 Die sektorale Abrenzung verliert an Bedeutung, die regionalen Strukturen entscheiden über den Ort der Leistungserbringung (Quelle: Gutachten 2009 des Sachverständigenrates zur Begutachtung der Entwicklung im Gesundheitswesen, Deutscher Bundestag – 16. Wahlperiode – 27 – Drucksache 16/13770)

gaben, Ziele und dem notwendigen Handlungsbedarf in Deutschland. Dabei werden die betroffenen Menschen und ihre Bedürfnisse in den Mittelpunkt gestellt. Immer mehr Institutionen im Gesundheitswesen und in der Politik verpflichten sich, nach den Forderungen und Ansprüchen der Charta zu agieren. Leitsatz 2 der Charta definiert aus den „Bedürfnissen der Betroffenen resultierende Anforderungen an die Versorgungsstrukturen", die sich direkt auf die sektorale Versorgung beziehen: „Die Angebote, in denen schwerstkranke und sterbende Menschen versorgt werden, sind untereinander so zu vernetzen, dass die Versorgungskontinuität gewährleistet ist." Neben der Notwendigkeit der den ambulanten und stationären Sektor vernetzenden intersektoralen Versorgung zeigt Leitsatz 2 auch die Notwendigkeit einer engen Vernetzung von spezialisierter ambulanter Palliativversorgung, ambulantem Hospizdienst und stationärem Hospiz: „Die Betreuung erfolgt durch haupt- und ehrenamtlich Tätige soweit wie möglich in dem vertrauten bzw. selbst gewählten Umfeld. Dazu müssen alle an der Versorgung Beteiligten eng zusammenarbeiten." (Deutsche Gesellschaft für Palliativmedizin und Deutscher Hospiz- und PalliativVerband 2016)

11.1.4 Intersektorale Versorgung

Intersektorale Versorgung ist die kombinierte Versorgung über die Sektorengrenzen hinweg.

Unzureichende Kooperation verursacht unnötige Reibungsverluste und mindert Versorgungsqualität (Schaeffer 2014). So beklagen Nutzer, dass sie sich „alleingelassen" im System fühlen, eine klare Gesamtzuständigkeit für ihren Versorgungsbedarf und -verlauf vermissen und keine angemessene Berücksichtigung ihrer Belange erhalten (Schoen et al. 2009). Deswegen ist die Verbesserung der sektorenübergreifenden Versorgung von so großer Wichtigkeit.

Im Jahr 2000 führte die Bundesregierung die integrierte Versorgung ein. Die strikte Trennung von ambulanter und stationärer Versorgung im deutschen Gesundheitswesen sollte damit aufgehoben werden. Aus theoretischer Sicht erhöht die integrierte Versorgung durch die Verringerung von Schnittstellenproblemen und asymmetrischer Informationen sowie durch eine Intensivierung des Wettbewerbs die Effizienz im Gesundheitssystem (Lange 2012). Dabei ist die Versorgungsstruktur dahingehend auszurichten, z. B. Doppeluntersuchung zu vermeiden und die Wirtschaftlichkeit insgesamt zu verbessern (Preusker 2015). Tatsächlich stieg nach Änderung der gesetzlichen Rahmenbedingungen durch das GKV-Modernisierungsgesetz im Jahr 2004 die Anzahl der geschlossenen Verträge stark (Uni Osnabrück vernetzte Versorgung 2010).

Weitere Möglichkeiten, die Schnittstelle zwischen ambulantem und stationärem Sektor zu verbessern, sind das telemedizinische Konsil mit Telemedizinzentrale in der stationären Einrichtung, persönliche oder Institutsermächtigungen, palliativmedizinische Tageskliniken (siehe Abschn. 12.3), Teilnahme der stationär tätigen Ärzte an der spezialisierten ambulanten Palliativversorgung, gemeinsame Fallkonferenzen (z. B. Teilnahme des ambulanten Hospizdienstes an der Fallkonferenz der Palliativstation) sowie sektorenübergreifende Qualitätszirkel. Eine weitere Möglichkeit stellt die gemeinsame Nutzung von Informationssystemen dar. In allen Fällen ist der Schutz personenbezogener Daten zu gewährleisten.

11.1.5 Fazit

Intersektoralität hat eine hohe Bedeutung in der Palliativmedizin. Für die Verbesserung der Vernetzung zwischen ambulantem und stationärem Sektor existieren verschiedene Möglichkeiten. Die konkrete Umsetzung orientiert sich an den regionalen Gegebenheiten.

11.2 Intersektoralität am Beispiel der neurologischen Palliativmedizin

Nicole Rühle, Tim P. Jürgens,
Christian Junghanß und Andreas Hermann

11.2.1 Einleitung

Derzeit gibt es für die palliative Versorgung von Patienten mit neurologischen Erkrankungen keine spezifischen Leitlinien. Die erweiterte S3-Leitlinie „Palliativmedizin für Patienten mit einer nicht-heilbaren Krebserkrankung" (AWMF 2020) ist für akute und chronische neurologische Erkrankungen nur teilweise anwendbar. Der Bedarf an palliativmedizinischer Versorgung neurologischer Patienten ist jedoch hoch und wird weiter zunehmen, da viele neurologische Erkrankungen typischerweise im höheren Alter gehäuft auftreten (wie zerebrovaskuläre und neurodegenerative Erkrankungen). Laut Schätzungen des Statistischen Bundesamtes sind derzeit in Deutschland etwa 1,4 Millionen Menschen an Demenz erkrankt. Nach Prognosen der Deutschen Alzheimer Gesellschaft e.V. wird ihre Zahl bis zum Jahr 2050 auf ca. 3 Millionen Betroffene steigen. Die zerebrovaskulären Erkrankungen (ischämische Schlaganfälle und intrakranielle Blutungen) sind bereits die dritthäufigste Todesursache in Deutschland und stellen den häufigsten Grund für eine relevante Behinderung im hohen Lebensalter dar. Trotz dieser Zahlen ist der Anteil von Patienten mit neurologischen Erkrankungen in Strukturen wie SAPV und APV in der Regel deutlich unterrepräsentiert. So waren nur 6 % der Patienten mit ambulanter palliativmedizinische Ersterhebung im letzten Lebensjahr und sogar nur 2 % der Patienten mit SAPV im letzten Lebensjahr Patienten mit neurologischer Diagnose (Radbruch et al. 2015).

Während die S3-Leitline „Palliativmedizin für Patienten mit einer nicht-heilbaren Krebserkrankung" relevante Aspekte in der Versorgung von neurologischen Palliativpatienten aufgreift, wie beispielsweise die Behandlung der Symptomlast, fehlen insbesondere Aspekte wie unklare bzw. schwer abschätzbare Prognose/Early Integration/ drohende kognitive Einschränkung bzw. eingeschränkte Kommunikationsfähigkeit. Hier sind spezifische neurologische Kompetenzen gefragt und die Konsequenzen einer zunehmenden Funktionseinschränkung – wie beispielsweise die Fähigkeit der Kommunikation bei Patienten mit Aphasien, kognitiven Einschränkungen und Anarthrien – bisher nicht ausreichend berücksichtigt, sodass im Nachgang Symptome wie Schmerzen,

Ängste und Sorgen nicht ausreichend erfasst werden können (Dallara und Tolchin 2014). Abhilfe soll hier die Erstellung einer speziellen Leitlinie für die palliativmedizinische Versorgung von Patienten mit neurologischen Erkrankungen bringen, welche aktuell von der fachspezifischen Neuro-Palliativ-Arbeitsgemeinschaft (NPA) – einer gemeinsamen Kommission der Deutschen Gesellschaft für Neurologie e.V. (DGN) und der Deutschen Gesellschaft für Palliativmedizin e.V. (DGP) – erstellt wird.

Da beispielsweise zerebrovaskuläre Erkrankungen meist schlagartig auftreten und damit eine gezielte Vorsorge erschweren, bestehen bei der Mehrzahl der Betroffenen über eine allgemein gehaltene Patientenverfügung und/oder Vorsorgevollmacht hinaus meist keine Vorkehrungen. Im Bereich der neurodegenerativen Erkrankungen hingegen können Konzepte wie „Early Integration" und „Advance Care Planning" idealerweise schon früh im Krankheitsverlauf und vor Eintreten von stärkeren Beeinträchtigungen (v. a. im kognitiven/sprachlichen Bereich) helfen, Patientenwünsche optimal in die medizinischen und versorgungsrelevanten Konzepte zu integrieren und damit einer erfolgreichen Betreuung der Patienten und Familien dienen. Abschließend bemerkt handelt es sich bei vielen neurologischen Erkrankungen (insbesondere neurodegenerativen Erkrankungen) zwar um unheilbare, aber zum Teil längerfristig verlaufende Erkrankungen, die die Grenzen der „traditionellen" palliativmedizinischen Versorgungsstrukturen zeitlich und konzeptionell sprengen können.

Im Weiteren soll auf die Besonderheiten der transsektoralen palliativmedizinischen Versorgung von Patienten mit neurologischen Erkrankungen im Detail eingegangen werden (Tab. 11.1 und 11.2).

11.2.2 Akute neurologische Erkrankungen

Akute schwere neurologische Erkrankungen führen zu plötzlich auftretenden und meist neuartigen Problemen, die weder vom Patienten noch von seinen Angehörigen in dieser speziellen Form vorhergesehen wurden. Diese Erkrankungen gehen häufig mit einer erhöhten Letalität einher und/oder münden im Falle des Überlebens nicht selten in Residualzuständen mit schwerer Beeinträchtigung bzw. Behinderung (wie beispielsweise Hemiplegie, Aphasie, Querschnittslähmung oder ein apallisches Syndrom). Dazu zählen z. B. die (malignen) zerebralen Ischämien, große intrakranielle Blutungen und der (therapierefraktäre) Status epileptikus. Im Vordergrund der akuten neurologischen Erkrankungen mit Therapiezieleinschränkung (bei vermutetem infausten Verlauf) steht ein kurzer intrahospitaler Aufenthalt bzw. **intersektoraler Transfer**. Die wesentlichen Fragen, die das weitere Vorgehen determinieren, sind: Wie rasch verlaufend ist die Erkrankung, wie hoch ist die Überlebenswahrscheinlichkeit und/oder wie ist der zu erwartende Residualzustand (Tab. 11.1)? Entsprechend dieser Faktoren leiten sich geleitet von den Wünschen des Patienten die akuten palliativmedizinischen Fragestellungen ab: a) **Unmittelbares vs. langfristiges Therapieziel**; b) **„Zeitfenster" im Falle von Therapieabbruch bzw. Therapiestrategie des Therapieabbruches** und die sich daraus ergebenden Versorgungskonzepte.

Bei der Ermittlung des **unmittelbaren Therapieziels** wird unter Berücksichtigung der Überlebenswahrscheinlichkeit und Würdigung des Alters und der Vorerkrankungen (Tab. 11.1) besprochen, welche therapeutischen Maßnahmen (insbesondere aus dem intensivmedizinischen Spektrum) ergriffen oder auch nicht ergriffen werden sollen, da sie nicht gewünscht sind oder mittels Patientenverfügung ausgeschlossen wurden. Das **langfristige Therapieziel** stellt den langfristigen Therapiewunsch des Patienten vor dem Hintergrund des anzunehmenden Residualzustandes (wie eine schwere Halbseitenlähmung mit sich daraus ergebender schwerer Behinderung/Pflegebedürftigkeit) dar.

Unabhängig davon, ob das unmittelbare oder langfristige Therapieziel erreichbar ist, spielt das **„Zeitfenster" des Therapieabbruches** eine entscheidende Rolle bei neurologischen Akuterkrankungen. So sind bei diesen in der Regel die ersten Stunden und Tage am kritischsten und ein

Tab. 11.1 Akut neurologische Erkrankungen, deren Prognose und Besonderheiten

Erkrankung	Primäre Überlebenswahrscheinlichkeit	Rehabilitationspotenzial	Langfristige Prognose/Residualzustand	Zeitfenster der Akutphase „wann ist man über den Berg bzw. wann wird der Patient am ehesten von alleine besser"	Sekundäre Probleme	Spezifische Kommentare
Ischämischer Schlaganfall (Hemisphärensyndrom)	Abhängig von Größe (maligne Infarkte) und Lokalisation (Capsula interna)	• Capsula interna: eingeschränkt • Kortikale Infarkte: prinzipiell relevantes Reha-potenzial, wesentlich abhängig von Alter und Kooperation/Motivation in Rehabilitation	Meistens Defektzustände: • Hemiparese, • Dysarthrie, • Aphasie, • Dysphagie, • Hemianopsie	Punctum maximum des Hirnödems nach ca. 48 h Mit Gefahr der Einklemmung	• Aspirationspneumonie bei persistierender Schluckstörung • Dekubitalulcera • Spastische Hemiparese • Aphasie, Dysphagie • Apraxie	
Ischämischer Schlaganfall (Hirnstamm – Basilaristhrombose)	Abhängig von Größe (maligne Infarkte) und Lokalisation (Hirnstamm?)	• KH Infarkt ohne Hirnstammbeteiligung: gute Prognose, abhängig von Compliance während Rehabilitation • Hirnstammbeteiligung: prinzipiell schlecht, meist wenig Rehabilitationspotenzial	Meistens Defektzustände: • Hemiparese, • Tetraparese • Dysarthrie, • Dysphagie • Ataxie	Punctum maximum des Ödems nach ca. 72 h mit Gefahr des Liquoraufstaus durch Kompression des Aquäduktes/4. Ventrikels	• Aspirationspneumonie bei persistierender Schluckstörung • Dekubitalulcera • Atemstörung • Herzkreislauf- und Temperaturregulationsstörungen	*Nicht rekanalisierte Basilaristhrombose in der Regel nicht mit dem Leben vereinbare Erkrankung*
Meningoenzephalitis	Abhängig vom • Zeitpunkt des Beginns der konsequenten Antibiotikatherapie • Ausmaß der Komplikationen wie der strukturellen Hirnschädigung, Liquoraufstau, sekundärer Vaskulitis	• Reine Meningitis: Restitutio ad integrum häufig • Enzephalitis: häufig strukturelle Läsionen: Defektzustände (je nach Lokalisation)	• Restitutio ad integrum möglich • Je nach Lokalisation und Ausmaß (siehe oben)	Abhängig von Kofaktoren wie Sepsis, Komplikationen wie Liquoraufstau, Vaskulitis etc.	Vaskulitis und Hirninfarkte	*Bakterielle Meningitis mit hoher Letalität falls unbehandelt, bei schneller und konsequenter Behandlung Restitutio ad integrum in 50 % der Fälle realistisch*
Status epilepticus		• Ohne Komplikationen restitutio ad integrum bzw. Vorzustand • Im Falle sekundärer struktureller Läsionen abhängig von Lokalisation und Ausmaß	• Restitutio ad integrum möglich • Je nach Lokalisation, Dauer und Ausmaß (siehe oben)			• *Im hohen Alter grundsätzlich ungünstige Langzeitprognose* • *Je länger im Status, je mehr Narkosen, desto ungünstiger die Prognose bezüglich positivem Residualzustand*

Tab. 11.2 Chronisch neurologische Erkrankungen, deren Prognose und Besonderheiten

Erkrankung	Durchschnittliche Lebenserwartung	Im Vordergrund stehende Symptome	Sekundäre Probleme	Anforderungen	Spezifische Kommentare
Neurodegenerativ – extrapyramidale Erkrankungen	• iPS: 10–20 Jahre • PSP: 5 Jahre • MSA: 5 Jahre • CBD: <5 Jahre • Huntington >10 Jahre • Ataxien >10 Jahre	• Hypokinetisch-rigides Syndrom • Tremor • Schluckstörung • Sprechstörung • Fallneigung • Begleitende Demenz	• Zunehmende Immobilität • Dekubitalulcera • Aspirationspneumonie bei persistierender Schluckstörung • Demenz	• Behindertengerechte Versorgung • Hilfsmittelversorgung • SB-Ausweis/GdB • Versorgung bei schweren Schluckstörungen • Störung autonomes System insbesondere bei MSA	• CAVE: keine dopaminantagonistische Therapie bei Parkinsonsyndromen (z. B. Haloperidol, Risperdal, MCP) • Idiopathisches Parkinsonsyndrom in der Regel einige Jahre sehr gut symptomatisch therapierbar; immer Expertenmeinung einholen, ob alle Therapien konsequent ausgeschöpft sind • Psychosyndrome (Halluzinationen, Impulskontrollstörungen) durch dopaminerge Therapie
Demenzen	• AD: 5–8 Jahre • FTD: 5–8 Jahre • Creutzfeld Jakob: wenige Monate • DLB: 5–8 Jahre	• Vergesslichkeit →AD • Wesensänderung → FTD • Verlangsamung → subkortikale Demenz (u. a. vaskulär)	• Mangelernährung (vergisst zu essen) • Soziale Probleme wie Weglaufen, nicht mehr heimfinden, Herd anlassen • Körperliche Behinderung erst spät	• Geschäftsfähigkeit • Führbarkeit →VVO/Betreuung • Geschlossene Unterbringung? • Zwangsmedikation? • Behindertengerechte Versorgung erst spät relevant • SB-Ausweis/GdB	• CAVE: bei AD häufig lange relativ gute Fassade, „überraschende" Dekompensation meist nur, wenn nur oberflächlicher Kontakt bestand → deswegen wird nicht selten Organisation der intensiveren Versorgungsstrukturen verschlafen • Verhaltensstörungen bei FTD häufig lange als „psychische Erkrankung" fehlinterpretiert
Amyotrophe Lateralsklerose	1–5 Jahre	• Lähmungen • Atemmuskelinsuffizienz • Schluckstörung • Spastik	• Zunehmende Immobilität • Dekubitalulcera selten ein Problem • Aspirationspneumonie bei progredienter Schluckstörung • Atemmuskelschwäche • Demenz nur in <10 % relevant	• Behindertengerechte Versorgung • Hilfsmittelversorgung • SB-Ausweis/GdB • Beatmung • Künstl. Ernährung • Kommunikationshilfen	• Mit invasiver Beatmung und künstl. Ernährung prinzipiell keine neurologische Todesursache mehr • Sicherstellung Kommunikation via Augensteuerung lange möglich, damit auch Umfeldsteuerung, Rollstuhlsteuerung, PC/Internet möglich

(Fortsetzung)

Tab. 11.2 (Fortsetzung)

Erkrankung	Durchschnittliche Lebenserwartung	Im Vordergrund stehende Symptome	Sekundäre Probleme	Anforderungen	Spezifische Kommentare
Muskelerkrankungen	Ganz unterschiedlich je nach Grunderkrankung	• Lähmungen • Atemmuskelinsuffizienz • Schluckstörung • Herzrhythmusstörungen/-insuffizienz	• Aspirationspneumonie bei persistierender Schluckstörung • Dekubitalulcera • Atemstörung • Herzkreislauf- und Temperaturregulationsstörungen	• Behindertengerechte Versorgung • Hilfsmittelversorgung • SB-Ausweis/GdB • Beatmung • Künstl. Ernährung • Kommunikationshilfen	• CAVE: kardiale Mitbeteiligung bei einigen Muskelerkrankungen • CAVE: Myasthenia gravis: zahlreiche Medikamente verschlechtern die Symptomatik • Statintherapie vermeiden
Tumorerkrankung des Nervensystems bzw. Metastasen im Nervensystem	Abhängig vom Grunderkrankung bzw. Art des Tumors	Je nach Lokalisation des Tumors • Lähmungen • Aphasie • Sehstörungen • Epilepsie • Hirndruckzeichen (Kopfschmerzen, Erbrechen) • Neuropathische Schmerzen	Mannigfaltig, je nach Lokalisation des Tumors	Mannigfaltig, je nach Lokalisation des intrazerebralen Tumors bzw. Art des Primums	• Ödemtherapie kann kurzzeitig deutliche Verbesserung bewirken • Effektive Ödemtherapie ist auch eine sehr effektive antiepileptische Therapie (neben Antikonvulsiva) • Querschnittssyndrom aufgrund Raumforderung im Myelon muss innerhalb von 12 h operiert/bestrahlt werden
Chron. entzündliche ZNS-Erkrankungen	Abhängig von der Form der Erkrankungen, heutzutage teilweise sehr gut behandelbar ohne relevante Behinderungsprogression!	Je nach Lokalisation der Läsionen • Lähmungen • Gefühlsstörungen • Sehstörungen • Komplikationen der immunmodulierenden Therapie (PML)	• Zunehmende Immobilität • Dekubitalulcera • Blasen-Mastdarmstörung • Aspirationspneumonie bei progredienter Schluckstörung • Hirnorganisches Psychosyndrom	• Behindertengerechte Versorgung • Hilfsmittelversorgung • SB-Ausweis/GdB • Künstl. Ernährung • Kommunikationshilfen	• Nicht selten ausgeprägte hirnorganische Psychosyndrome im fortgeschrittenen Stadium • heutzutage teilweise sehr gut behandelbar ohne relevante Behinderungsprogression → immer Expertenmeinung vor Therapieziel- einschränkung einholen

iPS = idiopathisches Parkinsonsyndrom; PSP = progressive supranukleäre Blickparese; CBD = Kortikobasale Erkrankung; MSA = Multisystematrophie; AD = Demenz vom Alzheimertyp; FTD = Frontotemporale Demenz; ALS = Amyotrophe Lateralsklerose; DLB = Diffuse Lewykörperchenerkrankung

Therapieabbruch/-rückzug führt in dieser Phase in der Regel rasch zum Tode (z. B. durch ein Hirnödem). Ist diese akut-kritische Phase jedoch überstanden, spielen primär neurologische Komplikationen selten eine Rolle mehr bezüglich des Überlebens und die palliative Phase/Sterbephase dauert in der Regel deutlich länger, da es nicht selten das Warten auf Sekundärkomplikationen (z. B. Aspirationspneumonie bei Schluckstörung) bedeutet. Umgekehrt, falls initiale maximale Intensivtherapie zum Überleben der kritische Phase führt, dann jedoch keine konsequenten langfristigen (Reha-)Maßnahmen mehr durchgeführt werden, entsteht in der Regel ein noch schlechterer Residualzustand, als wenn ganz konsequent weiterversorgt worden wäre. Dies bedeutet, dass Therapiezielevaluation und entsprechende Gespräche so früh wie möglich und unbedingt noch in der kritischen Phase geführt werden müssen und dabei insbesondere das langfristige Therapieziel beinhalten müssen. Ist das langfristige Therapieziel vereinbar mit dem (mutmaßlichen) Patientenwillen, bedeutet dies umgekehrt, dass in diesem Falle von Anfang an maximal und konsequent therapiert werden muss und eben nicht „erst mal geschaut wird, was passiert"! Eine inkonsequente Handlung in der Akutphase bedingt in der Regel immer schlechtere Residualzustände. Es gilt dann jeglichen sekundären Hirnschaden zu vermeiden!

Praktische Empfehlungen

Die Schwierigkeiten der Entscheidungsfindung in der Frühphase der akut neurologischen Erkrankungen bestehen einerseits aufgrund der sehr akut aufgetretenen Symptomatik und damit in der Regel zunächst einmal geschockten Angehörigen. Die Angehörigen empfinden plötzlich, vor einer Lebensentscheidung für ihren Angehörigen zu stehen, sie würden über Leben und Tod entscheiden müssen. Andererseits kann in der Akutphase der zu erwartende Residualzustand auch nur grob abgeschätzt werden, was natürlich für Unsicherheit bei den Angehörigen sorgt. Hier hilft es unserer Ansicht nach, den „bestmöglichsten Residualzustand" unter Würdigung des Alters, der Vorerkrankungen und des Rehabilitationspotenzials zu skizzieren, der häufig schon nicht mehr dem Willen insbesondere älterer Patienten entspricht. Ältere Patienten haben gelegentlich die Entscheidung durch eine Patientenverfügung reguliert, meistens sind diese aber nicht konkret genug auf die aktuelle Situation bezogen. Bei neurologischen Patienten stehen häufig als limitierende Faktoren nicht der ischämische Schlaganfall oder die intrazerebrale Blutung an sich im Vordergrund, sondern die Folgeerkrankungen, wie die Ateminsuffizienz bei einer Aspirationspneumonie bei einer residuellen Dysphagie bzw. Aspiration bei einem epileptischen Frühanfall, Dekubitalulcera etc. Umso wichtiger sind die Gespräche im Frühstadium, wie oben erwähnt, zu führen und zeitliche und klinische Therapierahmen festzulegen. Diese können und sollten im Verlauf regelmäßig überprüft bzw. angepasst werden. Hier helfen klare und einheitliche Absprachen von vorne herein. Dies sollte in erster Linie mit dem gesamten behandelnden Team aus den behandelnden Ärzten, Pflegepersonal, Physiotherapie, Logo- und Ergotherapeuten sowie den Angehörigen geschehen, um eine einheitliche Kommunikation zu gewährleisten. Ständige Änderungen von Seiten der Behandler sollten unbedingt vermieden werden, die Gesprächsführung durch **einen** (erfahrenen) Ansprechpartner im Behandlerteam ist dringend anzuraten. ◄

In Abb. 11.2 sind die **Versorgungspfade** akut neurologisch Erkrankter mit Therapiezieleinschränkung dargestellt. Übergeordnetes Ziel ist es, den Patienten mit deren Angehörigen ein würdevolles Lebensende zu ermöglichen. Dies bedeutet insbesondere, dass so wenig wie mögliche intrahospitale oder intersektorale Verlegungen erfolgen sollten. Je nach zeitlichem Verlauf erfolgt entweder das Versterben auf der Akutstation (z. B. Intensivstation) oder bei prolongiertem Verlauf noch im Krankenhaus, meistens nach Verlegung auf eine Allgemeinstation. Hier sollte darauf geachtet werden, dass möglichst nur eine Verlegung in ein Einzelzimmer erfolgt. Auch die Verlegung auf eine Palliativstation intra- oder interhospital ist eine Option, wenngleich hier oft aufgrund

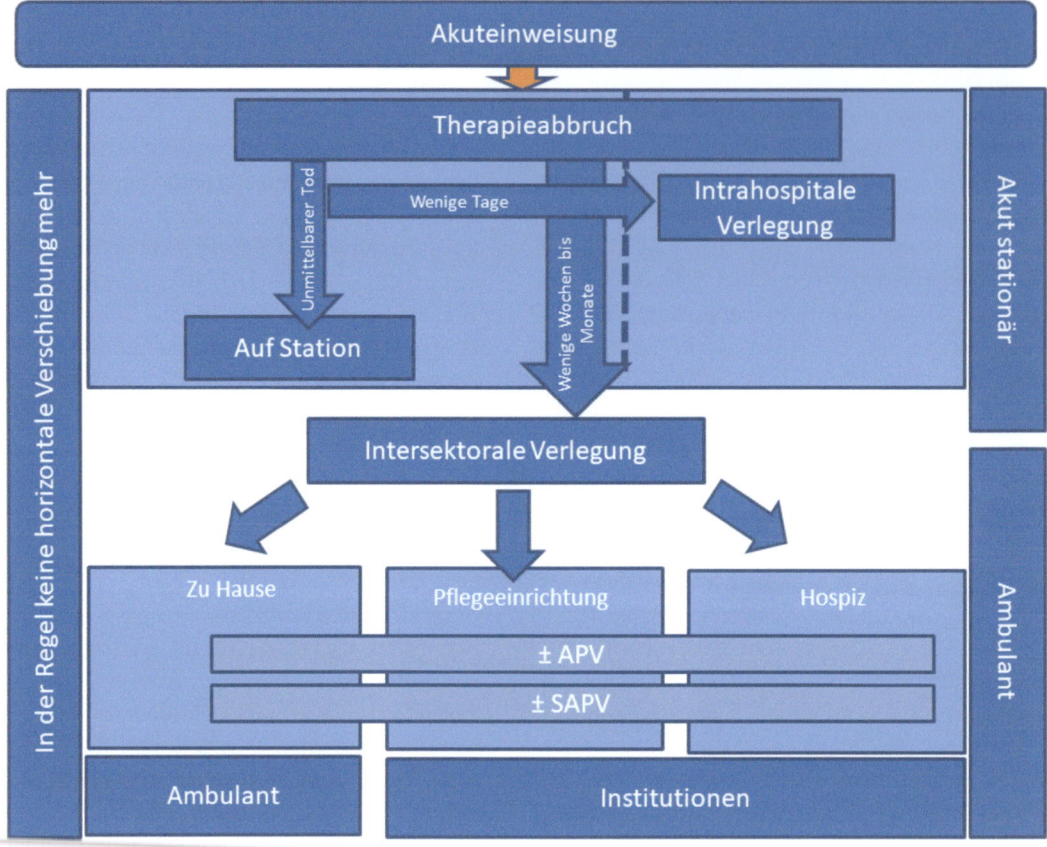

Abb. 11.2 Intersektorale Versorgungspfade akut neurologischer Palliativpatienten

der begrenzten Kapazitäten Wartezeiten zu beachten sind. Zur Optimierung der palliativmedizinischen Versorgung im akut-stationären Setting empfiehlt sich eine konsiliarische palliativmedizinische Mitversorgung (OPS-Code 8-89h). Um den Besonderheiten der Bedürfnisse von neurologischen Palliativpatienten Rechnung zu tragen, bietet sich die Versorgung durch einen spezialisierten neuro-palliativen Konsildienst an.

Sollte aufgrund der Prognose – z. B. im Falle eines Verlaufs über wenige Wochen – eine intersektorale Verlegung notwendig sein, sollten alle Bemühungen darauf abzielen, die Versorgung so zu planen, dass auch hier keine weitere Verlegungen im Verlauf mehr notwendig sind (weder horizontal noch vertikal; Abb. 11.2). Hier kommen häusliche Versorgung (meist mit Pflegedienst) und institutionelle Versorgung (Pflegeheim bzw. Hospiz) in Frage. Es sollte von vorneherein unter Einbezug der zu erwartenden Symptomlast mit den Patienten, Angehörigen und Nachbehandlern besprochen werden, ob zusätzlich eine APV oder SAPV von Anfang an sinnvoll ist und begleitend initiiert wird. Zudem muss der zu erwartende Verlauf konkret besprochen und festgehalten werden, welche Maßnahmen noch gewünscht und welche nicht mehr gewünscht sind. Insbesondere muss vermieden werden, dass es zu erneuter Hospitalisierung kommt. Letzteres könnte durch nochmalige akute Verschlechterung oder aufgrund unzureichender Versorgung geschehen. Beides ist absehbar und kann und sollte eindeutig vorbesprochen werden im Rahmen der Behandlungs-/Entlassplanung (**„Advance Care Planning"**). Im Verlauf sollte im Sinne eines Regelkreises immer wieder hinterfragt werden, ob das Therapieziel noch in der ursprünglich vereinbarten Form fortbesteht oder ggfs. angepasst werden muss.

11.2.3 Chronische neurologische Erkrankungen

Chronisch neurologische Erkrankungen werden als neurologische Erkrankungen definiert, die nicht unmittelbar oder innerhalb von wenigen Tagen bzw. Wochen zum Tod führen und damit längerfristigere Planungen mit den Patienten bzw. deren Angehörigen/Bevollmächtigten bedürfen. Dabei ist zu unterscheiden, ob es sich um chronisch progrediente Erkrankungen oder um Residualzustände nach überlebten akut neurologischen Erkrankungen handelt. Es gibt unzählige chronisch progrediente, nicht heilbare neurologische Erkrankungen, deren Verläufe sehr variabel sein können und individuell nicht vorhersagbar sind. Dennoch sind die Konzepte einer palliativmedizinischen Betreuung ähnlich, mit einem zweistufigen Konzept bestehend aus einer generellen Empfehlung zur Betreuung chronisch palliativ neurologischer Erkrankter und zusätzlichen gezielten Empfehlungen für spezielle Krankheitsbilder (Tab. 11.2).

Die Anforderung an die Versorgung kann man prinzipiell in vier Dimensionen einteilen:

1. Behandlung/Therapie
   - Spezifisch medikamentös (z. B. dopaminerge Medikation bei idiopathischem Parkinsonsyndrom)
   - Ggfs. andere krankheitsspezifische Therapie (Tab. 11.2)
   - Logo-/Ergo-/Physiotherapie je nach Defiziten
   - Bewegung
2. Organisatorische Fragestellungen
   - Geschäftsfähigkeit (alle Bereiche, inkl. Gesundheitsvorsorge)
   - Vorsorgevollmacht, Betreuung
   - Patientenverfügung
   - Selbstbestimmtheit/Autonomie
   - Kooperation des Patienten (Führbarkeit zuhause bzw. in Pflegeeinrichtungen, Notwendigkeit einer Fixierung bei Unruhe), Weglauftendenz → Anforderung an Einrichtungen (offen/geschlossen; behindertengerecht…)
3. Soziales
   - Pflegestufe beantragen (Problem: Einstufung insbesondere bei rein kognitiven Störungen)
   - Schwerbeschädigtenausweis
4. Palliative Fragestellungen
   - Lebensziele/Therapiewunsch/Therapieeinschränkung?
   - Einschränkung von lebenserhaltenden Maßnahmen?
   - An die Erkrankung angepasste Patientenverfügung

Die Versorgung neurologischer Palliativpatienten erfordert ein multiprofessionelles und sektorübergreifendes Gesamtkonzept, bestehend aus ärztlichen, pflegerischen, therapeutischen (Physio-, Logo- und Ergotherapie), psychologischen, sozialmedizinischem und seelsorgerischen Mitarbeitern, die eine strukturierte Weiterbildung in Palliativmedizin absolviert haben und über die Versorgungsgrenzen hinweg kooperieren.

Die Besonderheit der chronisch neurologischen Verläufe in der palliativmedizinischen Versorgung liegt in der nicht immer vorhersagbaren zeitlichen Dynamik der Erkrankung und den teilweise längerfristigen Verläufen. Die etablierten Strukturen (wie beispielsweise SAPV) leiten sich bisher eher von der Behandlung von Tumorpatienten mit einer im Vergleich deutlich reduzierten Überlebenszeit ab als beispielsweise bei einer Demenz vom Alzheimertyp und bilden diese oft mehrjährigen Krankheitsverläufe von Diagnosestellung bis zum Tod nicht adäquat ab. Umso relevanter ist, hier eine frühe Entscheidungsfindung bezüglich der Prognose und der im Verlauf zu erwartenden Probleme gemeinsam mit dem Patienten anzustreben (**Advance Care Planning**). Dies ist so wichtig zu erwähnen, da es aufgrund der langsamen Progredienz häufig immer zu lange verdrängt wird, anstelle es konsequent anzugehen. Dabei kommt es, je nach Grunderkrankung, unabhängig vom Zeitpunkt des Todes schon viel früher zu relevanten Problemen, die vorausschauend geplant werden müssen. Hier ist unbedingt auf eine Einbeziehung aller Beteilig-

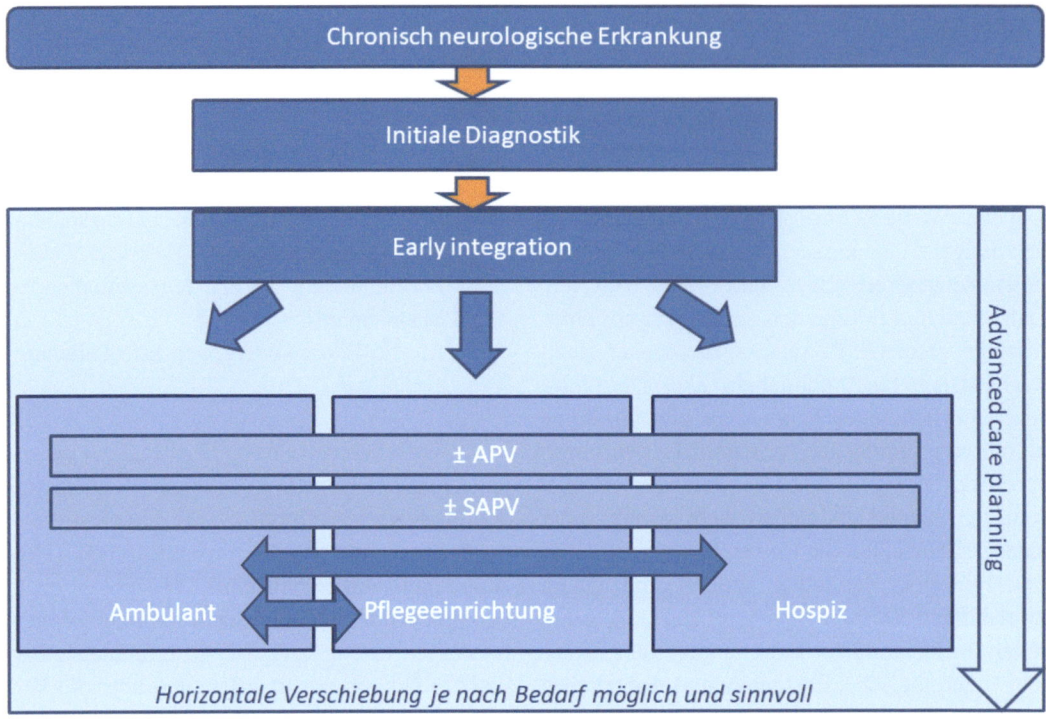

Abb. 11.3 Versorgungspfade chronisch neurologischer Palliativpatienten

ten einschließlich ihrer Angehörigen/Bevollmächtigten über Versorgungsgrenzen hinweg zu achten, die einen zentralen Ansprechpartner, der die weitere Versorgung koordiniert, benennen.

Anders als bei den akut neurologischen Erkrankungen erfolgt in der Regel lediglich die initiale Diagnosestellung stationär, teils auch ambulant, während die weitere palliativmedizinische Versorgung bei den meisten Patienten zunächst ambulant erbracht wird. Diese kann zu Hause oder in Pflegeeinrichtungen erbracht werden (Abb. 11.3). Die Behandler sind in der Regel die ambulanten Hausärzte oder Neurologen. Nun gilt es, im Verlauf der jeweiligen Erkrankung gemäß den zu erwartenden Schwierigkeiten und der Symptomlast (Tab. 11.2) im Rahmen eines ständig progredienten Prozesses die weitere Versorgung des Patienten detailliert zu planen und mit dem Patienten und dessen Familie die Behandlungsziele bzw. das Gesamtziel zu erarbeiten und die sich daraus ergebenden Konsequenzen zu dokumentieren (an die Erkrankung angepasste **Patientenverfügung**) und an alle Beteiligten zu kommunizieren. Hierbei ist besonders Wert darauf zu legen, dass alle für die spätere Versorgung relevanten Aspekte zeitgerecht besprochen werden, bevor der Patient durch die voranschreitende Grunderkrankung nicht mehr in der Lage ist, seinen Willen hierzu adäquat zu äußern, sei es durch eine kognitive Einschränkung, die Entwicklung einer Aphasie oder einer anhaltenden Bewusstseinsstörung (Tab. 11.2). So sind beispielsweise bei der Demenz vom Alzheimertyp frühzeitig Therapieziele, Vorsorgevollmacht und Patientenverfügung mit dem Patienten zu besprechen (wegen des Verlustes der Einsichtsfähigkeit und Geschäftsfähigkeit), wohingegen die Beantragung einer Pflegestufe erst später eine Rolle spielen wird. Umgekehrt treten bei Patienten mit einer Motoneuronerkrankung relevante demenzielle Entwicklungen häufig nicht auf, sodass es hier wichtig ist, die Kommunikationsfähigkeit bei einer rasch progredienten Dysarthrie mittels technischer Kommunikationshilfen schon früh im Verlauf sicherzustellen (Linse et al. 2017, 2018a, b).

> **Praktische Empfehlungen**
>
> Nach Ansicht der Autoren ist eine gute Aufklärung von Anfang an (schon bei Diagnosestellung) bei chronischen Neuropalliativpatienten notwendig und insbesondere hilfreich für die Familien, sich auf das Kommende einzustellen. Da der Verlauf von chronisch progredienten neurologischen Erkrankungen häufig relativ abstrakt wirkt und wenig fassbar für die Patienten ist, ist eine einheitliche Kommunikation umso entscheidender (z. B. Rehabilitation bringt keine Besserung, soll aber rascheren Abbau verhindern, Logotherapie restituiert keine Defizite bei ALS Pateinten, ist aber sehr hilfreich, mit den progredienten Symptomen besser zurechtzukommen). ◄

Eines der größten Problemfelder ist unserer Erfahrung nach die fehlende Zugang der Patienten und Angehörigen zu einer begleitenden **psychologischen bzw. psychotherapeutischen Betreuung**. Während dies in der Onkologie durch eine psychoonkologische Betreuung konzeptionell gut umgesetzt ist, ist der Zugang zu ambulanten Psychotherapeuten oder psychotherapeutisch tätigen Fachärzten mit entsprechender Weiterbildung für eine angemessene ambulante Versorgung nicht ausreichend. Umgekehrt braucht es häufig auch gar nicht zwangsläufig psychotherapeutisches oder psychologisches/psychiatrisches Fachwissen. Häufig spielen insbesondere Fragen nach der eigenen Endlichkeit, Angst vor dem Sterben/Tod eine große Rolle bzw. die Begleitung beim Durchlaufen der „Sterbephasen" (nach Kübler-Ross (Kübler-Ross 1969)). Gerade dies ist natürlich integraler Bestandteil einer guten palliativmedizinischen Betreuung, nur dass diese Phasen bei chronischen neurologischen Erkrankungen teilweise sehr lange dauern können (insbesondere Phase des „Nicht-Wahrhaben-Wollens"). Idealerweise würde dies eine Involvierung des Palliativteams schon kurz nach Diagnosestellung bedeuten!

Diese Konflikte spiegeln sich auch teilweise in der Abrechnungsmöglichkeit wieder. So ist in einigen Bundesländern die Betreuung im Rahmen der **SAPV** bzw. die Erstattung einer SAPV-Betreuung gedeckelt, weswegen es nicht selten zu Missverständnissen kommt (z. B. „befindet sich der Patient in den letzten 6 Monaten seines Lebens?"). Da die initiale Weichenstellung jedoch die gesamte Versorgungsstrategie beeinflusst und ein entscheidender Faktor für die Lebensqualität der Patienten/Familien ist, sollte ein fortschrittliches Prozedere das Konzept der „**early integration**" übernehmen. Dies beinhaltet eine frühe Involvierung auch der absehbaren Behandler in der Terminalphase im Sinne einer koordinierten Abstimmung der palliativmedizinischen Betreuung von Anfang an (Parikh et al. 2013; Parikh und Temel 2014). Ganz praktisch hieße dies z. B., die Involvierung des SAPV-Teams oder Einweisung auf eine Palliativstation nicht lange nach Diagnosestellung bzw. vor Auftreten der ersten schweren Probleme, um ein „Advance Care Planning" systematisch durchzuführen, an deren Diskussionen sich der Patient auch noch aktiv beteiligen kann. Danach kommt es evtl. zu einer längeren Versorgungspause des SAPV (u. U. mehrere Jahre), bis das SAPV-Team dann die Betreuung der Terminalphase mit übernimmt.

Bei palliativmedizinischer Betreuung chronisch neurologischer Patienten kommt genauso wie bei Residualzuständen nach schweren Akutereignissen das Thema „elektiver" **Therapieabbruch** vor. Dies kann z. B. die Beendigung einer invasiven/nicht-invasiven Heimbeatmung oder künstlichen Ernährung beinhalten. Aus Sicht der Autoren unterscheiden sich solche Therapieabbrüche vom Prinzip und der Durchführung nicht grundsätzlich von Therapieabbrüchen während der Akutphase z. B. auf der Intensivstation. Dennoch ist die Vorbereitung darauf ungleich aufwendiger und stellt im Falle einer elektiven Institutionalisierung zur Beatmungsbeendigung für das Team eine ungleich höhere (emotionale) Belastung dar. Die rechtlichen Grundlagen sind in den unten stehenden Übersicht dargestellt (Grundsätze der Bundesärztekammer 2011). Hier tritt gelegentlich die Diskussion über **aktive und passive Sterbehilfe** zu Tage. Als Unterscheidungshilfe zwischen aktiver bzw. passiver Sterbehilfe hat den Autoren folgende Unterscheidung geholfen:

- Patientenstatus: Patient noch im natürlichen Verlauf der Erkrankung *oder* schon jenseits des natürlichen Verlaufes (z. B. durch invasive Heimbeatmung)

Rechtliche Grundlage

Vor wenigen Jahren erfolgte ein Paradigmenwechsel in der Medizinethik und im Medizinrecht – vom Benefizienz- zum Autonomieprinzip. Oberstes Gebot ist nicht mehr das „salus aegroti" (Heil des Kranken), sondern die „voluntas aegroti" (Wunsch und Wille des Kranken). Dies hat profunde rechtliche Konsequenzen v. a. hinsichtlich der Achtung der Autonomie in jeder Behandlungssituation. Diese hat u. U. auch Vorrang vor dem als medizinisch sinnvoll Geltenden und ggfs. auch vor der Erhaltung des Lebens. Es gibt aber klare Grenzen des Selbstbestimmungsrechts: So liegt eine medizinisch nicht indizierte Behandlung außerhalb des Selbstbestimmungsrechtes des Patienten. Umgekehrt macht „das Recht des Patienten zur Bestimmung über seinen Körper Zwangsbehandlungen, auch wenn sie lebenserhaltend wirken, unzulässig" (BGH, NJW 2005, 2385). Der behandelnde Arzt prüft, welche ärztliche Maßnahme im Hinblick *auf den Gesamtzustand* des Patienten indiziert ist (§ 1901b BGB). Ganz entscheidend für die neurologische Palliativmedizin ist der Grundsatz, dass Sterben durch Unterlassen, Begrenzen oder Beenden einer bereits begonnenen medizinischen Behandlung ermöglicht werden muss, wenn dies dem Willen des Patienten entspricht. Tötung auf Verlangen ist nach wie vor strafbar (§ 216 StGB). Nicht strafbar ist hingegen die Anwendung einer medizinisch angezeigten symptommindernden Maßnahme, die eine Verkürzung des Lebens als nicht beabsichtigte Nebenwirkung akzeptiert (wenn dies dem Willen des Patienten entspricht) sowie das Unterlassen oder Beenden einer lebenserhaltenden medizinischen Maßnahme, wenn dies dem Willen des Patienten entspricht.

Im Urteil vom 02.03.2017 hat das Bundesverwaltungsgericht entschieden, dass der Erwerb eines Betäubungsmittels für eine Selbsttötung mit dem Zweck des Gesetzes ausnahmsweise vereinbar ist, wenn sich der suizidwillige Erwerber wegen einer schweren und unheilbaren Erkrankung in einer extremen Notlage befindet. Leider gibt es keine Handlungsrichtlinie, dies umzusetzen. Nach Meinung der Autoren sollte dies jedoch immer verbunden sein mit durchlaufenen konsequenten Ausschöpfung aller palliativmedizinisch möglichen Maßnahmen/Versorgungsmöglichkeiten. Eine extreme Notlage ist unter den folgenden Umständen gegeben:

1. Eine schwere und unheilbare Erkrankung ist mit gravierenden körperlichen Leiden, insbesondere starken Schmerzen verbunden, die bei dem Betroffenen zu einem unerträglichen Leidensdruck führen und nicht ausreichend gelindert werden können.
2. Der Betroffene ist entscheidungsfähig und hat sich frei und ernsthaft entschieden, sein Leben beenden zu wollen.
3. Eine andere zumutbare Möglichkeit zur Verwirklichung des Sterbewunsches steht nicht zur Verfügung (BVerwG 3 C 19.15).

- Todesursache: Durch ärztliche Behandlung mit unmittelbarer Intention der Tötung *oder* durch Beendigung bzw. Beschränkung einer lebenserhaltenden Therapie bzw. symptomorientierte Therapie mit Risiko der Lebenszeitverkürzung
- Zielstellung: Verkürzung der Lebenszeit *oder* Wiederherstellung oder Bewahrung des natürlichen Sterbeprozesses

Abschließend sei erwähnt, dass es unter Umständen schwer ist, die Symptomlast bei manchen neurologischen Patienten aufgrund von z. B. Aphasien oder Demenz bzw. Psychosyndromen zu erfassen. Dies stellt immer eine besondere Herausforderung dar. Teilweise gibt es hier hilfreiche Skalen (z. B. Zurich Observation Pain Assessment (ZOPA) (Maier et al. 2015), Beurteilung von Schmerzen bei Demenz (BESD) oder Beobachtungsinstrument für das Schmerzassessment bei alten Menschen mit Demenz (BISAD); zur ausführlichen Darstellung von Schmerzassessments bei alten Menschen: AWMF 2017. Teilweise kann man aber nur durch „Trial and error" versuchen herauszubekommen, welches Problem der Patient hat, und es empfiehlt sich, hausinterne Standards hierfür zu schaffen (z. B. Lagerung, falls keine Linderung Flüssigkeits-/Nahrungsgabe, falls keine Linderung Schmerzmittelgabe, falls gar nichts hilft Sedierung).

Literatur

Literatur zu Abschn. 11.1

Boult C, Kane RL, Brown R (2000) Managed care of chronically ill older people: the US experience. Br Med J 312(7267):1011–1014

das deutsche Gesundheitssystem, gesundheitsinformation.de iqwig 2019

Deutsche Gesellschaft für Palliativmedizin und Deutscher Hospiz- und PalliativVerband (2016) Charta zur Betreuung schwerstkranker und sterbender Menschen in Deutschland – Handlungsempfehlungen im Rahmen einer Nationalen Strategie. https://www.charta-zur-betreuung-sterbender.de/files/bilder/neu2%20RZ_161004_Handlungsempfehlungen_ONLINE.pdf. Zugegriffen am 16.11.2020

Kodner DL (2003) Consumer-directed services: lessons and implications for integrated systems of care. Int J Integr Care 3. Jun.2003 – Gefunden am 02.05.2006 unter http://www.ijic.org/

Lange (2012) Ökonomische Aspekte der integrierten Versorgung. Bundesgesundheitsbl Gesundheitsforsch Gesundheitsschutz 55:643–651

Preusker (2015) Das deutsche Gesundheitssystem verstehen: Strukturen und Funktionen im Wandel (Gesundheitsmarkt in der Praxis). Medhochzwei, Heidelberg

Schaeffer (2014) Handbuch Pflegewissenschaft Studienausgabe. Beltz Juvena, Weinheim Basel. Schoen et al, 2009

Schaeffer D (2006) Integrierte Versorgung nach deutschem Muster. Pflege Gesellschaft 11(3):197–209

SVR – Sachverständigenrat für die Konzertierte Aktion im Gesundheitswesen (2002) Bedarfsgerechtigkeit und Wirtschaftlichkeit. Band III: Über-, Unter- und Fehlversorgung. Nomos, Baden-Baden

Uni Osnabrück Vernetzte_Versorgung2010

Wagner EH (2000) The role of patient care teams in chronic disease management. Br Med J 320:569–572

Literatur zu Abschn. 11.2

AWMF (2017) Schmerzassessment bei älteren Menschen in der vollstationären Altenhilfe. https://www.awmf.org/leitlinien. AWMF Registernummer 145 – 001. Stand: 15.01.2018

AWMF (2020) Erweiterte S3-Leitlinie Palliativmedizin für Patienten mit einer nicht-heilbaren Krebserkrankung. Langversion 2.2 – September 2020. AWMF-Registernummer: 128/001OL. https://www.awmf.org/uploads/tx_szleitlinien/128-001OLl_S3_Palliativmedizin_2020-09_02.pdf. Zugegriffen 16.11.2020

Dallara A, Tolchin DW (2014) Emerging subspecialties in neurology: palliative care. Neurology 82(7):640–642

Grundsätze der Bundesärztekammer zur ärztlichen Sterbebegleitung (2011) Dtsch Ärztebl 108(7):A 346–A 348

Kübler-Ross E (1969) On death and dying. The Macmillan Company, New York

Linse K et al (2017) Eye-tracking-based assessment suggests preserved well-being in locked-in patients. Ann Neurol 81(2):310–315

Linse K et al (2018a) Communication matters-pitfalls and promise of hightech communication devices in palliative care of severely physically disabled patients with amyotrophic lateral sclerosis. Front Neurol 9:603

Linse K et al (2018b) Usability of eyetracking computer systems and impact on psychological wellbeing in patients with advanced amyotrophic lateral sclerosis. Amyotroph Lateral Scler Frontotemporal Degener 19(3–4):212–219

Maier J, Frohlich MR, Spirig R (2015) Standardized impartial assessment of pain in unconscious patients with the Zurich Observation Pain Assessment on a neurosurgical intensive care unit – a case report. Pflege 28(1):19–31

Parikh RB, Temel JS (2014) Early specialty palliative care. N Engl J Med 370(11):1075–1076

Parikh RB et al (2013) Early specialty palliative care – translating data in oncology into practice. N Engl J Med 369(24):2347–2351

Radbruch L, Andersohn F, Walker J (2015) Palliativversorgung – Überversorgung kurativ – Unterversorgung palliativ? Analyse ausgewählter Behandlungen am Lebensende. Bertelsmann Stiftung. https://www.bertelsmann-stiftung.de/fileadmin/files/BSt/Publikationen/GrauePublikationen/SPOTGes_VV_Palliativversorgung_2015.pdf

Schoen C, Osborn R, How SK, Doty MM, Peugh J (2008) In Chronic Condition: Experiences Of Patients With Complex Health Care Needs, In Eight Countries, 2008: Chronically ill US patients have the most negative access, coordination, and safety experiences. Health affairs 27(Suppl1): w1–w16

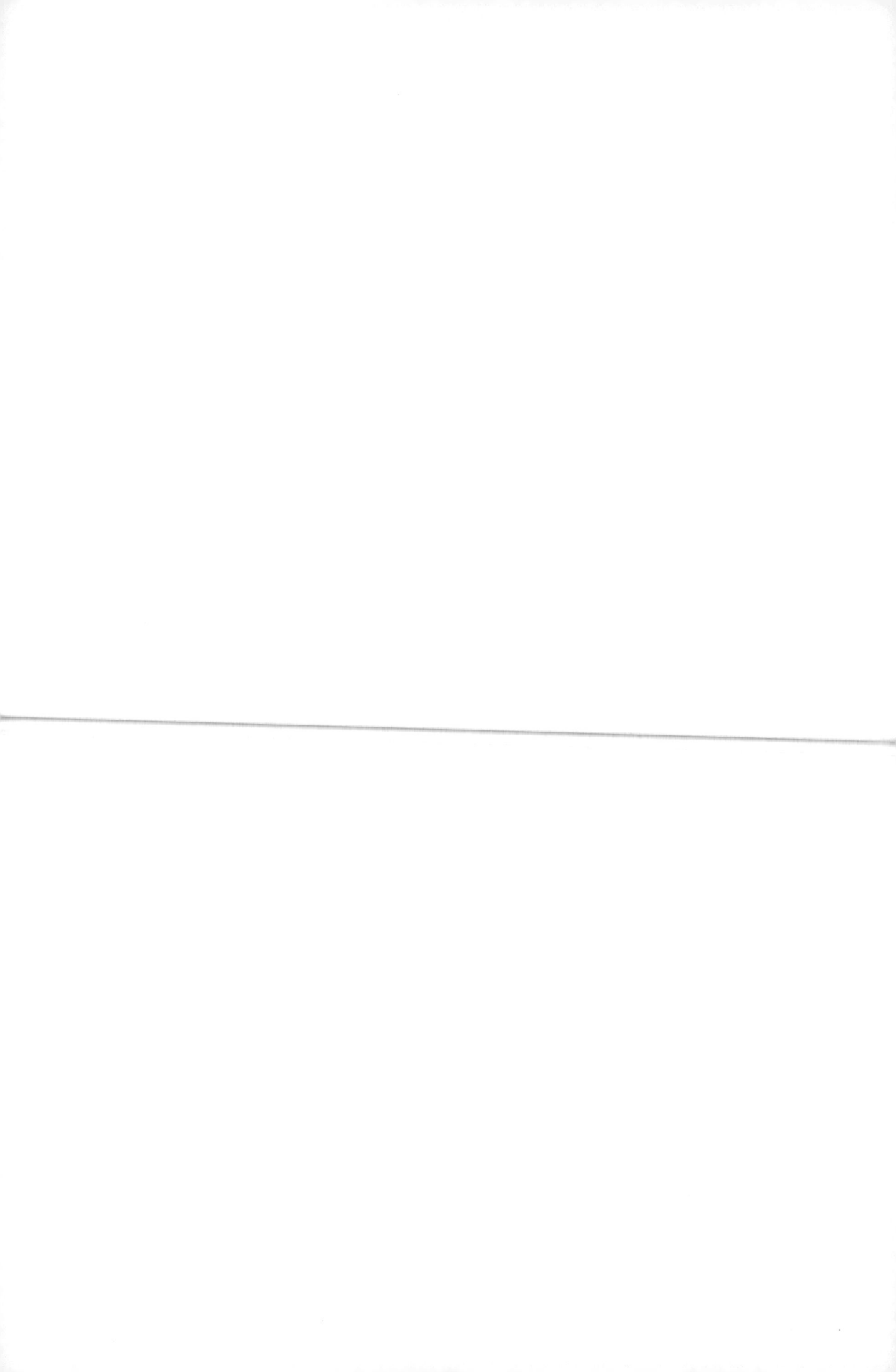

Teil III

Aufbau, Implementierung, Qualitätsmanagement, Fort- und Weiterbildung

Aufbau und Implementierung von Palliativstrukturen

12

Silke Walter, Peter Tom Engel, Philipp Lenz,
Martin Groß, Theresa Muszynski,
Juliane Mühlenbrock, Ulrike Hofmeister
und Isabel Althoff

Inhaltsverzeichnis

12.1	**Palliativstationen**	112
12.1.1	Räumlichkeiten und Ausstattung	114
12.1.2	Interprofessionelle Teamarbeit	115
12.1.3	Kommunikation	117
12.1.4	Zusammenarbeit im Versorgungsnetz	118
12.1.5	Erleben und Erwartungen von Patienten und Angehörigen	118
12.1.6	Motivation der Gesundheitsfachpersonen	120
12.1.7	Zusammenfassung	121
12.2	**Palliativdienste**	122
12.2.1	Teamstruktur eines Palliativdienstes	122
12.2.2	Kommunikation des palliativmedizinischen Versorgungsangebotes	122
12.2.3	Wie arbeitet ein Palliativdienst	123
12.2.4	Basisassessment, Therapieempfehlung und -begleitung	123
12.2.5	Dokumentation und Qualitätskontrolle	125
12.2.6	Finanzierung eines Palliativdienstes	125
12.3	**Entlassmanagement**	126
12.3.1	Kommunikation im Rahmen des Entlassmanagements	127
12.3.2	Interne Kommunikationswege	127

S. Walter (✉)
Walter Palliative Care, Universitätsspital Basel,
Basel, Schweiz

P. T. Engel · P. Lenz
Zentrale Einrichtung Palliativmedizin,
Universitätsklinikum Münster, Münster, Deutschland
e-mail: philipp.lenz@ukmuenster.de

M. Groß
Klinik für Neurologische Intensivmedizin und
Frührehabilitation und Interdisziplinäres
Palliativzentrum, Evangelisches Krankenhaus
Oldenburg, Oldenburg, Deutschland
e-mail: martin.gross@evangelischeskrankenhaus.de

T. Muszynski
Geschäftsbereich Medizinisches Management,
Universitätsklinikum Münster (UKM),
Münster, Deutschland
e-mail: theresa.muszynski@ukmuenster.de

J. Mühlenbrock
Interdisziplinäres Palliativzentrum, Evangelisches
Krankenhaus Oldenburg, Oldenburg, Deutschland
e-mail: juliane.muehlenbrock@evangelischeskrankenhaus.de

U. Hofmeister · I. Althoff
Palliativnetz Münster,
Münster-Mecklenbeck, Deutschland
e-mail: i.althoff@palliativnetz-muenster.de

© Springer-Verlag GmbH Deutschland, ein Teil von Springer Nature 2021
M. Groß, T. Demmer (Hrsg.), *Interdisziplinäre Palliativmedizin*,
https://doi.org/10.1007/978-3-662-62011-3_12

12.3.3	Zentrale Bedeutung des Entlasstermins im Entlassprozess	128
12.3.4	Externe Kommunikation	128
12.4	**Palliativambulanzen**	**129**
12.4.1	Einleitung	129
12.4.2	Allgemeine Palliativambulanzen	130
12.4.3	Spezielle Palliativambulanzen – Beispiel Neuropalliativambulanz	132
12.5	**Ambulante Palliativversorgung**	**134**
12.5.1	Historie der ambulanten Palliativversorgung	134
12.5.2	Strukturen	134
12.5.3	Definitionen	135
12.5.4	Modell Westfalen-Lippe (WL) als Beispiel einer über die Versorgungsebenen hinausgehenden, flächendeckenden, ambulanten Palliativversorgung	138
12.5.5	Übersicht gesetzliche Grundlagen	138
12.5.6	Bundesrahmenvereinbarung	139
Literatur		**139**

12.1 Palliativstationen

Silke Walter

Das Kapitel beschreibt Anforderungen für den Aufbau einer Palliativstation unter Berücksichtigung einzelner Zertifizierungskriterien der Deutschen Gesellschaft für Palliativmedizin (DGP) und der Deutschen Krebsgesellschaft (DKG). Die Berücksichtigung der Struktur- und Prozesskriterien in der Aufbau- und Etablierungsphase ist nicht nur für eine Zertifizierung sinnvoll. Die Umsetzung der Kriterien ermöglicht es, das Leistungsangebot einer Palliativstation entsprechend spezifischer und normierter Vorgaben qualifiziert auszugestalten und trägt so auch zur Qualitätssicherung bei. Ein interprofessionelles Team, dem eine gute Zusammenarbeit gelingt, hat eine wesentliche Bedeutung für eine gute Versorgung auf einer Palliativstation. Deshalb wird die interprofessionelle Zusammenarbeit auf einer Palliativstation und über die Grenzen der Versorgungssettings hinweg thematisiert. Des Weiteren werden das Erleben und die Erwartungen der Patienten und ihrer Angehörigen, die auf einer Palliativstation behandelt wurden, beleuchtet. Für eine personenzentrierte Versorgung ist Kontinuität ein wertvolles Element. Um Kontinuität zu gewährleisten und einen hohen Grad an Patientenorientierung zu ermöglichen, eignet sich das Pflegesystem Primary Nursing (PN). Hier werden die Kernelemente von PN beschrieben und auf die praktische Umsetzung eingegangen. Am Ende des Kapitels werden wichtige Aspekte einer Palliativstation zusammengefasst.

Palliativstationen sind spezialisierte stationäre Versorgungsangebote eines Krankenhauses und werden der spezialisierten Palliativversorgung zugeordnet. Sie behandeln Patienten und ihre Angehörigen, die Bedürfnisse, Probleme und Belastungen im Zusammenhang mit einer unheilbaren Erkrankung haben und deren Situation durch eine hohe Komplexität gekennzeichnet ist (WHO 2018; Radbruch et al. 2011). Komplexität wird sowohl von der Intensität einzelner Symptome oder psychosozialer, spiritueller und ethischer Probleme als auch von deren gleichzeitigem Auftreten beeinflusst. Beispiele für eine hohe Komplexität sind schwer kontrollierbare Symptome, ein fluktuierender Krankheitsverlauf, der häufige Anpassungen des Behandlungsplans bedarf, Unsicherheiten bzgl. des Therapieziels, eine schwierige soziale Situation und eine Überforderung oder Unsicherheit der häuslichen Versorgung oder das simultane Auftreten mehrerer Problemfelder bzw. Symptome (Leitlinienprogramm (LLP) Onkologie 2020; Simon et al. 2016a).

Ziel einer Behandlung auf einer Palliativstation ist es, eine möglichst hohe Lebensqualität für die Patienten und ihre Angehörigen zu erreichen und dabei ihre Wünsche und Vorstellungen zu berücksichtigen. Das beinhaltet die Umsetzung einer bestmöglichen Symptomkontrolle, die Unterstützung bei schwieriger Entscheidungsfindung, die Etablierung oder den Ausbau eines Versorgungsnetzwerks, die Unterstützung der Angehörigen und bei Stabilisierung eine Entlassung in die von ihnen gewünschte Umgebung (Eychmüller 2012).

▶ **Wichtig** Die Versorgung dieser Patienten mit ihren komplexen Bedürfnissen erfordert von den Professionellen der spezialisierten Palliative Care eine spezifische Kompetenz mit einer hohen fachlichen Expertise. Auch eine höhere Personalausstattung und andere Ressourcen sind notwendig (LLP Onkologie 2020).

Das Angebot einer Palliativstation ist nicht auf spezielle Diagnosen beschränkt (Radbruch et al. 2011). Allerdings sind Patienten mit einer onkologischen Erkrankung immer noch die größte Patientengruppe, die auf Palliativstationen in Deutschland behandelt wird (Lindena 2017; Geist et al. 2018). Patienten mit einer fortgeschrittenen nicht-onkologischen Erkrankung sind nur ein kleiner Teil der Patienten, die palliativmedizinisch mitbetreut werden. Sie haben jedoch eine ähnlich hohe Symptomlast und ähnliche Bedürfnisse am Lebensende (Ostgathe et al. 2010; Low et al. 2011; Moens et al. 2014; Stiel et al. 2014; Simon et al. 2016a).

Knapp 17 % der Krankenhäuser in Deutschland verfügen über eine Palliativstation (324 Palliativstationen in 1951 Krankenhäusern, Stand 2016) (DGP 2017a; Destatis 2018). Es stehen somit mittlerweile im Bundesdurchschnitt 31,54 Betten auf Palliativstationen pro 1 Mio. Einwohner zur Verfügung (DGP 2017a). Die Europäische Gesellschaft für Palliative Care (EAPC) und die Deutsche Gesellschaft für Palliativmedizin (DGP) empfehlen jedoch 40–50 Betten auf Palliativstationen pro 1 Mio. Einwohner (DGP 2016). Das zeigt, dass ein Ausbau der Hospiz- und Palliativversorgung im stationären Bereich weiterhin notwendig ist. Allerdings sollte vor der Etablierung neuer Palliativstationen eine Bedarfsanalyse durchgeführt werden, da in einigen Regionen bereits eine ausreichende Versorgungsdichte erreicht ist (Melching 2015).

▶ **Wichtig** Eine angemessene Planung der verschiedenen Palliative-Care-Versorgungsangebote und eine Verbesserung des Bewusstseins für spezifische Bedürfnisse wird eine angemessene und rechtzeitige Integration von Palliative Care in die Versorgung von Menschen am Lebensende ermöglichen.

Leistungen einer Palliativstation werden aktuell über das DRG-System mit dem Zusatzentgelt ZE145 (InEK 2020a) bzw. über tagesgleiche Pflegesätze bei Anerkennung einer Palliativstation als Besondere Einrichtung vergütet. Besondere Einrichtungen müssen räumlich und organisatorisch abgegrenzt sein und über mindestens fünf Betten verfügen (HPG 2015; InEK 2020b). Mindestanforderungen, um das Zusatzentgelt abzurechnen, sind im Operationen- und Prozedurenschlüssel (OPS 8-98e) benannt (ICD 2020). Das Zusatzentgelt spielt bei einer Finanzierung über das DRG-System eine wesentliche Rolle. Deshalb ist es wichtig, die Mindestanforderungen gleich in der Aufbauphase einer Palliativstation umzusetzen. Z. B. empfiehlt es sich zu klären, welche Berufsgruppe welches Assessment für das standardisierte palliativmedizinische Basisassessment durchführt und dokumentiert. Zudem wird die Erstellung und Dokumentation eines individuellen Behandlungsplans bei Aufnahme und die wöchentliche multiprofessionelle Teambesprechung mit patientenindividueller Verlaufsdokumentation palliativmedizinischer Behandlungsziele und -ergebnisse gefordert. Hier muss geklärt werden, wann die Besprechung in den Tagesablauf der Station etabliert wird und wer bzw. wo die Inhalte dokumentiert werden. Ebenso müssen die Professionellen ihre Zeiten dokumentieren, die sie für Patienten-, Angehörigen- und/oder Familiengespräche aufwenden, da insgesamt mindestens 6 Stunden pro Patient und vollständiger Woche von Ärzten, Pflegenden und den Mitarbeitern von mindestens zwei der Therapien (Sozialarbeit, Psychologie, Physiotherapie/Ergotherapie, künstlerische Therapie, Entspannungstherapie) erbracht werden müssen. Dies erfordert von allen Professionellen ein hohes Engagement. Die DGP (2018) stellt Dokumentationshilfen für den OPS 8-98e und Instrumente für das palliativmedizinische Basisassessment auf ihrer Webseite zur Verfügung.

Palliativstationen können in der Aufbauphase höhere Kosten verursachen (Casarett et al. 2011; Nathaniel et al. 2015). Die Station muss renoviert und ggfs. umgebaut werden, da sie eine wohnliche Atmosphäre haben soll. Je nach vorhandener Ausstattung muss diese ergänzt werden und es entstehen Kosten, um die Mitarbeiter zu qualifizieren. Dies muss bei der Etablierung einer Palliativstation in der Kostenkalkulation berücksichtigt werden. Zudem sind die genannten Punkte unter anderem bedeutsame Strukturkriterien, die hinsichtlich der Abrechnung des Zusatzentgelts bei der Finanzierung über das DRG-System und einer Zertifizierung relevant sind. Palliativstationen werden aufgrund der Personalausstattung meist als kostenintensiv eingeschätzt. Internationale Studien deuten jedoch darauf hin, dass das Versorgungsangebot einer Palliativstation zu einer Reduktion der Kosten führen kann (Gogna et al. 2019; May et al. 2018; Isenberg et al. 2017; Nathaniel et al. 2015; Eti et al. 2014).

12.1.1 Räumlichkeiten und Ausstattung

Eine Palliativstation sollte als in sich abgeschlossene Einheit in ein Krankenhaus integriert sein. Wird eine Palliativstation neu aufgebaut, ist die Lage sorgfältig abzuwägen, da auch Patienten einer Palliativstation therapeutische (z. B. Radiotherapie, Bronchoskopie) und diagnostische Maßnahmen (z. B. bildgebende Verfahren) benötigen. Für die Zufriedenheit von Patienten und Angehörigen ist der Zugang zu Ressourcen einschließlich verschiedener Fachärzte (Onkologe, Psychiater usw.), Verfahren (Bildgebung, Labortests), pflegerischer Hilfsmittel und Medizintechnik sehr wichtig (Wentlandt et al. 2016). Bezüglich der Funktionsräume und der Gebäudetechnik muss eine Palliativstation den funktionellen Anforderungen einer Allgemeinstation entsprechen und Anschlüsse für Druckluft und Sauerstoff vorsehen (Bauministerkonferenz 2011; DGP 2017b). Sie sollte über 8–12 Betten verfügen.

▶ **Wichtig** Aufgrund der Patientensituationen ist es sinnvoll, v. a. Einzelzimmer mit barrierefreier Sanitärzelle einzurichten. Dies ermöglicht eine individuellere pflegerische Betreuung und wird dem Bedürfnis nach Privatsphäre von Patienten und Angehörigen gerecht (Brereton et al. 2011; Wentlandt et al. 2016).

Es gibt spezifische räumliche Anforderungen für eine Palliativstation: ein multifunktionaler Raum mit wohnlicher Atmosphäre, ein Abschiedsraum, Behandlungs- und Therapieräume, ein Besprechungsraum für Teambesprechungen und ein Raum für Einzelgespräche (DGP 2017b). Damit dies alles umgesetzt werden kann, hat die Bauministerkonferenz (2011) einen Flächenbedarf von 50 m^2 pro Bett bzw. für 10 Betten in Einzelzimmerunterbringung einen Flächenbedarf von 460 bis 530 m^2 errechnet.

Die Atmosphäre einer Palliativstation und die Möglichkeit, dass Angehörige übernachten können, wird von Patienten und Angehörigen sehr geschätzt. Auch ein Aufenthaltsraum, der den Austausch mit anderen Betroffenen ermöglicht, eine Stationsküche, in der kleine Mahlzeiten zubereitet werden können, und einen Rückzugsort erachten sie als wesentlich (Brereton et al. 2011; Wentlandt et al. 2016).

Palliativstationen in bereits bestehende Räumlichkeiten zu integrieren, ist nicht einfach. Meist steht weniger Raum zur Verfügung und nicht alle Räume können so etabliert werden, wie es die Strukturkriterien empfehlen. Ideen, Flexibilität und der Austausch auf Leitungsebene sind wertvoll, um die bestmöglichen Lösungen zu erarbeiten.

▶ **Wichtig** Aufgrund der komplexen Patientensituationen und des häufig umfassenden Unterstützungsbedarfs werden unterschiedliche pflegerische Hilfsmittel und verschiedenste Medizinprodukte benötigt. Für die Lagerung sollte ein ausreichend großer Geräte- und Lagerraum auf der Station zur Verfügung stehen.

> **Ausstattung**
> Eine angemessene apparative Versorgung besteht mindestens aus: Sauerstoff, Absauggerät, Ernährungs-, Schmerz- und Spritzen-

pumpen, Infusomaten und Anti-Dekubitusmatratzen (DGP 2017b). Außerdem sind ein EKG-Gerät und ein Ultraschallgerät sinnvolle medizinische Geräte zu diagnostischen Zwecken auf Station. Weiter bedarf es Rollstühle, Rollatoren, eines Patientenlifters, Lagerungsmaterialien, Flüssigsauerstoff für tragbare Sauerstoffeinheiten, eine Thoraxdrainage, Wechseldruckmatratzen, Klingelmatten usw. Medizinprodukte, die aufgrund der verschiedenen Krankheitsbilder und Patientensituationen vorgehalten werden müssen, sind Zubehör und Verbrauchsmaterial für Thoraxdrainagesysteme, Schmerzpumpen, eine Tracheostomaversorgung, Wundversorgung und zur Verabreichung enteraler Ernährung usw.

12.1.2 Interprofessionelle Teamarbeit

Um den komplexen Anforderungen der palliativmedizinischen Versorgung gerecht zu werden, bedarf es eines interprofessionellen Teams, bestehend aus Ärzten, Pflegenden, Sozialarbeitern/-pädagogen, Physiotherapeuten, Seelsorgern und Psychologen. Das Team sollte eigenständig, spezialisiert und qualifiziert sein. Weitere wichtige Berufsgruppen sind Ergo-, Kunst- und Musiktherapeuten und Case Manager (DGP 2017b; DKG 2019). Zudem ist eine Stationshilfe oder Hauswirtschaftskraft unterstützend (DGP 2017b). Auch Logotherapie kann in der Behandlung vieler Patienten in palliativen Situationen wertvoll sein. Jedoch können nicht aus jeder Berufsgruppe Mitarbeiter im Kernteam einer Palliativstation angestellt werden. Das bedeutet abzuwägen, welche Berufsgruppen konsiliarisch bei Bedarf einbezogen werden können und welche Berufsgruppen fest im Kernteam der Palliativstation arbeiten müssen. Ausschlaggebend für die Entscheidung sind die Patientengruppen, die mehrheitlich auf der Palliativstation behandelt werden, die Leistungen, die im Krankenhaus konsiliarisch verfügbar sind und die Zertifizierungskriterien.

Sowohl Patienten als auch Angehörige unterstreichen die Bedeutung eines interprofessionellen Teams. In den Untersuchungen wurde es als Expertenteam wahrgenommen, das mehrere Professionen umfasst und als Einheit funktioniert (Wentlandt et al. 2016; Virdun et al. 2015). Es wird fachliche Kompetenz mit einem hohen Maß an klinischem Verständnis und Kenntnissen in Palliative Care erwartet. Patienten wertschätzen, dass sie über ihre Behandlung informiert werden und an Entscheidungen diesbezüglich mitwirken können. Eine individuelle, erfolgreiche Symptomkontrolle wird als grundlegendes Qualitätsmerkmal angesehen (Coelho et al. 2016; Wentlandt et al. 2016; Vedel et al. 2014).

Eine spezialisierte Palliative Care-Qualifikation für Ärzte, Pflegende und Psychologen ist hierfür unabdingbar. Ebenso ist die Qualifikation Kriterium für die erfolgreiche Zertifizierung einer Palliativstation (DKG 2019). Die DGP (2017b) verlangt dies ebenso für Physiotherapeuten, Sozialarbeiter/-pädagogen und Seelsorger.

▶ **Wichtig** Spezialisierte Qualifikation heißt, dass die Mitarbeiter der einzelnen Berufsgruppen spezialisierte palliativmedizinische Kenntnisse, Haltungen und Fertigkeiten mit praktischer Erfahrung haben (LLP Onkologie 2020).

Die spezialisierte Qualifikation soll durch eine mehrjährige Aus-, Fort- oder Weiterbildung in der spezialisierten Palliativversorgung mit Erlangung von theoretischem Wissen und einer mindestens einjährigen praktischen Tätigkeit in der spezialisierten Palliativversorgung erworben werden (LLP Onkologie 2020). Für die ärztliche Leitung und deren Vertretung wird die Qualifikation als Facharzt mit anerkannter Zusatzbezeichnung Palliativmedizin gefordert. Die pflegerische Leitung und deren Stellvertretung sollen die Palliative Care-Qualifikation, d. h. eine Weiterbildung nach dem Curriculum der DGP haben (DGP 2017b; DKG 2019) und die DGP verlangt zusätzlich eine Qualifikation in Teamführung. Ärztliche und pflegerische Leitungen müssen eine mindestens 6-monatige Erfahrung in der Behandlung von Patienten in palliativen Situationen in einer Einrichtung der spezialisierten Palliativversorgung nachweisen. Über 75 % der Pflegenden sollten die Palliative-Care-Qualifikation besitzen (DGP 2017b; DKG 2019).

Für die fachliche Weiterentwicklung der Palliative-Care-Pflegepraxis ist eine Advanced Practice Nurse (APN) im Pflegeteam einer Palliativstation wertvoll. Eine APN ist eine registrierte Pflegefachperson, welche sich Expertenwissen, Fähigkeiten zur Entscheidungsfindung bei komplexen Sachverhalten und klinische Kompetenzen für eine erweiterte pflegerische Praxis angeeignet hat. Ein Masterabschluss in Pflege (Nursing Science) ist Voraussetzung. Eine APN arbeitet einen Teil ihres Stellenumfangs in der direkten klinischen Praxis (DBfK et al. 2013). Das heißt, eine APN einer Palliativstation arbeitet als Pflegende in der Patientenversorgung mit und pflegt Patienten in komplexen Situationen. Sie schätzt den aktuellen Zustand systematisch ein, plant Pflegemaßnahmen und führt diese auch durch. Sie unterstützt Patienten und ihre Angehörigen in gesundheitsbezogenen Entscheidungen und stärkt ihre Kompetenzen im Selbstmanagement. APNs arbeiten nach den Grundsätzen evidenzbasierter Pflege. Hierbei verbinden sie klinische Erfahrung, Theorie und Forschungswissen, Patientenpräferenzen sowie lokale Informationen und Ressourcen (DBfK et al. 2013). Durch die direkte Pflege hat die APN einen differenzierten Einblick in die pflegerische Praxis der Station. Somit kennt sie Belastungen und Bedürfnisse der Patienten und Angehörigen, aber auch ihrer Kollegen. Sie berät nicht nur Patienten und Angehörige, sondern auch Pflegende und Teams mit dem Ziel, die Patientenergebnisse zu verbessern (DBfK et al. 2013). Durch ihre Qualifikation ist sie geeignet, Standard Operating Procedures (SOPs) zu entwickeln und regelmäßig zu aktualisieren. Sinnvoll ist die interprofessionelle Entwicklung von Behandlungsstandards. Neben der Mitarbeit in der Pflege hat sie auch die Aufgabe, Kollegen in der pflegerischen Praxis zu begleiten. Dadurch kann sie sie befähigen, ihre Fachkenntnisse und klinischen Fähigkeiten weiterzuentwickeln. Gemeinsam mit der Stationsleitung und ihren Kollegen entwickelt sie Visionen und Ziele für die Pflege. Ein wichtiger Aspekt ist das Initiieren und Begleiten von Veränderungen in der Praxis. Somit hat sie auch Aufgaben im Bereich der fachlichen Führung im Pflegeteam und im Bereich der Fort- und Weiterbildung (DBfK 2019).

> **Personalausstattung**
> Anzahl Vollzeitäquivalente (VZÄ) der Berufsgruppen nach Empfehlungen der DGP (2017b) und DKG (2019):
>
> - Mindestens 1,2 VZÄ Pflege/Patientenbett
> - 0,2 VZÄ Arzt/Patientenbett
> - 0,2 VZÄ Vertreter aus den folgenden Therapiebereichen/Patientenbett: Physiotherapie, Ergotherapie, künstlerische Therapien (Kunst-, Musiktherapie), Sozialdienst, Psychologie, Seelsorge, Case Manager
>
> Für die ärztliche und pflegerische Leitungsfunktion und die damit verbundene Strukturierung und Pflege der Teamprozesse fordert die DGP (2017b) einen adäquaten Stellenumfang. Sie führt dies jedoch nicht genau aus. In der S3-Leitlinie Palliativmedizin werden Anhaltswerte von je 0,1 VZÄ/Arzt und Pflege/Patientenbett angegeben (LLP Onkologie 2020).

Wertvoll für die Begleitung von Patienten und ihren Angehörigen ist der Einbezug von Ehrenamtlichen (z. B. aus der ambulanten Hospizgruppe). Sie übernehmen neben der emotionalen Unterstützung durch Besuchs- und Gesprächsangebote für Patienten und Familien die verschiedensten Aufgaben auf einer Palliativstation (z. B. Mitgestaltung von Trauerfeiern, Brunch für Angehörige). Dabei sollten sie nicht eingesetzt werden, um fehlende Fachpersonalstellen zu ersetzen und generische Pflegeaufgaben zu übernehmen. Für die Arbeit auf einer Palliativstation sollten die Ehrenamtlichen entsprechend qualifiziert sein und das Angebot einer Supervision haben. Es ist wichtig, den Aufgabenbereich klar zu definieren, einen Dienstplan zu erstellen und zu klären, welchem Team die Ehrenamtlichen zugeordnet sind, wer auf der Palliativstation der Hauptansprechpartner ist und wer die Kosten der Qualifizierung und Supervision der Ehrenamtlichen übernimmt (Fleckinger et al. 2015).

Die interprofessionellen Teams sind täglich mit komplexen Situationen, belasteten Patienten und Angehörigen, intensiven Gefühlen, einem ständigen Kontakt mit den Themen Tod und Sterben sowie der Trauer der Patienten, Angehörigen, aber auch der eigenen Trauer konfrontiert. Auch der Umgang mit schwierig zu behandelnden Symptomen, die Interaktion mit Familien, die Begleitung bei schwieriger Entscheidungsfindung bzgl. weiterer Therapien sowie Teamkonflikte oder angespannte Beziehungen zu anderen Fachdisziplinen sind Herausforderungen, die manchmal schwer zu bewältigen sind (Wentlandt et al. 2016; Vedel et al. 2014).

▶ **Wichtig** Es bedarf guter Rahmenbedingungen und Entlastungsangebote für das interprofessionelle Team, damit es mit diesen Belastungen gut umgehen und eine gute Zusammenarbeit gestalten kann (Vedel et al. 2014; Zambrano et al. 2014; Parola et al. 2018).

12.1.3 Kommunikation

Kommunikation ist ein zentrales Element einer guten palliativmedizinischen Versorgung und wird von Professionellen als unschätzbares Instrument bewertet (Wentlandt et al. 2016; Vedel et al. 2014). Sie ist nicht nur für die Patientenversorgung bedeutsam, sondern auch wesentlich, um Teamarbeit gelingen zu lassen. Institutionalisierte Besprechungen ermöglichen eine strukturierte Weitergabe von patienten- und teambezogenen Informationen und Absprachen. Dadurch haben alle den gleichen Wissens- und Informationsstand. Es können Doppelstrukturen reduziert und abgestimmtes Handeln ermöglicht werden. Für den Patienten und seine Angehörigen reduziert es Belastung, schafft Sicherheit und Klarheit. Neben einem guten und verlässlichen Informationsfluss ist für die patientenbezogene Kommunikation eine gute Dokumentation der Informationen unerlässlich. Dadurch können sich nicht anwesende Kollegen informieren und auf dem gleichen Wissensstand sein.

Interprofessionelle Teamarbeit bedeutet auch, dass alle Professionen in Prozesse einbezogen sind und ihre inhaltliche Kompetenz einbringen. Hierfür sind formalisierte Kommunikationsstrukturen wie gemeinsame Visiten, wöchentliche interprofessionelle Besprechungen aller Patienten, ethische Fallbesprechungen, interprofessionelle Teambesprechungen, in denen Raum für Reflexion der Arbeit und Supervision ist, und interne Fortbildungen hilfreich (LLP Onkologie 2020). Sie gehören auch zu den Kriterien für eine Zertifizierung nach DGP (2017b) und DKG (2019).

Ein weiteres wichtiges Element für gelingende Kommunikation ist eine vertrauensvolle Arbeitsatmosphäre, die ermöglicht, dass alle Professionen ihre Perspektive gleichermaßen einbringen können, aber auch um Belastungen und Konflikte anzusprechen. Zudem bedarf es einer hohen Bereitschaft eines jeden Einzelnen, Themen offen anzusprechen, sich konstruktiv einzubringen, um die interprofessionelle Zusammenarbeit aktiv zu gestalten. Ein Leitungsteam (ärztliche und pflegerische Leitung), das dies fördert und sich über Ziele und Vorstellungen verständigt hat, ist hierfür wesentlich. Strukturelle Maßnahmen unterstützen die Kommunikation, es bedarf aber einer stetigen Reflexion, ob die Maßnahmen noch die Ziele erfüllen. Gelingende Kommunikation ist ein kontinuierlicher Prozess und bedarf im Verlauf immer wieder der Abstimmung und Anpassung. Dem Leitungsteam kommt dabei eine zentrale Steuerungsfunktion zu.

Von Ärzten und Pflegenden wird das interprofessionelle Team als wichtige Ressource wahrgenommen, in dem Gefühle, Ansichten, Sorgen, Zweifel, aber auch entspannende und humorvolle Momente geteilt werden können (Parola et al. 2018; Zambrano et al. 2014). Auch andere Berufsgruppen heben die zentrale Bedeutung einer gelingenden interprofessionellen Teamarbeit und eines respektvollen Umgangs miteinander für eine qualitativ hochwertige Patientenversorgung auf einer Palliativstation hervor (Wentlandt et al. 2016; Vedel et al. 2014).

Neben den Reflexionsmöglichkeiten in Teambesprechungen etc. sind auch Teamaktivitäten wichtig, die es dem Team ermöglichen, die Beziehungsebene zu gestalten und eine Vertrauensbasis zu schaffen. Ein Teamtreffen/Teamretreat, im Sinne eines ganztägigen Workshops, benötigt Ressourcen, ist jedoch ein sehr wertvolles Element für die Teamentwicklung und ermöglicht gemeinsames berufsgruppenübergreifendes Bearbeiten von größeren Themenbereichen.

12.1.4 Zusammenarbeit im Versorgungsnetz

Für den Patienten und seine Angehörigen ist die Qualität der Versorgung nicht nur von der Qualität der Palliativstation abhängig, sondern von der Zusammenarbeit und Koordination aller an der Versorgung beteiligten Leistungserbringer. Wenn es den Professionellen gelingt, die einzelnen Versorgungsangebote innerhalb eines zusammenhängenden regionalen Netzwerks zu organisieren, verbessert dies den Zugang zur Palliativversorgung, die Kontinuität der Behandlung und erhöht somit insgesamt die Qualität (Radbruch et al. 2011).

▶ **Wichtig** Eine qualitativ hochwertige Palliativversorgung für Patienten und ihre Angehörigen setzt voraus, dass die Versorgung über die Grenzen der Versorgungssettings hinweg zur Verfügung steht (ambulant und stationär, allgemeine und spezialisierte Palliative Care) (LLP Onkologie 2020).

Hierfür muss die interprofessionelle Zusammenarbeit über die Versorgungssettings hinweg und zwischen allgemeiner und spezialisierter Palliative Care miteinander abgestimmt werden. Nur so können das jeweilige Angebot, gegenseitige Erwartungen und Anliegen kennengelernt werden (Oishi und Murtagh 2014; Luckett et al. 2014). Wichtige Netzwerkpartner sind Kollegen der spezialisierten Palliative Care in der Region (spezialisierte ambulante Palliativversorgung, Hospize und spezialisierte Palliative-Care-Angebote anderer Krankenhäuser) und Kollegen der allgemeinen ambulanten und stationären Palliativversorgung. Besonders wichtig sind die Kollegen innerhalb des Krankenhauses. Erfolgreiche Palliativstationen brauchen eine gute Zusammenarbeit mit anderen Fachdisziplinen. Die Kontakte im Netzwerk und v. a. die Zusammenarbeit in der Patientenversorgung müssen aktiv gestaltet werden. In der Aufbauphase der Palliativstation ist es deshalb essenziell, neben der Etablierung des Netzwerks das Angebot der Palliativstation vorzustellen und bekannt zu machen. Im Verlauf ist zu überlegen, ob regelmäßige Fallbesprechungen oder Qualitätszirkel eine geeignete Plattform sind, um in Kontakt und im Austausch zu bleiben.

12.1.5 Erleben und Erwartungen von Patienten und Angehörigen

Die Palliativstation wird von Patienten und Angehörigen als Ort erlebt, in dem der Patient einen geeigneten therapeutischen Kontext für seine Bedürfnisse findet. Wohlbefinden wird durch aufmerksame Betreuung und eine maßgeschneiderte und vorausschauende Behandlung von Beschwerden erreicht. Mitfühlende Fürsorge, menschliche Kompetenz und die Qualität der Beziehungen mit dem Gesundheitsfachpersonal sind grundlegende Elemente für Patienten und ihre Familien. Die Fähigkeit, schnell auf die Bedürfnisse der Patienten reagieren zu können, wurde als wesentlich für eine personenzentrierte und individuelle Versorgung erlebt (Coelho et al. 2016; Wentlandt et al. 2016; Vedel et al. 2014). Zudem erfahren sie Offenheit für spirituelle Fragen und Bedürfnisse und erleben Hoffnung. Zeit, die sie dem Lebensrückblick widmen können, ermöglicht ihnen die Neubewertung dessen, was wirklich wichtig für sie ist. Aber sie werden auch mit ihrer eigenen Verletzlichkeit und Sterblichkeit konfrontiert, mit physischen und sozialen Verlusten und dem Gefühl von Hilflosigkeit (Coelho et al. 2016).

Kontinuität in der pflegerischen Praxis wird als wichtiges Element angesehen. Fehlende Kontinuität führt häufig dazu, dass Informationen verloren gehen und dass Patienten und Angehörige das Gefühl haben, immer wieder das Gleiche erklären zu müssen. Dieser Umstand wird oft als sehr belastend empfunden und verursacht Angst und Stress (Wentlandt et al. 2016). Aufgrund des Schichtdienstes der Pflegenden kommt es in der Patientenversorgung immer wieder zu Kontinuitätsunterbrechungen und häufig auch zu Informationsverlust. Um Kontinuität zu gewährleisten und Informationsverlust zu reduzieren, empfiehlt sich für eine Palliativstation das Pflegesystem Primary Nursing (PN). Untersuchungen zu PN zeigten eine hohe Patienten- und Mitarbeiterzufriedenheit. Patienten erhielten eine individuellere Pflege und hatten mehr Möglichkeiten, die Pflege mitzubestimmen. Sie bekamen umfassendere Informationen und die Pflegenden kommunizierten mehr mit dem Patienten und seinen Angehörigen. Zudem wurde die Entlassung besser berücksichtigt und geplant. Von den Pflegenden wurde die verbesserte Kontinuität sowie die tiefere Beziehung zum Patienten und seinen Angehörigen als positiv bewertet (Goode und Rowe 2001; Sellick et al. 2003; Suhonen et al. 2007; Mattila et al. 2014).

▶ **Wichtig** PN ist eine Organisationsform der Pflege, die einen hohen Grad an Patientenorientierung ermöglicht. Die Verantwortung für die Versorgung eines Patienten wird für die Dauer des Aufenthalts einer Pflegenden übertragen. Diese übernimmt auch die direkte Pflege des Patienten (Wessel und Manthey 2015).

Kernelemente des Primary Nursing

PN zeichnet sich durch vier Kernelemente aus: Kontinuität, Verantwortung, direkte Kommunikation und Arbeitszuweisung nach der Fallmethode. *Kontinuität* bedeutet die Übernahme der direkten Pflege für Patienten von der Aufnahme bis zur Entlassung. Jeder Patient hat eine Pflegende (Primary Nurse) fest zugeordnet für die Dauer seines stationären Aufenthaltes. *Verantwortung* heißt, die Primary Nurse hat die Verantwortung für alle pflegerischen Entscheidungen. Sie plant die pflegerischen Maßnahmen und kontrolliert deren Durchführung durch andere, beteiligt sich an Rundtischgesprächen mit Patient und Familie und koordiniert die Entlassung. *Direkte Kommunikation* bezieht sich auf die Sammlung, Beurteilung, Steuerung sowie Weitergabe von Informationen. Bei der *Zuteilung nach der Fallmethode* müssen die Kompetenz des Pflegenden und die Komplexität des Patienten aufeinander abgestimmt werden (Deutsches Netzwerk Primary Nursing (DNPN) 2016). Die Umsetzung von PN sollte gemeinsam mit dem Team gestaltet werden. Auch nach der Implementierung bedarf es einer kontinuierlichen Thematisierung von PN im Team. Das DNPN (2019) hat ein Impulspapier erarbeitet, das die Implementierung von PN beschreibt.

Für die praktische Umsetzung von PN müssen die Kernelemente in konkrete Kriterien umformuliert werden. Z. B. müssen die Aufgaben benannt sein und es werden Regelungen für die Patientenzuteilung benötigt, um Kontinuität zu erreichen. Die folgenden Nennungen stellen Beispiele dar.

- Regelungen Patientenzuteilung: Eine Primary Nurse hat einen Stellenumfang von mindestens 75 %. Sie muss bei Aufnahme des Patienten und mindestens drei weitere Tage im Tagdienst anwesend sein. Vor Abwesenheit der Primary Nurse muss diese eine Associated Nurse (AN) (Vertretung) bestimmen und informieren. Die AN muss im Tagdienst sein, um die Abwesenheit der Primary Nurse abzudecken. Vor längeren Freiperioden (1 Woche) übernimmt die Primary Nurse keine neuen Patienten mehr. Jede Pflegende hat höchstens für drei Patienten die Rolle einer Primary Nurse.
- Aufgaben Primary Nurse: Sie führt das Anamnesegespräch mit dem Arzt gemeinsam durch, erstellt und evaluiert die Pflegeplanung, über-

nimmt die Pflege des Patienten selbst, wenn sie im Dienst ist, kontrolliert die Durchführung der pflegerischen Maßnahmen durch andere, gestaltet den Behandlungsprozess ihres Patienten aus der pflegerischen Perspektive und koordiniert mit dem Arzt und dem zuständigen Sozialdienst die Entlassung des Patienten. Sie steht in engem Kontakt mit der AN und allen anderen beteiligten Berufsgruppen.

Jedoch ist PN allein keine Garantie für die Qualität der Pflege. Es werden jedoch Strukturen etabliert, die eine personenzentrierte Versorgung fördern. Ebenso wird durch die klare Benennung der Aufgaben die Rolle als zentraler Ansprechpartner für Patient, Angehörige und das Behandlungsteam begünstigt. PN kann allerdings auch als anspruchsvoll und belastend erlebt werden. Dies wird v. a. in komplexen Patientensituationen empfunden. Deshalb ist es wichtig festzulegen, wie in Belastungssituationen vorgegangen werden soll (Wechsel der Primary Nurse, Begrenzung der aufeinanderfolgenden Schichten, in der die direkte Pflege übernommen wird).

Auch der Einbezug von Familienangehörigen ist ein wichtiges Merkmal einer ganzheitlichen palliativmedizinischen Betreuung. Dazu gehört auch, dass den Angehörigen die Partizipation in die Entscheidungsfindung und eine Rolle in der direkten Pflege ermöglicht wird. Eine ehrliche, effektive Kommunikation und gemeinsame Entscheidungsfindung werden von den Patienten und Angehörigen als wertvoll erachtet. Darüber hinaus wünschen sich Angehörige bei der Entscheidungsfindung Unterstützung und Informationen über Prognose der Erkrankung, die aktuelle Behandlung und zukünftige Optionen der weiteren Versorgung (Wentlandt et al. 2016; Virdun et al. 2015; Vedel et al. 2014). In diesem Zusammenhang tragen Rundtischgespräche/Familienkonferenzen entscheidend zur Sicherheit und Entlastung der Angehörigen bei. Sie ermöglichen den Angehörigen, das Behandlungsteam kennenzulernen, Vertrauen aufzubauen und unterstützen sie, Befürchtungen und Ängste auszusprechen. Neben der Tatsache, auf verschiedenste Fragen umfassend Informationen zu erhalten, bieten Rundtischgespräche dem Patienten und seiner Familie zusätzliche wertvolle Gelegenheiten, gegenseitig Bedenken zu äußern sowie Trost und Wertschätzung auszusprechen (Forbat et al. 2018; Sanderson et al. 2017; Vedel et al. 2014). Rundtischgespräche erscheinen zeitintensiv. Da jedoch meistens mehrere Angehörige daran teilnehmen, kann wiederum Zeit gespart werden. Themen und Fragen können in Ruhe besprochen werden und alle Beteiligten können damit den gleichen Wissensstand erreichen. Einzelgespräche mit Familienangehörigen können ebenso zeitintensiv sein, haben aber nicht diesen Benefit.

12.1.6 Motivation der Gesundheitsfachpersonen

Obwohl die Arbeit im Bereich der spezialisierten Palliative Care herausfordernd ist, berichten viele Professionelle über ein hohes Maß an Zufriedenheit und Bedeutung in ihrer Arbeit. Sie erleben die Betreuung von Patienten in palliativen Situationen als eine bereichernde Erfahrung (Sansó 2015) und erhalten viel Anerkennung von den Patienten und ihren Angehörigen (Parola et al. 2018; Zambrano et al. 2014). Die Möglichkeit, eine ganzheitlichen Patientenversorgung umzusetzen und eine auf die Vorlieben, Wünsche und Bedürfnisse zugeschnittene, personalisierte Pflege durchführen zu können, motiviert und beeinflusst die Arbeitszufriedenheit positiv. Somit konzentriert sich die Pflege auf das, was dem Patienten wichtig ist, und nicht darauf, was routinemäßig zu tun ist. Das unterscheidet die Pflege auf einer Palliativstation von der Pflege auf anderen Stationen (Parola et al. 2018). Die Beziehung zwischen den Professionellen und den Patienten mit seinen Angehörigen wurde als wesentliche Dimension für die Qualität der Patientenversorgung von allen Professionellen identifiziert (Wentlandt et al. 2016; Vedel et al. 2014; Zambrano et al. 2014). Ärzte heben in Interviews die Auseinandersetzung mit der Endlichkeit hervor. Die Konfrontation mit Sterben macht die Vergänglichkeit des eigenen Lebens bewusst. Das trägt zur persönlichen Entwicklung bei, lädt zur Reflexion ein und kann Veränderungen im eigenen Leben bewirken. Ärzte empfinden es als wertvoll, in der Lage zu sein, Symptome gut kontrollieren zu können, Zeit zu haben, dem Patienten über die physische Dimension der Krankheit hinaus begegnen und psychosoziale und spirituelle Aspekte miteinbeziehen zu können (Zambrano et al. 2014).

12.1.7 Zusammenfassung

Eine Palliativstation bietet in einem strukturell abgesicherten therapeutischen Rahmen die Möglichkeit, mit der notwendigen fachlichen Expertise und Handlungskompetenz komplexe Symptome und Beschwerden zu behandeln (LLP Onkologie 2020). Studien, die die Symptombehandlung bei Patienten mit einer Tumorerkrankung im Setting einer Palliativstation untersuchen, konnten eine Abnahme der Symptomintensität bei Entlassung feststellen (Mercadante et al. 2017; Mori et al. 2011; Modonesi et al. 2005). Bei ethisch komplexen Fragestellungen oder hoher Ambivalenz im Festlegen der Therapieziele ermöglicht die Palliativstation einen „geschützten Raum", um eine Annäherung an Dilemmasituationen und das Kennenlernen neuer Handlungsoptionen zu bieten. Zudem reduziert die palliativmedizinische Begleitung unnötige „aggressive Behandlungen" der Grunderkrankung am Lebensende (LLP Onkologie 2020). Zang und Kollegen (2017) untersuchten die Rolle der Palliativstation hinsichtlich gesundheitlicher Vorausplanung. Sie stellen fest, dass eine Behandlung auf der Palliativstation dazu beiträgt, die Ziele der Behandlung zu klären, die Organisation der weiteren Versorgung zu erleichtern und die Zahl der Wiederaufnahmen ins Krankenhaus zu verringern.

Häufig übernehmen Palliativstationen auch Patienten von anderen Stationen des Krankenhauses. Sie entlasten damit andere Abteilungen, die dann wieder Ressourcen haben, Patienten zu z. B. geplanten Eingriffen aufzunehmen. Bei Verlegungen von Intensivstationen auf die Palliativstation wird dadurch die Verfügbarkeit von Intensivbetten erhöht (Isenberg et al. 2017).

Ein weiterer wichtiger Benefit ist der Beitrag zur Kompetenzentwicklung sowohl in der spezialisierten als auch in der allgemeinen Palliative Care. Palliativstationen haben eine wichtige Aus-, Fort- und Weiterbildungsfunktion. Je nach Standort und Auftrag der Palliativstation sind dies: interne und externe Angebote für die Fort- und Weiterbildung, berufsgruppenübergreifende Angebote, Vermittlung von Palliative-Care-Fachwissen in der Ausbildung Pflegender, Ärztekurse, palliativmedizinische Lehre an Universitäten. Zudem wird den Professionellen, die auf einer Palliativstation arbeiten, ermöglicht, die geforderte praktische Erfahrung zu erwerben und sich damit weiter zu qualifizieren. Wenn die Palliativstation etabliert ist, ist das Bereitstellen von Praktikumsplätzen ein weiterer wichtiger Beitrag zur Qualifikation von Gesundheitsfachpersonen.

▶ **Wichtig** Palliativstationen bieten aufgrund der Spezialisierung ideale Voraussetzungen zum Erwerb und zur Vertiefung palliativmedizinischer Kenntnisse und Fähigkeiten. Sie haben somit eine wichtige Rolle als Multiplikatoren von Fachwissen.

Die Erstellung von institutionsspezifischen Palliative-Care-Behandlungsstandards (SOPs) hat eine zentrale Bedeutung. Sie sind nicht nur für die Patientenversorgung auf der Palliativstation wichtig, sondern können ebenso in anderen Abteilungen des Krankenhauses angewendet werden. Somit haben sie auch wegweisenden Charakter für die palliativmedizinische Versorgung außerhalb der Palliativstationen und dienen der Qualitätssicherung (Stachura et al. 2017).

In einer Studie, die die Integration der Palliativmedizin in onkologische Spitzenzentren in Deutschland untersucht, berichteten alle Befragten, dass die Palliativmedizin nicht nur einen positiven Effekt auf die Lebens- und Behandlungsqualität von Patienten und ihren Angehörigen hat, sondern auch auf die Außenwirkung der gesamten Einrichtung. Mehrheitlich wird die Patientenversorgung durch eine räumlich abgetrennte Station (n=12/14) und einen Palliativdienst gewährleistet (Berendt et al. 2016).

Palliativstationen sind ein wichtiger Bestandteil, um eine hochqualifizierte Versorgung für Patienten und ihre Angehörigen in palliativen Situationen, die sich durch eine hohe Komplexität auszeichnen, anbieten zu können. Nicht alle Krankenhäuser können eine eigenständige Station nach den eingangs genannten Kriterien einrichten bzw. kann der Bedarf nicht immer durch die Station hinreichend abgedeckt werden. Um trotzdem allen Patienten mit palliativmedizinischem Versorgungsbedarf einen Zugang zu spezialisierter Palliativversorgung zu ermöglichen, stellt ein multiprofessioneller Palliative-Care-Konsildienst eine wertvolle Ergänzung des Palliative-Care-Versorgungsangebots eines Krankenhauses dar. Diese Dienste haben die Aufgabe, auf Allgemeinstationen spezialisierte Palliativversorgung im Sinne einer Mitbehandlung zu leisten und tragen so auch zur Kompetenzentwicklung in der allgemeinen Palliativversorgung im Krankenhaus bei.

12.2 Palliativdienste

Philipp Lenz und Peter Tom Engel

Eine große Anzahl von Patienten in einem Krankenhaus weist einen palliativmedizinischen Versorgungsbedarf auf, unabhängig von der Dignität der Erkrankung (Becker et al. 2011). Die demografische Entwicklung sowie veränderte familiäre Strukturen führen dazu, dass Menschen am Lebensende zunehmend in Krankenhäuser eingewiesen werden (Bone et al. 2018). Eine Palliativstation – sofern diese vorhanden ist – kann dabei immer nur eine begrenzte Anzahl dieser Patienten versorgen (Radbruch und Payne 2011).

Insbesondere in Kliniken mit einem onkologischen Versorgungsanspruch hat es sich daher bewährt, einen spezialisierten, multiprofessionellen Dienst zu etablieren – einen Palliativdienst oder Palliativmedizinischen Konsiliardienst (im folgenden PKD genannt). Dieser unterstützt Ärzte und Pflegekräfte in stationären und ambulanten Abteilungen, die selbst nicht über palliativmedizinische Expertise verfügen. Die medizinische Endverantwortung verbleibt jedoch bei der bettenführenden Abteilung (Nemeth und Rottenhofer 2004). Neben internen Palliativdiensten, die Teil eines Krankenhauses sind, gibt es externe Palliativdienste. Diese gewährleisten z. B. eine palliativmedizinische Versorgung, wenn ein Krankenhaus zu klein für einen eigenen PKD ist. Dann besteht die Möglichkeit, einen PKD in Kooperation mit einem anderen Krankenhaus (in derselben Stadt) aufzubauen (Bausewein et al. 2015).

12.2.1 Teamstruktur eines Palliativdienstes

Der Leitsatz „wenig Technologie, viel Persönlichkeit", der von Cicely Saunders in der palliativmedizinischen Versorgung eingeführt wurde, beschreibt die Bedeutung der Teammitglieder in der palliativmedizinischen Versorgung. Inter- und multidisziplinäres Arbeiten stehen im Mittelpunkt.

Im Kernteam sind Ärzte, Pflegekräfte, Physiotherapeuten, Psychoonkologe und Sozialarbeiter wichtig. Musiktherapeuten, Ernährungsberater, Schmerztherapeuten und Seelsorger sollten dieses Kernteam ergänzen.

Wegen der Schwierigkeiten in der Finanzierung von PKDs ist es ratsam, zu Beginn eine abteilungsspezifische Bedarfsplanung zu erstellen. In Kliniken mit einem neurologischen Schwerpunkt können beispielsweise die Physiotherapeuten im Rahmen einer Rehabilitation notwendiger sein, während sich ein PKD in einer onkologischen Abteilung primär durch psycho-onkologische Expertise verstärkt. Das ebenfalls im Verlauf beschriebene, strukturierte Basisassessment bietet zudem die Möglichkeit einer Nachsteuerung oder auch Nachverhandlung bei guter Annahme des PKD.

12.2.2 Kommunikation des palliativmedizinischen Versorgungsangebotes

Ein vorhandener palliativmedizinischer Versorgungsbedarf muss nicht mehr diskutiert werden. Da ein PKD jedoch in unterschiedlichen Fachabteilungen arbeitet, ist er auf die Meldung von Patienten angewiesen. Damit ein PKD funktioniert, ist es daher essentiell, folgende Dinge zu berücksichtigen:

1. Das Angebot des PKD muss klinikweit publik gemacht werden (Öffentlichkeitsarbeit).
2. In den Abteilungen, in denen der PKD eingeführt wird, sollten sowohl mit der ärztlichen als auch mit der pflegerischen Leitung Vorgespräche geführt werden, um abteilungsspezifische Besonderheiten berücksichtigen zu können und „Berührungsängste" zu reduzieren.
3. Es hat sich bewährt, zunächst in 1–2 Abteilungen zu starten und hier ggfs. auch Index-Visiten 1x/Woche durchzuführen. Auf diese Weise können Patienten persönlich identifiziert und Kollegen dabei geschult werden, die geeigneten Patienten zu erkennen.
4. Die Möglichkeit einer Verbesserung der Versorgung, die zudem ein finanzielles Zusatzentgelt generiert, unterstreicht die „Win-Win-Situation" für Patienten und Krankenhausleitung.
5. Die Integration des PKD in Fortbildungsangebote (z. B. Frühfortbildungen, pflegerische Leitungsrunden, multiprofessionelle Treffen) kann genutzt werden, neben der Ankündigung des PKD, das Team für die richtige Indikationsstellung einer palliativmedizinischen Versorgung zu sensibilisieren.
6. Ein strukturiertes Feedback des Behandlungserfolges (siehe validierte Fragebögen) erleichtert neben der Patientenzufriedenheit die Akzeptanz eines PKD-Angebots im Krankenhaus. Dies kann sowohl im Kleinen (persönlicher Austausch) als auch im Großen (Fortbildungsangebote) erfolgen.

12.2.3 Wie arbeitet ein Palliativdienst

Integration der Palliativversorgung über einen Palliativdienst
Der Vorteil eines PKD besteht darin, dass in einem Krankenhaus leicht eine größere Anzahl an Patienten in einem kurzen Zeitraum erreicht werden kann. Insbesondere über eine Ambulanz ist eine schnelle Anbindung an den PKD möglich (Dalal et al. 2011). Hinzu kommt, dass durch einen PKD eine verbesserte Schmerzbehandlung und Symptomkontrolle gewährleistet werden kann (Higginson und Evans 2010). Darüber hinaus korreliert die Versorgung durch einen PKD mit reduzierten Krankenhausaufnahmen (Higginson und Evans 2010). Gesundheitsassoziierte Lebensqualität und die Stimmung werden positiv beeinflusst (Hanks et al. 2002). Eine möglichst frühzeitige Einbeziehung des Palliativdienstes, gerade bei Patienten mit einer Krebserkrankung, führt zu weniger notfallmäßigen Krankenhauseinweisungen am Lebensende, weniger Chemotherapie (in den letzten zwei Wochen), weniger Intensivstationsaufenthalten und weniger Versterben kurz nach Krankenhausentlassung (Scibetta et al. 2016). So kann bei einer verbesserten, individuellen Versorgung durchaus auch Geld im Gesundheitswesen eingespart werden.

Nach aktuellen Empfehlungen sollte ein PKD an jedem Krankenhaus mit einer Palliativstation etabliert werden. Jedes Krankenhaus sollte im Bedarfsfall Zugang zu einem PKD haben, vor allem dann, wenn onkologische Patienten behandelt werden (Nemeth und Rottenhofer 2004). Pro Krankenhaus mit mehr als 250 Betten sollte mindestens ein PKD zur Verfügung stehen (Radbruch und Payne 2011). Allen Krebspatienten in einem inkurablen Stadium sollte nach Möglichkeit der Kontakt zu einem PKD angeboten werden (Bausewein et al. 2015). Wie bereits in vielen Studien gezeigt, ist es wichtig, bei diesen Patienten den PKD möglichst frühzeitig in die Behandlung zu integrieren. Dies geschieht entweder durch die Einschätzung des individuellen Tumorstatus oder durch das Bedürfnis des Patienten, eine palliative Behandlung zu erhalten. Die aktuelle Version der deutschen Leitlinie für Palliativmedizin für Patienten mit einer Krebserkrankung empfiehlt daher die Integration dieser beiden Konzepte (Temel et al. 2010; Bausewein et al. 2015).

12.2.4 Basisassessment, Therapieempfehlung und -begleitung

Patienten mit fortgeschrittener lebenslimitierender und fortschreitender Erkrankung sollten von Abteilungsärzten an den PKD überwiesen werden, wenn diese eine spezialisierte palliativmedizinische Versorgung für nötig halten. Gezielte Visiten auf Stationen mit erhöhtem Versorgungsaufkommen können die Integration der Palliativversorgung erleichtern (Liu et al. 2017).

Analog zu der Behandlung auf einer Palliativstation führt ein Palliativmediziner oder eine in diesem Bereich ausgebildete Palliative-Care-Pflegekraft das initiale palliativmedizinische Basisassessment (PBA) durch. Das PBA stellt die Grundlage für die Versorgung der Patienten dar, wenn ein Behandlungsbedarf erkannt wird. Auf der Basis des PBA erfolgt eine Therapieempfehlung und ggfs. palliativmedizinische Behandlungsplanung, die mit dem Behandlungsteam der bettenführenden Abteilung abgesprochen werden muss. Die daraus resultierenden Empfehlungen werden dann im klinischen System dokumentiert. Da die Behandlungszeiten erlösrelevant sind (s. unten), müssen auch die Behandlungszeiten der Mitglieder des PKD dokumentiert werden. Bei akuter Symptomatik (z. B. Schmerz, Luftnot) sollte die Behandlungsempfehlung gemeinsam mit dem zuständigen Behandlungsteam umgehend umgesetzt werden.

Anders als auf der Palliativstation muss man bei der Arbeit eines PKD mit einer größeren Anzahl an Patienten, eingeschränkten personellen Kapazitäten und Wegezeiten rechnen. Es empfiehlt sich daher, die Frequenz der Re-Visitationen nach der Symptomlast zu strukturieren (vereinfachter Algorithmus in Abb. 12.1, Girgis et al. 2006) So kann die Betreuungsintensität durch den PKD von einer einmaligen Visite bis hin zu einer täglichen Begleitung variieren. Die Einschätzung der Patientenbedürfnisse erfolgt durch die Rückmeldung aller Mitglieder des

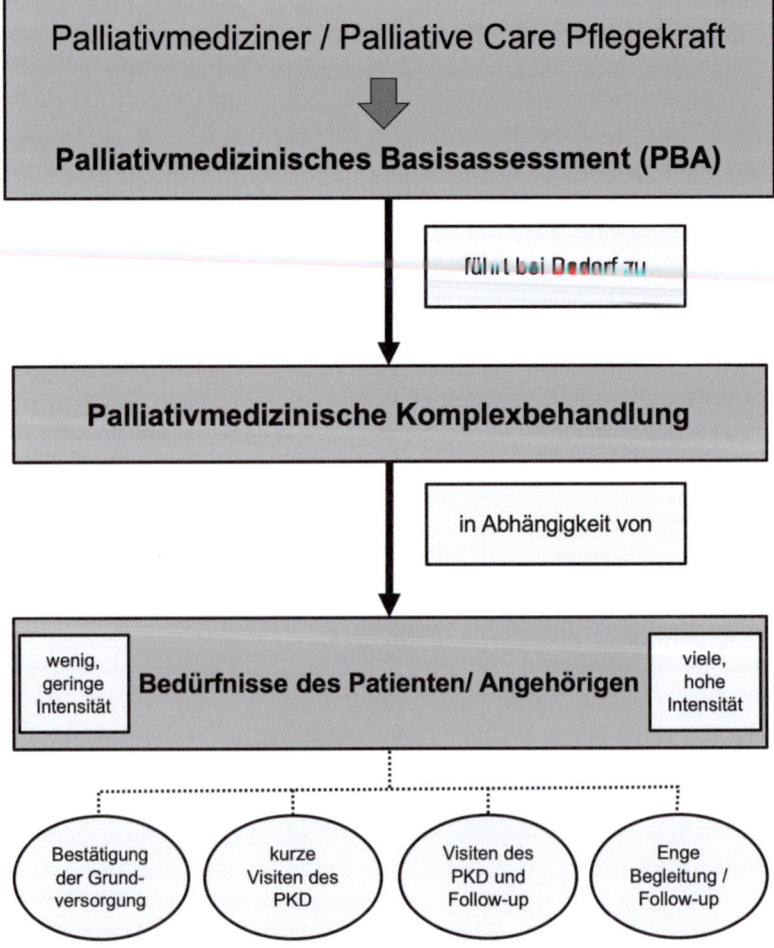

Abb. 12.1 Algorithmus – Einbeziehung eines Palliativdienstes im Krankenhaus (nach Girgis et al. 2006)

Behandlungsteams, auch im Rahmen der multiprofessionellen Teambesprechung, die einmal wöchentlich stattfinden sollte. Darüber hinaus ist eine Re-Evaluation der palliativmedizinischen Komplexbehandlung und der darauf aufbauenden Behandlungspläne im Rahmen der Visiten empfehlenswert.

> **Die Aufgaben eines PKD**
> - Unterstützung von Patienten und Angehörigen im Umgang mit einer fortschreitenden, unheilbaren Erkrankung
> - Erstellung eines individuellen palliativmedizinischen Behandlungsplans
> - Beratung/Empfehlung zur Symptomkontrolle (Schmerzen, Luftnot, Angst, Übelkeit)
> - Beratung und Hilfestellung bei speziellen pflegerischen Fragen
> - Beratung zu Patientenverfügung und Vorsorgevollmacht
> - Entwicklung individueller Perspektiven für eine weitere Versorgung und Hilfe bei deren Umsetzung (z. B. ambulante Versorgung, Hospiz, Pflegeeinrichtung)
> - Anbindung an ein Spezialisiertes Ambulantes Palliativteam (SAPV), Palliativnetzwerk, einen ambulanten Palliativkonsildienst (PKD) und ein Hospiz
> - Evaluation einer möglichen Verlegung auf eine Palliativstation, wenn vorhanden, ggfs. auch im eigenen Krankenhaus

12.2.5 Dokumentation und Qualitätskontrolle

Eine elektronische Dokumentation erleichtert die Kommunikation und die Therapieabsprache zwischen Abteilungsärzten und den Mitarbeitern des PKD.

Vom PKD ausgesprochene Empfehlungen werden nicht immer von den Abteilungsärzten umgesetzt. Es gibt unterschiedliche Gründe für diese Lücke zwischen Empfehlung und Umsetzung: Die elektronische Empfehlung wurde von den verantwortlichen Ärzten nicht wahrgenommen, es besteht eine andere Sichtweise auf die Symptome oder es bestehen Vorurteile gegenüber der Einbeziehung palliativmedizinischer Versorgung. Eine proaktive Herangehensweise ist bei der Qualitätskontrolle empfehlenswert: Die Umsetzung der palliativmedizinischen Empfehlung durch die verantwortlichen Abteilungsärzte sollte am folgenden Tag evaluiert werden.

Bei der Implementierung eines Palliativdienstes hat es sich bewährt, validierte Fragebögen zur Symptomerfassung zu verwenden. Eine strukturiere Erfassung, wenn möglich auch durch den Patienten selbst, bietet eine optimale Qualitätskontrolle und wird auch zunehmend im Rahmen von Zertifizierungen gefordert (Murtagh et al. 2019). Teamstrukturen, Verfahrensanweisungen und Behandlungsempfehlungen können dadurch den jeweiligen Bedürfnissen angepasst werden. Mit diesen Fragebögen sollten nach Möglichkeit auch Verlaufskontrollen durchgeführt werden (Bausewein et al. 2016).

12.2.6 Finanzierung eines Palliativdienstes

Seit 2016 kann ein PKD durch den deutschen Operationen- und Prozedurenschlüssel (OPS) mit der Nummer 8-982 (ZE60) abgerechnet werden. Diese Abrechnungsmöglichkeit besteht allerdings nur, wenn der Patient mindestens sieben Tage im Krankenhaus unter Betreuung durch den PKD bleibt. Zudem müssen 360 Minuten einer multiprofessionellen, spezialisierten palliativmedizinischen Behandlung nachgewiesen werden.

Dieses Finanzierungsmodell bildet nicht unbedingt die Arbeitsweise in einem Akutkrankenhaus ab, sodass nur ein Teil der behandelten Patienten entsprechend abgerechnet werden kann. Diese Tatsache hat die Etablierung von PKDs behindert. Daher wurde in Zusammenarbeit mit der Deutschen Gesellschaft für Palliativmedizin die aktuell gültige zusätzliche Abrechnungsziffer (OPS8-98h, ZE2020-133) für interne und externe palliativmedizinische Leistungen eingeführt, um die Etablierung von spezialisierter palliativmedizinischer Versorgung in Krankenhäusern voranzubringen. Die geforderten Spezifikationen für diese Leistungen sind sehr strikt, sie können jedoch nach den individuellen Bedürfnissen eines jeden Krankenhauses modifiziert werden.

Die Finanzierung über die neue Komplexziffer soll über die „am Patienten erbrachte Zeit" stratifiziert werden, die individuell dokumentiert werden muss. Über eine angemessene Vergütung dieser „Patienten-Zeit" versus „nicht am Patienten erbrachten Zeit" sollte der Aufbau einer adäquaten personellen Infrastruktur ermöglicht werden. Leider hat sich diese Herangehensweise in den Verhandlungen bundesweit als schwierig herausgestellt, sodass die flächendeckende Etablierung von PKDs an Krankenhäusern bisher nicht – wie gewünscht – umgesetzt werden konnte.

Eine Übersicht der erforderlichen Merkmale für die Abrechnung palliativmedizinischer Leistungen durch einen PKD im Krankenhaus bietet die Tab. 12.1.

12.3 Entlassmanagement

Theresa Muszynski und Philipp Lenz

Über das GKV-Versorgungsstärkungsgesetz haben Patienten seit 2015 den rechtlichen Anspruch auf eine gute Nachversorgung im Anschluss an ihre stationäre Behandlung. Seit dem 01.10.2017 sind die Krankenhäuser verpflichtet, ein strukturiertes Entlassmanagement für alle voll- und teilstationären Patienten zu erarbeiten die eine Anschlussversorgung benötigen. Dies soll eine bedarfsgerechte und kontinuierliche Versorgung der Patienten im Anschluss an ihren stationären Aufenthalt sicherstellen (Rahmenvertrag Entlassmanagement 2017). Unter dem Begriff Entlassmanagement wird „das geplante und strukturierte Vorgehen zur Übergabe einer Patientin und eines Patienten aus der akutstationären Versorgung an andere Leistungserbringer im Nachsorge- oder Rehabilitationsbereich oder auch in die ambulante Betreuung" verstanden (Müller 2010). Das Inkrafttreten des Rahmenvertrages bedeutet für Krankenhäuser in erster Linie organisatorische Pflichten, denen sie nachkommen müssen (Sarangi 2018).

Ein gut funktionierendes Entlassmanagement ist gerade für palliativmedizinische Patienten von großer Bedeutung. Für viele Palliativpatienten wird der Wechsel zwischen den unterschiedlichen Leistungserbringern wegen einer Veränderung des Gesundheitszustandes erforderlich oder ist die Folge patientenindividueller Versorgungswünsche. Für diese Patienten ist die lückenlose medizinisch-pflegerische Versorgung beim Übergang vom stationären zum ambulanten Sektor besonders wichtig. Bereits eine kurzzeitige Nicht- bzw. Unterversorgung mit erforderlichen Medikamenten, Heil- und Hilfsmitteln, häuslicher Krankenpflege etc. kann zu irreversibler Zustandsverschlechterung des Patienten führen. Entlassmanagement stellt somit ein Schnittstellenmanagement dar mit dem Ziel der Versor-

Tab. 12.1 Übersicht der Merkmale für die Abrechnung palliativmedizinischer Leistungen durch einen PKD im Krankenhaus

Merkmal	8–982	8–98h
PBA und Planung	+	+
Teambesprechung	wöchentlich	wöchentlich
Berufsgruppen	A/P + 2	A/P + 1
Art der Berufsgruppen	alle	A/P/Psy/Phys/SD
Verweildauer	≥ 7 Tage	≥ 1 Tage
Rufdienst	-	+
Berufserfahrung	ZB	ZB + 6 Monate

A = Arzt; P = Pflege; Psy = Psychoonkologie, Phys = Physiotherapie; SD = Sozialdienst; ZB = Zusatzbezeichnung Palliativmedizin gungskontinuität beim Übergang in andere Versorgungssettings (SVR 2018).

12.3.1 Kommunikation im Rahmen des Entlassmanagements

Zentrales Element des Entlassmanagements ist die Kommunikation. Diese erfolgt sowohl zwischen Krankenhaus und Patienten und seinen Angehörigen als auch in interprofessioneller Abstimmung zwischen den am Behandlungsprozess beteiligten Berufsgruppen und als Kommunikation mit den Leistungserbringern der anderen Sektoren (SVR 2018) (Abb. 12.2).

Voraussetzung für eine gute Kommunikation ist das Wissen darüber, wer zu welchem Zeitpunkt an der Kommunikation zu beteiligen ist.

Aufgrund der großen Anzahl an Beteiligten ist es umso wichtiger, den Entlassprozess zu analysieren und strukturieren. Dies bedeutet konkret die Auseinandersetzung mit der Fragestellung:

- **Wer** (Arzt, Pflege, Sozialarbeiter, Ernährungsberater etc.)
- **gibt welche Informationen** (medizinische Informationen, pflegerische Informationen, allgemeine Informationen zu Ansprechpartnern, Vorsorgevollmachten, Pflegegrad, benötigte Hilfsmittel, etc.)
- **an wen** (interne Kollegen oder externe Dritte)
- **zu welchem Zeitpunkt** (bereits während der stationären Behandlung, vor Entlassung, bei Entlassung)
- **in welcher Qualität** (mündlich, schriftlich, als Brief, als Fax, als strukturiertes Protokoll etc.)
- **weiter?**

12.3.2 Interne Kommunikationswege

Die Erfassung der Patientenwünsche und der aktuellen Situation des Patienten vor seinem Krankenhausaufenthalt, sowie der laufende Austausch mit dem Patienten und seinen Angehörigen erfolgen insbesondere durch den Palliativmediziner, die Palliative-Care-Pflegekraft und den Sozialdienst im Rahmen der stationären Behandlung. Sie sind auch für die Erstellung und interne Kommunikation des im Rahmenvertrag in § 3 Absatz 2 und 3 geforderten Entlassplans zuständig. Dieser dient der Festlegung des voraussichtlichen Versorgungsbedarfs im Anschluss an die Krankenhausbehandlung (Rahmenvertrag 2017). Hierbei gilt es zu beachten, dass bei den oftmals dynamischen Krankheitsverläu-

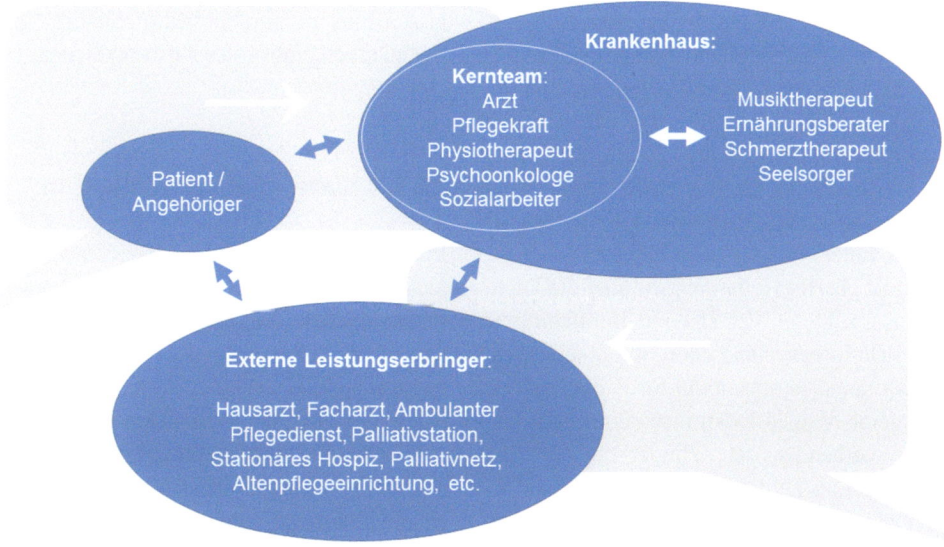

Abb. 12.2 Kommunikationswege im Rahmen des Entlassmanagements von Palliativpatienten

fen von Palliativpatienten die Entlassplanung ein ebenso dynamischer Prozess sein kann, der eine kontinuierliche Anpassung erforderlich macht.

Wichtige Basis eines guten Entlassmanagements ist die interne Festlegung, wer für welche Aufgabe zuständig ist. In vielen Krankenhäusern nehmen Arzt, Pflegekraft und/oder Sozialarbeiter als zentrale Ansprechpartner des Patienten/Angehörigen eine wesentliche Koordinationsfunktion im Rahmen des Entlassprozesses ein. Im Team muss weiterhin klar geregelt sein, welche Berufsgruppe sich beispielsweise um die Organisation benötigter spezifischer Hilfsmittel kümmert. Es wird Einrichtungen geben, in denen die Aufgabenverteilung anhand der Kernkompetenzen der einzelnen Berufsgruppen erfolgt. Hier kümmert sich z. B. der Sozialdienst um die Organisation der häuslichen Krankenpflege und um die Bestellung von Pflegebetten, die Ernährungsberatung um die Bestellung von Sondenkost, zudem bahnt sie die Kooperation mit den applizierenden Pflegediensten an. Die Physiotherapie ist für die Bestellung benötigter motorischer Hilfsmittel zuständig etc. In anderen Einrichtungen obliegt eher einer Berufsgruppe die Rolle des Organisators. Hier ist es wichtig, dass dieser Rolleninhaber mit allen erforderlichen Informationen versorgt wird, damit er seiner Organisations- und Koordinationsfunktion gerecht werden kann.

Egal welches Konzept von der Einrichtung verfolgt wird, ein kontinuierlicher Austausch des multiprofessionellen Teams ist in jedem Fall erforderlich. Neben regelmäßigen Teambesprechungen ist es hilfreich, wenn sowohl die laufenden berufsgruppenspezifischen Berichte über den aktuellen Patientenzustand als auch die Leistungsdokumentation im Zugriff der Beteiligten ist. Idealerweise sollte der Zugriff auf elektronische Weise möglich sein, z. B. unter Nutzung einer elektronischen Patientenakte. Hierfür ist das Wissen über die Dokumentationsstrukturen der anderen Berufsgruppen erforderlich, insbesondere dann, wenn kein spezifisches Dokumentationsmodul für Palliativpatienten zur gemeinsamen Dokumentation in der Einrichtung vorhanden ist. Hinderlich für eine umfassende Einsichtnahme in alle wichtigen Informationen kann jedoch ein Datenschutzkonzept sein, welches nur einen Einblick in berufsgruppenspezifische Dokumentationsbereiche vorsieht.

In diesem Fall ist die Entwicklung einer gemeinsamen IT-Palliativplattform (z. B. eines Palliativformulars) mit einer Zusammenstellung aller zentralen Informationen über gezielte IT-technische Verlinkungen auf einzelne Dokumente/Dokumentationsfelder denkbar.

12.3.3 Zentrale Bedeutung des Entlasstermins im Entlassprozess

Neben der kontinuierlichen Kenntnis des Behandlungsteams darüber, wie weit die Vorbereitungen der Entlassung vorangeschritten sind, ist für ein gutes Entlassmanagement die frühestmögliche Kommunikation des geplanten Entlasstermins erforderlich. Nur wenn alle am Entlassprozess Beteiligten Kenntnis von einem geplanten Entlasstermin besitzen, kann die jeweilige Leistungserstellung darauf ausgerichtet werden, dass die Entlassung des Patienten termingerecht und optimal vorbereitet ist. Daher empfiehlt es sich, den Entlasstermin an zentraler Stelle der elektronischen Patientenakte zu dokumentieren, auf die alle Beteiligten zugreifen können. Hierbei ist jedoch zu berücksichtigen, dass für den Entlasstermin ein Kommunikationsweg etabliert werden muss, der sicherstellt, dass alle Beteiligten mögliche Änderungen des geplanten Entlasstermins unmittelbar wahrnehmen (z. B. durch Aufleuchten eines rotes Ausrufezeichens bei Veränderungen).

12.3.4 Externe Kommunikation

Im Rahmen des Entlassmanagements müssen nicht nur die internen Kommunikationswege betrachtet werden. Bei der Erarbeitung eines Entlassprozesses sollte auch der Frage nachgegangen werden, welche Informationen die Nachversorger in welcher Qualität zu welchem Zeitpunkt benötigen, damit die optimale medizinische und pflegerische Versorgung des Patienten gewährleistet ist. Es empfiehlt sich, die eigenen erstellten Entlassdokumente wie den Entlassbrief und Pflegeüberleitungsbericht noch einmal kritisch unter dem

Gesichtspunkt zu hinterfragen, wie schnell der externe Kooperationspartner die für ihn tatsächlich im Rahmen der Übernahme wichtigen Informationen findet. Hilfreich hierfür kann auch eine kritische Bewertung der bereitgestellten Informationen durch externe Kooperationspartner sein. Auch der Servicegedanke sollte mit in die Betrachtungsweise einbezogen werden. So kann das Bereitstellen von bereits beim Patienten eingeholten allgemeinen Informationen (Kontaktadressen, eine Kopie der Vorsorgedokumente, die Information, ob die Beantragung einer Pflegestufe bzw. Höherstufung bereits angestoßen ist etc.) dem Nachversorger viel Zeit ersparen. Auch im Rahmen der externen Kommunikation kommt dem Entlasstermin eine zentrale Rolle zu. Eine frühzeitige Kenntnis des Termins verschafft dem Nachversorger die Möglichkeit, die Übernahme zeitlich einzuplanen.

Zuletzt soll auf die im Rahmen des Entlassmanagements neu geschaffenen Verordnungsmöglichkeiten hingewiesen werden. Diese können ebenfalls erheblich dazu beitragen, die bisher entstandenen Versorgungslücken beim intersektoralen Übergang in Form von fehlenden Arzneimitteln, Pflegehilfsmitteln etc. zu schließen und den Nachversorger bei der Patientenübernahme zu entlasten.

Die Vermeidung von Versorgungslücken durch die Umsetzung eines strukturierten Entlassmanagements ist ein wichtiger Aspekt im Hinblick auf die Patientensicherheit (Schulte-Marin 2018). Zudem trägt ein gut geplanter und reibungslos verlaufender Entlassprozess maßgeblich zur Zufriedenheit des Patienten und seiner Angehörigen bei und schafft ein Gefühl von Sicherheit und Vertrauen.

12.4 Palliativambulanzen

Martin Groß und Juliane Mühlenbrock

12.4.1 Einleitung

Palliativambulanzen am Akutkrankenhaus mit Palliativabteilung spielen eine wichtige Rolle in der Versorgung von Patienten mit nicht heilbaren, schwersten Erkrankungen: Sie stellen einen Weg zur frühen Integration („early integration") der Palliativmedizin in die Behandlung dar. Zudem verbessern sie im Sinne der Versorgungskontinuität („continuum of care") die Vernetzung zwischen ambulantem und stationärem Sektor, sodass zum Beispiel nicht erforderliche Krankenhausaufenthalte vermieden werden können. Sie übernehmen schließlich koordinative Aufgaben an der Schnittstelle von Palliativmedizin und Rehabilitation („coordinating rehabilitation and palliative care, CRPC", Timm et al. 2018) sowie an der Schnittstelle von Palliativmedizin und Intensivmedizin.

Palliativambulanzen können als persönliche Ermächtigung (§ 116 SGB V) oder als Institutsermächtigungen betrieben werde. Letzteres wird in der Regel, obwohl verschiedene Formen der Institutsermächtigung existieren, nur als Hochschulambulanz nach § 117 SGB V möglich sein. Voraussetzung für eine Institutsermächtigung nach § 116a SGB V ist nämlich eine nachweisbar eingetretene ärztliche Unterversorgung oder ein zusätzlicher Versorgungsbedarf, und bei den Institutsermächtigungen nach § 166b SGB V, ist die Palliativmedizin aktuell nicht im Leistungskatalog enthalten. Die Institutsermächtigung hat den Vorteil, dass die Durchführung der Behandlung nicht durch das Prinzip der persönlichen Leistungserbringung an einen Arzt gebunden ist und dass die Vergütung höher ist. Aus diesen Gründen sind nichtuniversitäre gegenüber universitären Einrichtung in Bezug auf den Betrieb von Palliativambulanzen benachteiligt. In ein Medizinisches Zentrum für Erwachsene mit Behinderung (§ 119c SGB V, MZEB) kann ein palliatives Behandlungsangebot für Menschen mit geistiger oder schwerer Mehrfachbehinderung integriert werden. Über das Ausmaß der Umsetzung von Palliative Care in MZEBs liegen keine gesicherten Erkenntnisse vor.

Die Anträge auf persönliche und Institutsermächtigungen werden beim Zulassungsausschuss der Kassenärztlichen Vereinigung eingereicht. Widerspruchsverfahren werden durch den Berufungsausschuss bearbeitet. Von außerordentlicher Wichtigkeit sind einige formale Rahmenbedingungen: Es ist unbedingt anzustreben, dass eine Überweisung in die Ermächtigungsambulanz durch einen Hausarzt, idealerweise jedoch durch alle niedergelassenen Vertragsärzte erfolgen kann, damit der Zugang nicht durch Barrieren bei der Überweisung erschwert wird. Zudem sollte die Ermächtigungsambulanz berechtigt sein, Medikamente, Hilfsmittel und Heilmittel (z. B. Physiotherapie, Logopädie, Ergotherapie) zu verordnen sowie Überweisungen und Krankenhauseinweisungen durchzuführen. Zudem bedürfen die Zugangskriterien, die oft in Form von ICD-10-Codes mit zusätzlichen Einschränkungen formuliert werden, genauester Prüfung, damit keine Patienten von der Versorgung ausgeschlossen werden. Auch muss im Vorfeld der Beantragung einer persönlichen Ermächtigung exakt geplant werden, welche Leistungen erbracht und welche EBM-Ziffern abgerechnet werden sollen. Hier sollte man ein möglichst umfangreiches Portfolio von Ziffern beantragen. Die Kassenärztliche Vereinigung wird zumindest diejenigen EBM-Ziffern streichen, die nicht zugelassen sind.

Es können allgemeine Palliativambulanzen und spezielle Palliativambulanzen mit fachlichem Schwerpunkt innerhalb der Palliativmedizin (Neuropalliativambulanz, Atemnotambulanz etc.) unterschieden werden.

Palliativmedizinische Tageskliniken sind eine weitere Möglichkeit, eine Brücke zwischen dem ambulanten Sektor und der Palliativstation zu schlagen, indem dort beispielsweise komplexere, über das Leistungsspektrum einer Ambulanz hinausgehende Behandlungen wie Punktionen oder Eingriffe in Verbindung mit bildgebender Diagnostik durchgeführt werden. Palliativmedizinische Tageskliniken sind allerdings bisher wenig verbreitet (Paul 2014).

12.4.2 Allgemeine Palliativambulanzen

Allgemeine Palliativambulanzen sind in Deutschland bisher sehr selten und meist den großen Zentren der Universitätskliniken vorbehalten. Wie oben bereits aufgeführt, ist für nichtuniversitäre Krankenhäuser die Beantragung einer Ermächtigungsambulanz bei der Kassenärztlichen Vereinigung in der Regel die einzige Möglichkeit, eine allgemeine Palliativambulanz zu etablieren.

Vorbereitung und Beantragung

Für das Vorhaben, eine Palliativambulanz zu betreiben, gilt es, zunächst möglichst viele an der Palliativversorgung beteiligte Personen im Zuständigkeitsgebiet des Zulassungsausschusses von diesem Vorhaben zu überzeugen. Die Zulassung einer Ermächtigungsambulanz durch den Zulassungsausschuss ist nämlich insbesondere von der positiven Beurteilung der niedergelassenen Palliativmediziner abhängig. Normalerweise werden Ermächtigungsambulanzen nur zugelassen, wenn ein Sonderbedarf vorliegt. Diesen in Zahlen nachzuweisen, ist allerdings schwer möglich. Somit muss sich die Begründung, die man für die Einrichtung einer Ermächtigungsambulanz für Palliativmedizin liefert, mit der Stellungnahme der niedergelassenen Palliativmediziner decken. Der Antrag an den Zulassungsausschuss sollte schließlich das Leistungsspektrum beschreiben und mit konkreten Daten und Fakten

---

Regionale Versorgungssituation
- Protokolle von Gesprächen mit Mitarbeitern anderer, auch mit Palliativpatienten befasster Institutionen, z. B. Erfahrungen, die SAPV-Teams machen, Kapazitätsgrenzen, die niedergelassene hausärztliche Kollegen schildern, Versorgungsengpässe, die onkologischen Kollegen beschreiben
- Aufkommen komplexer telefonische Beratungen und Falldiskussionen auf Anfragen von Hausärzten und niedergelassenen Palliativmedizinern für im häuslichen Bereich befindliche Patienten
- Aufkommen komplexer telefonischer Beratung für Angehörige und Patienten, die nicht anderweitig palliativmedizinisch angebunden sind

Für das zu beantragende Leistungsspektrum siehe unten („Leistungsspektrum").

12 Aufbau und Implementierung von Palliativstrukturen

den Versorgungsbedarf begründen. Folgende Inhalte können im Antrag auf Zulassung einer Ermächtigungsambulanz angeführt werden:

Intersektoralität und Versorgungskontinuität
Im Sinne der Intersektoralität ist für die Einrichtung einer Palliativambulanz das Gespräch mit den Anbietern im ambulanten Sektor wie den niedergelassenen Palliativmedizinern und den Organisatoren der SAPV unerlässlich. Hier geht es zum einen darum, den Bedarf in der Versorgungsregion zu erfragen und einen Konsens bezüglich der Aufgaben der Palliativambulanz zu definieren. Für die Versorgungskontinuität der Patienten ist es immens wichtig, dass die mit der palliativen Versorgung befassten Kollegen zusammenarbeiten und ihre Arbeit gegenseitig wertschätzen. Wie in den einzelnen Institutionen selbst ist auch intersektoral die palliativmedizinische Patientenversorgung Teamarbeit.

Krankheitsbilder
Eine Palliativambulanz unterscheidet sich hinsichtlich des Spektrums der behandelten Krankheiten nicht von den vorherrschenden Versorgungskonzepten wie SAPV und Palliativstationen. Sie steht den Palliativpatienten aller Fachrichtungen offen, divergieren die Symptome im Endstadium der Erkrankungen doch recht wenig voneinander (Blinderman und Billings 2015). Ob ein ambulantes oder stationäres Versorgungsangebot von den Patienten genutzt wird, hängt von verschiedenen Faktoren ab: Schwere und Komplexität der Symptomlast, Vorhandensein des Versorgungsangebotes sowie der häusliche Versorgungssituation des Patienten.

Patientenzentrierung und Rolle im Gesundheitssystem
Aus Sicht des Patienten stehen ein stationäres palliativmedizinisches Angebot in Form von Palliativstationen und Palliativdiensten sowie ein ambulantes Angebot in Form der spezialisierten ambulanten Palliativversorgung (SAPV) durch ein SAPV-Team (Abschn. 12.2) zur Verfügung. Der Umgang der durch die SAPV angebotenen Leistungen ist wiederum abhängig von verschiedenen Faktoren, wie der Organisation der SAPV, der ärztlichen Verfügbarkeit und dem Angebot der ärztlichen Kollegen. So kann es einerseits dazu kommen, dass die Ressourcen der Palliativstationen benötigt werden, um Patienten stationär aufzunehmen, die auch ambulant behandelt werden könnten, andererseits dazu, dass bei großen Einzugsgebieten eventuell nicht alle Patienten, die eigentlich einer stationären palliativmedizinischen Behandlung bedürfen, auf die Palliativstation aufgenommen werden können. Die Palliativambulanz kann nun wiederum unnötige stationäre Aufnahmen verhindern und bei unvermeidbaren stationären Aufnahmen die Zeit bis zur Aufnahme überbrücken. Auch können Aufenthalte, z. B. zur Schmerzeinstellung durch eine Nachbetreuung in der Palliativambulanz, verkürzt werden, wodurch Patienten vor allem mit isolierten und gut zu behandelnden Symptomen schneller wieder nach Hause entlassen werden können. Die Kapazitäten der stationären Palliativmedizin können durch die genannten Funktionen also entlastet werden. Die Palliativambulanz steht somit nicht in Konkurrenz zur allgemeinmedizinischen Versorgung oder zur SAPV. Sie soll als weiteres ambulantes Palliativangebot allen Palliativpatienten den Zugang zur Palliativmedizin erleichtern sowie zu einer verbesserten Verzahnung ambulanter und stationärer Strukturen führen. Ökonomisch gesehen profitieren jedoch auch die Kostenträger im Sinne einer sektorenübergreifenden Einsparung von Kosten davon.

Leistungsspektrum
Das Leistungsspektrum ist von regionalen Faktoren abhängig und kann umfassen:

- Hilfe beim Management von Krisen während des Krankheitsverlaufs (z. B. Zunahme der Symptomlast, Überforderung der pflegenden Angehörigen etc.)
- Behandlung schwerstkranker Palliativpatienten mit unerträglichem Leid, zum Beispiel durch Schmerzen und Dyspnoe
- Behandlung von Palliativpatienten, welche eine Intervention wie Pleura- oder Aszitespunktion benötigten, die durch Kollegen im niedergelassenen Bereich aufgrund der aufwändigen Versorgung nicht geleistet werden kann
- Ergänzung der bestehenden Strukturen und Schließung der Versorgungslücken

- Vernetzung der bisher bestehenden Versorgungsstrukturen
- Beratung über mögliche Palliativangebote

Ökonomische Aspekte, Patientenströme und Außendarstellung
Eine allgemeine Palliativambulanz ist isoliert betrachtet nicht notwendigerweise profitabel. Sie kann allerdings einerseits dazu beitragen, wie im vorherigen Abschnitt erwähnt, knappe stationäre Kapazitäten zu entlasten.

Die Patientenströme können andererseits auch über die Funktion der Palliativambulanz als Zuweiser so gesteuert werden, dass bei einem phasenweise vorhandenen Überangebot an stationären Palliativbetten die Auslastung dieser Betten erhöht werden kann. Somit trägt die Palliativambulanz dazu bei, Belegungsschwankungen im stationären Bereich zu vermeiden.

Nicht zuletzt ist ein weiterer Grund, eine Palliativambulanz zu eröffnen, die Erweiterung des Portfolios der Klinik. Es verstärkt die positive Wahrnehmung der Klinik in der Öffentlichkeit.

Frühe Integration der Palliativmedizin
Eine frühzeitige Integration („early integration") verbessert die Lebensqualität der Palliativpatienten (Greer et al. 2013). Eine Palliativambulanz fördert die frühzeitige Integration („early integration") der Palliativmedizin in das Behandlungskonzept bei schwerkranken Menschen. Viele Menschen schrecken zunächst vor dem Gedanken zurück, sich in eine palliativmedizinische Behandlung zu begeben (Hawley 2017). In einer Palliativambulanz können Ängste abgebaut werden und durch die Behandlung in derselben Institution sowie die räumliche Nähe zu einer Palliativstation eine Patientenbindung aufgebaut werden (Greer et al. 2013), die einen Aufenthalt auf einer Palliativstation nicht mehr unmöglich erscheinen lässt. Auch ist es durch eine anfängliche Unverbindlichkeit seitens des Patienten (Patient kommt zu einem Termin mit definierter Dauer, gibt wenig Privatsphäre auf, muss, wenn er nicht möchte, nicht mehr wieder kommen) leichter, palliativmedizinische Unterstützung zuzulassen.

Familienorientierung
Wenn Familienangehörige den Patienten nicht von einer palliativmedizinischen Anbindung überzeugen können, bietet eine Palliativambulanz ein Instrument, bei dem sich der Patient selbst von der Sinnhaftigkeit einer palliativmedizinischen Mitbehandlung überzeugen kann. Dies entlastet Angehörige. Außerdem können sie, falls sie beim Ambulanztermin zugegen sind, ihre Sorgen und Bedürfnisse vortragen. Defizite oder Überforderungssituationen in der häusliche Versorgung werden so frühzeitig erkannt und können bearbeitet werden (Simon et al. 2016). Psychosoziale Themen werden angesprochen, Unterstützung kann z. B. in Form des ambulanten Hospizdienstes oder der SAPV rasch angeboten werden.

12.4.3 Spezielle Palliativambulanzen – Beispiel Neuropalliativambulanz

Wissenschaftliche Literatur zu ambulanten Neuropalliativ-Angeboten ist kaum vorhanden, und Angaben aus der internationalen Literatur sind nicht leicht auf die Situation in Deutschland übertragbar. Daher wird im Folgenden wiederholt auf Erfahrungen aus der seit 2017 bestehenden Neuropalliativambulanz am Evangelischen Krankenhaus Oldenburg zurückgegriffen, die auf der Grundlage einer persönlichen Ermächtigung nach § 116 SGB V betrieben wird.

Neurologische Erkrankungen verlaufen häufig chronisch oder chronisch-progredient und haben eine komplexe Symptomatik zur Folge, die bis hin zur dauerhaften Beeinträchtigung für das Überleben wichtiger Funktionen wie Atmung, Husten und Schlucken reichen kann. Patienten leiden an Störungen von Sprache, Sprechen, Kommunikation, höherer Hirnleistung, Wahrnehmung und Motorik sowie an Schmerzen und Spastik (Kap. 15). Eine Neuropalliativambulanz muss somit interdisziplinär arbeiten, um den Patienten gerecht zu werden (Kluger et al. 2018).

▶ **Wichtig** Bei der Organisation einer Neuropalliativambulanz sind die folgenden Prinzipien zu beachten:

- Interdisziplinarität
- Patientenzentrierung, Familienorientierung (Kap. 7) und frühe Integration der Palliativmedizin
- Intersektoralität und Versorgungskontinuität (Kluger et al. 2018, Kap. 11)

Krankheitsbilder
In einer Neuropalliativambulanz kann das gesamte Spektrum schwerster neurologischer Erkrankungen behandelt werden. Die tatsächliche Umsetzung wird durch das klinische Spektrum der Institution, an die die Ambulanz angegliedert ist, sowie durch die klinische Ausbildung des oder der in der Ambulanz tätigen Neurologen mitbestimmt. Eine herausragende Rolle innerhalb der Neuropalliativmedizin nimmt allerdings in jedem Fall die Amyotrophe Lateralsklerose (ALS) ein (Weck et al. 2019).

Interdisziplinarität
Interdisziplinarität ist unverzichtbar für eine Neuropalliativambulanz (Kluger et al. 2018). Die Neuropalliativambulanz am Evangelischen Krankenhaus Oldenburg verfügt über folgende Kernkompetenzen:

- **Im ärztlichen Dienst:** Neurologie, Palliativmedizin, Rehabilitation, Schmerzmedizin, Intensivmedizin und Beatmungsmedizin
- **In der Physiotherapie:** Elektromobilität, Rollstuhlsondersteuerungen, Orthesenversorgung und Spastiktherapie
- **In der Logopädie:** Schluckdiagnostik und Trachealkanülenmanagement
- **In der Atmungstherapie:** Atmungsdiagnostik, Inhalationstherapie, Sauerstofftherapie, mechanische Hustenunterstützung und außerklinische Beatmung
- **Sozialdienst:** Beratungsschwerpunkt im Bereich neuromuskulärer Erkrankungen in Kooperation mit der Deutschen Gesellschaft für Muskelkranke (DGM)

Die Teams können aber je nach zugrundeliegender Organisationsform und Einrichtung auch anders aufgebaut und über andere Kompetenzen verfügen (Vota et al. 2017; Kluger et al. 2018).

Leistungsspektrum
Die zentrale Leistung einer Neuropalliativambulanz stellt die fundierte Beratung der Patienten zum Erkrankungsverlauf und medizinischen Aspekten, zu Teilhabe, zur Entscheidungsfindung, zur Palliativtherapie sowie zu Patientenverfügung und Vorsorgevollmacht dar (Kluger et al. 2018). Insbesondere bei der ALS müssen palliativmedizinische, rehabilitative und intensiv-/beatmungsmedizinische Aspekte in die Beratung integriert werden (Groß und Summ 2019, Kap. 15). In Abhängigkeit von der regionalen Versorgungssituation können verschiedene Leistungen hinzukommen, beispielsweise:

- Neurologische Atmungsdiagnostik (Blutgasanalyse, Spirometrie im Sitzen und im Liegen, Messung des Hustenspitzenflusses, Auslesen von Heimbeatmungsgeräten und Hustenassistenten)
- Hilfsmittelberatung und -versorgung (unterstützte Kommunikation, Elektromobilität, Sondersteuerungen)
- Management von Baclofenpumpen
- Gabe von Botulinumtoxin in die Muskulatur und Speicheldrüsen
- Klinische und fiberendoskopische Schluckdiagnostik, Tracheoskopie und Trachealkanülenmanagement
- Elektroenzephalographie (EEG) und Prognosestellung bei schwersten Schädigungen des Nervensystems

Ökonomische Aspekte
Die Komplexität der Patientenversorgung, die einen erhöhten Zeitaufwand und ein interdisziplinäres Arbeiten erfordert, ist im Einheitlichen Bewertungsmaßstab (EBM) der kassenärztlichen Bundesvereinigung nicht abbildbar, ebenso wie einige der grundsätzlich erforderlichen Leistungen (siehe oben, „Leistungsspektrum"). Somit ist bei speziellen Palliativambulanzen, die als Ermächtigungsambulanz organisiert sind, aus ökonomischer Sicht mit einem strukturellen Defizit zu rechnen, das jedoch entweder aufgrund der unverzichtbare Rolle in der Patientenversorgung akzeptiert oder über Querfinanzierung oder Kooperationen, z.B. einem Hilfsmittelversorger, ausgeglichen werden kann.

Patientenzentrierung, Familienorientierung (Kap. 7) und frühe Integration der Palliativmedizin.

Patienten kommen meist in Begleitung von Freunden, Angehörigen, persönlichen Assistenten und/oder (Intensiv-)Pflegekräften in die Neuropalliativambulanz. Dadurch fallen einerseits Kommunikationsstörungen weniger stark ins Gewicht und andererseits kann dadurch fast immer von Beginn an eine nicht nur patientenzentrierte, sondern auch am sozialen Umfeld orientierte Beratung durchgeführt werden. Grundsätzlich muss eine umfassende Sozialanamnese erfolgen, die Alltagskompetenzen, soziales Netzwerk, pflegerische Versorgung, Hilfsmittelversorgung sowie Interessen, Persönlichkeit und die Teilhabe des Patienten umfasst.

Der mit dem Sterben assoziierte Ausdruck „palliativ" bewirkt bei manchen Patienten Vorbehalte bezüglich der Kontaktaufnahme und Angst vor dem Tod (Hawley 2017). Im Sinne einer frühen Integration der Palliativmedizin haben wir daher zwei Benennungen für dieselbe Ambulanz eingeführt: „Neuropalliativ-Ambulanz" und „Ambulanz für ALS und schwere neuromuskuläre Erkrankungen". Analoge Überlegungen führten bei Kluger et al. (2018) in den USA zu einer Umbenennung ihrer interdisziplinären Neuropalliativ-Poliklinik von „Neurology Palliative Care Clinic" in „Neurology Supportive and Palliative Care Clinic".

Intersektoralität und Versorgungskontinuität (Kap. 11)
Die Neuropalliativambulanz kann gemäß der Intersektoralität und Versorgungskontinuität als zentraler Ansprechpartner für Patienten, Angehörige, Haus- und Fachärzte sowie Pflegedienste fungieren (Kluger et al. 2018). Sie ermöglicht bei guter organisatorischer Anbindung an die Abteilungen des Akutkrankenhauses die Koordination von stationären Aufnahmen der Patienten auf Palliativ-, Frührehabilitations- und Intensiv-/Beatmungsstationen und kann ebenso eine wichtige Rolle in der poststationären Versorgung spielen. Die Koordination beziehungsweise der Einsatz von Palliativmedizin, Rehabilitation und Intensivmedizin dient der optimalen Lebensqualität und Teilhabe des individuellen Patienten (Timm et al. 2018, Abb. 12.3).

12.5 Ambulante Palliativversorgung

Ulrike Hofmeister und Isabel Althoff

12.5.1 Historie der ambulanten Palliativversorgung

Die Entwicklung der ambulanten Palliativversorgung in Deutschland ist untrennbar mit dem Entstehen der Hospizidee in der 1980er Jahren verbunden.

1985 wurde in München der Christophorus Hospiz Verein gegründet, der erste Verein, der den Begriff „Hospiz" in seinem Namen trug. Der Deutsche Hospiz- und PalliativVerband e.V. wurde 1992 unter dem Namen Bundesarbeitsgemeinschaft Hospiz gegründet. Als Dachverband von über 1200 Hospizvereinen und Palliativeinrichtungen, in denen sich mehr als 120.000 Menschen ehrenamtlich und hauptamtlich engagieren, vertritt der DHPV die Belange von schwerstkranken und sterbenden Menschen (https://www.dhpv.de/index.html. Zugegriffen am 07.11.2020).

„Die Deutsche Gesellschaft für Palliativmedizin, gegründet 1995, steht als wissenschaftliche Fachgesellschaft für die interdisziplinäre und multiprofessionelle Vernetzung. 5800 Mitglieder aus Medizin, Pflege und weiteren Berufsgruppen engagieren sich für eine umfassende Palliativ- und Hospizversorgung in enger Zusammenarbeit mit allen Beteiligten." (https://www.dgpalliativmedizin.de/allgemein/ueber-uns.html. Zugegriffen am 15.05.2020)

12.5.2 Strukturen

Menschen in palliativer Situation können je nach Krankheitsstadium einen unterschiedlichen Bedarf an palliativer Versorgung haben. Auf diese individuellen Bedürfnisse muss flexibel reagiert werden können und die Versorgungsebenen sind dem Krankheitsstadium anzupassen.

Hier wird unterschieden zwischen der allgemeinen ambulanten Palliativversorgung (AAPV) und der speziellen ambulanten Palliativversorgung (SAPV).

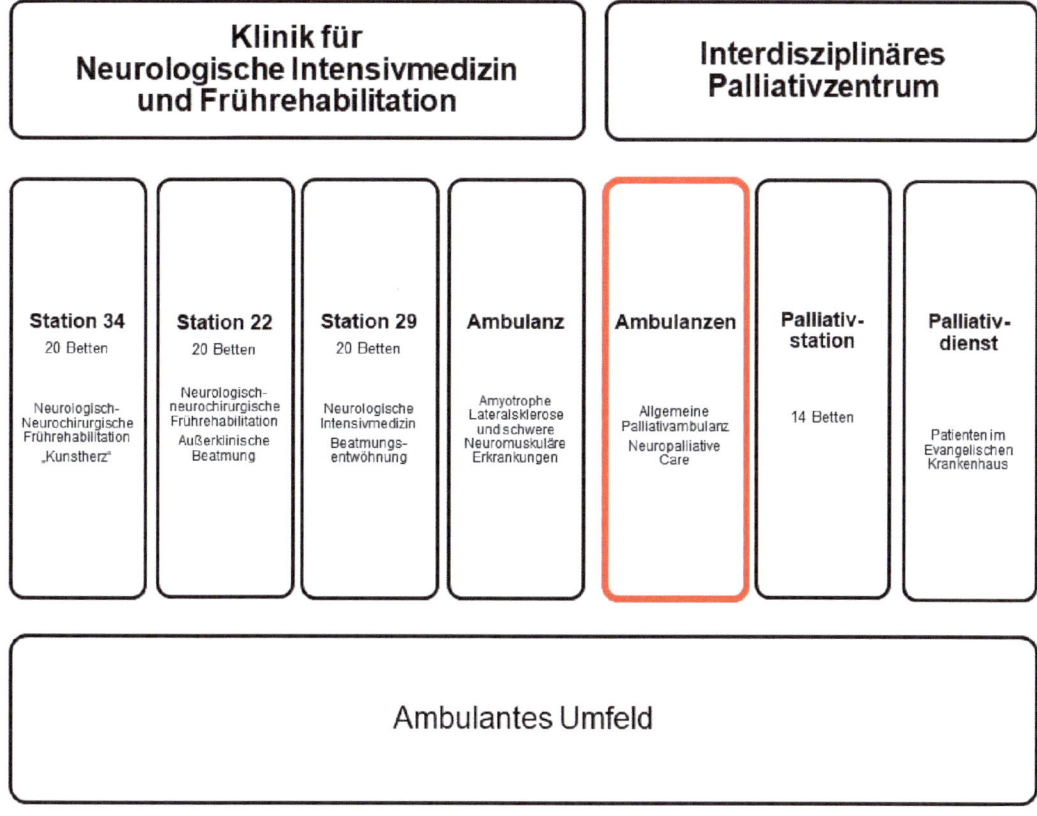

Abb. 12.3 Organisatorische Integration der Palliativambulanzen im Evangelischen Krankenhaus Oldenburg

Der Zugang zur Palliativversorgung sollte niedrigschwellig sein und zwischen den Leistungserbringern und Angeboten in der AAPV und SAPV muss ein vertrauensvoller Austausch gewährleistet sein. An den Patientenbedürfnissen orientiert sind die weiteren Netzwerkakteure, insbesondere die ambulanten Hospizdienste, in den Austausch und die Zusammenarbeit mit einzubeziehen. Durch eine wertschätzende Kommunikation und transparente Schnittstellenarbeit können Versorgungsbrüche minimiert werden. Unter diesen Voraussetzungen kann eine bedarfs- und bedürfnisorientierte Palliativversorgung im ambulanten Umfeld gelingen.

12.5.3 Definitionen

Etwa 90 % der palliativen Patienten, die an einer weit fortgeschrittenen, progredient verlaufenden und lebensverkürzenden Erkrankung leiden, werden durch Leistungen aus der AAPV versorgt (Voltz 2008). Reichen die Versorgungsleistungen im Rahmen der AAPV nicht aus, um den Bedürfnissen der Patienten und ihrer Zugehörigen gerecht zu werden, so werden diese durch die spezialisierte ambulante Palliativversorgung ergänzt. Die Entscheidung, welche der beiden Versorgungsformen (AAPV oder SAPV) indiziert ist, sollte unter Zugrundelegung der fachlichen Expertise der betreuenden Haus- und Fachärzte getroffen werden. Die zu berücksichtigenden gesetzlichen Grundlagen bilden der § 37 in Verbindung mit § 132a SGB V, § 37b SGB V sowie § 92 SGB V zur SAPV (Tab. 12.2) (https://www.dgpalliativmedizin.de/images/stories/20130422_Arbeitspapier_DGP_DHPV.pdf).

Neben der ärztlich-pflegerischen sowie psychosozialen Betreuung z. B. durch ambulante Hospizdienste besteht häufig ein zusätzlicher Bedarf an weiteren Hilfen.

Da die AAPV durch einzelne oder mehrere teils qualifizierte Leistungserbringer erbracht werden kann, ist es von großer Bedeutung, dass die Akteure ein gutes regionales Netzwerk haben (Abb. 12.4) und über Kenntnisse der regionalen Versorgungs- und Betreuungsangebote verfügen. „Der Aufbau einer solchen Zusammenarbeit bedarf eines gezielten Anstoßes von regionalen Akteuren oder Netzwerken bzw. von außen – hier sind insbesondere die Kommunen, die Krankenkassen als Kostenträger, die regionalen Kassenärztlichen Vereinigungen (KV) sowie die Kassenärztliche Bundesvereinigung (KBV) gefragt (z. B. durch die Einrichtung runder Tische, Entwicklung von Rahmenprogrammen zur optimierten Hospiz- und PalliativVersorgung und deren Überführung in Versorgungsverträge zwischen regionaler KV und den Kostenträgern)" (https://www.dgpalliativmedizin.de/images/stories/20130422_Arbeitspapier_DGP_DHPV.pdf. Zugegriffen am 07.11.2020).

In Ergänzung zur AAPV gibt es seit 2007 einen gesetzlichen Anspruch auf die spezialisierte ambulante Palliativversorgung (SAPV) im Sinne des § 37b SGB V. Die SAPV richtet sich an Patienten und deren soziales Umfeld, wenn die Komplexität der aus dem Krankheitsverlauf resultierenden Symptome und/oder psychosozialen Probleme den Einsatz eines spezialisierten Palliativteams notwendig macht.

Die SAPV ist eine Teamkomplexleistung aus mindestens Ärzten und Pflegekräften und stellt eine besonders aufwändige Palliativversorgung dar. Sie ist indiziert, wenn die bisherigen ambulanten Versorgungsformen nicht genügen, um die Ziele nach § 1 Abs. 1 der SAPV-Richtlinie zu erreichen.

SAPV wird von Leistungserbringern nach § 132d SGB V erbracht, die in einer interdisziplinären Versorgungsstruktur aus qualifizierten Ärzten und Pflegefachkräften unter Beteiligung der ambulanten Hospizdienste organisiert sind. Die Leistungserbringer arbeiten interdisziplinär nach einem abgestimmten Konzept. In diesem Konzept ist der inhaltliche und organisatorische Rahmen der Leistungserbringung und die Einbin-

Tab. 12.2 Übersicht der ambulanten Versorgungsstrukturen

Allgemeine ambulante Palliativversorgung (AAPV)	Spezialisierte ambulante Palliativversorgung (SAPV)
Haus- und Fachärzte, teils mit palliativer Zusatzqualifikation Häusliche Krankenpflege, teils mit palliativer Zusatzqualifikation	SAPV-Team – bestehend aus qualifizierten Palliativmedizinern (QPÄ) und Palliativpflegefachkräften
Ambulante Hospizdienste	Ambulante Hospizdienste
Häusliche Krankenpflege	Häusliche Krankenpflege
Zusammenarbeit im regionalen palliativen Netzwerk	Zusammenarbeit im regionalen palliativen Netzwerk
Weitere Leistungserbringer – medizinische Rehabilitation, z. B. Physiotherapeuten, Logopäden etc.	Weitere Leistungserbringer – medizinische Rehabilitation, z. B. Physiotherapeuten, Logopäden etc.

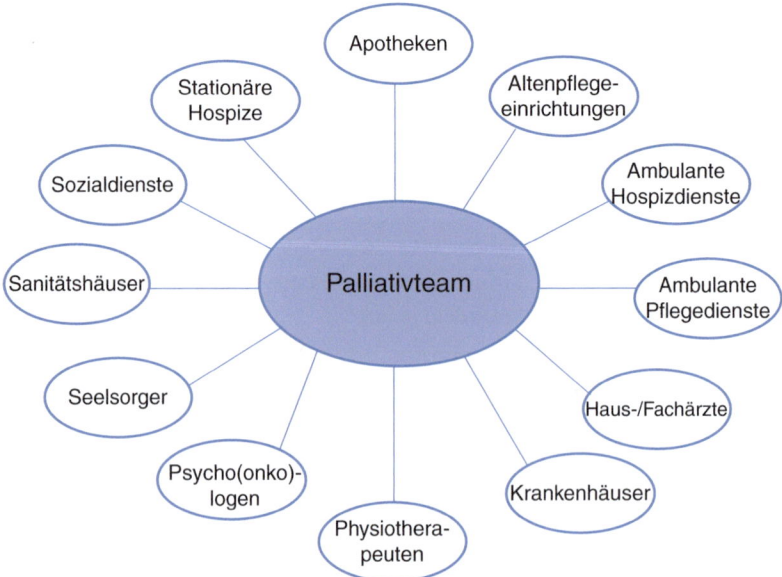

Abb. 12.4 Exemplarische Darstellung der Netzwerkpartner in der ambulanten Palliativversorgung (eigene Darstellung)

12 Aufbau und Implementierung von Palliativstrukturen

Tab. 12.3 Übersicht: Gesetzliche Grundlagen

SAPV		AAPV	
Gesetzl. Grundlagen	Leistungsregelungen	Gesetzl. Grundlagen	Leistungsregelungen
GKV-Wettbewerbsstärkungsgesetz (GKV-WSG) § 37b Abs. 10 i.V. m. § 132d SGB V Abs. 11 In Kraft getreten am **1. April 2007**	Spezialisierte Ambulante Palliativ-Versorgungsrichtlinie/ SAPV RL In der Fassung vom 20. Dezember 2007. In Kraft getreten am **12. März 2008**	Beschluss des Bewertungsausschusses nach § 87 Abs. 1c SGB V mit Wirkung zum **1. Oktober 2013**	EBM Abschn. 3.2.5 bzw. 4.2.5 Leistungen der AAPV GOP 03370-03373 GOP 04370-04373
Gesetz zur Verbesserung der Hospiz- und Palliativversorgung in Deutschland (Hospiz- und Palliativgesetz – HPG) in Kraft getreten zum **1. Januar 2016**			
Gesetz zur Stärkung des Pflegepersonal (Pflegepersonalstärkungs-gesetz – PpSG) Artikel 7, Abs. 10a In Kraft getreten am 01.Januar 2019	Verbindlicher Bundeseinheitlicher Rahmenvertrag – wird vereinbart zwischen dem GKV Spitzenverband und den maßgeblichen Spitzenorganisationen der Hospiz- und Palliativversorgung auf Bundesebene Aktuell noch kein Abschluss der Verhandlungen	§ 27 SGB V „Zur Kranken-behandlung gehört auch die palliative Versorgung der Versicherten." **August 2017** § 87 Abs. 1b SGB V Besonders qualifizierte und koordinierte palliativmedizinische Versorgung (BQKPMV) In Kraft getreten zum **01. Januar 2017**	EBM HKP-RL Krankenhausstrukturgesetz Heil- und Hilfsmittelkatalog Bundesmanteltarifvertrag Anlage 30 – Palliativmedizinische Versorgung

dung in die regionale Versorgungsstruktur festzulegen. Die Begleitung der Familie und der Zugehörigen im Lebensumfeld des Patienten ist ein wichtiger Bestandteil der spezialisierten ambulanten Palliativversorgung.

Kernbestandteil der SAPV ist die medizinisch-pflegerische 24-stündige Versorgung an sieben Tagen in der Woche. Die Verfügbarkeit eines qualifizierten Palliativmediziners und/oder einer Palliativpflegefachkraft für Hausbesuche ist zu gewährleisten.

Insbesondere die palliativärztliche und -pflegerische Beratung und/oder (Teil-) Versorgung, einschließlich der Koordination von notwendigen Versorgungsleistungen bis hin zu einem umfassenden, individuellen Unterstützungsmanagement (Vollversorgung) sind tragende Säulen der SAPV. Die SAPV-Leistungen werden in abgestufter Weise als Beratung, Koordination, additiv unterstützende Teilversorgung oder vollständige Versorgung erbracht.

Nur die enge und wertschätzende Zusammenarbeit mit den Akteuren und Strukturen der Primärversorgung bzw. AAPV kann Versorgungsbrüche verhindern.

In stationären Hospizen haben Versicherte Anspruch auf die Teilleistung der erforderlichen ärztlichen Versorgung im Rahmen der spezialisierten ambulanten Palliativversorgung (Richtline des Gemeinsamen Bundesausschusses zur Verordnung von spezialisierter ambulanter Palliativversorgung, 27.03.2020, S. 3)

Durch den Gesetzgeber (Tab. 12.3) wurden die Voraussetzungen für eine sektorenübergreifende, an den Patientenbedürfnissen orientierte Hospiz- und Palliativversorgung, geschaffen. Durch die gesetzlichen Regelungen in der letzten Dekade wurde die Entwicklung der ambulanten Palliativversorgung maßgeblich beeinflusst.

GOP = Gebührenordnungsposition; EBM = einheitlicher Bewertungsmaßstab; HKP-RL = Häusliche Krankenpflege-Richtlinie

In den Jahren 2009 bis 2016 war es die Aufgabe des gemeinsamen Bundesausschusses (G-BA). jährlich über die Umsetzung der SAPV Richtlinie zu berichten.

Nach dem Bericht des G-BA für das Jahr 2016 bestehen 293 Verträge mit Leistungserbringern nach § 132d Abs. 1 SGB V. Zu diesem Zeitpunkt wird attestiert, dass die Kostenträger und Leistungserbringer die strukturellen und vertraglichen Grundlagen seit 2009 kontinuierlich weiter ausgebaut haben. Eine vollständige vertragliche Abdeckung der SAPV konnte jedoch noch nicht in allen Bundesländern erreicht werden (Gemeinsamer Bundesausschuss (2017) Bericht an das Bundesministerium für Gesundheit über die Umsetzung der SAPV-Richtlinie für das Jahr 2016. https://www.g-ba.de/downloads/17-98-4474/Bericht-Evaluation-SAPV-2009-2016.pdf Zugegriffen am 07.11.2020).

In den Jahren 2009 bis 2016 lassen sich sehr unterschiedliche Entwicklungen in den einzelnen Bundesländern verfolgen. Verschiedene Vertrags-, Versorgungs- und Finanzierungsmodelle haben sich entwickelt, so zum Beispiel in Nordrhein-Westfalen. In den beiden Landesteilen Nordrhein und Westfalen-Lippe sind die Strukturen der Kassenärztlichen Vereinigung getrennt, sodass sich im Bereich der ambulanten Palliativversorgung differente Strukturen entwickelt haben.

12.5.4 Modell Westfalen-Lippe (WL) als Beispiel einer über die Versorgungsebenen hinausgehenden, flächendeckenden, ambulanten Palliativversorgung

In WL bestehen keine reinen SAPV-Verträge mit den Kostenträgern. Hier wurde ein landesweit gültiger Palliativvertrag abgeschlossen, der die allgemeine und spezialisierte ambulante Palliativversorgung inkludiert.

Das westfälisch-lippische Modell basiert auf der Annahme, dass der Hausarzt für seine Patienten auch dann zentraler Ansprechpartner bleibt, wenn diese in eine palliative Situation kommen.

Herzstück des unter Berücksichtigung des § 132d SGB geschlossenen Selektivvertrages „Vereinbarung zur Umsetzung der ambulanten palliativmedizinischen Versorgung von unheilbar erkrankten Patienten im häuslichen Umfeld[1] ist

---

[1]Der Selektivvertrag ist abrufbar unter: https://www.kvwl.de/arzt/recht/kvwl/palliativ/palliativ_vereinbarung.pdf. Zugegriffen am 07.11.2020.

frühzeitige Integration in palliative Versorgungsstrukturen. Das wesentliche Kriterium für die Einschreibung eines Patienten ist eine in Wochen bis Monaten zum Tode führende Erkrankung.

Der gesetzliche Anspruch auf spezialisierte Palliativversorgung ist für die Patienten in Westfalen-Lippe jederzeit gewährleistet. Bei einer Zunahme des Symptomgeschehens bzw. der psychosozialen Belastung auch im Umfeld des Patienten können die Akteure des Palliativmedizinischen Konsiliardienstes (äquivalent zu einem SAPV-Team) jederzeit die spezialisierte Versorgung gewährleisten. Sollte sich der Gesundheitszustand des Patienten wieder stabilisieren, greifen die Maßnahmen der AAPV. Die Übergänge von AAPV zu SAPV sind unbürokratisch geregelt, es genügt die Anzeige gegenüber den Kostenträgern.

Eine tragende Säule des westfälisch-lippischen Modells ist die andauernde Zuständigkeit des Hausarztes für den Patienten auch während der ambulanten Palliativversorgung. Situationsbezogen kann die Verantwortung jederzeit an das Palliativteam (PKD) übergeben werden. Der zentrale Aspekt für die Begleitung ist die radikale Patientenorientierung. Hier gilt es, den Weg des Patienten zu respektieren, zu unterstützen und zu begleiten.

12.5.5 Übersicht gesetzliche Grundlagen

Deutlich verbessert wurden die Leistungsansprüche im Bereich der gesetzlichen Krankenversicherung mit Inkrafttreten des Hospiz- und Palliativgesetzes im Dezember 2015 (Hospiz- und Palliativgesetz, HPG, Bundesgesetzblatt Teil 1 2015). Hiernach wurde die Rahmenvereinbarung zur stationären Hospizversorgung überarbeitet und um eine Richtlinie zur stationären Kinderhospizarbeit ergänzt. Auf der Grundlage des HPG wurde ebenfalls die Richtlinie zur Verordnung von häuslicher Krankenpflege überarbeitet.

Die Voraussetzungen für erweiterte Leistungsansprüche im Bereich der palliativ-pflegerischen und -medizinischen Versorgung wurden geschaffen (https://www.gkv-spitzenverband.de/media/dokumente/krankenversicherung_1/hospiz_palliativversorgung/20190213_BGA_SAPV_und_stationare_Hospizversorgung_final.pdf. Zugegriffen am 07.11.2020).

12.5.6 Bundesrahmenvereinbarung

Als Konsequenz eines Urteils des OLG Düsseldorf (Beschluss vom 15.06.2016, Az.: VII-Verg 56/15), in dem festgestellt wurde, dass es sich bei den Verträgen zur SAPV um ausschreibungspflichtige öffentliche Aufträge handelt, wurde eine gesetzliche Neuregelung zur SAPV beschlossen.

Um eine europaweite Ausschreibungspflicht, die evtl. eine flächendeckende Palliativversorgung erschweren würde und ggfls. negative Effekte auf die Qualität der Versorgung hätte, zu verhindern, war es das Ziel, die SAPV-Verträge aus dem Wettbewerbsrecht herauszunehmen.

Die Neuregelung wurde letztendlich im neuen Pflegepersonal-Stärkungsgesetz[2], welches am 01.01.2019 in Kraft trat, verankert. Auf der Grundlage einer einheitlichen verbindlichen Bundesrahmenvereinbarung (BRV) wird es ein gesetzliches Zulassungsverfahren geben. Jeder Leistungserbringer, welcher die Voraussetzungen der BRV erfüllt, hat dann Anspruch auf den Abschluss eines Vertrages mit den gesetzlichen Krankenkassen. Die Inhalte der BRV werden verbindlich sein für die Partner der Versorgungsverträge auch auf Landesebene.

Verhandelt wird der Vertrag zwischen dem Spitzenverband der gesetzlichen Krankenkassen (GKV) und den maßgeblichen Spitzenorganisationen der Hospizarbeit und Palliativversorgung auf Bundesebene.

In der Bundesrahmenvereinbarung sollen die strukturellen und personellen Anforderungen an die SAPV sowie Qualitätskriterien und Grundlagen zur Vergütungsstruktur festgelegt werden.

„Ein weiteres Augenmerk ist hierbei auf die Integration der SAPV in die gesamte Palliativversorgung zu legen. Auch die Fragen nach einer weitestmöglichen Aufrechterhaltung etablierter regionaler Strukturen und nach der Berücksichtigung regionaler Besonderheiten werden hierbei von herausragender Bedeutung sein." (https://www.dgpalliativmedizin.de/neuigkeiten/sapv-und-aapv.html). Zugegriffen am 07.11.2020).

Für die zu betreuenden Patienten und alle an der ambulanten Palliativversorgung Beteiligten ist zu wünschen, dass diese durch die DGP formulierten Ziele Eingang in die Bundesrahmenvereinbarung SAPV finden.

Eine in die regionalen Strukturen integrierte SAPV, die sich an bundeseinheitlichen Qualitätskriterien orientiert, wird flächendeckend zu einer Verbesserung der ambulanten Palliativversorgung führen.

Literatur

Literatur zu Abschn. 12.1

Bauministerkonferenz, Konferenz der für Städtebau, Bau- und Wohnungswesen zuständigen Minister und Senatoren der Länder (ARGEBAU) Ausschuss für Staatlichen Hochbau. Fachkommission Bau- und Kostenplanung – Netzwerk Krankenhausbau – Planungshilfe Palliativstationen. Baulich-funktionale Anforderungen (2011). https://www.is-argebau.de/Dokumente/42314450.pdf. Zugegriffen im 02.2020

Berendt J et al (2016) Integration der Palliativmedizin in onkologische Spitzenzentren. Dtsch Med Wochenschr 141:e16–e23

Brereton L et al (2011) The hospital environment for end of life care of older adults and their families: an integrative review. J Adv Nurs:981–993

Casarett D et al (2011) The optimal delivery of palliative care. Arch Intern Med 171(7):649–655

Coelho A et al (2016) Comfort experience in palliative care: a phenomenological study. BMC Palliat Care 15:71

DBfK (2019) Advanced Practice Nursing. Pflegerische Expertise für eine leistungsfähige Gesundheitsversorgung. https://www.dbfk.de/media/docs/download/Allgemein/Advanced-Practice-Nursing-Broschuere-2019.pdf. Zugegriffen im 03.2020

DBfK, ÖGKV, SBK (Deutscher Berufsverband für Pflegeberufe, Österreichischer Gesundheits- und Krankenpflege-Verband und Schweizer Berufsverband für Pflegefachfrauen und Pflegefachmänner) (2013) Advanced Nursing Practice in Deutschland, Österreich und der Schweiz. Eine Positionierung von DBfK, ÖGKV und SBK. file:///D:/00%20a%20asilke/AA%20Palliativ%20Fachlichkeit/ANP_Pflegeexperten/ANP-DBfK-OeGKV-SBK_2013.pdf. Zugegriffen im 03.2020

---

[2]Das Pflegepersonal-Stärkungsgesetz ist abrufbar unter: https://www.bgbl.de/xaver/bgbl/start.xav#__bgbl__%2F%2F*%5B%40attr_id%3D%27bgbl118s2394.pdf%27%5D__1591369453899. Zugegriffen am 07.11.2020.

Destatis (Statistisches Bundesamt) (2018) Gesundheit. Grunddaten der Krankenhäuser. Fachserie 12 Reihe 6.1.1. https://www.destatis.de/DE/Themen/Gesellschaft-Umwelt/Gesundheit/Krankenhaeuser/_inhalt.html#sprg234206. Zugegriffen im 02.2020

DGP (Deutsche Gesellschaft für Palliativmedizin) (2016) Hospiz- und Palliativversorgung Deutschland Erwachsene. https://www.dgpalliativmedizin.de/images/stories/pdf/161231_Wegweiser%C3%BCbersicht_Homepage_Erwachsene.pdf. Zugegriffen im 02.2020

DGP (Deutsche Gesellschaft für Palliativmedizin) (2017a) Hospiz- und Palliativversorgung 2016 in Deutschland. Auswertung der Daten aus dem Wegweiser Hospiz- und Palliativversorgung Deutschland. https://www.dgpalliativmedizin.de/images/stories/pdf/Bericht_Wegweiser_2016.pdf. Zugegriffen im 02.2020

DGP (Deutsche Gesellschaft für Palliativmedizin) (2017b) Erhebungsbogen für Palliativstationen zur Zertifizierung und Anerkennung von Palliativstationen als qualitätssichernde Maßnahme in der palliativmedizinischen Versorgung. https://www.dgpalliativmedizin.de/images/Erhebungsbogen_Palliativstationen_20171010.pdf. Zugegriffen im 02.2020.

DGP (Deutsche Gesellschaft für Palliativmedizin) (2018) Dokumentationshilfen. https://www.dgpalliativmedizin.de/service/dgp-dokumentationshilfen.html. Zugegriffen im 04.2020

DKG (Deutsche Krebsgesellschaft) (2019) Nationales Zertifizierungsprogramm Krebs. Erhebungsbogen für Onkologische Spitzenzentren und Onkologische Zentren. https://www.onkozert.de/onkologische-zentren/. Zugegriffen im 02.2020

DNPN (2016) Merkmale von Primary Nursing. Eine Orientierung und Handlungshilfe zur Umsetzung der pflegerischen Organisationsform Primary Nursing. Hrsg: Deutscher Berufsverband für Pflegeberufe (DBfK) e.V. https://www.dbfk.de/media/docs/expertengruppen/netzwerk-primary-nursing/Merkmale-von-Primary-Nursing_akt-2016_final.pdf. Zugegriffen im 04.2020

DNPN (2019) Primary Nursing – Muster des Gelingens. Die erfolgreiche Implementierung des Primary Nursing im stationären und ambulanten Setting. Hrsg: Deutscher Berufsverband für Pflegeberufe (DBfK) e.V. https://www.dbfk.de/media/docs/download/Allgemein/Primary-Nursing-Muster-des-Gelingens_2019-07-15.pdf. Zugegriffen im 04.2020

Eti S et al (2014) Outcomes of the acute palliative care unit in an Academic Medical Center. Am J Hosp Palliat Med 31(4):380–384

Eychmüller S (2012) SENS macht Sinn – Der Weg zu einer neuen Assessment-Struktur in der Palliative Care. Ther Umsch 69(2):87–90

Fleckinger S et al (2015) Positionspapier 2015. DGP-AG Ehrenamtlichkeit. Z Palliativmed 16: 196–199

Forbat L et al (2018) Family meetings in inpatient specialist palliative care: a mechanism to convey empathy. Am Acad Hosp Palliat Med 55(5):1253–1259

Geist M, Keßler J, Bardenheuer H (2018) Stationäre Palliativmedizin – Analyse der medizinischen Versorgung onkologischer und nichtonkologischer Patienten einer universitären Palliativstation. Z Palliativmed 19:39–46

Gogna G et al (2019) Comparison on expenditure between an inpatient palliative care unit, and tertiary adult medical and surgical wards for patients' at end of life – a retrospective chart analysis. Intern Med J 26:590–595

Goode D, Rowe K (2001) Perceptions and experiences of primary nursing in an ICU: a combinded methods approach. Intensive Crit Care Nurs 17:294–303

HPG (Hospiz- und Palliativgesetz) (2015) Deutscher Bundestag. Gesetz zur Verbesserung der Hospiz- und Palliativversorgung in Deutschland. Bundesgesetzblatt Teil 1, Nr. 48, 2014–18

ICD (2020) 8-98e Spezialisierte stationäre palliativmedizinische Komplexbehandlung. https://www.icd-code.de/ops/code/8-98e.html. Zugegriffen im 04.2020

InEK (2020a) Fallpauschalenkatalog 2020. https://www.g-drg.de/G-DRG-System_2020/Fallpauschalen-Katalog/Fallpauschalen-Katalog_2020. Zugegriffen im 04.2020

InEK (2020b) Vereinbarung zur Bestimmung von Besonderen Einrichtungen für das Jahr 2020 (VBE 2020). https://www.g-drg.de/G-DRG-System_2020/Besondere_Einrichtungen/Besondere_Einrichtungen2/(language)/ger-DE. Zugegriffen im 04.2020

Isenberg S et al (2017) Impact of a new palliative care programm on health system finances: an analysis of the palliative care program inpatient unit and consultations at Johns Hopkins Medical Institutions. J Oncol Pract 13(5):e421–e430

Leitlinienprogramm (LLP) Onkologie (Deutsche Krebsgesellschaft, Deutsche Krebshilfe, AWMF): Palliativmedizin für Patienten mit einer nicht heilbaren Krebserkrankung, Langversion 2.1, 2020, AWMF-Registernummer: 128/001OL. https://www.leitlinienprogramm-onkologie.de/fileadmin/user_upload/Downloads/Leitlinien/Palliativmedizin/Version_2/LL_Palliativmedizin_2.1_Langversion.pdf. Zugegriffen im 03.2020

Lindena G (2017) HOPE-Bericht 2017. https://www.hope-clara.de/download/2017_HOPE_Bericht.pdf. Zugegriffen im 02.2019

Low J et al (2011) Palliative care in advanced heart failure: an international review of the perspectives of recipients and health professionals on care provision. J Card Fail 17(3):231–252

Luckett T et al (2014) Elements of effective palliative care models: a rapid review. BMC Health Serv Res 14:136, 1–22

Mattila E et al (2014) The effects of the primary nursing care model: a systemativ review. J Nurs Care 3(6):205

May P et al (2018) Economics of palliative care for hospitalized adults with serious illness. A meta-analysis. JAMA Intern Med:1;178(6):820–829

Melching H (2015) Faktencheck Gesundheit. Palliativversorgung Modul 2: Strukturen und regionale Unterschiede in der Hospiz- und Palliativversorgung. https://www.bertelsmann-stiftung.de/fileadmin/files/BSt/Publikationen/GrauePublikationen/Studie_VV_

FCG_Versorgungsstrukturen-palliativ.pdf. Zugegriffen im 02.2020

Mercadante S et al (2017) Characteristics of advanced cancer patients who were readmitted to an acute palliative/supportive care unit. Support Care Cancer 25:1947–1952

Modonesi C et al (2005) Impact of palliative care unit admitssion on symptom control evaluated by the edmonton symptom assessment system. J Pain Symptom Manag 30(4):367–373

Moens K et al (2014) Are there differences in the prevalence of palliative care-related problems in people living with advanced cancer and eight non-cancer conditions? A systematic review. J Pain Symptom Manag 48(4):660–677

Mori M et al (2011) Changes in symptoms and inpatient mortality: a study in advanced cancer patients admitted to an acute palliative care unit in a comprehensive cancer center. J Palliat Med 14(9):1034–1041

Nathaniel J et al (2015) Cost savings associated with an inpatient palliative care unit: results from the first two years. J Pain Symptom Manag 50(2):147–154

Oishi A, Murtagh F (2014) The challenges of uncertainty and interprofessional collaboration in palliative care for non-cancer patients in the community: a systematic review of views from patients, carers and healthcare professionals. Palliat Med 28(9):1081–1098

Ostgathe C et al (2010) Non-cancer patients in specialized palliative care in Germany: what are the problems? Palliat Med 25(2):148–152

Parola V et al (2018) Caring in palliative care. A phenomenological study of nurses' lived experiences. J Hosp Palliat Nurs 20(2):180–186

Radbruch L et al (2011) Standards und Richtlinien für Hospiz- und Palliativversorgung in Europa: Teil 1 und Teil 2. Weißbuch zu Empfehlungen der Europäischen Gesellschaft für Palliative Care (EAPC). Z Palliativmed 12:216–227 und 260-270

Sanderson C et al (2017) Patient-centered family meetings in palliative care: a quality improvement project to explore a new model of family meetings with patients and families at the end of life. Ann Palliat Med 6(2):S195–S205

Sansó N (2015) Palliative care professionals' inner life: exploring the relationships among awareness, self-care, and compassion satisfaction and fatigue, burnout, and coping with death. J Pain Symptom Manag 50(2):200–207

Sellick K et al (2003) Primary Nursing: an evaluation of its effects on patient perception of care and staff satisfaction. Int J Nurs Stud 40:545–551

Simon S et al (2016a) Versorgungsstrukturen in der Palliativmedizin. Behandlungspfad für Patienten mit einer nichtheilbaren Krebserkrankung. Internist 57:953–958

Stachura et al (2017) Standard Operating Provedures (SOPs) in der Palliativmedizin. Schmerz 31:47–53

Stiel S et al (2014) Symptoms and problem clusters in cancer and non-cancer patients in specialized palliative care – is there a difference? J Pain Symptom Manag 48(1):26–35

Suhonen R et al (2007) Hospitals organizational variables and patients perceptions of individualized nursing care in Finland. J Nurs Manag 15:197–206

Vedel I et al (2014) Patients', family caregivers', and professionals' perspectives on quality of palliative care: a qualitative study. Palliat Med 28(9):1128–1138

Virdun C et al (2015) Dying in the hospital setting: a systematic review of quantitative studies identifying the elements of end-of-life care that patients and their families rank as being most important. Palliat Med 29(9):774–796

Wentlandt K et al (2016) Quality of care and satisfaction with care on palliative care units. J Pain Symptom Manag 51(2):184–192

Wessel S, Manthey M (2015) Primary nursing: person-centered care delivery system design. Creative Health Care Management, Minneapolis

WHO (2018) Palliative care. https://www.who.int/newsroom/fact-sheets/detail/palliative-care. Zugegriffen im 02.2020

Zambrano S et al (2014) The experiences, coping mechanisms, and impact of death and dying on palliative medicine specialists. Palliat Support Care 12:309–316

Zang H et al (2017) The intensive palliative care unit: changing outcomes for hospitalized cancer patients in an academic medical center. J Palliat Med 20(3):285–289

Literatur zu Abschn. 12.2

Bausewein C, Simon ST, Pralong A, Radbruch L, Nauck F, Voltz R (2015) Palliative care of adult patients with cancer. Dtsch Arztebl Int 112(50):863–870

Bausewein C, Daveson BA, Currow DC, Downing J, Deliens L, Radbruch L, Defilippi K, Lopes Ferreira P, Costantini M, Harding R, Higginson IJ (2016) EAPC White Paper on outcome measurement in palliative care: improving practice, attaining outcomes and delivering quality services – recommendations from the European Association for Palliative Care (EAPC) Task Force on Outcome Measurement. Palliat Med 30(1):6–22

Becker G, Hatami I, Xander C, Dworschak-Flach B, Olschewski M, Momm F, Deibert P, Higginson IJ, Blum HE (2011) Palliative cancer care: an epidemiologic study. J Clin Oncol 29(6):646–650

Bone AE, Evans CJ, Higginson IJ (2018) The future of end-of-life care. Lancet 392(10151):915–916

Dalal S, Palla S, Hui D, Nguyen L, Chacko R, Li Z, Fadul N, Scott C, Thornton V, Coldman B, Amin Y, Bruera E (2011) Association between a name change from palliative to supportive care and the timing of patient referrals at a comprehensive cancer center. Oncologist 16(1):105–111

Girgis A, Currow DC, Waller A, Kristjanson L, Mitchell G, Yates P, Neil A, Kelly B, Tattersall M, Bowman D (2006) Palliative care needs assessment guidelines. The Centre for Health Research & Psycho-oncology, Newcastle

Hanks GW, Robbins M, Sharp D, Forbes K, Done K, Peters TJ, Morgan H, Sykes J, Baxter K, Corfe F, Bidgood C (2002) The imPaCT study: a randomised controlled trial to evaluate a hospital palliative care team. Br J Cancer 87(7):733–739

Higginson IJ, Evans CJ (2010) What is the evidence that palliative care teams improve outcomes for cancer patients and their families? Cancer J 16(5):423–435

Liu OY, Malmstrom T, Burhanna P, Rodin MB (2017) The evolution of an inpatient palliative care consultation service in an urban teaching hospital. Am J Hosp Palliat Care 34(1):47–52

Murtagh FE, Ramsenthaler C, Firth A, Groeneveld EI, Lovell N, Simon ST, Denzel J, Guo P, Bernhardt F, Schildmann E, van Oorschot B, Hodiamont F, Streitwieser S, Higginson IJ, Bausewein C (2019) A brief, patient- and proxy-reported outcome measure in advanced illness: validity, reliability and responsiveness of the Integrated Palliative care Outcome Scale (IPOS). Palliat Med 33(8):1045–1057

Nemeth C, Rottenhofer I (2004) Abgestufte Hospiz- und Palliativversorgung in Österreich. Gesundheit Österreich GmbH, Wien

Radbruch L, Payne S (2011) Standards und Richtlinien für Hospiz- und Palliativversorgung. Europa: Teil 2. Weißbuch zu Empfehlungen der Europäischen Gesellschaft für Palliative Care (EAPC). Z Palliativmed 12:260–270

Scibetta C, Kerr K, McGuire J, Rabow MW (2016) The costs of waiting: implications of the timing of palliative care consultation among a cohort of decedents at a comprehensive cancer center. J Palliat Med 19(1):69–75

Temel JS, Greer JA, Muzikansky A, Gallagher ER, Admane S, Jackson VA, Dahlin CM, Blinderman CD, Jacobsen J, Pirl WF, Billings JA, Lynch TJ (2010) Early palliative care for patients with metastatic non-small-cell lung cancer. N Engl J Med 363(8):733–742

Literatur zu Abschn. 12.3

Müller K (2010) Neue Modelle integrierter Versorgung. Der Weg vom Entlass- zum Versorgungsmanagmeent. In: Wiedenhöfer D, Eckl B, Heller R, Frick U (Hrsg) Entlassungsmanagement. Hogrefe, vorm. Verlag Hans Huber, Bern, S 237–254

Rahmenvertrag über ein Entlassmanagement beim Übergang in die Versorgung nach Krankenhausbehandlung nach § 39 Abs. 1a S. 9 SGB v (Rahmenvertrag Entlassmanagement)(2017).

Sarangi F (2018) Gute organisation schutzt vor Haftung. KU Gesundheitsmanagement 7/2018:46

Schulte-Marin V (2018) Entlassmanagement beginnt vor der Patientenaufnahme. KU Gesundheitsmanagement 7/2018:45

Literatur zu Abschn. 12.4

Blinderman CD, Billings JA (2015) Comfort care for patients dying in the hospital. N Engl J Med 373(26):2549–2561

Greer JA, Jackson VA, Meier DE, Temel JS (2013) Early integration of palliative care services with standard oncology care for patients with advanced cancer. CA Cancer J Clin 63(5):349–363

Groß M, Summ O (2019) Rehabilitation bei Amyotropher Lateralsklerose. Nervenheilkunde 38:249–256

Hawley (2017) Barriers to access to palliative care. Palliat Care 10:1178224216688887

Kluger BM et al (2018) Implementation issues relevant to outpatient neurology palliative care. Ann Palliat Med 7(3):339–348

Paul A (2014) Palliativmedizinische Tagesklinik – Sektorenübergreifende palliativmedizinische Versorgung im Rahmen eines Modellprojektes. urn:nbn:de:bvb:20-opus-117612

Simon ST, Pralong A, Welling U, Voltz R (2016b) Versorgungsstrukturen in der Palliativmedizin: Behandlungspfad für Patienten mit einer nichtheilbaren Krebserkrankung [Healthcare structures in palliative care medicine: flowchart for patients with incurable cancer]. Internist 57(10):953–958

Timm H et al (2018) Coordinating rehabilitation and palliative care. Ugeskr Laeger 180(7):V05170395

Vota S et al (2017) Social work implementation into an outpatient neurology clinic: utilization and patient outcomes. Neurology 88(16 Supplement)

Weck CE et al (2019) Telemedicine in palliative care: implementation of new technologies to overcome structural challenges in the care of neurological patients. Front Neurol. https://doi.org/10.3389/fneur.2019.00510

Literatur zu Abschn. 12.5

Deutsche Gesellschaft für Palliativmedizin e.V. Die Deutsche Gesellschaft für Palliativmedizin. https://www.dgpalliativmedizin.de/allgemein/ueber-uns.html. Zugegriffen am 15.05.2020

Deutsche Gesellschaft für Palliativmedizin e.V. SAPV-Rahmenvereinbarung. (2018) https://www.dgpalliativmedizin.de/neuigkeiten/sapv-und-aapv.html. Zugegriffen am 05.06.2020

Deutscher Hospiz- und Palliativ Verband e.V. Willkommen. https://www.dhpv.de/index.html. Zugegriffen am 27.04.2020

Deutscher Hospiz- und Palliativ Verband e.V. Aktueller Stand zum Gesetzgebungsverfahren betreffend die Neuregelung der SAPV-Versorgung. (2018) https://www.dhpv.de/aktuelles_detail/items/aktueller-stand-zum-gesetzgebungsverfahren-betreffend-die-neuregelung-der-sapv-versorgung.html. Zugegriffen am 22.04.2020

Gemeinsame Arbeitsgruppe APV des DHPV und der DGP. Arbeitspapier zur allgemeinen ambulanten Palliativversorgung (AAPV) – Stand 23.04.2013. https://www.dgpalliativmedizin.de/images/stories/20130422_Arbeitspapier_DGP_DHPV.pdf. Zugegriffen am 28.03.2020

Richtline des Gemeinsamen Bundesausschusses zur Verordnung von spezialisierter ambulanter Palliativversorgung. (2020) https://www.g-ba.de/downloads/17-98-4474/Bericht-Evaluation-SAPV-2016.pdf. Zugegriffen am 27.03.2020. S 3

SVR (2018) Bedarfsgerechte Steuerung der Gesundheitsversorgung. https://www.svr-gesundheit.de/fileadmin/user_upload/Gutachten/2018/SVRGutachten_2018_WEBSEITE.pdf. Zugegriffen 07.11.2020

Voltz R (2008) Eine Disziplin für den „ganzen Menschen". Dtsch Arztebl 105:A 20–A 22

Qualitätsmanagement, Fort- und Weiterbildung

13

Philipp Lenz, Verena Gerdes und Andreas Wagner

Inhaltsverzeichnis

13.1 **Aus-/Fort- und Weiterbildung im Krankenhaus** 145
    13.1.1 Palliativmedizin in der studentischen Ausbildung 146
    13.1.2 Palliativmedizin in der ärztlichen Ausbildung 146
    13.1.3 Palliativmedizin in der pflegerischen Ausbildung 147
    13.1.4 Multiprofessionelle Grundausbildung 148

13.2 **Grundhaltung in der ambulanten und stationären Hospizarbeit** 149

13.3 **Qualitätsmanagement in der stationären Hospizarbeit** 150
    13.3.1 Beziehungsqualität 153
    13.3.2 Qualitätsmanagementsystem 153
    13.3.3 Prozesslandschaft in SORGSAM 154
    13.3.4 Die Prüfkultur 155

13.4 **Qualitätsmanagement, Fort- und Weiterbildung in der ambulanten Hospizarbeit** 155
    13.4.1 Rolle, Bedeutung und Aufgaben Ehrenamtlicher 156
    13.4.2 Rolle, Bedeutung und Aufgaben der Koordinator*innen 159
    13.4.3 Kritik 161
    13.4.4 Fazit 161

Literatur 162

P. Lenz (✉)
Zentrale Einrichtung Palliativmedizin,
Universitätsklinikum Münster, Münster, Deutschland
e-mail: philipp.lenz@ukmuenster.de

V. Gerdes
Institut für Pädagogik, Carl von-Ossietzky Universität Oldenburg, Oldenburg, Deutschland
e-mail: v.gerdes@uni-oldenburg.de

A. Wagner
Hospiz St. Peter, Oldenburg, Deutschland
e-mail: wagner@hospiz-oldenburg.de

13.1 Aus-/Fort- und Weiterbildung im Krankenhaus

Philipp Lenz

Ein eindrucksvolles Zitat aus dem 16. Jahrhundert beschreibt die Grundzüge ärztlichen Handelns (Payne 1967):

„Guérir – quelquefois"	soulanger – souvent	consoler – toujours"
„Heilen – manchmal	lindern – oft	trösten – immer"

Was heute gerne als Wurzel der Palliativmedizin dargestellt wird, beschreibt eigentlich nur die Aufgaben, die jeder Arzt, gleich welcher Fachdisziplin, prinzipiell beherrschen sollte. Ähnliches gilt natürlich für die pflegerische Ausbildung. Ärzte wie Pflegende sollten in der Lage sein, eine vielleicht in kurativer Absicht begonnene Therapie zum Wohle des Patienten in palliativer Intention bis zu seinem Tode fortzuführen, falls die klinische Entwicklung und/oder Komplikationen dies erforderlich machen. Eine fundierte Ausbildung bildet auch hier die Basis der palliativmedizinischen Versorgungspyramide (Abb. 13.1).

13.1.1 Palliativmedizin in der studentischen Ausbildung

Palliativmedizinische Lehrinhalte wurden 2009 als 13. Querschnittsbereich (QB) in die Ärztliche Approbationsordnung aufgenommen. Die Integration der Palliativmedizin in die curriculare Ausbildung erfolgte seitdem heterogen (Kap. 6) (Seidemann et al. 2016, Ilse et al. 2015). Am Universitätsklinikum Münster beispielsweise wird die Vorlesung „Palliativmedizin" in Zusammenarbeit mit dem hiesigen SAPV-Team, den hausärztlichen Kollegen, den Kliniken für Anästhesiologie, operative Intensivmedizin und Schmerztherapie sowie weiteren externen Kooperationspartnern angeboten (Abb. 13.2). Neben der Vorlesung „Palliativmedizin" können die Studenten im Studienhospital der Medizinischen Fakultät mit Simulationspatienten unter fachlicher Supervision Fallbeispiele zu den Themen „Überbringen schlechter Nachrichten", „Versorgungsängste" und „schwierige Symptomkontrolle" erarbeiten. So können die Studierenden die Grundzüge des Faches kennenlernen und ggfs. auch ihr eigenes Interesse an einer entsprechenden Weiterbildung entwickeln. Am Universitätsklinikum Münster wie auch an einigen anderen Fakultäten besteht außerdem die Möglichkeit, das Wahltertial im Praktischen Jahr in der Palliativmedizin zu absolvieren.

13.1.2 Palliativmedizin in der ärztlichen Ausbildung

Seit dem 01.05.2005 gibt es ein einheitliches, für jede Landesärztekammer verpflichtendes, Curriculum zur Ausbildung, an deren Anfang die Teilnahme an einem 40-stündigen Basiskurs verpflichtend ist (Kap. 6). Diese Kurse können

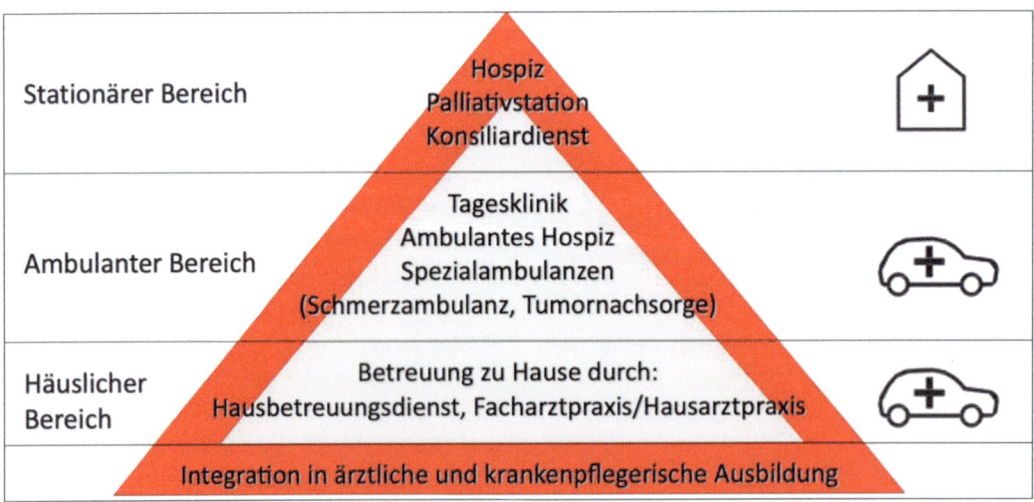

Abb. 13.1 Pyramidenmodell der Palliativversorgung

Modul Palliativmedizin

	Montag 25. Mai 2020	Dienstag 26. Mai 2020	Mittwoch 27. Mai 2020	Donnerstag 28. Mai 2020	Freitag 29. November 2020
08:15 - 09:00 Uhr	VL Einführung Kursblock Palliativmedizin, Chancen und Grenzen der Palliativmedizin	VL Ethik	VL Hausärztliche und Juristische Fragestellungen in der Palliativversorgung	VL Arbeit (auf) einer Palliativstation	
	Prof. Dr. med. Philipp Lenz	Norbert Jömann	Prof. Dr. med. Peter Maisel, Dr. med. Ralf Jendyk und Rechtsanwalt Jochen Kopp	Dr. med. Birgit Roesner, Dr. med. Anne Bremer	
09:15 - 10:00 Uhr	VL ambulante Palliativstrukturen, SAPV, Hospiz Psych. HS	VL Symptomkontrolle Dyspnoe, Palliative Sedierung	VL Hausärztliche und Juristische Fragestellungen in der Palliativversorgung	VL Schmerztherapie in der Palliativmedizin	
	Dr. med. U. Hofmeister, S. Wesseln	PD Dr. med. Burkhard Dasch	Prof. Dr. med. Peter Maisel, Dr. med. Ralf Jendyk und Rechtsanwalt Jochen Kopp	Prof. Dr. Pogatzki-Zahn	
13:00 - 15:30 Uhr			Praktikum Gruppe H12, H11, H10, H9 Studienhospital	Praktikum Gruppe H16, H15, H14, H13 Studienhospital	Praktikum Gruppe H20, H19, H18, H17 Studienhospital
15:45 - 18:15 Uhr			Praktikum Gruppe H8, H7, H6, H5 Studienhospital	Praktikum Gruppe H4, H3, H2, H1 Studienhospital	Praktikum Gruppe H22, H21 Studienhospital

Abb. 13.2 Beispiel, Ablauf QB13, Palliativmedizin an der Medizinischen Fakultät der Westfälischen Wilhelmsuniversität Münster

berufsbegleitend absolviert werden, entweder in Form eines Wochenblockes oder an 2 verlängerten Wochenenden. Die Ausbildung kann durch die ärztliche Tätigkeit für die Dauer eines Jahres in einem stationären Palliativbereich oder einer Palliativstation mit Anerkennung der jeweiligen Landesärztekammer als Ausbildungsstätte fortgesetzt werden. Die wöchentliche Teilnahme an Palliativteambesprechungen, Falldokumentationen und eine Prüfung sind verpflichtend. Alternativ ist die berufsbegleitende Teilnahme an 3 Fallseminaren (Modul 1–3) für jeweils 40 Stunden möglich. Das Modul 3 enthält fast ausschließlich Fallseminare und soll in nahem Kontext zu Palliativbereichen, ambulanten Pflegediensten und Fallbesprechungen mit Angehörigen durchgeführt werden. Auch hier ist eine Abschlussprüfung zur Erlangung des Zusatztitels obligatorisch. Der Betrieb einer Palliativstation/eines Palliativbereiches im Krankenhaus, die Leitung eines Palliativdienstes sowie die spezielle ambulante Palliativmedizin und -pflege sind an die Zusatzausbildung „Palliativmedizin" für Ärztinnen und Ärzte gebunden.

13.1.3 Palliativmedizin in der pflegerischen Ausbildung

Zur Umsetzung der „Charta zur Betreuung schwerstkranker und sterbender Menschen in Deutschland" wurde in Zusammenarbeit mit der Bundesärztekammer, dem Deutschen Hospiz- und Palliativverband und der Deutschen Gesellschaft für Palliativmedizin die Grundausbildung von Pflegefachkräften novelliert, mit einem zusätzliche Fokus auf die Betreuung schwerstkranker und sterbender Menschen (https://www.charta-zur-betreuung-sterbender.de. Zugegriffen am 04.11.2020). Diese Reform soll schrittweise umgesetzt werden (https://www.bundesgesundheitsministerium.de/pflegeberufegesetz.html. Zugegriffen am 04.11.2020).

Ähnlich der ärztlichen Ausbildung muss zum Erwerb der Zusatzqualifikation „Palliative Care" ein 160-stündiger Kurs absolviert werden, der bundesweit nach unterschiedlichen Kurskonzepten angeboten wird (Basiscurriculum Palliative Care). Zudem werden in den letzten Jahren vermehrt Masterstudiengänge „Palliative Care" angeboten. Vor-

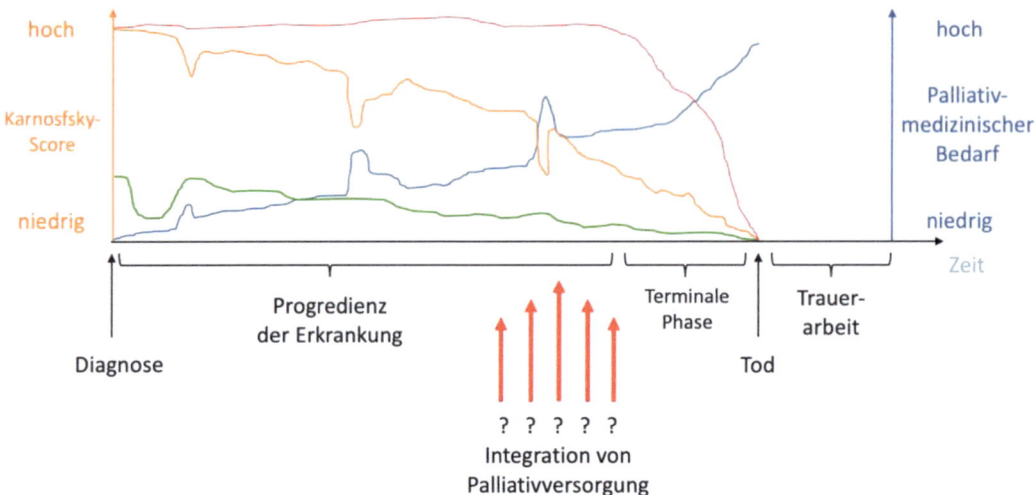

Abb. 13.3 Zeitpunkt für die Integration von Palliativ versorgung, Schwierigkeiten bei der Identifikation des richtigen Zeitpunktes bei unterschiedlichen Krankheitsverläufen

aussetzung für die Aufnahme oder Fortsetzung des Studiums im Masterstudiengang Palliative Care ist ein einschlägiger erster berufsqualifizierender Hochschulabschluss mit einer Regelstudienzeit von mindestens 6 Semestern (z. B. Pflege-, Gesundheits- und Sozialwissenschaften oder verwandte Bereiche).

13.1.4 Multiprofessionelle Grundausbildung

Mit der Einführung von Palliativdiensten versucht man, eine flächendeckende spezialisierte Palliativversorgung im Krankenhaus umzusetzen. Wie im vorangehenden Kapitel beschrieben, scheitert die Einführung eines Palliativdienstes häufig an der unklaren Finanzierung. Einige Krankenhäuser führen Palliativbeauftrage ein, die mit einem „entsprechenden Mandat die Leitung bei der Formulierung und Umsetzung von Zielen zur Verbesserung der allgemeinen Palliativversorgung beraten kann" (Palliativbeauftragte). Einem guten Palliativbeauftragten kann es gelingen, die Sensibilität für Palliativmedizin in den unterschiedlichen Abteilungen zu steigern.

Trotz einer palliativmedizinischen Expertise, die vor Ort im Krankenhaus vorhanden sein muss, ist es oft schwierig, den richtigen Zeitpunkt für die Integration von Palliativversorgung zu definieren. In Abhängigkeit von der körperlichen Konstitution, dem Alter und dem Allgemeinzustand können Erkrankungen mitunter ganz unterschiedliche Verläufe haben. Die Abb. 13.3 veranschaulicht das Dilemma (Jaarsma et al. 2009; Spickermann und Lenz 2018).

Im Rahmen von multiprofessionellen Schulungen (z. B. bei Frühfortbildungen der Abteilungen, Stationsübergabebesprechungen, Leitungsrunden der Pflege) sollte daher der Fokus vor allem auf der Integration von Palliativversorgung liegen. Darüber hinaus können abteilungsspezifisch weitere Fortbildungen angeboten werden (z. B. Symptomkontrolle in der Onkologie, Integration von Palliativmedizin auf der Intensivstation, Palliativmedizin bei fortgeschrittener Herzinsuffizienz).

Bei einem zunehmenden Anteil von Krankenhauspatienten ein palliativmedizinischer Versorgungsbedarf zu erwarten (Becker et al. 2011, Bone et al. 2018). Eine institutionalisierte Palliativversorgung (z. B. Palliativdienst, Palliativstation) steigert nicht nur Patientenzufriedenheit, Symptomkontrolle und Behandlungsqualität, sondern optimiert auch die Belegzeiten im Krankenhaus durch ein strukturiertes Entlassungsmanagement. Jeder Krankenhausträger ist daher gut beraten, in eine Aus-/Fort- und Weiterbildung von palliativmedizinisch tätigen Kolleginnen und

Kollegen zu investieren und/oder ggf. einen eigenen Palliativdienst, -bereich oder eine Palliativstation anzubieten.

13.2 Grundhaltung in der ambulanten und stationären Hospizarbeit

Verena Gerdes und Andreas Wagner

Eine Grundhaltung ist die Basis der Ausgestaltung der konkreten Tätigkeit, beeinflusst das Handeln und gibt den Handelnden wiederum Halt in der übernommenen Verantwortung für ihre Aufgaben. Somit ist vor einer Erläuterung von Aspekten zu Qualitätsmanagement, Fort- und Weiterbildung in der ambulanten und stationären Hospizarbeit eine Auseinandersetzung mit der Grundhaltung wesentlich für ein Verständnis der besonderen Qualität und gesellschaftlichen Aufgabe dieses Handlungsfeldes. Die Organisationsform – ambulant, stationär, die Art der Einrichtung – ist dabei zweitrangig („Hospiz ist Haltung – nicht Ort"; Bödiker 2011, S. 63), da unabhängig von allen unterscheidenden Strukturmerkmalen die gemeinsame Grundhaltung, die Ausrichtung des jeweils individuellen Tuns auf ein gemeinsames Ziel die in der Hospizarbeit und Palliativversorgung beruflich und ehrenamtlich engagierten Menschen eint. Der Deutsche Hospiz- und PalliativVerband e. V. (DHPV) beschreibt dies als eine „lebendige Grundhaltung (…), die auf einem (…) gemeinsamen Menschenbild und einem gemeinsamen Selbstverständnis der in der Hospizarbeit tätigen Menschen basiert (…) und in der Art des jeweiligen Tuns ihren sichtbaren Ausdruck findet" (DHPV 2018, S. 4).

Zentral für die Hospizarbeit ist die radikale Orientierung an den Wünschen und Bedürfnissen der sterbenden Menschen und ihrer Zugehörigen, wie sie in den Leitsätzen des DHPV betont wird: „Im Mittelpunkt der Hospiz- und Palliativarbeit stehen der schwerstkranke und sterbende Mensch jeden Alters und die ihm Nahestehenden. Sie benötigen gleichermaßen Aufmerksamkeit, Fürsorge und Wahrhaftigkeit. Die Hospiz- und Palliativarbeit richtet sich nach den Bedürfnissen und Rechten der schwerstkranken und sterbenden Menschen, ihrer Angehörigen und Freunde. (…) Im Zentrum stehen die Würde des Menschen am Lebensende und der Erhalt größtmöglicher Autonomie" (DHPV 2020).

Die Haltung gegenüber dem sterbenden Menschen ist dabei geprägt von Respekt vor ihrer Selbstbestimmung und ihrer persönlichen Lebensgeschichte (HPVN 2020, Präambel), Achtung und einer radikalen Akzeptanz: „Hospizliche Haltung bedingt Respekt gegenüber dem sterbenden Menschen und Respektlosigkeit gegenüber Regeln und Normen" (Bödiker 2011, S. 65). Hierzu gehört auch ein sozialanwaltschaftliches Handeln im Sinne einer Erweiterung von Handlungsoptionen, wenn erforderlich und gewünscht. Die Bereitschaft, eine solche Haltung zu entwickeln, ist Voraussetzung für eine Mitarbeit in der Hospizarbeit: „Wo es um koordinierte Begleitung schwerstkranker und sterbender Menschen geht, muss dafür gesorgt sein, dass sich alle Mitarbeiterinnen und Mitarbeiter mit dem hospizlichen Grundverständnis identifizieren und ihre Tätigkeit daran ausrichten" (DHPV 2017, S. 5).

Ein weiteres Ziel der Hospizarbeit ist, ein gesamtgesellschaftliches Bewusstsein dafür zu schaffen, „dass Sterben, Tod und Trauer bedeutsame Teile unseres menschlichen Lebens sind" (HPVN 2020, Präambel) und „eine gesellschaftliche Kultur mitzugestalten, in der Krankheit, Sterben, Tod und Trauer als selbstverständlich zum Leben gehörend erfahren werden können. Das Grundprinzip ist dabei, für jeden Menschen, unabhängig von dessen Abstammung, Herkunft, Alter, religiösen oder politischen Überzeugung und persönlichen Orientierung, da zu sein und zur Wahrung der Würde bis zum Lebensende und darüber hinaus beizutragen" (DHPV 2017, S. 8). Dies impliziert die Entwicklung einer Haltung,

- „die die schwerstkranken und sterbenden Menschen mit all ihren Bedürfnissen und Möglichkeiten im Leben und über den Tod hinaus radikal ernst nimmt;
- die die Würde der schwerstkranken und sterbenden Menschen achtet und sie in ihrer Selbstbestimmung respektiert und unterstützt;

- die die ihnen Nahestehenden als ihre wichtigsten Bezugspersonen anerkennt und ihr soziales Umfeld stärkt;
- die im Respekt vor dem Anderssein des Gegenübers Möglichkeiten wahrnimmt und eigene Grenzen anerkennt" (ebd., S. 8–9).

Kennzeichnend für eine hospizliche Haltung ist das Symbol „der ‚leeren Hände', des offenen Blicks auf Augenhöhe und der empathischen Bereitschaft, sich einzulassen auf je verschiedene Menschen (…) und sich selbst als Menschen in seiner Gesamtheit zuzulassen, mit all der Erwartung, aber auch mit der eigenen Sorge und Ängstlichkeit" (Heller et al. 2012, S. 272): „Ich habe erfahren, dass die Auseinandersetzung in der Begleitung mit meinen Ängsten und Ohnmachtsgefühlen eine wichtige Quelle meines Tuns ist. Ich kann mich (…) nur so weit vorwagen, als ich meine eigenen Dunkelheiten kennen lernte und den Versuch machte, mich ihnen zu stellen und sie auszuhalten" (Bausewein 2009, S. 75). Die Akzeptanz der Sicht- und Handlungsweisen der begleiteten Menschen als für sie stimmig, impliziert damit auch ein Bewusstsein für die eigenen Grenzen bezüglich Wirksamkeit, Einfluss und Rolle im Rahmen einer erforderlichen Auftragsklärung: Begleitung bedeutet nicht, die „Probleme des Anderen zu lösen und für ihn die Lasten zu tragen. (…) Auch durch eine noch so nahe oder professionelle Begleitung können wir dem Sterbenden nicht ersparen, seinen Weg zu gehen. Wir unterstützen ihn, dass er sein Leben leben und seinen Tod sterben kann" (Bausewein 2009, S. 18).

Die Auseinandersetzung hiermit ist ein kontinuierlicher Prozess einer persönlichen Weiterentwicklung und umfasst als eine verinnerlichte Handlungsdisposition die ganze Person: „Eine Haltung zu haben, bedeutet, aus einer Grundüberzeugung heraus zu handeln" (Bender 2020). Daraus folgt auch, dass eine Haltung als Teil der Persönlichkeit dauerhaft präsent ist und nicht wie z. B. eine konkrete Methode oder ein spezifisches Wissen temporär abgerufen wird und nach Abschluss einer Aufgabe bis zum nächsten „Einsatz" ruht. Unabhängig von einer besonderen Wirksamkeit im Bewusstsein für eine konkrete Handlungsverantwortung in einer Begleitungssituation ist die Haltung als eine Art Identifikationsmerkmal relevant. Dies bedeutet, dass sie sich nicht nur in der Begleitung gegenüber dem sterbenden Menschen zeigt, sondern auch in der Begegnung mit Vertreter*innen verschiedener Berufsgruppen und Tätigkeitsfelder im multiprofessionellen Team (der „eigenen" wie der „anderen") sowie im Auftreten in der Öffentlichkeit: Wie agieren bspw. Ehrenamtliche, Koordinator*innen, Vorstandsmitglieder, Pflegefachkräfte, Mediziner*innen u. a. „untereinander", also im Kontakt mit Menschen derselben (Berufs-)Gruppe, wie agieren sie interdisziplinär miteinander? Für stabile Kooperationsstrukturen und funktionierende Informationsnetzwerke in der Hospizarbeit betonen Klie et al. die „gegenseitige (…) Wertschätzung und Wissen um die jeweiligen Beiträge für die Begleitung Sterbender" (2019, S. 281): so wird „ein Zusammenwirken von Professionellen und Ehrenamtlichen möglich, bei dem (…) die jeweiligen spezifischen, eigensinnigen und eigenwertigen Beiträge von Ehrenamtlichen und Professionellen sich ko-kreativ zu neuen Sorgearrangements ergänzen" (ebd.).

Ein Grundsatz der Hospizarbeit besagt, dass auf einer basalen zwischenmenschlichen Ebene grundsätzlich zunächst jeder Mensch aufgrund der eigenen Sterblichkeit in der Lage ist, Sterbebegleitung zu geben. Die hier skizzierten Anliegen der Hospizarbeit implizieren gleichzeitig die persönliche Verantwortung, die o. g. Haltung zu entwickeln und zu kultivieren und die institutionelle Verantwortung, die entsprechend erforderlichen Rahmenbedingungen für die in der Hospizarbeit und Palliativversorgung engagierten Menschen zu gewährleisten.

13.3 Qualitätsmanagement in der stationären Hospizarbeit

Andreas Wagner

Nach nunmehr gut 30 Jahren Erfahrung in der stationären Hospizarbeit könnten wir annehmen, die Hospizbewegung sei am Ziel. Aber die rasanten Veränderungen im Gesundheitswesen machen auch vor Hospizen nicht halt.

Wenn es vor Jahrzehnten um die Entwicklung einer hospizlichen Grundhaltung ging, so kann man heute beobachten, dass sich auch stationäre Hospize mehr und mehr mit dem Thema Qualitätsmanagement auseinandersetzen müssen. Sie kommen damit letztlich den gesetzlichen Forderungen der Rahmenvereinbarung nach § 39a Abs. 1 Satz 4 SGB V nach und überführen die Hospize in das 21. Jahrhundert.

Es mag unter Umständen schwerfallen, Hospizarbeit und die oft etwas bürokratisch anmutende Welt des Qualitätsmanagements gleichrangig nebeneinander zu sehen. Um dieses gelingen zu lassen, ist es notwendig, etablierte QM-Systeme, hospizliche Grundhaltung und das Spannungsfeld, das sich daraus ergeben kann, näher zu beleuchten. Dabei spielt die Art und Weise eines gelebten QM-Systems eine entscheidende Rolle und inkludiert damit auch den Aspekt einer sinnhaften Prüfkultur im Sinne einer Kontinuierlichen Verbesserung (KVP).

Uns sind die drei Qualitätsdimensionen Struktur-, Prozess- und Ergebnisqualität bekannt. Erfahrene Hospizmitarbeitende machten sich bereits 2011 auf den Weg, Antworten auf die Fragen „Was macht ein Hospiz zu einem Hospiz?" oder „Was unterscheidet ein Hospiz von einem Pflegeheim?" zu finden. Mit diesen drei bisher bekannten Qualitätsdefinitionen kamen die beteiligten Personen der Beantwortung der selbst gestellten Fragen nicht näher.

Es begann ein dreijähriger Prozess einer inhaltlichen Auseinandersetzung und einer Entwicklung, an dessen Ende nicht nur Antworten auf die Ausgangsfragen standen, sondern eine Beschreibung der in einem Hospiz zu beobachtenden Qualität. Der Wunsch Antworten auf die genannten Fragen zu finden, entstand aus der Erkenntnis, dass nach vielen Jahren Erfahrung in der Hospizarbeit ein besonderer Impetus aller im Hospiz anzutreffender Menschen zu spüren war.

Pflegekräfte beschrieben Arbeitsbedingungen, wie sie es sich vorgestellt hatten, und strenge hierarchische Strukturen waren eher seltener zu beobachten. Gäste oder Bewohnerinnen und Bewohner gaben an, einen Ort der Ruhe und des „friedvollen Seins" gefunden zu haben. Sie meldeten zurück, zu erleben, dass auch sie „gesehen" wurden. Der Begriff der Ganzheitlichkeit wurde häufig genannt. Mit der Betrachtung des bis dahin Erreichten konnte ein besonderes Angebot in der gesundheitlichen Versorgungslandschaft festgestellt werden. Darüber hinaus entwickelten sich Hospize zu attraktiven Arbeitgebern, ganz im Gegensatz zu einem zu diesem Zeitpunkt größer werdenden Pflegenotstand.

Aber wie konnte es gelingen, das Erreichte zu bewahren? „Wo Hospiz draufsteht, soll auch Hospiz drin sein" könnte ein Leitmotiv geheißen haben, das die Gründermütter und -väter seinerzeit bewog, an dem Erreichten gemessen zu werden.

Bis dahin erfolgten Qualitätsprüfungen in Einrichtungen, nicht selten im Wesentlichen durch externe Prüfer, die das Unternehmen wenig bis gar nicht kannten und deren Akzeptanz aus diesem Grund eher gering war. Hospize wollten sich an der Sicherstellung und Überprüfung dieser erreichten Qualität beteiligen, Verantwortung übernehmen und diese nicht Externen überlassen.

Aber birgt eine Beteiligung derer, die überprüft werden sollen, nicht die Gefahr der Beliebigkeit? Von Beginn an setzten sich die Beteiligten auch mit diesem möglichen Vorwurf auseinander.

Aus diesem Grund wurde der gesamte Entwicklungsprozess von der Gesellschaft für Ausbildungsforschung und Berufsentwicklung (GAB) aus München geleitet. Sie sorgte dafür, dass geltende Bestimmungen für ein ordentliches Zertifizierungsverfahren eingehalten wurden und bis heute werden (DIN EN ISO/IEC 17021, DIN EN ISO 17065, DIN EN ISO 19011, DIN EN ISO/IEC 17024, AZAV/SGB III). „Die GAB München ist ein Forschungs- und Beratungsinstitut im Bereich der beruflichen Bildung. […] Sie ist ein unabhängiges und freies Institut, ohne staatliche Grundförderung […]. Dabei kooperieren sie mit Unternehmen, öffentlichen Institutionen, sozialen Einrichtungen, Verbänden und Gewerkschaften sowie mit staatlichen und freien Forschungseinrichtungen und Universitäten".

Es sind vor allem die Rückmeldungen von Gästen oder Bewohnern und ihrer Zugehörigen, deren Aussagen über ihre Zufriedenheit in einem Hospiz zu der Überlegung führten, womit Hospize dies erreichten.

In den Anfängen der stationären Hospizarbeit sahen wir verhältnismäßig wenig vorhandene institutionelle Strukturen. Es existierte ein Gebäude, vielleicht finanzstarke Unterstützer oder Institutionen. Oft waren dies kirchliche Initiativen. Und es gab engagierte Bürger, die die Notwendigkeit erkannt hatten, etwas für die Menschen zu tun, die bis dahin weder zu Hause noch in einem Pflegeheim und noch viel weniger in einem Krankenhaus „richtig" waren. Und das meint weniger die Abwesenheit von Fachkompetenz, sondern viel mehr den fehlenden institutionellen Auftrag. Die Lebenssituation für einen jungen Menschen in einem „Altenheim", wie heutige Pflegeeinrichtungen bis dahin gemeinhin tituliert wurden, hatte wenig mit ihrer bisherigen Lebenssituation zu tun und wurde als unzumutbar erlebt. Und in der Häuslichkeit standen noch keine ausreichenden Angebote zur Verfügung. Von verlässlichen Finanzierungsstrukturen, wie sie heute zu sehen sind, war die Hospizarbeit weit entfernt. Qualitätsstandards existierten genauso wenig wie Palliativfachweiterbildungsangebote oder eine explizite Spezialisierung in der ärztlichen Zunft. Und doch wurde die Arbeit, die in diesen ersten Hospizen geleistet wurde, als überaus wertvoll und gut erlebt. Was geschah dort also?

Hospizmitarbeiterinnen, die vor 30 Jahren die ersten Gläser in die Schränke räumten und die ersten Gäste begrüßten, erzählen Geschichten, in denen „jeder", „alles" machte. Vieles wurde improvisiert und gelang erst beim zweiten oder dritten Mal. Alte Dokumente zeigen, wie wenig Dinge, aus heutiger Sicht betrachtet, unzureichend oder gar nicht geregelt waren. Und trotzdem, die Mitarbeitenden fühlten sich vom ersten Tag an wohl, die Gäste gut versorgt und die Angehörigen ernst genommen.

Zufriedenheit, sowohl bei den erkrankten Menschen am Lebensende, ihren Angehörigen, wie auch derer, die in Hospizen beschäftigt sind, kann also vordergründig nicht nur etwas mit Strukturqualität zu tun haben. Aus der Organisationsentwicklung ist bekannt, dass es in der Anfangsphase eines Projekts oder nach der Neugründung einer Institution nicht unüblich ist, dass fehlende Prozesse und fehlende Mittel nicht zwangsläufig als störend wahrgenommen werden. Es mag einer gewissen Euphorie geschuldet sein, dass alle Beteiligten fast grenzenlos motiviert erscheinen und sie nahezu nichts demotivieren kann. Bekannt ist aber auch, dass dies nur eine Frage der Zeit ist, wann eine gewisse Ernüchterung eintritt. In vielen Hospizen geschah dies aber bei weitem nicht so ausgeprägt wie man es hätte erwarten können. Ganz im Gegenteil: Die Mitarbeitenden berichteten von einer tiefen Zufriedenheit trotz unvollständiger Strukturen, lückenhafter Prozesse und nicht selten einer schlechteren Bezahlung. Und trotzdem gelang es, Leiden zu lindern, Menschen am Lebensende zu begleiten, wie sie es sich wünschten, und Lebensqualität zu bewahren oder sogar neu zu entdecken.

Auf der Suche nach Antworten erkannten die Hospizlerinnen und Hospizler schnell, dass in der Landschaft der bisher beschriebenen Qualitätsdimensionen ein wesentlicher Baustein fehlt. Es ist für die Ergebnisqualität einer Besprechung nicht entscheidend, wie viele Disziplinen in einer Teambesprechung an einem Tisch sitzen. Auch spielt es nicht ausschließlich eine Rolle, wie hoch der Weiterbildungsgrad der Mitarbeitenden in einem Hospiz ist oder ob sie tariflich entlohnt werden. Viel entscheidender ist, ob die Teilnehmenden einer Teambesprechung die Möglichkeit haben, ihre Sicht auf das Thema mitzuteilen, gehört und ernst genommen zu werden. Und dies zunächst ohne den Anspruch, in ihrer Einschätzung richtig oder falsch zu liegen. Es gilt, einen lebendigen interdisziplinären Prozess zu gestalten. Und dieser hängt maßgeblich von der zwischenmenschlichen Beziehung aller im Hospiz Tätigen ab, also Hauptamtlichen genauso wie ehrenamtlichen Mitarbeitenden, Gästen und ihren Zugehörigen, Kooperationspartnern und Besuchern. Es ist weniger die Frage, ob, weshalb, wo und aus welchem Grund sie sich begegnen, sondern vielmehr wie diese Begegnungen stattfinden.

Wertschätzung, Unvoreingenommenheit und Toleranz sind Attribute, die in der Begegnung mit Hospizgästen auf einer Prioritätenliste ganz oben stehen. Diese Attribute gelten genauso für alle anderen in einem Hospiz Tätigen. Deren Erkenntnis ist für die Beziehungsentwicklung zwischen Menschen zunächst keine neue Lehre, deren Bedeutung für den eingangs genannten Impetus aber sehr wohl. Die Bereitschaft, dieser bedeutungsvollen Dimension den nötigen Raum zu geben, führte zu der Beschreibung einer vierten Qualitätsdimension, derjenigen der Beziehungsqualität.

13.3.1 Beziehungsqualität

Erstmals genannt wurde die Bedeutung der Beziehungen im „Qualitätshandbuch für stationäre Hospize SORGSAM" (DHPV e.V. et al. 2007). Hier ist bereits im Grußwort ein Hinweis auf die Beziehungsqualität verfasst. „*Hospizarbeit stellt in ihrem Kern Beziehungsarbeit dar, die ohne eine Orientierung an Menschenbildern und Grundwerten und ohne deren regelmäßige Reflexion nicht verantwortlich leistbar ist*". Da das Rahmenhandbuch SORGSAM kein vollständiges Qualitätsmanagementsystem darstellt, ist es notwendig, dass Hospize ein solches zunächst in ihrer Einrichtung installieren.

In der am 28.02.2020 vorgestellten Überarbeitung des Rahmenhandbuchs SORGSAM durch den deutschen Caritasverband, die Diakonie Deutschland und den Deutschen Hospiz- und PalliativVerband (DHPV), wurde dieser Beziehungsqualität noch einmal deutlich mehr Bedeutung zugesprochen und sie explizit als wesentlicher Bestandteil der Qualität der stationären Hospizarbeit herausgestellt (DHPV e.V. et al. 2020).

Die Beziehungsqualität wird im Wesentlichen durch die beteiligten Menschen gestaltet, wie sie miteinander in Kontakt stehen, wie Kommunikation stattfindet oder welche Bedeutung Vertrauen oder Nähe und Distanz haben.

Bereits 2014 waren die niedersächsischen Hospize offen für ein solches Verständnis. 2017 stellte uns das Deutsche Netzwerk für Qualitätsentwicklung in der Pflege (DNQP) der Hochschule Osnabrück, den Expertenstandard „Beziehungsgestaltung in der Pflege von Menschen mit Demenz" vor, in dem bewusste Beziehungsgestaltung eine maßgebliche Rolle spielt.

Beziehungsqualität als Basis hospizlicher und palliativer Praxis

Qualität wird hier als ein dynamischer Begriff und Prozess beschrieben. Je stärker und komplexer die Beziehungsqualität zu sich selbst, zu anderen und zum Gemeinwesen gestaltet werden kann, umso angemessener können die sekundären Qualitäten im Sinne der Hospiz- und Palliativarbeit positiv und situativ angemessen für die Beteiligten entwickelt werden, die dann Einfluss auf die Prozessbeschreibungen haben. Die reflektierten Prozesserfahrungen fließen wieder in die Gestaltung der Beziehungsqualität und den sie umgebenden Rahmen aus Leitbild, reflektierter Haltung und Ethik ein. Konzepte, Rahmenbedingungen und inhaltliche Beschreibungen bieten und bilden eine flexible und gleichzeitige Stabilität vermittelnde sowie sichtbare Außenstruktur des Qualitätsprozesses.

(Arbeitskreis psychosozialer Fachkräfte in Hospiz- und Palliativeinrichtungen in NRW 2016).

13.3.2 Qualitätsmanagementsystem

Wie in jeder Einrichtung und jedem Unternehmen beruht die Sicherstellung einer gewünschten Qualität auf einem allen Regeln und Normen entsprechenden Qualitätssicherungssystems. Diesem Anspruch haben sich die Akteure von Anbeginn gestellt und damit konsequent auch den Bereich der Überprüfung eingeschlossen. Dabei bot es sich an, den Gesamtprozess in Form eines Gütesiegels zu konzipieren. So entstand am Ende des dreijährigen Auseinandersetzungsprozesses das „*Gütesiegel Stationäres Hospiz®*", das aktuell in Niedersachsen in stationären Hospizen etabliert wird.

Jedem Zertifizierungsverfahren geht die Implementierung eines eigenen und individuellen Qualitätsmanagementsystems (QM) voraus, so auch dem „Gütesiegel Stationäres Hospiz®". Hierbei spielt es aber keine Rolle, für welches QM-System sich die Einrichtung entscheidet. Genannt werden können hier bekannte Verfahren, wie z. B. das der DIN ISO 9001, das der KTQ, der proCum Cert®, oder das GAB-Verfahren. Entscheidend ist die Berücksichtigung der Prozesse des QM-Rahmenhandbuchs „SORGSAM" im QM der Einrichtung.

13.3.3 Prozesslandschaft in SORGSAM

Führungsprozesse:	Leitbild, Orga-Struktur, Kooperation, QM-System, Dokumente, Fehler, Reflektion
Mitarbeiter*innen/Team:	Personalplanung, Einarbeitung, Fort- und Weiterbildung, Teamentwicklung, Ehrenamt
Kernprozesse:	Anfrage & Info, Aufnahme, Lebensort, Symptomkontrolle, Krise, Ärztliche Verordnung, freiheitsentziehende Maßnahmen, Umgang mit Medikamenten, Sterbephase, Abschied & Tod, ethische Entscheidung, Zugehöre, Leistungsdoku, Überleitung
Unterstützungsprozesse:	Gesellschaft: Auftrag und Bewusstseinsbildung, Öffentlichkeitsarbeit. Verwaltung: Finanzen, Vertragswesen, Beschaffung und Lagerung, Verwaltung Gäste, Personalverwaltung

Wesentliches Merkmal dieses Rahmenhandbuchs ist der fragende Charakter. Es fragt nicht, ob etwas erreicht oder ob etwas nicht erreicht ist, sondern es fragt danach, welchen individuellen Weg das Hospiz gefunden hat, um ein gefordertes Ziel zu erreichen.

Für diese Entwicklung fordert der Gütesiegelprozess eine gemeinsame Bearbeitung der Themengebiete. Dies sind vor allem gesetzliche Forderungen (Arbeitsschutz, Brandschutz oder Hygienerichtlinien), bei denen auch Hospize nur einen sehr eingeschränkten Entwicklungsspielraum besitzen sowie die bereits genannte Prozesslandschaft des Qualitätsrahmenhandbuchs SORGSAM. Diese Themenfelder müssen durch das Hospiz inhaltlich erarbeitet werden. Dabei sind die entsprechenden Zielgruppen federführend an der Bearbeitung beteiligt. So sitzen Pflegende zusammen, wenn es um die Erarbeitung pflegerelevanter Themenfelder geht. Ehrenamtliche sind involviert, wenn der Bereich des Ehrenamts thematisch genannt ist. Geleitet werden diese Prozesse durch eine Koordinatorin. Darüber hinaus ist jedes Teammitglied aufgefordert, relevante Themen zu benennen, wenn ein Steuerungsbedarf für das Hospiz erkennbar wird. Ziel einer jeden Erarbeitung ist es, dass jedes QM-Papier exakt die real im Hospiz zu beobachtenden Abläufe beschreibt. Es entstehen also keine Papiere, deren Inhalt in Zukunft umgesetzt werden soll, sondern das Hospiz erarbeitet sich einen sinnvollen, sich an den eigenen Zielen orientierenden Ablauf, den es dann zu verschriftlichen gilt. Dieses Vorgehen stellt sicher, dass die QM-Dokumente immer die realen Abläufe und die gelebte Realität wiedergeben.

Dadurch werden Hospize ermutigt, ein individuelles, für „dieses Haus" passendes QM-System zu entwickeln. Dieses beschreibt, wie Prozesse gesteuert sind, Entscheidungen getroffen werden, Zuständigkeiten und Verantwortungsbereiche geregelt sind. Es stellt dar, wie die unterschiedlichen Interessengruppen im Blickfeld bleiben und welche Ziele die Einrichtung verfolgt. Auch beschreibt es, wie Erreichtes überprüft und weiterentwickelt wird. Bekannte Instrumente klassischer QM-Systeme wie bspw. Konzepte, Handlungsleitlinie, Verfahrensanweisungen oder Dienstanweisungen können hier genutzt werden. Ein kontinuierlicher Verbesserungsprozess (KVP) wird ebenso beschrieben wie ein Überprüfungsvorgehen, das uns als PDCA-Zyklus (Plan-Do-Check-Act) bekannt ist.

Mit Inkrafttreten der letzten Überarbeitung der Rahmenvereinbarung am 30.04.2017 sind stationäre Hospize zur Implementierung und Pflege eines professionellen QM-System verpflichtet. Sie sollten nicht nur aus diesem Grund mit der Implementierung eines solchen Steuerungssystems beginnen, sondern die große Chance nutzen, ihr Unternehmen, ihr Hospiz professionell zu steuern.

Der große Charme und der Vorteil der Entscheidung für das Gütesiegel liegen jedoch nicht im Erlangen des Siegels selbst, sondern in der Nutzung der eigenen Fachlichkeit, der Multiprofessionalität und der daraus entstehenden Fähigkeit der Selbststeuerung eines Unternehmens, Hospizes und Teams.

Denn Unternehmen, Einrichtungen und auch Hospize müssen sich organisieren, Abläufe beschreiben, Zuständigkeiten klären, Verantwortlichkeiten festlegen und Ziele definieren. Mit dem Gütesiegel stationäres Hospiz® bekommt das Hospiz einen Instrumentenkoffer an die Hand, mit dem es ihm gelingen kann, gemeinsam im ganzen Team zu beschreiben, was dieses Hospiz zu „ihrem Hospiz" macht, also genau den Impetus beschreibt, von dem eingangs die Rede war. Das Siegel bestätigt lediglich das Gelingen des gelebten Vorgehens und das Erreichen der gesetzlich geforderten und selbstgesteckten Ziele.

13.3.4 Die Prüfkultur

Ein weiteres wesentliches Merkmal des hier vorgestellten Systems ist die Abkehr von herkömmlichen Prüfverfahren in QM-Systemen.

Hospizmitarbeitende sind die Experten in der eigenen Sache und sie sind es, die sich dafür einsetzen, eine lebendige Hospizkultur zu erhalten. Aus diesem Grund liegt es nahe, diese Expertise in den geforderten Prüfverfahren zu nutzen. Sie sind es, die sich zu Auditoren ausbilden lassen und unter der Leitung eines Lead-Auditors eines akkreditierten Zertifizierungsunternehmens die Audits in anderen Hospizen durchführen, selbstverständlich also nicht im eigenen Haus und immer unter Wahrung einer größtmöglichen Unbefangenheit. Damit ist der Bereich der Überprüfung konzeptionell auch fester Bestandteil des gesamten Gütesiegelprozesses und wird nicht Externen überlassen. Die Überprüfung erfolgt in Form einer Abfrage der geforderten Strukturdaten, einer Dokumentensichtung und den Zertifizierungs-, Überwachungs- und Rezertifizierungs-Audits vor Ort. Es besteht aus Interviews, teilnehmenden Beobachtungen und der Dokumentensichtung und unterscheidet sich an dieser Stelle zunächst kaum von etablierten Verfahren. Die Hospize werden dahingehend überprüft, ob und wie es ihnen gelingt, die geforderten und selbst beschriebenen Ziele zu erreichen. Dies erfolgt nicht in Form einer Checkliste (erreicht/nicht erreicht), sondern es wird geschaut, welchen Weg das Hospiz entwickelt hat, um das Ziel zu erreichen. Hier soll das Vorgehen mit den Aussagen des Leitbildes, den vorhandenen QM-Dokumenten und den zugrundeliegenden Werten

des Siegels kongruent sein. Es geht also gar nicht ohne eine eigene Identität, eine „Persönlichkeit" und Individualität einer Einrichtung. QM-Systeme einer anderen Einrichtung zu übernehmen. ist also nicht möglich.

Das Hospiz ist aufgefordert und lernt somit, alle Prozesse systematisch zu organisieren und transparent zu sein. Es erarbeitet verlässliche und lebendige Strukturen. Um die beschriebene Beziehungsqualität zu gewährleisten, ist es nötig, Kommunikations- und Informationsflüsse zu etablieren und dabei alle haupt- und ehrenamtlichen Mitarbeiterinnen und Mitarbeiter aktiv einzubinden.

Diesen komplexen Mehrklang und die darin liegende Qualität zu erkennen, zu beschreiben und damit zu überprüfen, kann nur gelingen, wenn das QM der Einrichtung von Auditierenden reflektiert wird, die Feldkompetenz aufweisen. So kann eine systematische Stärkung der Hospizkultur gelingen. Die beteiligten Hospize stehen aus voller Überzeugung hinter dem hier vorgestellten Verfahren, entwickeln es ständig weiter und befinden sich in einem lebendigen Austausch, der wiederum dem Prinzip der „Best Practice" folgt und zu einer (Weiter-) Entwicklung der Hospize beiträgt.

13.4 Qualitätsmanagement, Fort- und Weiterbildung in der ambulanten Hospizarbeit

Verena Gerdes

„Ziel der ambulanten Hospizarbeit ist es, die Lebensqualität sterbender Menschen zu verbessern (…), sterbenden Menschen ein möglichst würdevolles und selbstbestimmtes Leben bis zum Ende zu ermöglichen sowie die Familie in diesem Prozess zu begleiten, zu entlasten und zu unterstützen. Die Wünsche und Bedürfnisse der sterbenden Menschen und ihrer Angehörigen stehen im Zentrum der ambulanten Hospizarbeit. Wesentlicher Bestandteil ist das Engagement Ehrenamtlicher. Durch ihr qualifiziertes Engagement leisten sie (…) einen unverzichtbaren Beitrag zur Teilnahme des sterbenden Menschen und der ihm nahe Stehenden am Leben" (Rahmenvereinbarung nach § 39a Abs. 2 Satz 8 SGB V, Präambel).

Der Deutsche Hospiz- und PalliativVerband e. V. benennt als seine vorrangige Zielperspektive, das Sterben zu Hause oder in der gewohnten Umgebung zu ermöglichen; Voraussetzungen hierfür sind der „Ausbau ambulanter Strukturen, die Knüpfung regionaler Netzwerke und eine enge Zusammenarbeit unterschiedlicher Professionen und Ehrenamtlicher" (DHPV 2020a). Dies entspricht dem Wunsch der meisten Menschen, die letzte Lebensphase in der eigenen vertrauten Umgebung verbringen und zuhause sterben zu können (DHPV 2020b).

Die besondere Qualität in der ambulanten Hospizarbeit, die u. a. durch Fort- und Weiterbildung zu sichern und zu fördern ist, zeigt sich v. a. im Dienst ehrenamtlich engagierter Menschen als Kernelement. Daher werden zunächst deren besondere Rolle, Bedeutung und Aufgaben in der Hospizarbeit dargestellt, aus denen heraus sich qualitätssichernde Maßnahmen wie v. a. ein kontinuierliches Angebot für Bildung und Reflexion begründen.

Anschließend werden Rolle, Bedeutung und Aufgaben der Koordinator*innen ambulanter Hospizdienste – als die jeweils vor Ort für die o. g. Aspekte vorrangig verantwortlichen Fachkräfte – und Maßnahmen der Qualitätsentwicklung auf institutioneller Ebene erläutert.

Die geschilderten Anforderungen für eine ehren- oder hauptamtliche Mitarbeit sind im Sinne gesetzlicher Vorgaben verbindlich für Dienste, die nach § 39a Abs. 2 SGB V gefördert werden. Die Zahl der ambulanten Hospizdienste in Deutschland beträgt nach Schätzung des DHPV rund 1500 (DHPV 2019a). Für eine bundesweite Onlinebefragung im Rahmen des Verbundprojekts „Ehrenamtlichkeit und bürgerschaftliches Engagement in der Hospizarbeit (EbEH) – Merkmale, Entwicklungen und Zukunftsperspektiven" wurden 2018 1217 Dienste kontaktiert (Klie et al. 2019, S. 79). Von den 763 Diensten, die an der Befragung teilgenommen haben (dies entspricht einer Rücklaufquote von 62,7 %; dies. S. 92 f.), arbeiten 112 (= 14,7 %) ausschließlich ehrenamtlich (dies. S. 123 f.); dies betrifft v. a. Dienste im ländlichen Raum, mit einem Begleitungsradius von unter 15 Kilometern und mit bis zu 20 Ehrenamtlichen (dies. S. 126–128). Die Notwendigkeit einer adäquaten Vorbereitung und regelmäßiger Reflexions- und Austauschmöglichkeiten für Ehrenamtliche und der damit einhergehende finanzielle Unterstützungsbedarf gilt für diese Dienste gleichermaßen.

Zu einer Auseinandersetzung mit „Qualitätsmanagement" in der ambulanten Hospizarbeit gehört schließlich auch eine kritische Betrachtung der möglichen Auswirkungen auf die Hospizbewegung im Sinne einer Semi-Professionalisierung.

13.4.1 Rolle, Bedeutung und Aufgaben Ehrenamtlicher

„In den letzten Lebenstagen geht es nicht um Fachkenntnisse der Experten, sondern darum, dass Angehörige und Hospizbegleiterinnen sich einschwingen auf das, was Sterbende in der höchst individuellen Situation brauchen. Und das heißt vor allem: da sein, Zeit haben, zuhören, absichtslose Zuwendung, Gespräche, Abschied nehmen." (Fink 2018, S. 127).

Gemäß der „Rahmenvereinbarung nach § 39a Abs. 2 Satz 8 SGB V zu den Voraussetzungen der Förderung sowie zu Inhalt, Qualität und Umfang der ambulanten Hospizarbeit" gehören zu den Aufgaben der Ehrenamtlichen in der Sterbebegleitung v. a. der Aufbau einer vertrauensvollen Beziehung, die (psychosoziale) Begleitung der sterbenden Menschen und deren Bezugspersonen, Unterstützung beim Verarbeitungsprozess in der Konfrontation mit dem Sterben und bei der Überwindung von Kommunikationsschwierigkeiten sowie Hilfe bei der im Zusammenhang mit dem Sterben erforderlichen Auseinandersetzung mit sozialen, ethischen und religiösen Sinnfragen (Rahmenvereinbarung § 2 Abs. 4). Weitere mitunter weniger sichtbare Aufgaben beziehen sich auf die Gestaltung der Rahmenbedingungen, die die Inanspruchnahme der Sterbebegleitung als hospizliche Kernaufgabe erst ermöglichen oder unterstützen, wie z. B. Öffentlichkeitsarbeit, Mitarbeit in Vorständen und Gremien auf lokaler, Landes- und Bundesebene, Unterstützung von

Fundraising, Verwaltung und Veranstaltungsorganisation u. v. m.

Der Aufbau vertrauensvoller Beziehungen erscheint dabei als die wesentliche Stärke Ehrenamtlicher und bedeutsam für ihre zentrale Aufgabe des „Da-Seins" (Vanderstichelen et al. 2018, S. 5). Dieses „Da-Sein" und „Mit-Aushalten" erscheint als aktives Tun z. T. wenig nach außen sichtbar, ist aber anforderungsreich („Ehrenamtliche halten häufig Situationen radikaler Ohnmacht aus"; Gronemeyer 2018a, S. 15) und bedingt Einfühlungsvermögen und eine Zurückhaltung eigener Positionen. Es geht über eine Anwesenheit hinaus um „eine gute Qualität von ‚Anwesend-Sein'" (Goossensen und Sakkers 2019, S. 67), um ein aktives Präsent-Sein, wobei aktiv hier gerade nicht ein unablässiges Agieren meint, sondern „eine präsente Passivität, eine Aktivität in der Zurücknahme seiner selbst" (Heller et al. 2012, S. 275). Das Aushalten-Können gilt damit auch als eine „Schlüsselkompetenz des Ehrenamtes" (Begemann und Seidel 2015, S. 143): Es geht darum, in einer existentiellen, möglicherweise herausfordernden Situation „nicht wegzulaufen (…), dazubleiben, zu akzeptieren. (…) Manchmal haben wir scheinbar nichts anderes anzubieten als unsere schweigende Aufmerksamkeit, die für Betroffene sehr wertvoll ist" (Bausewein 2009, S. 75). Diese Aufmerksamkeit und Anteilnahme im Moment zeigt sich in der Begleitung in einer „Abstimmung mit einem verletzbaren Gegenüber" (Goossensen und Sakkers 2019, S. 80), in einer „suchende[n] Anwesenheit, mit Achtsamkeit, die dem Gegenüber ein Angebot macht, um von Mensch zu Mensch zusammen zu sein" (dies., S. 81). Die besondere Stärke Ehrenamtlicher ist dabei, „dass sie offen sind für das, was offen ist (…). Sie sind in gewisser Weise die Zuständigen für das Unbestimmte und Unvorhersehbare" (Gronemeyer 2018a, S. 17).

Das Begleitungsangebot schließt „(wo vorhanden) das ganze Beziehungssystem mit den An- und Zugehörigen" (Gronemeyer 2018a, S. 15) mit ein, in welchem die Ehrenamtlichen auch eine vermittelnde Rolle haben können (dies. S. 16) und, wo erforderlich, sozialanwaltschaftlich für deren Bedürfnisse eintreten können: „Volunteers are (…) the voice of the dying person and (…) therefore sometimes functioned as an advocate for the person who is dying" (Vanderstichelen et al. 2018, S. 6). Die Autor*innen bezeichnen dies als „liaison role" (ebd.), die zweite zentrale Rolle der Ehrenamtlichen nach/neben „being there".

Die Aufgaben Ehrenamtlicher gehen demnach mit einer hohen Verantwortung einher – „Ihr Risiko, etwas falsch zu machen, ist nicht geringer als das Risiko einer medizinischen Fehlentscheidung" (Gronemeyer 2018a, S. 17). Die Anforderungen erscheinen anspruchsvoll, neben konkreten Vorgaben wie der Teilnahme an einem Vorbereitungskurs, der Bereitschaft bzw. Verpflichtung zur Teilnahme an weiteren Fortbildungen und Supervision, Unterzeichnen einer schriftlichen Vereinbarung zur Mitarbeit, Vorlage eines erweiterten Führungszeugnisses, Akzeptanz interner Leitlinien und Grundsätze der Hospizarbeit etc. werden z. B. Akzeptanz, Allparteilichkeit, Eigenverantwortlichkeit, Empathie, Empowerment, Geduld und Ausdauer, Interesse, Kommunikationsfähigkeit, Kreativität, Ressourcenorientierung, Verantwortung (er-)tragen können, Verschwiegenheit, Wertschätzung und Zuverlässigkeit benannt (Stiftung Hospizdienst 2019, S. 25–27; hier aufgrund ihrer Gleichrangigkeit aufgeführt in alphabetischer Reihenfolge). Gleichwohl scheint die Rolle der Ehrenamtlichen mitunter „nur schwer einzuordnen [zu sein]. Die professionelle Diffusität des Ehrenamts macht den Einsatz von Ehrenamtlichen in einem sektoral-differenzierten System nicht einfach, weil die sektorale wie professionelle Legitimation fehlt und sich häufig die Frage stellt, was Ehrenamtliche eigentlich machen bzw. ‚wollen'" (Herrlein 2009, S. 72).

In diesem Zusammenhang wird u. a. eine zukünftige Umkehrung der „Rollen" ehrenamtlich und hauptamtlich tätiger Menschen in der Hospizarbeit vermutet: „Ein vormals für Ehrenamtlichkeit typisches Rollenverständnis von Unspezifität, Offenheit, Flexibilität [wird] immer mehr in die Rolle von hauptamtlichen Professionellen integriert werden (…). Ehrenamtliche werden dagegen in konkreten Begleitungen gleichsam zunehmend funktional spezifisch eingesetzt, nämlich stets dort, wo eine klar abgrenzbare Tätigkeit von Ehrenamtlichen geleistet werden kann (…) oder jene ‚spezialisierte' und aufwändige beziehungsorientierte Unterstützung zu geben ist, die (…) den Rahmen des hauptamtlich Leistbaren sprengt. Überspitzt formuliert: aus den ehrenamtlichen, die funktional spezifischen Expertisen der Hauptamtlichen flankierenden ‚Generalisten' früherer Jahre werden damit gezielt eingesetzte ‚Spezialisten' mit psychosozialen und alltagsweltlichen Sonderaufgaben, während die vormals spezialisierten Professionellen nun zu umfassend ausgebildeten Sterbe-ExpertInnen werden" (von Hayek et al. 2012, S. 352).

Als die „Wächterinnen der Einfühlsamkeit am Rande des Lebens" (Gronemeyer 2018a, S. 18) sind Ehrenamtliche jedoch „weder Befehlsempfänger noch irgendeiner Berufsgruppe untergeordnet, sondern handeln autark im Rahmen der hospizbewegten Aufgabe" (Bödiker und Graf 2011, S. 155).

Fort- und Weiterbildung Ehrenamtlicher
Um die o. g. Aufgaben „menschlich zugewandt und dabei in einer „reflektierten Nähe" durchzuführen, wurde in der hospizlichen Arbeit von Anfang an auf die qualifizierte Vorbereitung der Ehrenamtlichen großer Wert gelegt" (DHPV 2017, S. 5). Diese Vorbereitung als „Ort der ethischen Bildung" (Begemann und Seidel 2015, S. 120) ist ein „erster Baustein eines fortdauernden Lernprozesses" (DHPV 2017, S. 7) – und Voraussetzung für die Förderfähigkeit ambulanter Hospizdienste nach § 39a Abs. 2 Satz 8 SGB V: Ehrenamtliche Hospizarbeit wird seitens der Krankenkassen „institutionell nur dann gefördert, wenn hohe Qualitätsanforderungen erfüllt werden" (Herrlein 2009, S. 66). Hierzu gehören die ständige fachliche Verantwortung mindestens einer entsprechend ausgebildeten Fachkraft (s. u.), mindestens 15 qualifizierte und „einsatzbereite" Ehrenamtliche und deren kontinuierliche Praxisbegleitung und Supervision (Rahmenvereinbarung § 1 Abs. 4); die Ehrenamtlichen müssen „vor Antritt ihrer Tätigkeit eine Erstqualifizierung (…) abgeschlossen haben" (ebd. § 3 Abs. 5).

Als relevante Themen werden hierfür empfohlen:

- Auseinandersetzung mit der eigenen Biographie: persönliche Erlebnisse und Erfahrungen mit hospizrelevanten Themen; weltanschauliche Orientierungen;
- Kontakt und Kommunikation: Wahrnehmung, (non-)verbale Kommunikation, Gesprächsführung
- Umgang mit schwerstkranken und sterbenden Menschen sowie mit den ihnen Nahestehenden: Bedürfnisse und Wünsche, Sterbeprozesse, Sprache und Ausdrucksformen, Familiensysteme und soziales Umfeld, Aspekte palliativer Pflege und Medizin
- Trauer: Umgang mit Abschied, Trauermodelle
- Auseinandersetzung mit dem Begriff des „Helfens": Balance von Nähe und Distanz, Grenzen, Selbstsorge, Hilfe geben und annehmen
- Spiritualität und Religiosität: Umgang mit verschiedenen religiösen und philosophischen Überzeugungen
- Auseinandersetzung mit dem Hospizkonzept: Geschichte der Hospizbewegung, Organisationsformen der Hospizarbeit, Netzwerke
- Die Tätigkeit in Hospiz- und Palliativeinrichtungen: Selbstverständnis, Rolle und Aufgaben des Ehrenamts, Arbeit in multiprofessionellen Teams, Schweigepflicht, Dokumentation
- Ethische und rechtliche Aspekte am Lebensende: Fürsorge und Autonomie, Vollmachten und Verfügungen
- Sowie ergänzende Fortbildungsthemen nach Bedarf der jeweiligen Einrichtung (z. B. pflegerische Handreichungen, ausgewählte Krankheitsbilder, spezielle Lebenssituationen, Bestattungswesen etc.) (DHPV 2017, S. 11–13).

Die Vorbereitungskurse sind dabei gestaltet als „ganzheitliche Bildungsprozesse, in denen Wissensvermittlung, praktische Übungen und Selbsterfahrungseinheiten eng verknüpft sind" (Begemann und Seidel 2015, S. 73), da für eine ehrenamtliche Mitarbeit v. a. die „Selbstreflexion zentral und das Auseinandersetzen mit sowie Hineinwachsen in eine Rolle und deren Anforderungen relevant [ist]" (Bender et al. 2018, S. 20).

Zudem wird von den ehrenamtlichen Mitarbeiter*innen die Bereitschaft erwartet, eine hospizliche Haltung zu entwickeln, was u. a. konkret bedeutet:

- „sich persönlich mit den Themen Krankheit, Sterben, Tod, Verlusterfahrung und Trauer auseinanderzusetzen;
- eigene Erfahrungen und die anderer zu reflektieren und zu respektieren;
- sich auf das Lernen in der Gruppe und den Austausch der Ehrenamtlichen untereinander einzulassen;
- den schwerstkranken und sterbenden Menschen und den ihnen Nahestehenden achtsam und respektvoll zu begegnen;
- sich an den Bedürfnissen der schwerstkranken und sterbenden Menschen und der ihnen Nahestehenden zu orientieren und das eigene Handeln daran auszurichten;
- verbindlich und verlässlich im Rahmen der Strukturen des jeweiligen Dienstes oder der Einrichtung mitzuwirken" (DHPV 2017, S. 8).

Zu dieser hospizlichen Haltung als einem zu entwickelnden Teil der Persönlichkeit (Abschn. 14.2) gehört auch angesichts der hohen Verantwortung ein Bewusstsein für die Notwendigkeit von Selbstsorge, ein balancierter Umgang mit den Spannungsfeldern „von Nähe und Distanz, von Zuwendung und Zurückhaltung, von Anteilnahme und Selbstschutz in Familiensystemen" (Begemann und Seidel 2015, S. 88). Dies bedeutet „immer wieder die Reflexion über sich selbst und über das, was man erlebt und was es bedeutet. Auch müssen wir als Begleitende lernen, für uns zu sorgen, Ausgleich zu schaffen und Grenzen zu setzen" (Bausewein 2009, S. 76 f.). Nicht zuletzt sind Ehrenamtliche auch deshalb „verantwortlich für ihre Psychohygiene[, d]amit sie sich den sterbenden Menschen und deren Angehörigen zumuten können und keine Zumutung für sie sind" (Bödiker 2011a, S. 66).

Bezüglich einer angestrebten Stärkung der Diversität im hospizlichen Ehrenamt (Klie et al. 2019) scheint neben einer Transparenz der inhaltlich und zeitlich vielfältig ausgestaltbaren Engagementmöglichkeiten (s. o.) auch eine Flexibilität der Bildungsangebote erforderlich, um für berufstätige Menschen und junge Menschen in Ausbildung und Studium den Einstieg und die Mitarbeit zu erleichtern (dies., S. 249, S. 269 f.). Dies darf jedoch nicht dahingehend missverstanden werden, für junge Ehrenamtliche oder andere vermeintlich differenzierte Zielgruppen jeweils ein separates, angepasstes, kürzeres etc. Angebot bereitzuhalten. Im Rahmen des Projekts „Hospizarbeit und ehrenamtliches Engagement – Weiterentwicklung und Zukunftsperspektiven" des DHPV haben die hieran beteiligten jungen Ehrenamtlichen betont, dass sie gerade die Zusammenarbeit und den Kontakt mit Ehrenamtlichen aller Altersgruppen besonders schätzen und von den zu Beginn umfangreich erscheinenden Stunden der Vorbereitungskurse keine hätten missen wollen, da die Inhalte und der Raum für die persönliche Auseinandersetzung hiermit als unverzichtbar erlebt wurden und werden (DHPV 2019b).

13.4.2 Rolle, Bedeutung und Aufgaben der Koordinator*innen

Die Koordinator*innen sind aufgrund ihrer Rolle als „Gatekeeper" und ihres Einflusses auf die Organisationskultur ihres jeweiligen Dienstes „die zentralen Organisationslenker*innen, welche die ambulante Hospizarbeitspraxis maßgeblich prägen" (Klie et al. 2019, S. 168).

Ihre Aufgaben sind v. a. die Koordination der Aktivitäten des ambulanten Hospizdienstes, die Gewinnung und Begleitung Ehrenamtlicher sowie Gewährleistung von Vorbereitung und Supervision, Herstellung des Kontaktes zwischen den zu begleitenden Menschen und den Ehrenamtlichen, Sicherstellung der ständigen Erreichbarkeit des Dienstes sowie palliativpflegerische und psychosoziale Beratung von sterbenden Menschen und deren Angehörigen, Qualitätssicherung der Begleitung und Zusammenarbeit in den übrigen vernetzten Strukturen (insbesondere mit Palliativmedizin und -pflege; Rahmenvereinbarung § 2 Abs. 3).

Die insgesamt hohen Voraussetzungen bezüglich der Qualifikation sind eine abgeschlossene Ausbildung zur Gesundheits- und (Kinder-)Krankenpfleger*in oder Altenpfleger*in, alternativ ein abgeschlossenes Studium aus den Bereichen Pflege, Sozialpädagogik/Sozialarbeit oder Heilpädagogik (oder vergleichbare Ausbildungs- oder Studienabschlüsse im Rahmen einer Einzelfallprüfung), eine mindestens dreijährige hauptberufliche Tätigkeit in einem entsprechenden Beruf sowie der Abschluss einer Palliative-Care-Weiterbildung (Curriculum Palliative Care nach Kern/Müller/Aurnhammer oder gleichwertig, 160 Stunden), eines Koordinator*innen-Seminars (40 Stunden) und eines Seminars zur Führungskompetenz (80 Stunden) (Rahmenvereinbarung § 4 Abs. 1).

Für die Durchführung von Vorbereitungskursen für ehrenamtliche Mitarbeiter*innen werden entsprechende Kenntnisse, Fähigkeiten und Fertigkeiten gemäß den Zielen dieser Kurse ebenso erwartet wie Erfahrungen in der Leitung von Gruppen und im Bildungsbereich sowie methodische und didaktische Kompetenzen (DHPV 2017, S. 10).

Qualitätsmanagement in der ambulanten Hospizarbeit

„Die ambulante Hospizarbeit ist qualifiziert zu erbringen und muss dem jeweiligen allgemein anerkannten Stand der wissenschaftlichen Erkenntnisse entsprechen. Eine ständige Weiterentwicklung der Qualität ist anzustreben. Der ambulante Hospizdienst ist dafür verantwortlich, dass Maßnahmen zur Sicherung der Qualität festgelegt und durchgeführt werden" (Rahmenvereinbarung § 3 Abs. 1 und 2).

Qualitätsentwicklung in Bezug auf zu erbringende Dienstleistungen findet grundsätzlich auf den Ebenen der Struktur-, Prozess- und Ergebnisqualität statt – die für die Hospizarbeit so zentrale vierte Dimension der Beziehungsqualität wird in Abschn. 14.3 näher erläutert. Strukturqualität bezeichnet dabei die Rahmenbedingungen wie die Anforderungen an die Qualifikation der haupt- und ehrenamtlichen Mitarbeiter*innen, die räumliche Ausstattung und Gestaltung, organisatorische Regelungen zu Ablauf und Dokumentation einer Begleitung, Gewährleistung von Erreichbarkeit, Erarbeitung von Leitlinien etc. Prozessqualität beschreibt die Art und Weise der Durchführung, z. B. wie eine Begleitung, eine Fortbildung, eine Dokumentation gestaltet sein kann, sollte, muss, um den o. g. Leitlinien gerecht zu werden. Die Ergebnisqualität meint die feststellbare Qualität eines Ergebnisses dieser Prozesse. Die Frage, wie Qualität in der Sterbebegleitung oder der konkrete „Wert" (psychosozialer) Unterstützung im Rahmen von Qualitätssicherung „gemessen" werden könnte, scheint herausfordernd, wenn nicht vielleicht durch seine der Organisationsentwicklung entlehnten managementnahen Sprache atmosphärisch unangemessen in Bezug auf die einem wie auch immer gearteten Management sich zu entziehen scheinende besondere Qualität hospizlicher Begleitung (s. o.). Messbare Indikatoren, wie sie in anderen Bereichen des Gesundheitswesens im Rahmen pflegerischer und medizinischer Aufgaben denkbar wären (z. B. eine verringerte Symptomintensität), scheinen hier nicht übertragbar. Gleichwohl ist die Überprüfung und Vergewisserung des eigenen Tuns unerlässlich angesichts der Orientierung an den Bedürfnissen und Wünschen der sterbenden Menschen und ihrer Zugehörigen: „Eine Reflexion und Diskussion ist wichtig, um überprüfen zu können, ob eine Begleitung gut, unterstützend, förderlich ist oder war" (Stiftung Hospizdienst Oldenburg 2019, S. 81). In der ambulanten Hospizarbeit bzw. der ehrenamtlichen Sterbebegleitung wäre ein mögliches Kriterium die individuelle ‚Zufriedenheit' der begleiteten wie der begleitenden Menschen (Pries 2006, S. 47–48); Klie et al. nennen als zentralen „Qualitätsindikator" von „[a]ls gelingend gedeuteten Sterbebegleitungen (…) die Erfahrung von Resonanz" (2019, S. 198).

Qualitätssichernde Maßnahmen für ehrenamtlich Mitarbeitende sind in erster Linie die Teilnahme am Vorbereitungskurs (sowie den dazugehörigen Vor- und Auswahlgesprächen), an Fallbesprechungen, Praxisbegleitungen, kollegialer Beratung und (extern moderierter) Supervision zur Stärkung der persönlichen Reflexion sowie an Fortbildungen und gemeinsamen Aktivitäten zum Austausch untereinander. Darüber hinaus kann die Überprüfung der Prozess- und Ergebnisqualität auf institutioneller Ebene z. B. durch die Arbeit eines (paritätisch hauptamtlich und ehrenamtlich besetzten) Qualitätszirkels erfolgen, „um Themen ihres Arbeitseinsatzes zu diskutieren, weiterzuentwickeln und mögliche Probleme praxisnah zu lösen" (Stiftung Hospizdienst Oldenburg 2019, S. 7).

Wenn auch nicht für die finanzielle Förderung konkret gesetzlich vorgeschrieben, gelten die Gewährleistung von Reflexionsmöglichkeiten wie Supervision und ein kollegialer Austausch für die hauptamtlichen Koordinator*innen gleichermaßen und sind auch für Vorstandsmitglieder relevant.

13.4.3 Kritik

Die „über Versicherungsleistungen subventionierte Quasi-Professionalisierung des freiwilligen Engagements (…) in pflegerischen Arbeitskontexten" (Haubner 2018) scheint ähnlich auch für die Entwicklung hin zu einer „zunehmend (…) durch Professionalisierung und Verdienstleistung gekennzeichneten Hospizszene" (Gronemeyer 2018b, S. 157) zu gelten. Dies bringt Veränderungen für das hospizliche Ehrenamt mit sich – einerseits in Bezug auf einen z. T. als übertrieben und unangemessen wahrgenommenen Bildungsumfang: „im Vergleich zur professionellen Pflege ist das Ehrenamt in Deutschland teilweise overeducated" (Jocham, zit. in Heller et al. 2012, S. 292); „Besser ausgebildet als die Profis?" (Bödiker 2011b, S. 121); „Wir brauchen keine spezialisierten Menschen mit fachlichem Blick – es geht darum, ‚normale' Ressourcen zu nutzen, wir müssen schauen: wie macht es die Nachbarin?" (Blok 2020).

Andererseits wird der Stellenwert ehrenamtlichen Engagements in der Hospizarbeit z. T. grundsätzlich infrage gestellt (Herrlein 2009, S. 65): „Über die Entwicklung von Curricula [hat] auch ein Prozess der Standardisierung eingesetzt, der im Lichte von Qualitätsdebatten auch einige Hürden für Hospizarbeit mit sich gebracht hat. Diskussionen um die Fragen, wie viel und welche Qualifikation ehrenamtliche (…) [Mitarbeiter*innen] benötigen, geben Zeugnis von den Herausforderungen einer Bewegung auf dem Weg zur Institutionalisierung. (…) Als Folge dieser Welle droht das ‚Ehrenamt' an den Rand gedrängt zu werden, Sterben scheint einem Expertokratisierungssog (Medizinalisierung) zu unterliegen" (Heller et al. 2012, S. 335).

„Gegen die Macht der Institution und ihrer Regeln kommen die (…) [ehrenamtlichen Mitarbeiter*innen] nicht an" (Klie et al. 2019, S. 259); während gleichzeitig für das Gesundheitssystem insgesamt das Risiko einer Ausnutzung ehrenamtlichen Engagements als eine Lückenbüßerfunktion „durch den demografischen Wandel und eine sich verschärfende Pflegekrise in den folgenden Jahrzehnten" (Haubner 2018, S. 5) befürchtet wird.

Dabei hat zum einen das Leitbild der Multiprofessionalität in der Hospizarbeit „durchaus das Potential (…), sich gegen die im Sozial- und Gesundheitswesen weit verbreitete Medikalisierung bei Unterbewertung nicht-medizinischer Berufsgruppen zu behaupten" (Herrlein 2009, S. 62).

Zum anderen spielen Ehrenamtliche gerade „im Schatten der zunehmenden Professionalität eine besondere, wichtiger werdende Rolle" (Gronemeyer 2018b, S. 158): „volunteers are able to perform their roles precisely because they are not professionals, are not considered professionals and are not used as professionals. Trends towards substitution of paid staff may therefore compromise quality of care provision, waste resources and increase volunteer turnover" (Vanderstichelen et al. 2018, S. 9).

Im berechtigten Ringen um eine gute Qualität der Hospizarbeit wird sorgfältig darauf zu achten sein, dass gerade nicht durch eine detailliertere Ausdifferenzierung eingrenzender Standards die Grundidee, wonach basierend auf einer gelebten Solidarität der in ihrer Sterblichkeit grundsätzlich Gleichen alle Menschen Sterbende begleiten können, ad absurdum geführt wird: das hospizliche Selbstverständnis ist nicht nur „offen gegenüber allen, die diese Form der Sterbebegleitung in Anspruch nehmen wollen" (Klie et al. 2019, S. 6), sondern „[legt] seit den Anfängen der Hospizbewegung großen Wert darauf (…), prinzipiell für alle offen zu sein, die sich in diesem Feld ehrenamtlich engagieren wollen" (ebd., S. 5).

13.4.4 Fazit

Bezogen auf das Risiko einer „auf Kosteneinsparung abzielenden Hybridisierung sozialer Daseinsfürsorge" (Haubner 2018, S. 7) für das

Ehrenamt im pflegerischen Bereich allgemein wird ein „rebellisches Engagement" als möglicher Ausweg benannt, um dieses gleichwohl kritisch fortführen zu können: „Rebellisches Engagement steht so nicht primär für ein politisches Handlungsdilemma zwischen Hilfsbereitschaft und Lückenbüßerdasein, sondern vor allem für einen kritisch-reflektierten und eigensinnigen Umgang mit gesellschaftlichen Verantwortungszuweisungen" (Haubner 2018, S. 7). Die Zukunftsfähigkeit des Ehrenamts in der Hospizarbeit liegt dabei „auch in der Möglichkeit des unvoreingenommenen Blicks von außen und der Freiheit des Ehrenamts, ohne Angst vor Arbeitsplatzverlust Kritik zu üben und zu mahnen – auch im Interesse [und an der Seite] der Beschäftigten in der Pflege und Versorgung (…), im Engagement und in konstruktiver Auseinandersetzung für ein gemeinsames Ziel" (Bender et al. 2018, S. 22). Es wird kritisch zu beobachten sein, inwieweit das o. g. Risiko zukünftig auch für das Ehrenamt in der Hospizarbeit als deren Kern und Wurzel angenommen werden kann, welche Rolle und Aufgabe „dem Ehrenamt" in der Hospizarbeit von wem aus welcher Perspektive zuerkannt oder ggf. auch aberkannt wird, wie sich dies in der weiteren Entwicklung der Hospizarbeit darstellt und was es für deren zukünftige Ausgestaltung bedeutet („Erfolg und Domestizierung zugleich?"; Klie et al. 2019, S. 7). Das Ehrenamt in der Hospizarbeit ist gerade deshalb deren tragende Säule (DHPV 2020c), weil es aufmerksam „als Störfaktor im Versorgungssystem" (Bender et al. 2018, S. 22) wirkt – somit war und bleibt seine besondere Qualität vor allem auch, ein politisches Ehrenamt zu sein.

Literatur

Literatur zu Abschn. 13.1

Basiscurriculum Palliative Care für Pflegefachkräfte; Modul 1 und 2/160 Unterrichtseinheiten (M. Kern, M. M., K. Aurnhammer), Auflage, k. ü., Pallia Med Verlag & 978-3933154-86-6, I

Becker G et al (2011) Palliative cancer care: an epidemiologic study. J Clin Oncol 29:646–650. https://doi.org/10.1200/JCO.2010.29.2599

Bone AE, Evans CJ, Higginson IJ (2018) The future of end-of-life care. Lancet 392:915–916. https://doi.org/10.1016/S0140-6736(18)31823-3

https://www.bundesaerztekammer.de/fileadmin/user_upload/downloads/pdf-Ordner/Weiterbildung/20190920_MWBO-2018.pdf

https://www.bundesgesundheitsministerium.de/pflegeberufegesetz.html

https://www.charta-zur-betreuung-sterbender.de

Ilse B et al (2015) Undergraduate education in palliative medicine in Germany: a longitudinal perspective on curricular and infrastructural development. BMC Med Educ 15:151. https://doi.org/10.1186/s12909-015-0439-6

Jaarsma T et al (2009) Palliative care in heart failure: a position statement from the palliative care workshop of the Heart Failure Association of the European Society of Cardiology. Eur J Heart Fail 11:433–443. https://doi.org/10.1093/eurjhf/hfp041

Palliativbeauftragten, D. S. d. D. G. f. r. P. D. z

Payne LM (1967) Guerir quelquefois, soulager souvent, consoler toujours. Br Med J 4:47–48. https://doi.org/10.1136/bmj.4.5570.47

Seidemann S et al (2016) [Student assessments in palliative medicine as the cross-disciplinary subject 13: survey of 34 medical faculties in Germany]. Schmerz 30:174–180. https://doi.org/10.1007/s00482-015-0057-6

Spickermann M, Lenz P (2018) [(Early) palliative care in emergency medicine]. Dtsch Med Wochenschr 143:551–557. https://doi.org/10.1055/s-0043-115631

Literatur zu Abschn. 13.2

Bausewein C (2009) Sterbende begleiten. Ignatianische Impulse, 2. Aufl. Echter Verlag, Würzburg

Bender R (2020) Hospizliche Haltung. In: Rahmenempfehlung für Kursleiter*innen zur qualifizierten Vorbereitung Ehrenamtlicher in der Sterbebegleitung. Handreichung des Deutschen Hospiz- und PalliativVerbands. Veröffentlichung in Vorbereitung. Berlin

Bödiker M-L (2011) Hospiz ist Haltung – nicht Ort: Grundsätzliches zum Hospiz. In: Bödiker M-L, Graf G, Schmidbauer H (Hrsg) Hospiz ist Haltung. Kurshandbuch Ehrenamt. der hospiz verlag, Ludwigsburg, S 63–67

Deutscher Hospiz- und PalliativVerband e.V. (2017). https://www.dhpv.de/tl_files/public/Service/Broschueren/Broschu%CC%88re_QualifizierteVorbereitung_Ansicht.pdf. Zugegriffen 04.11.2020

Deutscher Hospiz- und PalliativVerband e.V. (2018). https://www.dhpv.de/tl_files/public/Service/20180528_Grundsatzpapier_final.pdf. Zugegriffen 04.11.2020

Deutscher Hospiz- und PalliativVerband e.V. (2020) Leitsätze. https://www.dhpv.de/ueber-uns_der_verband_leitsaetze.html. Zugegriffen am 29.02.2020

Heller A, Pleschberger S, Fink M, Gronemeyer R (2012) Die Geschichte der Hospizbewegung in Deutschland. der hospiz verlag, Ludwigsburg

Hospiz- und PalliativVerband Niedersachsen e.V. (2020) Satzung. https://www.hospiz-nds.de/der-verband/satzung. Zugegriffen am 29.02.2020

Klie T, Schneider W, Moeller-Bruker C, Grießl K (2019) Ehrenamtliche Hospizarbeit in der Mitte der Gesellschaft? Empirische Befunde zum zivilgesellschaftlichen Engagement in der Begleitung Sterbender. der hospiz verlag, Esslingen

Literatur zu Abschn. 13.3

Arbeitskreis psychosozialer Fachkräfte in Hospiz- und Palliativeinrichtungen in NRW (2016). https://www.dgpalliativmedizin.de/images/stories/pdf/NRW_Qualit%C3%A4tskonzept_Soziale_Arbeit_im_Hospiz-_und_Palliativbereich.pdf. Zugegriffen 04.11.2020

DHPV e.V., Dt. Caritasverband e.V., Diakonisches Werk der EKD e.V. (Hrsg) (2007) Sorgsam Qualitätshandbuch für stationäre Hospize. Erweiterte und ergänzte, 2. Aufl. Ringbuchmappe, Wuppertal, Der Hospizverlag, Esslingen

DHPV et al (2020) Qualität sorgsam gestalten - Bundesrahmenhandbuch stationäre Hospize. https://www.dhpv.de/tl_files/public/Service/Broschueren/2020_BRH%20Stationaere%20Hospize_200115.pdf. Zugegriffen 04.11.2020

Literatur zu Abschn. 13.4

Bausewein C (2009) Sterbende begleiten. Ignatianische Impulse. 2. Aufl. Echter Verlag, Würzburg

Begemann V, Seidel S (2015) Nachhaltige Qualifizierung des Ehrenamts in der ambulanten Hospizarbeit und Palliativversorgung in Niedersachsen. Hrsg.: Hospiz LAG Niedersachsen. Band VIII Schriftenreihe des Wissenschaftlichen Beirats im DHPV e.V. der hospiz verlag, Ludwigsburg

Bender R, Feyerabend E, Gerdes V (2018) Das Ehrenamt – Säule der Hospizbewegung oder Störfaktor im Versorgungssystem? die hospiz zeitschrift palliative care. Das Sonderheft ‚Gesetz': HPG und Koalitionsvereinbarungen – Zwischenbilanz und Ausblick 20(80):19–23

Blok N (2020) Dazugehören – im Angesicht des frühen Todes. Geht das? Vortrag im Rahmen von Tadea 2020: All Inclusive – da geht noch was! Fachtagung zum Tag der Ambulanten Kinder- und Jugendhospizarbeit. Oldenburg 15. Februar 2020

Bödiker M-L (2011a) Hospiz ist Haltung – nicht Ort: Grundsätzliches zum Hospiz. In: Bödiker M-L, Graf G, Schmidbauer H (Hrsg) Hospiz ist Haltung. Kurshandbuch Ehrenamt. der hospiz verlag, Ludwigsburg, S 63–67

Bödiker M-L (2011b) Besser ausgebildet als die Profis? – Befähigung der BegleiterInnen. In: Bödiker M-L, Graf G, Schmidbauer H (Hrsg) Hospiz ist Haltung. Kurshandbuch Ehrenamt. der hospiz verlag, Ludwigsburg, S 121–125

Bödiker M-L, Graf G (2011) Quo vadis: Zukunft des Ehrenamtes im Hospiz. In: Bödiker M-L, Graf G, Schmidbauer H (Hrsg) Hospiz ist Haltung. Kurshandbuch Ehrenamt. der hospiz verlag, Ludwigsburg, S 153–157

Deutscher Hospiz- und PalliativVerband e.V. (Hrsg) (2017) Qualifizierte Vorbereitung ehrenamtlicher Mitarbeiterinnen und Mitarbeiter in der Hospizarbeit. Eine Handreichung des DHPV, 2. Aufl. Berlin

Deutscher Hospiz- und PalliativVerband e.V. (2019a) Zahlen und Fakten (Stand 05.03.2019). https://dhpv.de/service_zahlen-fakten.html. Zugegriffen am 29.02.2020

Deutscher Hospiz- und PalliativVerband e.V. (2019b) Hospizarbeit und ehrenamtliches Engagement – Weiterentwicklung und Zukunftsperspektiven. Interne Projektunterlagen. Berlin

Deutscher Hospiz- und PalliativVerband e.V. (2020a) Leitsätze. https://www.dhpv.de/ueber-uns_der-verband_leitsaetze.html. Zugegriffen am 29.02.2020

Deutscher Hospiz- und PalliativVerband e.V. (2020b) Wissen und Einstellungen der Menschen in Deutschland zum Sterben – Ergebnisse einer repräsentativen Bevölkerungsbefragung im Auftrag des DHPV. https://www.dhpv.de/tl_files/public/Aktuelles/presseerklaerungen/3_ZentraleErgebnisse_DHPVBevoelkerungsbefragung_06102017.pdf. Zugegriffen am 29.02.2020

Deutscher Hospiz- und PalliativVerband e.V. (2020c) Das Ehrenamt – die Stütze der Hospizbewegung. https://www.dhpv.de/themen_hospiz-palliativ_ehrenamt.html. Zugegriffen am 29.02.2020

Dörner K (2011) Hospizliche Werteorientierung. Die unbedingte Würde des Menschen angesichts Krankheit und Tod – ethische Folgerungen aus der hospizlichen Werteorientierung. In: Bödiker M-L, Graf G, Schmidbauer H (Hrsg) Hospiz ist Haltung. Kurshandbuch Ehrenamt. der hospiz verlag, Ludwigsburg, S 109–112

Fink M (2018) Das Leben lebt in den Geschichten.... In: Schuchter P, Fink M, Gronemeyer R, Heller A (Hrsg) Die Kunst der Begleitung. Was die Gesellschaft von der ehrenamtlichen Hospizarbeit wissen sollte. der hospiz verlag, Esslingen, S 127–143

Goossensen A, Sakkers M (2019) Darum mache ich es. Erfahrungen von Ehrenamtlichen in der Palliative Care. der hospiz verlag, Esslingen

Gronemeyer R (2018a) Die Erfahrungen auf einen Blick. In: Schuchter P, Fink M, Gronemeyer R, Heller A (Hrsg) Die Kunst der Begleitung. Was die Gesellschaft von der ehrenamtlichen Hospizarbeit wissen sollte. der hospiz verlag, Esslingen, S 13–18

Gronemeyer R (2018b) Zum Schluss: Aus dem Schatten treten. Warum Ehrenamtliche in der Hospizarbeit unverzichtbar sind. In: Schuchter P, Fink M, Gronemeyer R, Heller A (Hrsg) Die Kunst der Begleitung. Was die Gesellschaft von der ehrenamtlichen Hospizarbeit wissen sollte. der hospiz verlag, Esslingen, S 155–160

Haubner T (2018) Gut und günstig? Freiwilliges Engagement an der Grenze zum Niedriglohnsektor. In: Soziopolis. Gesellschaft beobachten. Hamburger Institut für Sozialforschung. https://www.soziopolis.de/beobachten/wirtschaft/artikel/gut-und-guenstig/. Zugegriffen am 29.02.2020

Heller A, Pleschberger S, Fink M, Gronemeyer R (2012) Die Geschichte der Hospizbewegung in Deutschland. der hospiz verlag, Ludwigsburg

Herrlein P (2009) Handbuch Netzwerk und Vernetzung in der Hospiz- und Palliativversorgung – Theorien, Strategien, Beratungs-Wissen. Wie spezialisierte und nicht-spezialisierte Leistungserbringer gemeinsam Schwerkranke und Sterbende versorgen…. der hospiz verlag, Wuppertal

Klie T, Schneider W, Moeller-Bruker C, Grießl K (2019) Ehrenamtliche Hospizarbeit in der Mitte der Gesellschaft? Empirische Befunde zum zivilgesellschaftlichen Engagement in der Begleitung Sterbender. der hospiz verlag, Esslingen

Pries K (2006) Möglichkeiten der Implementierung von Qualitätsmanagement in die ehrenamtliche Arbeit eines ambulanten Hospizdienstes, Oldenburg

Rahmenvereinbarung nach § 39a Abs. 2 Satz 8 SGB V zu den Voraussetzungen der Förderung sowie zu Inhalt, Qualität und Umfang der ambulanten Hospizarbeit vom 03.09.2002, i. d. F. vom 14.03.2016. https://www.dhpv.de/tl_files/public/Service/Gesetze und Verordnungen/Rahmenvereinbarung_§_39a_Abs_2_Satz_8_SGB V_2016_03_14_pdf. Zugegriffen am 29.02.2020

Stiftung Hospizdienst Oldenburg (Hrsg) (2019) Handbuch für ehrenamtlich Mitarbeitende, 8. Aufl. Oldenburg

Vanderstichelen S, Cohen J, van Wesemael Y, Deliens L, Chambaere K (2018) The liminal space palliative care volunteers occupy and their roles within it: a qualitative study. BMJ Support Palliat Care 10:1–11.

Von Hayek J, Pfeffer C, Schneider W (2012) „Sterben dort, wo man zuhause ist…" – Zur Organisation und Praxis von Sterbebegleitungen in der ambulanten Hospizarbeit. In: Wegleitner K, Heimerl K, Heller A (Hrsg) Zu Hause sterben – der Tod hält sich nicht an Dienstpläne. der hospiz verlag, Ludwigsburg, S 338–354

Teil IV
Spannungsfelder

Palliativmedizin und Intensivmedizin

14

Thomas Demmer

Inhaltsverzeichnis

14.1 **Einleitung** 167
14.2 **Rahmenbedingungen** 168
    14.2.1 Die Zunahme der Zahl chronisch kritisch-kranker Menschen 169
    14.2.2 Die Ausweitung der Bettenkapazitäten in der Intensivmedizin 169
    14.2.3 Der zeitliche Verlauf unterschiedlicher intensivpflichtiger Erkrankungen 169
14.3 **Instrumente zur Integration der Palliativ- in die Intensivmedizin** 170
14.4 **Prognosestellung und Behandlungsdauer in der Intensiv- und Beatmungsmedizin** 171
14.5 **Strukturiertes Prognosegespräch** 172
14.6 **Fazit** 174
Literatur 174

14.1 Einleitung

Stellen die Konzepte der Intensiv- und Palliativmedizin einen Widerspruch dar? Dies wurde in der Vergangenheit häufig so verstanden.

Der Auftrag der intensivmedizinischen Behandlung besteht darin, das Leben um jeden Preis zu verlängern. Die Palliativmedizin strebt danach, dem Patienten eine gute Lebensqualität zu verschaffen. Dabei steht gar nicht die Verlängerung des Lebens im Fokus (Byock 2006). Diese unterschiedlichen Herangehensweisen nähern sich deutlich aneinander an und palliative Aspekte fließen in der Intensivmedizin immer mehr in die Therapiezielfindung ein (Byock 2006; Burchardi 2014; McCaroll 2018; Grunauer und Mikesell 2018). Dies trägt der signifikanten Mortalität auf Intensivstationen Rechnung, die bei etwa 20 % liegt, aber abhängig von der Region, den strukturellen Gegebenheiten und dem Fachbereich sehr unterschiedlich ausgeprägt sein aufweisen kann (Rocker et al. 2004; Capuzzo et al. 2014; Bonnici et al. 2016; Raj et al. 2018; Kahn et al. 2018). Studien aus Deutschland, Griechenland, Frankreich, Spanien, den Niederlanden, Australien, Neuseeland, USA und Singapur (Prendergast et al. 1998; Esteban et al. 2001; Van der Heide et al. 2003; Ho und Liang 2004; Collins et al. 2006; Jox et al. 2009; Bloomer et al.

T. Demmer (✉)
Interdisziplinäres Palliativzentrum, Evangelisches Krankenhaus Oldenburg, Oldenburg, Deutschland
e-mail: thomas.demmer@evangelischeskrankenhaus.de

2010; Kranidotis et al. 2010; Epker et al. 2015; Lesieur et al. 2015; Lee et al. 2018) sowie eine Studie aus 16 asiatischen Ländern (Phua et al. 2015) zeigen, dass dem Tod auf der Intensivstation entweder eine vollumfängliche intensivmedizinische Behandlung, ein Verzicht lediglich auf kardiopulmonale Reanimation, ein Verzicht auf eine Eskalation der intensivmedizinischen Therapie („Withholding") oder ein Beenden der intensivmedizinischen Therapie („Withdrawal") vorausgeht. International besteht eine erhebliche Variabilität zwischen verschiedenen Ländern in der Beendigung der Therapie („Withdrawal"), sowohl zwischen Regionen als auch zwischen Ländern, verschiedenen Intensivstationen innerhalb eines Landes und verschiedenen Intensivmedizinern derselben Intensivstation (Mark et al. 2015).

Ärzte und Angehörige überschätzen gleichermaßen die Prognose von Intensivpatienten und unterschätzen die Mortalität (Douglas et al. 2017). Die Prognosesicherheit ist höher, wenn der Arzt oder die Pflegekraft von der Prognose überzeugt sind und wenn Prognosen von Arzt und Pflegekraft übereinstimmen (Detsky et al. 2017). Die meisten Intensivpatienten, die ein erhöhtes Risiko haben, zu versterben, leiden an unzureichend behandelten, belastenden Symptomen wie einem Delir, traumatischem Stress, Angst und Depression (Mercadante et al. 2018). Dyspnoe und Schmerz spielen ebenfalls eine große Rolle bei beatmeten Patienten (Schmidt et al. 2014). Eine möglichst frühe Integration von Palliativmedizin in die Intensivbehandlung ist somit notwendig, um Therapieziele korrekt zu definieren und sowohl die Patienten als auch ihre Angehörigen ganzheitlich zu unterstützen (Frontera et al. 2015; Adler et al. 2017; Wysham et al. 2017; Mercadante et al. 2018). Byock stellte dementsprechend bereits 2006 in einem integrativen Modell fest, dass die Intensivmedizin und die Palliativmedizin mit dem Retten oder Verlängern des Lebens sowie dem Lindern von Leid und dem Verbessern der Lebensqualität gemeinsame Ziele haben und diese lediglich unterschiedlich gewichten. Ein Bedarf an Palliative Care liegt geschätzt bei ca. 14–20 % aller Intensivpatienten vor (Hua et al. 2014). Auch für Überlebende nach intensivmedizinischer Behandlung ist die palliativmedizinische Behandlung bedeutsam (Baldwin et al. 2013). Proaktive palliative Interventionen auf der Intensivstation senken die Verweildauer auf der Intensivstation und erhöhen die Mortalität nicht (Aslakson et al. 2014).

Während die Integration von Palliativmedizin in die intensivmedizinische Behandlung mittlerweile Thema vieler wissenschaftlicher Arbeiten ist, wird die Rolle intensivmedizinischer Methoden, insbesondere der Beatmungsmöglichkeit, in der Palliativmedizin bislang nicht bewertet. Eine korrekt indizierte nichtinvasive oder invasive Beatmungstherapie kann nicht nur das Leben verlängern, sondern auch die Lebensqualität erhalten oder verbessern, wie am Beispiel der Amyotrophen Lateralsklerose gezeigt werden konnte (Bourke et al. 2006; Bourke und Steer 2016). Des Weiteren kann insbesondere die nichtinvasive Beatmung zur Behandlung von Dyspnoe, zur Ermöglichung des Transfers von der Intensiv- auf die Palliativstation sowie bei Patienten, bei denen keine Intubation erfolgen soll, eingesetzt werden. Diese Möglichkeit scheitert aber häufig an den Regularien auf der Palliativstation und im Hospiz, da an beiden Orten regelhaft eine Beatmungsmöglichkeit ausgeschlossen wird. Die Machbarkeit und der Nutzen der nichtinvasiven Beatmung in der Palliativmedizin sind somit noch nicht ausreichend belegt (Curtis et al. 2007; Bassani et al. 2008; Mercadante et al. 2009; Scala und Nava 2018). Wenn erwogen wird, eine Beatmungstherapie zu verlängern, muss unbedingt vermieden werden, damit nur Leid zu verlängern (Windisch et al. 2017). Dies ist im Einzelfall durchaus schwierig einzuschätzen.

Im folgenden Kapitel werden der aktuelle Bedarf an der Schnittstelle zwischen Intensiv- und Palliativmedizin in Deutschland begründet, die ethischen Grundsätze diskutiert und Vorschläge zur Gestaltung der Schnittstelle gemacht.

14.2 Rahmenbedingungen

Die palliative Behandlung intensivpflichtiger Patienten gewinnt in Deutschland rapide an Bedeutung. Wesentliche Umstände, die zu einer Zunahme der Zahl der Beatmungspatienten mit eingeschränkten Prognosen und hoher Symptomlast führen, sind:

14.2.1 Die Zunahme der Zahl chronisch kritisch-kranker Menschen

Intensivpatienten mit einer chronisch-progredienten Erkrankung überleben aufgrund verbesserter beatmungsmedizinischer Versorgung immer länger (Ishikawa et al. 2011; Mikesch 2009) und intensivmedizinische Behandlungsangebote senken auch die Mortalität schwerer akuter Erkrankungen. Die Patienten leiden in der Folge teils an schweren Störungen von Bewusstsein, Sprache, Kommunikation, höherer Hirnleistung, Wahrnehmung, Mobilität und Selbstversorgung sowie an Depression, Angst, abdominellen Symptomen, Schmerzen, Spastik und sozialer Isolation. Viele dieser Symptome sind einer palliativen Behandlung zugänglich (Veronese et al. 2015). Des Weiteren kann eine chronische Schluck-, Husten- und Ateminsuffizienz mit kontinuierlicher Abhängigkeit von intensivmedizinischen Maßnahmen und somit ein Zustand chronisch kritischer Krankheit vorliegen (Oehmichen und Manzeschke 2011). Nach Abschluss der intensivmedizinischen Behandlung ist dann oft eine außerklinische Intensivversorgung erforderlich (Mikesch 2009).

14.2.2 Die Ausweitung der Bettenkapazitäten in der Intensivmedizin

Die Intensivmedizin in Deutschland (Thattil et al. 2012) hat in den letzten Jahren eine massive Ausweitung der Bettenkapazitäten erfahren. Neben den klassischen intensivmedizinischen Krankheitsbildern werden Patienten mit einer sogenannten Critical-Illness-Polyneuropathie und/oder -Myopathie auf Intensiv- und Beatmungsstationen versorgt (Mehrholz et al. 2014). Bei diesen Erkrankungen handelt es sich um Sekundärerscheinungen schwerster intensi-

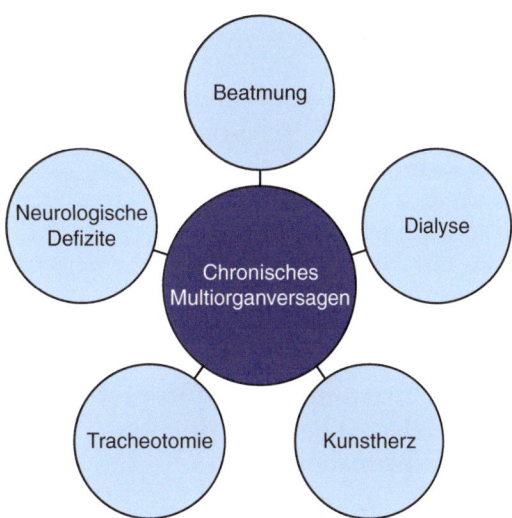

Abb. 14.1 Chronisches Multiorganversagen

vpflichtiger Erkrankungen aus anderen Fachgebieten, wie zum Beispiel der Inneren Medizin und der Chirurgie. Betroffene Patienten sind oft im höheren Lebensalter oder weisen eine erhebliche Multimorbidität auf. Diese entwickeln bei chronischem Multiorganversagen und in Kombination mit verschiedenen Organersatzverfahren wie Beatmung, Dialyse oder linksventrikulären Unterstützungsverfahren („Kunstherz"), häufig zusätzlich ein Delir und Störungen der höheren Hirnleistung (Wolters et al. 2014, Abb. 14.1). Nach überstandener Akutphase liegt die Letalität in weiterbehandelnden Weaningzentren aktuell bei ca. 20 % (Bonnici et al. 2016; Kahn et al. 2018).

14.2.3 Der zeitliche Verlauf unterschiedlicher intensivpflichtiger Erkrankungen

Neurologisch-neurochirurgische Erkrankungen weisen in Bezug auf ihren klinischen Verlauf und die daraus resultierende Versorgung deutliche Unterschiede zu Erkrankungen anderer Fachgebiete, wie z. B. internistisch-onkologischen Erkrankungen, auf. Bei akuten Erkrankungen des neurologisch-neurochirurgischen Fachgebietes kann es zu einer jahrzehntelangen Phase kommen, in der die

Erkrankung nicht fortschreitet (Frontera et al. 2015). Chronisch-progrediente Erkrankungen wie die Amyotrophe Lateralsklerose haben oft einen jahrelangen Verlauf. Es besteht dann über einen – verglichen mit onkologischen Erkrankungen – sehr langen Zeitraum ein hoher palliativmedizinischer Behandlungsbedarf (Groß et al. 2017; Abb. 15.1 „Bedarf an Palliative-Care im zeitlichen Verlauf" in Kap. 15.

14.3 Instrumente zur Integration der Palliativ- in die Intensivmedizin

Mittlerweile sind viele praktische Ansätze zur Integration der Palliativ- in die Intensivmedizin wissenschaftlich untersucht worden (Aslakson et al. 2014), von denen im Folgenden eine Auswahl geschildert wird:

1. Protokolle für das Symptommanagement am Lebensende
   Die Verwendung eines Protokolls für das Symptommanagement am Lebensende ist vermutlich effektiv, um den Patientenkomfort auch unter Entzug lebenserhaltender Maßnahmen zu gewährleisten und belastende Symptome zu reduzieren, ohne den Tod zu beschleunigen (Walling et al. 2008; Epker et al. 2015).
2. Palliativmedizinsche Schulung
   Die palliativmedizinische Schulung von Intensivärzten ist ratsam und führt zu einem höheren Wissensstand und Selbstvertrauen (Hurd und Curtis 2014; Krautheim et al. 2017). Die Schulung von Neurologen bzw. Ärzten in der Weiterbildung in Palliativmedizin, insbesondere im Führen von Bad-News-Gesprächen, in der Evaluation nichtmotorischer Symptome, Advance care planning, der Evaluation der den Patienten pflegenden Personen („Caregiver") und Palliative Care beim Schlaganfall wird empfohlen (Boersma et al. 2014; Robinson und Holloway 2017). Auch das Intensivpflegepersonal sollte in Palliative Care geschult werden: Die kommunikativen Fähigkeiten und die Fähigkeit zum Erkennen des Bedarfs an Palliative Care können hierdurch verbessert werden (Anderson et al. 2017).
3. Palliativmedizinische Konsultation
   Der Einsatz eines Palliativkonsiliardienstes und die Teilnahme eines Palliativmediziners an den täglichen Visiten senken die Intensivverweildauer, ohne dass damit mit einer erhöhten Mortalität assoziiert ist (Norton et al. 2007; Braus et al. 2016; Kyeremanteng et al. 2018). Die Integration eines palliativmedizinischen Konsiliardienstes senkt außerdem Behandlungskosten (Kyeremanteng et al. 2018). Auf der Neuro-Intensivstation können palliativmedizinische Konsile die Akzeptanz („Coping") und die Entscheidungsfindung fördern (Tran et al. 2017). Der Einsatz spezifischer Screeninginstrumente bezüglich der Indikation für die palliativmedizinische Konsultation auf der Intensivstation wird empfohlen, um die Utilisation intensivmedizinischer Ressourcen zu reduzieren und Patienten und ihren Familien die optimale palliativmedizinische Unterstützung zukommen zu lassen (Nelson et al. 2013; Jenko et al. 2015).
4. Ethikberatung
   Klinische Ethikberatung ist mittlerweile in vielen Krankenhäusern in Deutschland verfügbar, zumeist in Form eines klinischen Ethikkomitees (Schochow et al. 2015). Die Ethikberatung reduziert die Verweildauer auf der Intensivstation und erhöht die Zufriedenheit der Familien und der Behandler (Au et al. 2018).
5. Kommunikation
   Sehr bedeutsam für die ethische Entscheidungsfindung ist die Kommunikation, einerseits interdisziplinär zwischen Ärzten, Pflegekräften und anderen therapeutischen Disziplinen (Brooks et al. 2017) sowie andererseits mit den Patienten oder deren gesetzlichen Vertretern (Kon et al. 2016). Förderlich für die Kommunikation sind ein

Kommunikationstraining für Ärzte, frühzeitige Familienkonferenzen, interdisziplinäre Teamkonferenzen, die Verfügbarkeit von palliativmedizinischen Konsilen oder eines klinischen Ethikkomitees und eine supportive Kultur bezüglich Kommunikation und Ethik (Truog et al. 2008; Kon et al. 2016; Knies und Hwang 2016; Brooks et al. 2017; Rubin et al. 2017).
6. Kommunikation mit Angehörigen
„Über zwei Drittel der Angehörigen, die Patienten auf der Intensivstation besuchen, leiden an Symptomen von Angst und Depression (Pochard et al. 2001)." Wenn Intensivpatienten ihren Willen nicht mehr äußern können, wird meist ein Familienmitglied als gesetzlicher Vertreter in die Entscheidungsfindung mit einbezogen, was dieses zusätzlich psychisch belasten kann. Gute, strukturierte, proaktive Kommunikation ist zentral für die Zufriedenheit der Familien und die Umsetzung des Patientenwillens; ebenso sind eine angemessene, leise physische Umgebung und flexible Besuchszeiten förderlich (Lautrette et al. 2007; Kynoch et al. 2016; Quenot et al. 2017).

Für die frühe Familienkonferenz (<72 h) konnte eine Abnahme der Intensivliegedauer gezeigt werden, ohne dass die Mortalität zunahm (Aslakson et al. 2014). Strukturierte Kommunikationsinstrumente wiederum könnten die Dokumentation verbessern sowie die Beatmungs- und Intensivliegedauern und die Behandlungskosten senken (Oczkowski et al. 2016). Für die Kommunikation der Prognose gegenüber den mit der Entscheidungsfindung befassten Familienmitgliedern sind die Aufrichtigkeit, die emotionale Unterstützung, die Anpassung an die Bedürfnisse der Familie und das anschließende Überprüfen des Verständnisses essentiell. Zudem können die Verdeutlichung mittels Demonstration von Röntgenbildern und eventuell Nennung von Laborwerten, die „Konzeptualisierung der Kommunikation als iterativer Prozess mit früher Nennung der Möglichkeit des Versterbens und Spezifizierung bei Veränderung der klinischen Situation" sowie die Bestätigung der ärztlichen Prognose und die emotionale Unterstützung der Angehörigen durch andere Teammitglieder hilfreich sein (Anderson et al. 2015). Auch eine Broschüre über den Umgang mit dem Verlust eines Angehörigen könnte die Belastung der Angehörigen reduzieren. Kulturelle und religiöse Aspekte sind in der Kommunikation mit den Patienten und ihren Zugehörigen zu berücksichtigen (Hosking et al. 2000; Ankoney et al. 2005; McCormick 2013).

14.4 Prognosestellung und Behandlungsdauer in der Intensiv- und Beatmungsmedizin

Zwar ist die akkurate Kommunikation von Prognosen ethisch zwingend geboten, jedoch fehlt diesbezüglich für viele der Erkrankungen in der Intensivmedizin eine ausreichende Datenbasis (Bernat 2015), denn nur Studien, die akkurat und generalisierbar sind, sollten in die ethische Entscheidungsfindung einbezogen werden (Justice et al. 1999). Eine Studie aus Taiwan zeigte, dass Patienten mit einer Vorgeschichte der kardiopulmonalen Reanimation häufiger ein Konsil des Palliativteams erhielten als andere Intensivpatienten (Su et al. 2016). Die Etablierung weiterer qualitativ hochwertiger Entscheidungshilfen ist erforderlich (Muehlschlegel et al. 2015; Knies und Hwang 2016). Nicht nur das Alter des Patienten ist ein negativer prognostischer Faktor bezüglich des Outcomes der intensivmedizinischen Behandlung allgemein (Sim et al. 2015), auch schätzen erfahrenere Intensivmediziner die Prognosen der Patienten kritischer ein als ihre jüngeren Kollegen (Racine et al. 2010).

Grundsätzlich vermieden werden sollte die „Self-fulfilling Prophecy of poor Outcome", bei dem frühe Therapielimitationen das Outcome stärker negativ beeinflussen als der natürliche Erkrankungsverlauf (Rubin et al. 2017). Rocker et al. zeigten dementsprechend schon 2004, dass die Einschätzung des Intensivarztes, dass ein Patient eine Überlebenschance <10 % hat, ein stärkerer Prädiktor der Mortalität auf der Intensivstation war als der Schweregrad der Erkrankung, ein Organversagen oder ein Bedarf an Vasopressoren.

Andererseits sollte eine frühestmögliche Therapiezieländerung auf eine rein palliative Therapie erfolgen, wenn eine Intensivtherapie dem Patientenwillen nicht mehr entspricht. Hierfür ist eine möglichst frühe Erfassung des Willens des einwilligungsfähigen Patienten oder – bei nicht einwilligungsfähigen Patienten – des schriftlich verfassten (Patientenverfügung), mündlich geäußerten (Behandlungswünsche) oder mutmaßlichen Patientenwillens (allgemeine persönliche Einstellungen) erforderlich. Wenn zu einem bestimmten Zeitpunkt die intensivmedizinische Prognose noch nicht sicher abzuschätzen ist, kann möglicherweise schon angenommen werden, ob der Patient ein für ihn akzeptables Funktionsniveau erreichen wird (Abb. 14.2). Ergänzend muss bemerkt werden, dass leider viele Patientenverfügungen in der intensivmedizinischen Situation als nicht aussagekräftig einzuschätzen sind (Leder et al. 2015).

▶ **Wichtig** Bei der Erfassung des mutmaßlichen Patientenwillens helfen Fragen zu folgenden Themen:

- Familie und Rolle des Patienten in der Familie
- Freundeskreis und Rolle des Patienten im Freundeskreis
- Bedeutende Lebensereignisse
- Ziele und Prioritäten im Leben
- Hobbys und Beruf
- Persönlichkeit
- Weltanschauung und Religion
- Reaktion auf Belastungen
- Ängste und Situationen, die der Patient nie erleben wollte bzw. bewusst vermieden hat

Sollte der Patientenwille nicht ermittelbar sein, wird anhand von allgemeinen Wertvorstellungen zu Leben, Krankheit und Behandlung verfahren. Bei Patienten, die nie einwilligungsfähig waren (zum Beispiel aufgrund einer angeborenen schweren kognitiven Beeinträchtigung), muss das Patientenwohl konkret durch eine Bewertung des zu erwartenden Nutzens und Schadens ermittelt werden.

14.5 Strukturiertes Prognosegespräch

Das strukturierte Prognosegespräch verbindet als Instrument die Vorteile frühzeitiger Familienkonferenzen, strukturierter Kommunikationsinstrumente und der Integration eines palliativmedizinischen Konsiliardienstes. Außerdem dient es der oben diskutierten frühzeitigen Erfassung des mutmaßlichen Patientenwillens. Es sollte so

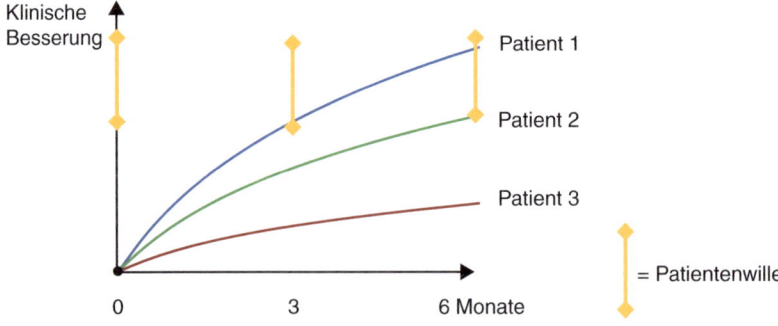

Abb. 14.2 Patientenwille als Zielkorridor der Behandlung bei unsicherer Prognose. *Patient 1* zeigt eine rasche klinische Besserung und es kann früh festgestellt werden, dass die Fortführung der Intensivtherapie in seinem Sinne ist. *Patient 2* zeigt eine mäßige klinische Besserung und es bleibt lange unklar, ob er ein für ihn akzeptables Funktionsniveau erreichen wird. Die Therapie muss daher über einen längeren Zeitraum fortgeführt werden. *Patient 3* zeigt nur eine geringfügige klinische Besserung. Schon früh ist klar, dass er kein für ihn akzeptables Funktionsniveau erreichen wird und es muss eine Therapiezieländerung zur Palliativtherapie hin erfolgen (Aus: Groß (2019) Neurologische Beatmungsmedizin)

Prognosegespräch

Erstgespräch ☐   Folgegespräch ☐

Teilnehmer	Beziehung zum Patienten, Funktion, Berufsgruppe

Dauer: ☐ Minuten
Erwartungen der gesetzlichen Vertreter / Angehörigen

Vollmacht: Ja ☐ Nein ☐   Betreuung: Ja ☐ Nein ☐ Beantragt ☐

Betreuungsverfügung: Ja ☐ Nein ☐   Patientenverfügung: Ja ☐ Nein ☐

Mutmaßlicher Wille
Allgemein
Pflegebedarf
Kommunikation
Bewusstseinszustand
Mobilität
Prognose
Neurologisch
Intensivmedizinisch
Palliativer Therapieansatz angesprochen   Ja ☐ Nein ☐
Vereinbarungen/Therapieziele/ToDo's

Konsens vorhanden bezüglich der Behandlungsstrategie:
Innerhalb des Behandlungsteams   Ja ☐ Nein ☐
Zwischen Arzt/Ärzten und gesetzlichem   Ja ☐ Nein ☐
Vertreter/gesetzlichen Vertretern
Kommentar/Erläuterung:

Folgegespräch wann?

Abb. 14.3 Strukturiertes Prognosegespräch. (Groß M für das Team des Evangelischen Krankenhauses Oldenburg 2017; mit freundlicher Genehmigung)

früh wie möglich nach Aufnahme auf der Intensivstation zwischen den behandelnden Intensivärzten und dem betroffenen Patienten oder seinen gesetzlichen Vertretern möglichst unter Anwesenheit eines Palliativmediziners durchgeführt werden. Die Planung des Gesprächs sollte unter Einbezug des Behandlungsteams erfolgen. Insbesondere sollten Inhalt und Intention des Gesprächs mit dem Behandlungsteam abgesprochen werden. Die Anwesenheit der zuständigen Pflegekraft ist zudem wünschenswert. Das Prognosegespräch wird bei schwerwiegenden Erkrankungsverläufen regelmäßig wiederholt (Abb. 14.3 für das Protokoll).

Auf der Grundlage dieses Protokolls kann eine Behandlungsstrategie festgelegt werden. Ein **Dissens zwischen rechtlichem Betreuer und Arzt** macht eine **gerichtliche Prüfung** notwendig, was allerdings nur sehr selten eintritt. Ein **Dissens innerhalb des Behandlungsteams** sollte wiederum **Anlass zu einer Ethikberatung** geben. Die exakte Dokumentation und verbindliche Umsetzung vereinbarter Therapierestriktionen sind für die korrekte Behandlung des Patienten entscheidend

14.6 Fazit

Die Konzepte der Intensivmedizin und Palliativmedizin sollten einander notwendigerweise ergänzen. Durch die Zunahme der kritisch kranken Menschen, die Ausweitung der Versorgungskapazitäten in der Intensivmedizin und den zeitlichen Verlauf unterschiedlicher intensivpflichtiger Erkrankungen entstehen ethische Spannungsfelder, aufgrund derer Instrumente zur Integration von Palliativmedizin und Intensivmedizin erforderlich sind. Diese Instrumente sollten strukturiert angewendet werden, möglichst früh und möglichst miteinander kombiniert. Dadurch können mögliche Konflikte in der alltäglichen Versorgung auf der Intensivstation vermieden werden. Diese Maßnahmen helfen, die Arbeitszufriedenheit des Personals und die Zufriedenheit der Patienten und ihrer Angehörigen zu steigern und neben entstehenden Kosten vor allem auch unnötiges Leid zu vermeiden.

Literatur

Adler K et al (2017) Integration of palliative care into Intensive care: Systematic review 66(9):660–666

Anderson WG et al (2015) A multicenter study of key stakeholders' perspectives on communicating with surrogates about prognosis in intensive care units. Ann Am Thorac Soc 12(2):142–152

Anderson WG et al (2017) Palliative care professional development for critical care nurses: a multicenter program. Am J Crit Care 26(5):361–371

Ankeny RA et al (2005) Religious perspectives on withdrawal of treatment from patients with multiple organ failure. Med J Aust 11–12:616–21

Aslakson R et al (2014) Evidence-based palliative care in the intensive care unit: a systematic review of interventions. J Palliat Med 17(2):219–235

Au SS et al (2018) Outcomes of ethics consultations in adult ICUs: a systematic review and meta-analysis. Crit Care Med 46(5):799–808

AWMF (2020) Erweiterte S3-Leitlinie Palliativmedizin für Patienten mit einer nicht-heilbaren Krebserkrankung. Langversion 2.2 - September 2020. AWMF-Registernummer: 128/001OL. https://www.awmf.org/uploads/tx_szleitlinien/128-001OLl_S3_Palliativmedizin_2020-09_02.pdf. Zugegriffen am 16.11.2020

Baldwin MR et al (2013) High burden of palliative needs among older intensive care unit survivors transferred to post-acute care facilities. A single-center study. Ann Am Thorac Soc 10(5):458–465

Bassani MA et al (2008) The use of noninvasive mechanical ventilation in the palliative care of a patient with metastatic thoracic sarcoma: case report

Bernat JL (2015) Observations on ethical issues in the neuro-ICU. Rev Bras Terapia Intens 20(2):205–209

Bloomer MJ et al (2010) End of life management of adult patients in an Australian metropolitan intensive care unit: a retrospective observational study. Aust Crit Care 23(1):13–19

Boersma I et al (2014) Palliative care and neurology - time for a paradigm shift. Neurology 83(6):561–567

Bonnici MD et al (2016) Prospective observational cohort study of patients with weaning failure admitted to a specialist weaning, rehabilitation and home mechanical ventilation centre. BMJ Open 6(3): e010025

Bourke SC, Steer J (2016) Practical respiratory management in amyotrophic lateral sclerosis: evidence, controversies and recent advances. Neurodegen Dis Manage 6(2):147–160

Bourke SC et al (2006) Effects of non-invasive ventilation on survival and quality of life in patients with amyotrophic lateral sclerosis: a randomised controlled trial. The Lancet Neurol 5(2):140–147

Braus N et al (2016) Prospective study of a proactive palliative care rounding intervention in a medical ICU. Intensive Care Med 42(1):54–62

British Thoracic Society Emergency Oxygen Guideline Development Group (2017) BTS Guideline for oxygen use in adults in healthcare and emergency settings. https://thorax.bmj.com/content/72/Suppl_1/ii1. Zugegriffen am 16.11.2020

Brooks LA et al (2017) Communication and decision-making about end-of-life care in the intensive care unit. Am J Crit Care 26(4):336–341

Burchardi H (2014) Intensive and palliative care medicine. From academic distance to caring affection. Med Klin Intensivmed Notfallmed 109(1):34–40

Byock I (2006) Improving palliative care in intensive care units: identifying strategies and interventions that work. Crit Care Med 34(11):302–305

Capuzzo M et al (2014) Hospital mortality of adults admitted to Intensive Care Units in hospitals with and without Intermediate Care Units: a multicentre European cohort study. Crit Care 18(5)1–15

Chemy NI, Radbruch L (2009) European Association for Palliative Care (EPAC) recommended framework for the use of sedation in palliative care. Palliat Med 23(7):581–593

Clemes KE und Klaschik E (2008) Therapeutic doses of morphine were effective and safe in the management of dyspnoea in ALS patients. Eur J Neurol 15(5):445–450

Cooke CR et al (2010) Predictors of time to death after terminal withdrawal of mechanical ventilation in the ICU. Chest 138(2):289–297

Collins N et al (2006) End-of-life care in the intensive care unit: the Irish Ethicus data. Crit Care Resusc 8(4)315–320

Curtis JR et al (2007) Noninvasive positive pressure ventilation in critical and palliative care settings: understanding the goals of therapy. Crit Care Med 35(3):932–939

Detsky ME et al (2017) Discriminative accuracy of physician and nurse predictions for survival and functional outcomes 6 months after an ICU admission. Jama 317(21):2187–2195

Deutsche Gesellschaft für Palliativmedizin (2015) Palliativmedizin für Patienten mit einer nicht heilbaren Krebserkrankung

Douglas SL et al (2017) Differences in predictions for survival and expecta. Res Rev J Nurs Health Sci 3(3):74

Epker JL et al (2015) An observational study on a protocol for withdrawal of life-sustaining measures on two non-academic intensive care units in The Netherlands: few signs of distress, no suffering? Pain Symptom Manag 50(5):676–684

Esteban A et al (2001) Withdrawing and withholding life support in the intensive care unit: a Spanish prospective multi-centre observational study. Intensive Care Med 27(11):1744–1749

Frontera JA et al (2015) Integrating palliative care into the care of neurocritically ill patients: a report from the improving palliative care in the ICU Project Advisory Board and the Center to Advance Palliative Care. Crit Care Med 43(9):1–25

Groß M et al (2017) Palliative Intensivmedizin versus intensive Palliativmedizin bei neurologischen Erkrankungen. Gepflegt Durchatmen (38): 37–40. https://www.heimbeatmung.com/fileadmin/user_upload/Fachzeitung/GD38ONLINE.pdf. Zugegriffen am 16.11.2022

Grunauer M und Mikesell C (2018) A review of the integrated model of care: an opportunity to respond to extensive palliative care needs in pediatric intensive care units in under-resourced settings. Front Pediatr 6(3):1–9

Ho KM und Liang J (2004) Withholding and withdrawal of therapy in New Zealand intensive care units (ICUs): a survey of clinical directors. Anaesth Intensive Care. 32(6):781–786

Hosking M et al (2000) Cultural attitudes towards death and dying: a South African perspective. Palliat Med 14(5):437–439

Hua MS et al (2014) Estimates of the need for palliative care consultation across United States intensive care units using a trigger-based model. Am J Respir Crit Care Med 189(4):428–436

Hurd C und Curtis JR (2014) Education about palliative care in the intensive care unit: rediscovering opportunity. J Grad Med Educ 6(1):167–169

Ishikawa Y et al (2011) Duchenne muscular dystrophy: survival by cardio-respiratory interventions

Jenko M et al (2015) Facilitating palliative care referrals in the intensive care unit: a pilot project. Dimens Crit Care Nurs 34(6):329–339

Jox RJ et al (2009) Limiting life-sustaining treatment in German intensive care units: A multiprofessional survey. J Crit Care 25(3):413–419

Justice AC et al (1999) Assessing the generalizability of prognostic information. Ann Intern Med 130(6):515–524

Kahn JM et al (2018) Variation in mortality rates after admission to long-term acute care hospitals for ventilator weaning. J Crit Care 46:6–12

Knies AK und Hwang DY (2016) Palliative care practice in neurocritical care. Semin Neurol 36(6):631–641

Kon AA et al (2016) Shared decision-making in intensive care units. Executive summary of the American College of Critical Care Medicine and American Thoracic Society Policy Statement. Am J Respir Crit Care Med 193(12):1334–1336

Kranidotis G et al (2010) End-of-life decisions in Greek intensive care units: a multicenter cohort study. Crit Care 14(6):1–9

Krautheim V et al (2017) Self-confidence and knowledge of German ICU physicians in palliative care – a multicentre prospective study. BMC Palliat Care 16(1):1–8

Kyeremanteng K et al (2018) The impact of palliative care consultation in the ICU on length of stay: a systematic review and cost evaluation. J Intensive Care Med 33(6):346–353

Kynoch K et al (2016) The effectiveness of interventions to meet family needs of critically ill patients in an adult intensive care unit: a systematic review update. JBI Database Syst Rev Implement Rep 14(3):181–234

Lautrette A et al (2007) A communication strategy and brochure for relatives of patients dying in the ICU. N Engl J Med 356(5):469–478

Leder N et al (2015) The validity of advance directives in acute situations – a survey of doctors' and relatives' perceptions from an intensive care unit. Deutsches Ärzteblatt Int 112(43):723–729

Lee YL et al (2018) A retrospective study of end-of-life care decisions in the critically ill in a surgical intensive care unit. Indian J palliat Care 24(1):17–24

Lesieur O et al (2015) Withholding or withdrawal of treatment under French rules: a study performed in 43 intensive care units. Ann Intensive Care 5(1):1–12

Mark NM et al (2015) Global variability in withholding and withdrawal of life-sustaining treatment in the intensive care unit: a systematic review. Intensive Care Med 41(9):1572–1585

McCaroll CM (2018) Increasing access to palliative care services in the intensive care unit. Dimens Crit Care Nurs 37(3):180–192

McCormick AJ (2013) Buddhist ethics and end-of-life care decisions. J Soc Work End Life Palliat Care 9(2–3):209–225

Mehrholz J et al (2014) The General Weakness Syndrome Therapy (GymNAST) study: protocol for a cohort study on recovery on walking function. BMJ Open 24(10):1–6

Mercadante S et al (2009) Noninvasive ventilation for the treatment of dyspnea as a bridge from intensive to end-of-life care. J Pain Symptom Manage 38(3):5–7

Mercadante S et al (2018) Palliative care in intensive care units: why, where, what, who, when, how. BMC Anaesthesiol 18(1):1–6

Mikesch M (2009) Invasive and non-invasive ventilation in conflict with best palliative care in severe COPD. Wien Med Wochenschr 159(23–24):599–603

Muehlschlegel S et al (2015) Decision aids and shared decision-making in neurocritical care: an unmet need in our NeuroICUs. Neurocrit Care 23(1):127–130

Nelson JE et al (2013) Choosing and using screening criteria for palliative care consultation in the ICU: a report from the Improving Palliative Care in the ICU (IPAL-ICU) Advisory Board. Advisory Board. Crit Care Med 41(10):2318–2327

Norton SA et al (2007) Proactive palliative care in the medical intensive care unit: effects on length of stay for selected high-risk patients. Crit Care Med 35(6):1530–1535

Oczkowski SJ et al (2016) Communication tools for end-of-life decision-making in the intensive care unit: a systematic review and meta-analysis. PLoS One 11(4):1–21

Oehmichen F und Manzeschke A (2011) Ein besonderer Zustand als Folge der Intensivmedizin: Chronisch kritisch-krank. Dtsch Arztebl 108:1730–1732

Phua J et al (2015) Withholding and withdrawal of life-sustaining treatments in intensive care units in Asia. JAMA Intern Med 175(3):363–371

Pochard F et al (2001) Symptoms of anxiety and depression in family members of intensive care unit patients: ethical hypothesis regarding decision-making capacity. Crit Care Med 29(10):1893–1897

Prendergast J et al (1998) A national survey of end-of-life care for critically ill patients. Am J Respir Crit Care Med 158(4):1163–1167

Quenot JP et al (2017) What are the ethical issues in relation to the role of the family in intensive care? Ann Transl Med 5(4):1–7

Racine E et al (2010) Profiles of neurological outcome prediction among intensivists

Raj R et al (2018) Costs, outcome and cost-effectiveness of neurocritical care: a multi-center observational study. Crit Care 22(1):1–10

Robinson MT, Holloway RT (2017) Palliative care in neurology. Mayo Clin Proc 92(10):1592–1601

Rocker G et al (2004) Clinician predictions of intensive care unit mortality. Crit Care Med 32(5):1149–1154

Rubin M et al (2017) Intersection of prognosis and palliation in neurocritical care. Curr Opin Crit Care 23(2):134–139

Scala R und Nava S (2018) NIV and palliative care

Schmidt M et al (2014)Unrecognized suffering in the ICU: addressing dyspnea in mechanically ventilated patients. Intensive Care Med 40(1):1–10

Schochow et al (2015) Implementation of clinical ethics consultation in German hospitals. Sci Eng Ethics 25(4):985–991

Sim YS et al (2015) Mortality and outcomes in very elderly patients 90 years of age or older admitted to the ICU

Su WH et al (2016) Outcomes of palliative care team consultation for ventilator withdrawal from terminally ill patients in the intensive care unit*

Thattil R et al (2012) Intensive care capacities in Germany: provision and usage between 1991 and 2009. Respir Care 60(3):347–355

Tran LN et al (2017) Palliative care consultations in the neuro-ICU – a qualitative study

Truog RD et al (2008) Recommendations for end-of-life care in the intensive care unit: a consensus statement by the American College of Critical Care Medicine. Crit Care Med 36(3):953–963

Van der Heide A et al (2003) End-of-life decision-making in six European countries: descriptive study. Lancet 362(9381):345–350

Veronese S et al (2015) Specialist palliative care improves the quality of life in advanced neurodegenerative disorders: NE-PAL, a pilot randomised controlled study. BMJ Support Palliat Care 7(2):164–172

Walling AM et al (2008) Assessment of implementation of an order protocol for end-of-life symptom management. J Palliat Med 11(6):857–865

Windisch W et al (2017) S2k-Leitlinie Nichtinvasive und invasive Beatmung als Therapie der chronischen respiratorischen Insuffizienz. https://www.awmf.org/uploads/tx_szleitlinien/020-008l_S2k_NIV_Nichtinvasive_invasive_Beatumung_Insuffizienz_2017-10-verlaengert.pdf. Zugegriffen am 16.11.2020

Wolters AE et al (2014) Long-term outcome of delirium during intensive care unit stay in survivors of critical illness: a prospective cohort study. Crit Care 18(3):1–7

Wysham NG et al (2017) Improving intensive care unit-based palliative care delivery: a multi-center, multidisciplinary survey of critical care clinician attitudes and beliefs. Care Med 45(4):1–14

Palliativmedizin und Rehabilitation

15

Marcus Pohl und Martin Groß

Inhaltsverzeichnis

15.1　Überblick 177
15.2　**Palliativmedizin in der Rehabilitation** 178
15.3　**Rehabilitation in der Palliativmedizin** 180

Literatur 183

15.1　Überblick

Laut WHO Technical Report 668/1981 (WHO 1981) gelten als Rehabilitation „alle Maßnahmen, die Auswirkungen von Behinderung reduzieren und behinderte Menschen in Bezug auf ihre soziale Integration fördern. Rehabilitative Interventionen sollen nicht nur dem von Behinderung betroffenen Menschen helfen, sich an sein Umfeld anzupassen, sondern finden auch in seinem direkten Umfeld und in der Gesellschaft statt. Die Betroffenen, ihre Familien und die Gemeinschaft, in der sie leben, sollten in die Planung der Rehabilitation einbezogen werden."

M. Pohl (✉)
Vamed Klinik Schloss Pulsnitz, Pulsnitz, Deutschland
e-mail: marcus.pohl@vamed-gesundheit.de

M. Groß
Klinik für Neurologische Intensivmedizin und Frührehabilitation und Interdisziplinäres Palliativzentrum, Evangelisches Krankenhaus Oldenburg, Oldenburg, Deutschland
e-mail: martin.gross@evangelischeskrankenhaus.de

Rehabilitation ist somit nicht nur für Patienten vorgesehen, die sich im Verlauf bessern, sondern sollte allen Patienten grundsätzlich zur Verfügung stehen. Nicht nur gibt es eine größere Überlappung zwischen der rehabilitativen und der palliativen Patientenklientel (Brassil et al. 2019), auch sind viele Ziele der Rehabilitation, wie zum Beispiel die Förderung der Teilhabe, eine sinnvolle Ergänzung der Ziele der Palliativmedizin, beispielsweise Verbesserung der Lebensqualität und Linderung von Leid (Santiago-Palma und Payne 2001; Wittry et al. 2018). Außerdem sind die Arbeitsweise der Rehabilitation und die der Palliativmedizin im stationären Rahmen als interdisziplinäre Teamarbeit mit ärztlicher Koordination und regelmäßiger, patientenbezogener Teambesprechung analog (Santiago-Palma und Payne 2001; Barawid et al. 2015).

Rehabilitation und Palliativmedizin sind also keine einander widersprechenden, sondern einander ergänzende medizinische Prinzipien, deren Ausgestaltung grundsätzlich in zweierlei Weise erfolgen kann: Erstens als Palliativmedizin im rehabilitativen Setting (I) und zweitens als Rehabilitation im palliativen Setting (II). Diese beiden Konstellationen gewinnen rapide an Bedeutung, da Palliativmedizin und Rehabilitation sowie die Schnittstelle beider Disziplinen gleichermaßen durch die Alterung der Gesellschaft, die zunehmende Multimorbidität, längeres Überleben vieler Krankheitszustände und Technisierung der Medizin gefordert sind.

(I) Immer schwerere und komplexere Erkrankungen werden mit resultierenden schweren Behinderungen bis hin zur chronisch kritischen Krankheiten mit dauerhaftem Bedarf an Überwachung oder lebenserhaltenden Technologien überlebt. Als Folge der resultierenden Zunahme protrahierter intensivmedizinischer Verläufe findet sich eine Kapazitätssteigerung hochspezialisierter Intensiv-, Beatmungs- und Monitoringstationen der neurologisch-neurochirurgischen Frührehabilitation (Groß et al. 2019), auf denen zunehmend multimorbide Patienten mit Critical-Illness-Polyneuropathie-/Myopathie versorgt werden (Schmidt und Rollnik 2016). Parallel kommt es zu einem zunehmenden Bedarf an pneumologischen und anästhesiologischen Beatmungsentwöhnungs("Weaning-")plätzen, auf denen ebenfalls rehabilitative, auf Teilhabe gerichtete Behandlungsaspekte eine Rolle spielen (Schönhofer et al. 2014, Schönhofer 2019). Die Patienten auf solchen Spezialstationen haben häufig initial unklare Prognosen und protrahierte Verläufe, welche die frühe Integration der Palliativmedizin ins rehabilitative Setting erforderlich machen (Groß 2020).

(II) Es ist zu erwarten, dass die Palliativmedizin für Nichttumorpatienten zukünftig erheblich an Bedeutung gewinnen wird. Insbesondere neurologische und pädiatrische Patienten haben im stationären wie im ambulanten Setting langwierige Verläufe, bei denen trotz fortschreitender Erkrankung immer wieder rehabilitative Aspekte in den Vordergrund rücken. Als Beispiel sei die Amyotrophe Lateralsklerose als prinzipiell infauste Erkrankung mit hohen Ansprüchen an die Hilfsmittelversorgung erwähnt. Hinzu kommt insbesondere bei neurologischen Erkrankungen die oft schwierige Prognosestellung: Es muss also auch der Tatsache Rechnung getragen werden, dass Patienten aus einem palliativen Setting dauerhaft oder zeitweise in ein rehabilitatives Setting zurückkehren.

15.2 Palliativmedizin in der Rehabilitation

Aufgrund der in Kap. 1 geschilderten demografischen und epidemiologischen Entwicklungen kommt es innerhalb der rehabilitativen Disziplinen zu einer Zunahme palliativer Fragestellungen. Einerseits kann durch Rehabilitation die Mortalität verschiedener Erkrankungen wie zum Beispiel des Schlaganfalls (Chen et al. 2017; Hsieh et al. 2018) oder der COPD (Nakahara et al. 2016) gesenkt werden, andererseits ist die Mortalität in einzelnen Bereichen der Rehabilitation hoch, wie zum Beispiel in der neurologisch-neurochirurgischen Frührehabilitation (NNFR). Bei der NNFR handelt es sich um die Phase B der neurologischen Rehabilitation, in der die Patienten einen hohen Grad der Abhängigkeit in allen Aktivitäten haben und oft an schwerwiegenden Lähmungen oder Bewusstseinsstörungen leiden. Es soll im Folgenden daher exemplarisch auf die neurologische Frührehabilitation eingegangen werden. Nicht nur liegt in der NNFR eine hohe Mortalität von ca. 10 %, bei beatmeten Patienten sogar >20 % vor (Pohl et al. 2016; Schmidt et al. 2018), auch haben weitere Konstellationen wie die hohe Symptomlast, komplexe Prognosen und lindernde Therapieziele wie Sekretreduktion Ähnlichkeiten mit der Palliativmedizin.

Prognose in der neurologisch-neurochirurgischen Frührehabilitation (NNFR)

Die Prognose ist gerade in der NNFR zu Anfang oft unklar, erst im Verlauf zunehmend eindeutiger. Aus verschiedenen Gründen, wie fehlender Verbesserung der Teilhabe, fehlender oder unzureichender Verbesserung der Selbständigkeit und unzureichender Reduktion der Pflegebedürftigkeit, muss vom Behandlungsteam die Frage nach der Notwendigkeit einer Änderung des Therapiezieles aufgeworfen werden. Oder aber es wird anhand der im zeitlichen Verlauf steigenden

Prognosesicherheit klar, dass mittels kurativer Therapie kein mit dem Patientenwillen in Einklang stehendes Therapie Verlauf nicht mehr mit dem kurativem Behandlungsansatz gedeckt sein, wenn die Prognose erreicht werden kann. Dies kann dazu führen, dass die Therapie von einem kurativen in ein palliatives Ziel der Behandlung von Patienten in der NNFR geändert wird.

Änderung des Therapieziels
2/3 aller Verstorbenen in der NNFR versterben nach Änderung des Therapiezieles (Pohl et al. 2016). Bei Änderung des Therapiezieles rücken Elemente der Palliativmedizin zunehmend in das Behandlungskonzept der neurologisch-neurochirurgischen (Früh-)Rehabilitation. Dies kann von einer Therapielimitation bezüglich spezieller Maßnahmen, mittels derer für den Patienten kein Therapieziel erreicht werden kann (z. B. DNR-Order), bis hin zu einer Therapiebeendigung mit völligem Verzicht auf jegliche nicht palliativ wirksame Medikation, künstliche Ernährung, Flüssigkeitszufuhr, maschinelle Beatmung oder Dialyse reichen.

Wie entsteht die Entscheidung zur Änderung des Therapiezieles in der neurologischen Rehabilitation?
In aller Regel ist die Entscheidung zu einer Therapiezieländerung prozesshaft. Der Wunsch nach Therapiezieländerung entsteht beim Patienten, den Angehörigen und dem Behandlungsteam oft nicht gleichermaßen parallel. Vielmehr müssen diese Wünsche aktiv formuliert und mit allen Beteiligten besprochen werden. Strukturierte Prognosegespräche können helfen, den Prozess der Entscheidungsfindung transparent zu machen und abzukürzen (Groß et al. 2019).

Implementierung von Palliativmedizin und Ethikkomitees in der neurologischen Rehabilitation
Wichtige Argumente dafür, die Palliativmedizin an dem Ort einzusetzen, an dem der Patient sich befindet, sind, dass das Team die getroffene Entscheidung trägt und der Patient bei den vertrauten Personen bleiben kann. Da in vielen Facheinrichtungen zudem keine Finanzierbarkeit von Palliativstationen gegeben ist, ist der Verlegungspfad auf eine Palliativstation einrichtungsintern oft nicht realisierbar. In solchen Fällen muss Palliativkompetenz zum Patienten gebracht werden, beispielsweise durch ein Palliativteam (Groß et al. 2019). Palliativteams bestehen in aller Regel aus Mitarbeitern verschiedenen Berufsgruppen der Rehabilitation (Pflegekräfte, Therapeuten, Ärzte). Leider werden auch diese Palliativteams in der Regel – mit Ausnahme der Implementierung von Palliativdiensten in Krankenhäusern der Akutversorgung, welche über Abteilungen für NFR verfügen – nicht von den Krankenkassen finanziert. Der Dialog mit den Kostenträgern ist allerdings empfehlenswert. Eine Kontinuität der Verfügbarkeit der Palliativteams zu sichern, erfordert eine Freistellung der Mitarbeiter für Palliativaufgaben, was im Klinikalltag schwer zu realisieren sein kann.

Alternativ kann der Patient auch zur Palliativmedizin gebracht werden (z. B. Verlegung auf eine Palliativstation). Dort sind eine sehr hohe palliativmedizinische Kompetenz und die Abrechnungsmöglichkeiten der Palliativbehandlung gegeben, allerdings besteht vor allem bei nicht ausreichender Kommuniktaion das Risiko, dass bei Patient und Angehörigen das Gefühl der Verlegung auf eine „Sterbestation" bzw. beim Patienten das Gefühl, „alleine gelassen zu werden", entsteht. Zudem kann das rehabilitative Behandlungsteam das Gefühl entwickeln, die Behandlung nicht abgeschlossen zu haben.

Fast alle Einrichtungen der NNFR haben ein Ethikkomitee, welches von Einrichtung zu Einrichtung unterschiedlich zusammengesetzt ist. Während die Etablierung relativ einfach ist, wird die konkrete Umsetzung durch organisatorische Gründe wie Zeitknappheit und die Tatsache, dass vom Team Empfehlungen, da als von außen kommend empfunden, nur teilweise angenommen werden. Entscheidende Vorteile sind die externe Kontrolle, Verbesserung der Rechtssicherheit von Entscheidungen und – bei Veröffentlichung des Therapiezieländerungsprozesses – Transparenz.

Formale Probleme bei der Anwendung von Palliativmedizin in der neurologischen Rehabilitation
Bei Schwinden des Rehabilitationsauftrages mit Wechsel zur Palliativmedizin endet in aller Regel formal der Behandlungsauftrag für Patienten in der neurologischen Rehabilitation. Eine Abrechnung der palliativmedizinischen Leistungen ist – mit Ausnahme der Erbringung im Akutkrankenhaus – oft nicht möglich. Damit ist es sinnvoll, eine einzelfallbezogene Kostenklärung mit dem Kostenträger durchzuführen.

15.3 Rehabilitation in der Palliativmedizin

Angesichts zunehmender Akzeptanz der Palliativmedizin sowohl bei den Akteuren des Gesundheitssystem als auch in der Allgemeinbevölkerung sowie zunehmend besserer Evidenz für rehabilitative Methoden in der Palliativmedizin schlugen Cheville et al. 2017 erstmalig eine Definition der „palliativen Rehabilitation" vor:

„(…) palliative rehabilitation is function-directed care delivered in partnership with other clinical disciplines and aligned with the values of patients who have serious and often incurable illnesses in contexts marked by intense and dynamic symptoms, psychological stress, and medical morbidity to realize potentially time-limited goals."

Die in Kap. 1 beschriebenen epidemiologischen Entwicklungen werden zukünftig zu einer weiteren Steigerung des Bedarfs an palliativer Rehabilitation führen, die daher schon jetzt in der Palliativmedizin konzeptuell berücksichtigt werden sollte. Rehabilitation von Palliativpatienten kann deren psychische Situation, Lebensqualität und Teilhabe verbessern und die Belastung ihrer pflegenden Angehörigen reduzieren (Barawid et al. 2015). Im Folgenden die Prinzipien der palliative Rehabilitation bei verschiedenen Gruppen von Erkrankungen beschrieben und Möglichkeiten der Koordination von Rehabilitation und Palliative Care skizziert.

Onkologische Erkrankungen
Die wissenschaftliche Literatur, die die Rehabilitation im palliativen Kontext behandelt, bezieht sich überwiegend auf onkologische Erkrankungen. Sowohl die Rehabilitation als auch die Palliativmedizin werden als fester Bestandteil einer integrativen Onkologie begriffen (Silver et al. 2015). „Beeinträchtigungen bei Patienten mit fortgeschrittenen Krebserkrankungen resultieren häufig aus Bettruhe, Dekonditionierung sowie neurologischen und muskuloskelettalen Komplikationen der Krebsbehandlung", was wiederum in „Schwäche, Schmerzen, Fatigue und Atemnot" resultiert. Je besser die körperliche Funktionsfähigkeit und Selbständigkeit, desto besser sind die Lebensqualität und desto niedriger ist die Belastung der pflegenden Angehörigen („Caregiver", Santiago-Palma und Payne 2001). Gemeinsame Ziele der Palliativmedizin und der Rehabilitation sind die Besserung der durch die onkologische Erkrankung oder durch die Therapie verursachten Symptome und der gesundheitsbezogenen Lebensqualität sowie die Reduktion der Belastung der pflegenden Angehörigen („Caregiver"). Patientenzentrierung und gemeinsame Entscheidungsfindung („shared decsion making") sind beiden Disziplinen gemein (Silver et al. 2015; Raj et al. 2017). Als Methoden der Rehabilitation bei onkologischen Palliativpatienten werden motorische Übungsprogramme, Physiotherapie, Ergotherapie, multimodale Rehabilitationsprogramme, rehabilitative Konsiliardienste und ambulante Rehabilitation diskutiert (Kasven-Gonzalez et al. 2010; Cheville et al. 2017; Wittry et al. 2018; Hall et al. 2019). Übungsprogramme und rehabilitative Interventionen können Luftnot, Schmerzen, Fatigue, Stimmung, Selbständigkeit, Teilhabe und Lebensqualität palliativer onkologischer Patienten verbessern (Kasven-Gonzalez et al. 2010; Raj et al. 2017; Wittry et al. 2018; Hall et al. 2019). Hall et al. konnten 2019 in einem systematischen Review insbesondere die Wirksamkeit einer multimodalen Rehabilitation in Kombination mit ernährungsmedizinischen Interventionen nachweisen. Die ausgeprägteste Verbesserung wurde in den Bereichen der physischen Ausdauer und der Depressivität erreicht. Während die stationäre Durchführung von

palliativer Rehabilitation durch Konsiliardienste als häufigste Anwendungsform beschrieben wird, ist die Evidenz für ambulante Rehabilitationsprogramme bei onkologischen Palliativpatienten am besten (Cheville et al. 2017).

Neurologische Erkrankungen
Neurologische Erkrankungen unterscheiden sich in zwei Aspekten wesentlich von Erkrankungen anderer Fachbereiche:

Erstens kann der Verlauf neurologischer Erkrankungen in vielen Fällen Jahre, ja sogar Jahrzehnte andauern, in denen kontinuierlich, intermittierend oder am Ende der Lebensspanne des Patienten Bedarf an Palliative Care vorliegen kann (Abb. 15.1). Dies gilt sowohl für akute Erkrankungen mit resultierenden schweren neurologischen Schädigungsbildern als auch für chronisch-progrediente Krankheitsbilder.

▶ **Wichtig** Palliative Care ist bei neurologischen Erkrankungen von der Diagnose bis zum Tod erforderlich, sodass der Begleitung des Patienten über sehr lange Zeiträume hohe Bedeutung zukommt.

Zweitens ist das klinische Spektrum neurologischer Erkrankungen äußerst facettenreich: Als Symptome können strukturelle Epilepsien, vegetative Störungen, Spastik und andere Störungen des Muskeltonus, Ataxien, Bewusstseinsstörungen, Schmerzen, Dysästhesien, Beeinträchtigungen der Sensibilität und Wahrnehmung, Beeinträchtigungen der Kommunikation und der Sprache, Störungen der höheren Hirnleistung, psychiatrische Symptome sowie Störungen des Schluckens, Hustens und Atmens auftreten. Die Störungen des Schluckens, Hustens und Atmens können lebensbedrohlichen Charakter haben. Als Beispiel sei das breite Spektrum der belastenden, teils lebensbedrohlichen Symptome und der durch diese bedingten diversen Therapieoptionen mit daraus resultierenden Notwendigkeiten klinischer Entscheidungen bei der Amyotrophen Lateralsklerose genannt (Abb. 15.2).

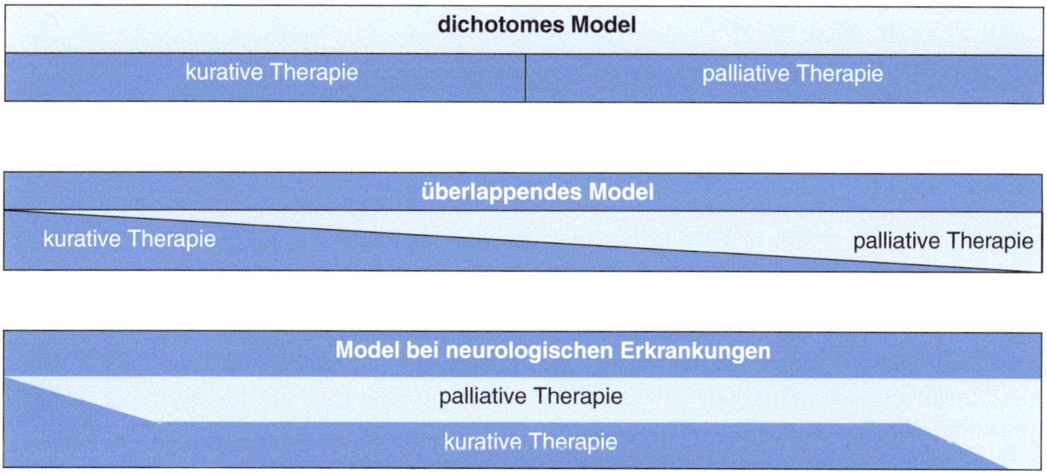

Abb. 15.1 Bedarf an Palliative-Care im zeitlichen Verlauf. (Modifiziert aus: Keller, Fachpflege Außerklinische Intensivpflege, 1. Auflage 2017 ©Elsevier GmbH, Urban & Fischer, München; mit freundlicher Genehmigung)

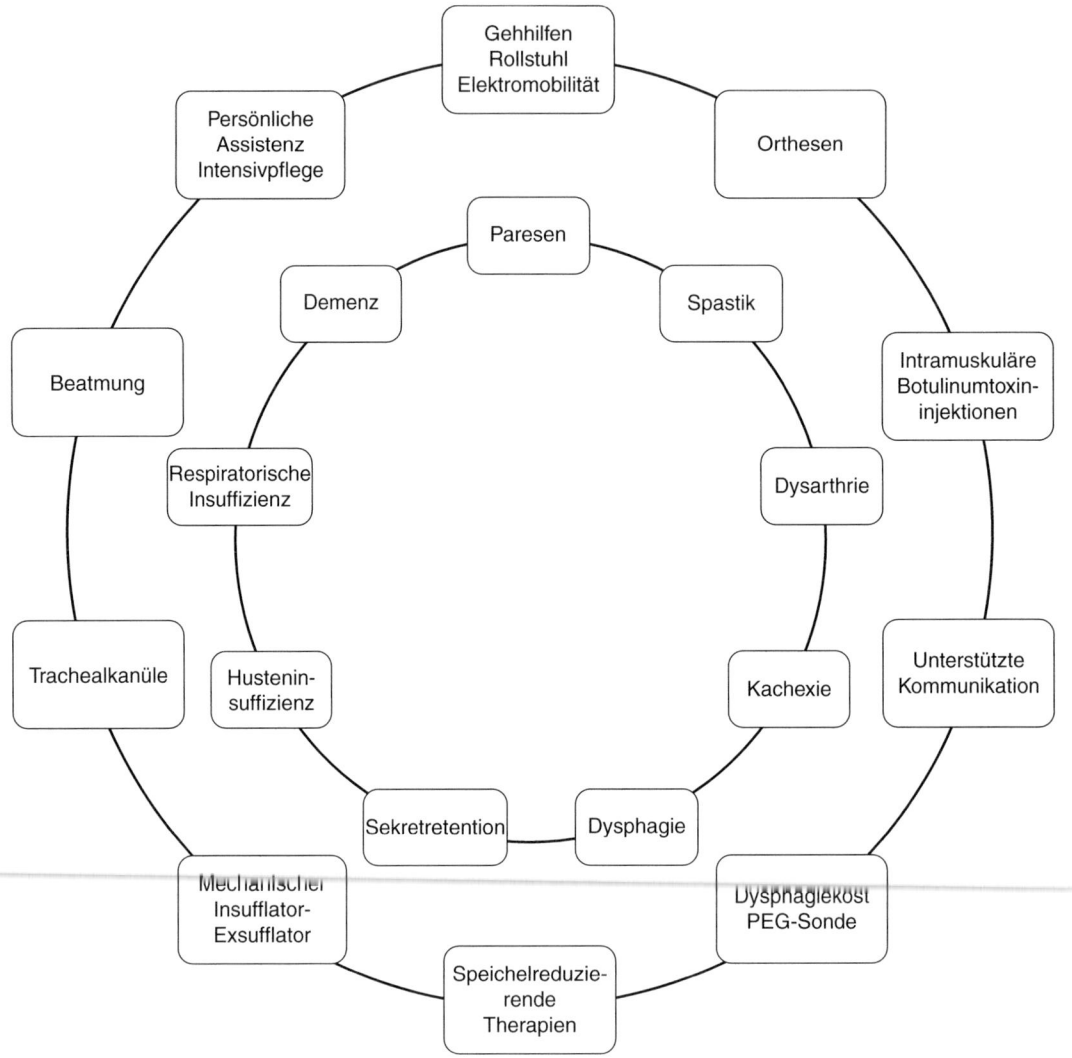

Abb. 15.2 Symptome und Therapieoptionen bei Amyotropher Lateralsklerose

Bei der Amyotrophen Lateralsklerose haben einzelne Therapien wie die Beatmungstherapie sowohl palliativmedizinisch und rehabilitativ relevante Effekte (Verbesserung der Dyspnoe) als auch rehabilitativ (Verbesserung von Teilhabe) als auch intensivmedizinisch relevante (Lebensverlängerung) Effekte mit dem zentralen Ziel der Verbesserung der Lebensqualität (Bourke et al. 2006; Summ und Groß 2019; Groß 2020). Die Grenzen zwischen Palliativmedizin, Rehabilitation und Intensivmedizin müssen somit durchlässig gestaltet werden.

▶ **Wichtig** Bei neurologischen Erkrankungen in der Palliativmedizin sollte weder die Fachlichkeit noch die Haltung des Behandlers über die Art der Behandlung entscheiden, sondern die optimale Teilhabe, Lebensqualität und Symptomlinderung für den Patienten im Mittelpunkt stehen.

Hierfür sind eine umfassende Erfahrung des Behandlers mit der Erkrankung seines Patienten, eine frühzeitige und vorausschauende Planung, die Kenntnis aller Therapieoptionen zum Beispiel durch Schulung in Palliative Care für Neurologen oder Schulung in Neurologie für Palliativmediziner sowie ein medizinische Fachbereiche übergreifendes und intersektoral effektiv arbeitendes Netzwerk erforderlich (Rabkin et al. 2013; Oliver et al. 2016; Brizzi et al. 2019; Seeber et al. 2019; Thurn et al. 2019; Walter et al. 2019).

Nichtonkologische internistische Erkrankungen
Zur Rehabilitation von Palliativpatienten mit nichtonkologischen internistischen Erkrankungen liegen wenig wissenschaftliche Erkenntnisse vor. Bei der COPD beispielsweise kann die frühe Integration von Rehabilitation und Palliative Care in die Behandlung das Outcome von Patient und Angehörigen verbessern(Janssen und McCormick 2014; Maddocks et al. 2017). Integrative Konzepte können von der Implementierung von Advance Care Planning in der Rehabilitation bis hin zur Übungstherapie auf der Palliativstation reichen.

Koordination von Rehabilitation und Palliative Care (CRPC)
Der Koordination von Rehabilitation und Palliative Care (CRPC) kommt zunehmend Bedeutung zu (Timm et al. 2018). Strukturell, organisatorisch und professionell entstehen Herausforderungen, die regional unterschiedlich gelöst werden müssen.
- Ambulante Patienten, deren Krankheits von der Definition der Palliativmedizin erfasst wird, also lebensbedrohlich ist (WHO 2002), können mit dem Ziel auf Rehabilitationsstationen aufgenommen werden, dort einzelne Krankheitsaspekte oder die Teilhabe zu verbessern.
- Palliativstationen haben Rehabilitationsstationen analoge Strukturen wie das interdisziplinäre, ärztlich koordinierten Teamarbeit und die regelmäßigen patientenbezogenen Teamkonferenz. Sie stellen daher sogar ein besonders geeignetes Setting für rehabilitative Interventionen wie den koordinierten Einsatz von Logopädie, Ergotherapie, Physiotherapie, Psychologie und anderen Therapiebereichen oder für die Anpassung von Hilfsmitteln dar, z.B. für Unterstützte Kummonikation oder Spezialrollstühle.
- Wenn eine ambulante Therapie möglich ist, können rehabilitative Maßnahmen auch von Spezialambulanzen koordiniert werden..

Literatur

Barawid E et al (2015) The benefits of rehabilitation for palliative care patients. Am J Hosp Palliat Care 32(1):34–43

Bourke SC et al (2006) Effects of non-invasive ventilation on survival and quality of life in patients with amyotrophic lateral sclerosis: a randomised controlled trial. Lancet Neurol 5(2):140–147

Brassil ME et al (2019) Top ten tips palliative care clinicians should know about physical medicine and rehabilitation. J Palliat Med 23(1):129–135

Brizzi K et al (2019) Integration of a palliative care specialist in an amyotrophic lateral sclerosis clinic: observations from one center. Muscle Nerve 60(2):137–140

Chen CM et al (2017) Effects of transferring to the rehabilitation ward on long-term mortality rate of first-time stroke survivors: a population-based study. Arch Phys Med Rehabil 98(12):2399–2407

Cheville AL et al (2017) Integrating function-directed treatments into palliative care. PM R 9(9S2):S335–S346

Groß (2020) Neurologische Beatmungsmedizin. Springer, Heidelberg

Groß et al (2019) Beatmung in neurologischen Organisationseinheiten in Deutschland. Nervenarzt 90(10): 1037–1044

Hall CC et al (2019) Combined exercise and nutritional rehabilitation in outpatients with incurable cancer: a systematic review. Support Care Cancer 27(7): 2371–2384

Hsieh CY et al (2018) Effect of rehabilitation intensity on mortality risk after stroke. Arch Phys Med Rehabil 99(6):1042–1048

Janssen DJ, McCormick JR (2014) Palliative care and pulmonary rehabilitation. Clin Chest Med 35(2):411–421

Kasven-Gonzalez N et al (2010) Improving quality of life through rehabilitation in palliative care: case report. Palliat Support Care 8(3):359–369

Maddocks M et al (2017) Palliative care and management of troublesome symptoms for people with chronic obstructive pulmonary disease. Lancet 390(10098):988–1002

Nakahara Y et al (2016) Mortality-reducing effect of rehabilitation for COPD: observational propensity-matched cohort study using a nationwide database. Respir Care 61(11):1497–1504

Oliver DJ et al (2016) A consensus review on the development of palliative care for patients with chronic and progressive neurological disease. Eur J Neurol 23(1):30–38

Pohl M et al (2016) Course of rehabilitation in early neurological/neurosurgical rehabilitation. Results of a 2014 multi-center evaluation in Germany. Nervenarzt 87(6):634–644

Rabkin J et al (2013) Tracheostomy with invasive ventilation for ALS patients: neurologists' roles in the US and Japan. Amyotroph Lateral Scler Frontotemporal Degener. 14(2):116–123

Raj VS et al (2017) Palliative care and physiatry in the oncology care spectrum: an opportunity for distinct and collaborative approaches. Phys Med Rehabil Clin N Am 28(1):35–47

Santiago-Palma J, Payne R (2001) Palliative care and rehabilitation. Cancer 92(4 Suppl):1049–1052

Schmidt SB, Rollnik JD (2016) Critical illness polyneuropathy (CIP) in neurological early rehabilitation: clinical and neurophysiological features. BMC Neurol 16(1):256

Schmidt SB et al (2018) Factors influencing weaning from mechanical ventilation in neurological and neurosurgical early rehabilitation patients. Eur J Phys Rehabil Med 54(6):939–946

Schönhofer B (2019) WeanNet: Das Netzwerk pneumologischer Weaningzentren. Pneumologie 73(02):74–80

Schönhofer B et al (2014) S2k-Leitlinie „Prolongiertes Weaning". https://www.awmf.org/uploads/tx_szleitlinien/020-015l_S2k_Prolongiertes_Weaning_2019_09_1.pdf. Zugegriffen am 07.04.2020

Seeber AA et al (2019) Advance care planning in progressive neurological diseases: lessons from ALS. BMC Palliat Care 18(1):50

Silver JK et al (2015) Cancer rehabilitation and palliative care: critical components in the delivery of high-quality oncology services. Support Care Cancer 23(12):3633–3643

Summ O, Groß M (2019) Rehabilitation bei Amyotropher Lateralsklerose. Nervenheilkunde 38(05):249–256

Thurn T et al (2019) Physicians' attitudes toward end-of-life decisions in amyotrophic lateral sclerosis. Amyotroph Lateral Scler Frontotemporal Degener 20(1–2):74–81

Timm H et al (2018) Coordinating rehabilitation and palliative care. Ugeskr Laeger 180(7): V05170395, 2–5

Walter HAW et al (2019) The role of palliative care in chronic progressive neurological diseases-a survey amongst neurologists in the Netherlands. Front Neurol 9:1157

WHO (1981) WHO Technical report series 668/1981. https://apps.who.int/iris/bitstream/handle/10665/40896/WHO_TRS_668.pdf?sequence=1&isAllowed=y. Zugegriffen am 07.04.2020

WHO (2002) Definition of palliative care. https://www.who.int/cancer/palliative/definition/en/. Zugegriffen am 07.04.2020

Wittry SA et al (2018) The value of rehabilitation medicine for patients receiving palliative care. Am J Hosp Palliat Care 35(6):889–896

Lebenserhaltende Technologien

Anette Weigel

Inhaltsverzeichnis

16.1	Einführung	185
16.2	**Chronisch kritische Krankheit**	186
16.3	**Entscheidungsfindung und ethische Aspekte**	189
16.4	**Vitalparametermonitoring in der Palliativmedizin**	190
16.5	**Lebenserhaltende Therapien in der Palliativmedizin**	191
16.6	**Atmungstherapeuten und Palliative Care**	192
16.7	**Implementierung von lebenserhaltenden Technologien auf der Palliativstation**	193
16.8	**Terminale Dekanülierung und terminales Weaning/Diskonnektion vom Respirator**	194
16.9	**Fazit**	195
	Literatur	195

16.1 Einführung

Die Zunahme chronischer, lange andauernder, komplexer Krankheitszustände in Verbindung mit einer fortschreitenden Technisierung in Medizin und Pflege bedingt eine zunehmende Zahl der multimorbiden Patienten, welche sowohl im ambulanten als auch im stationären Bereich verschiedene Fachdisziplinen mit entsprechender Expertise benötigen. Zunehmend kommt es daher auch zur Anwendung von lebenserhaltenden apparativen Technologien, welche den Ausfall von Organen oder lebenswichtigen Körperfunktionen kompensieren. Hierzu gehören zum Beispiel die Dialyse, die Versorgung mit linksventrikulären Unterstützungssystemen (LVAD), die Tracheotomie und die Langzeitbeatmung. Oft ist während der Anwendung ein Vitalparameter-Monitoring erforderlich. Im Falle der dauerhaften Abhängigkeit von Überwachung oder apparativen Technologien wird von „chronisch kritischer Krankheit" gesprochen (Oehmichen und Manzeschke 2011).

Die Lebensqualität chronisch kritisch-kranker Menschen kann gut sein und wird durch Außenstehende systematisch unterschätzt (Lulé et al. 2019). Der aufgeklärte, entscheidungsfähige Patient, seine Bevollmächtigten oder seine Betreuer sehen unter Umständen andere Notwendigkeiten in Bezug auf Therapieentscheidungen als seine Behandler der

A. Weigel (✉)
Therapiezentrum, Evangelisches Krankenhaus
Oldenburg, Oldenburg, Deutschland
e-mail: anette.weigel@evangelischeskrankenhaus.de

verschiedenen Fachbereiche und Berufsgruppen. Die gemeinsame Entscheidungsfindung („shared decision making") dient dazu, letztlich die sinnvollen, durch den Patienten, Bevollmächtigten oder Betreuer und möglichst auch das interdisziplinäre Behandlungsteam getragenen Therapieverfahren zu finden.

Lebenserhaltende apparative Therapien und Überwachungstechnologien gehören innerhalb der Palliativmedizin zu den am kritischsten diskutierten Themen. Die zunehmende Technisierung der Medizin mit Zuwachs der Patientenzahlen in den Bereichen der Dialyse, der Versorgung mit linksventrikulären Unterstützungssystemen (LVAD), der Tracheotomie und der außerklinischen Beatmung erfordert von der Palliativmedizin neue Strategien im Umgang mit zentralen Fragen, auf die kategorische Antworten zunehmend unzureichend scheinen:

- Für welche Patienten sind Therapien nützlich, indem sie Lebensqualität erhalten/verbessern und das Leben verlängern, und für welche Patienten eher schädlich, indem sie nur das Leiden verlängern?
- Sollen lebenserhaltende Technologien und apparative Überwachung auf der Palliativstation eingesetzt werden?
- Wann sollten apparative Therapien eingeleitet, wann und wie sollten sie beendet werden?

Dieses Kapitel widmet sich möglichen Wegen zum Umgang mit diesen Fragestellungen.

16.2 Chronisch kritische Krankheit

„Chronisch kritisch-kranke Menschen sind dauerhaft von lebenserhaltenden Technologien (wie zum Beispiel Tracheotomie oder apparative Beatmung) oder apparativer Überwachung abhängig. Um lebensbedrohliche Situationen zu vermeiden, sind ärztliche oder pflegerische Interventionen erforderlich, deren genauer Zeitpunkt und deren genaues Ausmaß im Voraus nicht bestimmt werden kann. Deswegen ist auch eine sofortige Einsatzbereitschaft von Pflegekräften und/oder Ärzten Rund-um-die-Uhr erforderlich (Oehmichen und Manzeschke 2011; Gemeinsamer Bundesausschuss 2019)". Chronisch kritisch-kranke Menschen stellen einen Sonderfall in der Palliativmedizin dar, da sie einerseits aufgrund einer „weit fortgeschrittenen Erkrankung und einer begrenzten Lebenserwartung" (Deutsche Gesellschaft für Palliativmedizin - DGP ohne Veröffentlichungsdatum) Palliativpatienten sind, andererseits aber oft einen sehr langsamen Krankheitsverlauf haben können.

Typische Beispiele für Interventionen bei chronisch kritisch kranken Patienten sind die Tracheotomie beim überwachungspflichtigen Patienten sowie die lebenserhaltende außerklinische Beatmung, auf die im Folgenden detaillierter eingegangen werden soll. Betroffene haben bei angemessener medizinischer Therapie und guter sozialer Einbindung oft eine gute Lebensqualität, die von Außenstehenden (auch Fachpersonal!) systematisch unterschätzt wird (Lulé et al. 2019). Die Betroffenen werden in Abhängigkeit vom notwendigen Versorgungsumfang zu Hause über das Arbeitgebermodell mit persönlicher Assistenz, zu Hause mit Hilfe der ambulanten 1:1-Intensivpflege, in ambulanten Intensivpflege-Wohngemeinschaften, in stationären Intensivpflegeeinrichtungen oder Einrichtungen zur aktivierenden Langzeitpflege (neurologische Rehabilitation Phase-F) versorgt. Bei der Planung der Versorgungsform sollte der zu erwartende Verlauf mit ggf. erforderlicher Aufstockung der Betreuungsstunden bei progredienten Erkrankungen mit einbezogen werden.

Die Palliativversorgung von chronisch kritisch-kranken Menschen sollte in Zusammenarbeit mit dem für die entsprechende lebenserhaltende Therapie zuständigen Zentrum erfolgen. Bei Vorliegen einer außerklinischen Beatmung ist die langfristige Anbindung an ein Zentrum mit entsprechender Expertise erforderlich. Zu den Aufgaben von Beatmungszentren gehören Einstellung, Kontrollen und Optimierung der Beatmungstherapie sowie Notaufnahme des Patienten im Falle einer Verschlechterung. Zudem fungieren die Zentren als Ansprechpartner für das außerklinische Pflegeteam und den behandelnden niedergelassenen Arzt (Windisch et al.

2017). Ansprechpartner für linksventrikuläre Unterstützungssysteme („Kunstherzen") sind in der Regel am implantierenden Maximalversorger in der zuständigen Spezialambulanz oder außerhalb der Ambulanzzeiten auf den kardiochirurgischen Intensivstationen zu finden.

Die Zahl außerklinisch beatmeter Patienten ist in den letzten Jahren stark angestiegen, was im Zusammenspiel mit häufig massiven Komorbiditäten kardialer, infektiologischer und neurologischer Genese zu einem exponentiellen Anstieg der stationären Aufnahmen dieser Patienten geführt hat (Karagiannidis et al. 2018). Die Zahl außerklinisch intensivpflegeabhängiger Patienten wird aktuell auf bis zu 30000 geschätzt, wobei die außerklinische Intensivpflegeabhängigkeit durch Tracheotomie oder Beatmung begründet sein kann (Rosseau 2017). Der Übergang von außerklinischer zu klinischer Versorgung und umgekehrt ist nicht flächendeckend einheitlich organisiert, obwohl dies eindeutig notwendig ist. Eine frühe palliativmedizinische Anbindung von Patienten in der außerklinischen Intensivpflege kann die Entscheidungsfindung fördern, zur Linderung von Leid beitragen und helfen, unnötige Krankenhausaufenthalte zu vermeiden.

Chronisch kritisch-kranke Menschen werden in Zukunft zunehmend spezielle Anforderungen an die palliativmedizinischen Versorgungsstrukturen stellen. Palliativmedizinische Therapieziele können neben der Linderung von Leid (z. B. Luftnot) auch die Optimierung der Langzeitversorgung durch frühzeitige Anbindung und Vernetzung entsprechender Versorgungsstrukturen sein. Zudem kann die Optimierung von Teilhabe und Lebensqualität durch bisher eher in der Rehabilitation verortete Methoden (z. B. Optimierung der Hilfsmittelversorgung mittels unterstützter Kommunikation, Umfeldsteuerung, Elektromobilität) ein Therapieziel sein.

▶ **Wichtig** Integrative Methoden, bei denen palliativmedizinische, intensivmedizinische und rehabilitative Prinzipien zu Anwendung kommen, sind für die Versorgung chronisch kritisch-kranker Menschen erforderlich.

Das Vorhandensein einer lebenserhaltenden Technologie sollte kein grundsätzliches Ausschlusskriterium zu einer gewünschten, palliativen Versorgung darstellen. An dieser Stelle folgt eine kurze Beschreibung verschiedener lebenserhaltende Technologien mit denen Patienten außerklinisch versorgt sein können.

Dialyse:
Nierenersatz kann als Hämodialyse, Hämofiltration, Hämodiafiltration und Peritonealdialyse zu Hause, ambulant an einer spezialisierten Praxis oder im Krankenhaus erfolgen. Bei der Dialyse ersetzt die Diffusion von Stoffen über eine semipermeable Membran die Blutreinigungsfunktion der Niere, während bei der Hämofiltration dem Blut Plasmaflüssigkeit entzogen und durch eine Elektrolytlösung ersetzt wird. Die Hämodiafiltration kombiniert beide Verfahren. Die Indikationen sind das akute und das chronische Nierenversagen. Kontinuierliche Nierenersatzverfahren kommen im Rahmen einer Intensivtherapie zum Einsatz, wenn Schwankungen des Volumenstatus vermieden werden sollen. Die Peritonealdialyse wird in Deutschland selten angewandt. Wenn im Hospizsetting eine intermittierende Dialyse beendet wird, tritt der Tod bei einer primären Nierenerkrankung im Mittel innerhalb von 7 Tagen, bei Patienten mit einer sekundären Nierenerkrankung im Mittel innerhalb von 14 Tagen ein (O'Connor et al. 2013). Die Überlebenszeit von Intensivpatienten, bei denen Nierenersatzverfahren beendet werden, sind deutlich kürzer.

Herzunterstützungssysteme:
Am verbreitetsten sind linksventrikuläre Unterstützungssysteme (Left ventricular assist devices, LVAD), die das Blut durch eine Impeller-Pumpe aus dem linken Ventrikel in die Aorta pumpen. Der Impeller-Pumpe wird Energie über ein externes, akkubetriebenes Kontrollgerät mittels einer in den Körper eintretenden sogenannten Driveline zugeführt (Abb. 16.1). Die Akkus müssen regelmäßig aufgeladen und gewechselt werden und die Eintrittsstelle der Driveline muss so steril wie möglich verbunden werden. Der Einsatz erfolgt beim Linksherzversagen vorübergehend bis zur Erholung („bridge to recovery"), bis zur Herztransplantation („bridge to transplant") oder als dauerhafte Therapie („destination therapy"). Ziel der Therapie ist, dass Patienten mit einem

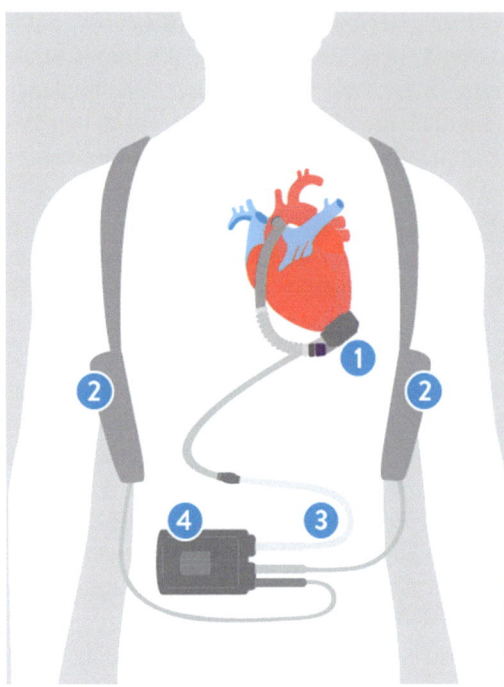

Abb. 16.1 LVAD (Modell Heart Mate 3™) **1** LVAD-Pumpe, **2** Akkus, **3** Driveline, **4** Controller. (Mit freundlicher Genehmigung der Abbott Medical GmbH)

LVAD viele Aktivitäten des täglichen Lebens wie zum Beispiel Sport oder Reisen wieder ausüben können. Wichtige Komplikationen sind Drivelineinfektionen, Blutungsereignisse aufgrund der erforderlichen Antikoagulation, thrombembolische Ereignisse und Pumpenthrombosen.

▶ **Wichtig** Nach bewusster Abschaltung oder Ausfall des LVAD tritt nicht immer sofort der Tod ein; es verbleibt oft noch eine linksventrikuläre Restfunktion mit resultierender Vita minima. Bei Abschaltung des LVAD ist auf eine Desaktivierung der sehr lauten (!) Alarmfunktion zu achten.

Tracheotomie

Eine Tracheotomie kann aus verschiedenen Gründen erforderlich sein: Aufgrund einer Sekretretention infolge einer Speichelaspiration, einer Hustenstörung oder der Kombination beider Ursachen (Groß 2020), einer Veränderung von Menge, Konsistenz oder Transport des Bronchialsekrets, einem Weaningversagen, einer anderen Indikation zur invasiven Langzeitbeatmung (Windisch et al. 2017) sowie einer Erkrankung des Hals-Nasen-Ohren-ärztlichen Fachgebiets. Es wird zwischen Punktionstracheotomie (welche schnell bettseitig auf der Intensivstation erfolgen kann und vor allem für eine passagere Versorgung geeignet ist) und chirurgischer Tracheotomie mit epithelisiertem Stoma als sicheren Zugang für die Langzeitversorgung unterschieden. Auf dem Markt steht ein großes Sortiment aus konventionellen und im Einzelfall auch maßangefertigten Trachealkanülen in unterschiedlichen Größen, Längen und Neigungswinkeln sowie aus verschiedenen Materialien und mit verschiedenen Funktionen zur Verfügung. Hier gilt es, die richtige Kanüle zur patientenindividuellen Indikation und Situation auszuwählen. Eine endoskopische Lagekontrolle wird empfohlen. Bei Sekretretention oder Störungen der Atemleitung z. B. durch Engstellen/Stenosen der Atemwege kann die Entfernung der Trachealkanüle schnell zum Tod führen. Die endgültige Entfernung einer Trachealkanüle im Rahmen der Palliativmedizin erfordert daher ärztliche Präsenz und intensive Betreuung, ähnlich wie bei der Beendigung einer lebenserhaltenden Beatmung, da ähnlich intensive Dyspnoesituationen auftreten können (siehe unten, „Beatmung").

Beatmung

Bei der Beatmung wird durch Applikation von zwei verschiedenen Druckniveaus im Wechsel Atemgas in die Lunge hinein und wieder hinaus bewegt. Es ist zu unterscheiden zwischen nichtinvasiver Beatmung (in der Regel über eine Maske) und invasiver Beatmung über einen Endotrachealtubus oder ein Tracheostoma (siehe vorheriger Abschnitt). Maschinelle Beatmung dient der Erholung der erschöpften Atempumpe durch teilweise oder vollständige Übernahme der muskulären Atemarbeit und dadurch auch zu einer Reduktion des Sauerstoffbedarfes der Atemmuskulatur, in der Folge nimmt die Atemfrequenz ab und die empfundene Dyspnoe sinkt. Durch das Erreichen einer verbesserten Belüftung (Ventilation) der Lunge verbessert oder normalisiert sich der pulmonale Gasaustausch. Außerdem verbessern sich weitere klinische Zeichen der respiratorischen Insuffizienz wie Dyspnoe, Tagesschläfrigkeit sowie kognitive und psychische Beeinträchtigungen. Bei der Beatmungsindikation wird zwischen akuter und chronischer, respiratorischer Insuffizienz unterschieden, wobei es sich bei der akuten, respiratorischen Insuffizienz häufig um einen kurzfristigen Zustand handelt, welcher meist an einem Intensivrespirator und auf einer Intensivstation therapiert wird.

Patienten mit akuter, respiratorischer Insuffizienz benötigen in der Regel nur vorübergehend im Rahmen der Akutintensivtherapie eine Beatmung, bis die der akuten, respiratorischen Insuffizienz zugrunde liegende Erkrankung behandelt ist. Wenn keine Indikation für eine außerklinische Beatmung vorliegt, sollten Patienten frühzeitig von der Beatmung entwöhnt werden, um Komplikationen wie Pneumonien zu vermeiden.

Die chronische, respiratorische Insuffizienz, die für die Palliativmedizin von größerer Bedeutung ist, bezeichnet einen längerfristigen Zustand mit der Notwendigkeit von außerklinischer Beatmung über ein Heimbeatmungsgerät. Der Übergang von akuter zu chronischer respiratorischer Insuffizienz kann dabei fließend sein. Bei der außerklinischen Beatmung kann zwischen lebenserhaltender (>16 Stunden pro Tag) und nicht lebenserhaltender -vor allem nächtlicher- Beatmung unterschieden werden. Die außerklinische Beatmung sollte in einem Zentrum für außerklinische Beatmung eingeleitet und kontrolliert werden (Windisch et al. 2017). Jedoch ist eine Zertifizierung dieser Zentren für außerklinische Beatmung noch nicht etabliert und zudem werden die meisten Patienten mit Tracheostoma oder invasiver Beatmung überhaupt nicht aus spezialisierten Weaningzentren oder Einrichtungen der neurologisch-neurochirurgischen Frührehabilitation entlassen, sondern gelangen direkt von Akutintensivstationen in die außerklinische Intensivpflege. Kommentar/Hinweis: Bitte das nächste Wort ebenfalls löschen (aus unbekanntem Grund nicht möglich)! Beatmung. Außerklinische Beatmung kann sehr unterschiedliche Ziele haben, die von der Verbesserung der Schlafqualität und damit des Tagesbefindens über die Linderung von Dyspnoe bis hin zur Verlängerung des Lebens reichen. Somit kann auch die Beendigung einer Beatmungstherapie sehr unterschiedliche Konsequenzen haben, die von einer zunächst kaum merklichen Verschlechterung des Befindens bis hin zum raschen Versterben in akuter respiratorischer Insuffizienz reichen kann. Unter außerklinischer Beatmung sollten Lebensqualität, Teilhabe und Mobilität (auch außerhalb der Wohnung) erhalten oder verbessert und Komplikationen und Klinikaufenthalte vermieden werden. Bei neuromuskulären Erkrankungen mit Atempumpenschwäche (z. B. Amyotrophe Lateralsklerose – ALS) sowie bei Patienten mit fortgeschrittener chronisch-obstruktiver Atemwegserkrankung (COPD) belegen Studien, dass sich korrekt indizierte und effektiv angepasste außerklinische Beatmung positiv auf Atemnot, Lebenserwartung und Lebensqualität auswirkt (Bourke et al. 2006; Köhnlein et al. 2014; Bourke und Steer 2016).

▶ **Wichtig** Während es bei der akutmedizinischen Beatmung darum geht, das Leben des Patienten zu erhalten, und dazu die Akzeptanz der Beatmung (ggf. auch medikamentös) erreicht werden muss, müssen bei der außerklinischen Beatmung der Beatmungszugang und die Beatmungsparameter an den Patienten adaptiert werden, um seine Lebensqualität und Teilhabe langfristig stabilisieren und verbessern zu können.

16.3 Entscheidungsfindung und ethische Aspekte

Der langfristigen Behandlung mit lebenserhaltenden Technologien wie LVAD, Beatmung oder Dialyse liegen entweder der chronisch-progrediente Verlauf einer Grunderkrankung oder der Folgezustand eines Akutereignisses zugrunde. In beiden Fällen ist dem Einleiten und Fortführen dieser Behandlung meist ein komplexer Entscheidungsprozess mit wiederholten Gesprächen mit dem Patienten, Bevollmächtigten und/oder Betreuern vorangegangen. Die Entscheidung darüber, wann eine Maßnahme beendet werden soll, sollte möglichst vor deren Beginn erfolgen und verschriftlicht werden, um mögliche Komplikationen oder kognitiven Beeinträchtigungen im Verlauf Rechnung tragen zu können. Der Einsatz lebenserhaltender Technologien bedarf einer sehr engmaschigen Re-Evaluation durch die Behandelnden, in die ggf. auch nonverbale Signale des Patienten wie Angst oder Abwehrhandlungen einbezogen werden müssen. Eine begonnene Therapie sollte regelmäßig daraufhin überprüft werden, ob sie weiterhin indiziert ist, d.h. ein Therapieziel definiert werden kann, und ob sie dem Patientenwillen entspricht und seine Lebensqualität erhält oder verbessert. Sobald apparative lebenserhaltende Verfahren nicht (mehr) im Sinne des Patientenwillens sind, sie nicht zum Erhalt oder zur Verbesserung der Lebensqualität beitragen oder sogar Leiden verlängern, sind sie zu beenden. In diesem Fall kann grundsätzlich eine Beschränkung („Withholding"), Veränderung (Abrücken von physiologischen Zielparametern bei Beatmung und Sekretmanagement zugunsten subjektiven Wohlbefindens) oder Beendigung („Withdrawal") therapeutischer Maßnahmen erfolgen.

Methodenspektrum. Ein durchgängiges Vitalparametermonitoring ist auf Palliativstationen weder möglich noch sinnvoll. Bei formal überwachungspflichtigen Patienten sollte eine Aufklärung über die Risiken des Verzichts auf das Vitalparametermonitoring erfolgen, wenn diese auf der Palliativstation aufgenommen werden sollen (Beispiel siehe unten, „Einwilligung").

Die Durchführung eines Monitorings während Eingriffen oder die pulsoxymetrische Erfassung der Sauerstoffsättigung bei neuromuskulären Erkrankungen im Rahmen des Sekretmanagements können jedoch auch auf Palliativstationen gerechtfertigt sein.

> **Beispiel Einwilligung**
> Ich möchte auf der Palliativstation des … Krankenhauses behandelt werden. Auf dieser Station gibt es kein kontinuierliches Patientenmonitoring von Vitalparametern. Mir ist bewusst, dass dies in meiner gesundheitlichen Situation ein Risiko darstellt, eine unerwünschte Komplikation zu erleiden, die nicht rechtzeitig erkannt und behandelt wird und die so meinen Zustand weiter verschlechtern, zu einer erhöhten Symptomlast oder sogar zum Tode führen kann. Ich bin über diesen Umstand umfänglich informiert worden. Hiermit erkläre ich mein Einverständnis, dieses Risiko einzugehen.

16.4 Vitalparametermonitoring in der Palliativmedizin

Die Verkürzung von ärztlichen und pflegerischen Reaktionszeiten auf die Veränderung vegetativer Parameter gehört zum intensivmedizinischen und intensivpflegerischen

In Bezug auf Beatmung und endotracheales Absaugen nehmen Patienten mit Einschränkungen in der Kommunikation bzw. Motorik (z. B. die Beatmungsmaske nicht selbständig entfernen oder den Tubusadapter nicht wieder aufstecken können) eine besondere Rolle ein. Um das Risiko potenziell schädigender oder gar lebensbedrohlicher Situationen trotz fehlender, zentraler Monitorüberwachung zu minimieren, muss in Abhängigkeit von den örtlichen Gegebenheiten und Möglichkeiten über geeignete Maßnahmen entschieden werden: z. B. Erhöhung der Alarmlautstärke am Beatmungsgerät, engmaschige Kontrollgänge, eine offene Tür oder ein Zimmer im zentralen Bereich in der Nähe zum Pflegepersonal. Hinzu kommen technische Möglichkeiten wie für schwerstgelähmte Patienten adaptierte Kommunikationshilfen, Umfeldsteuerungen und Klingelsysteme. Die Integration von speziellen Tastern in ein bestehendes Klingelsystem ist technisch komplex und bedarf einer umfassenden Planung. Die Nutzung von einfacheren und unabhängigeren Systemen wie z.B. Funkgong oder Babyphone sollte im Einzelfall geprüft werden.

16.5 Lebenserhaltende Therapien in der Palliativmedizin

Palliativmedizinische Behandlung und der Einsatz lebenserhaltender Technologien sind kein grundsätzlicher Widerspruch. Die Durchführung lebenserhaltender Therapien im palliativen Setting wird allerdings kontrovers diskutiert. Da Tracheotomie, invasive- und nichtinvasive außerklinische Beatmung besonders komplexe und zunehmend häufiger angewandte Beispiele lebenserhaltender Therapien sind, soll auf diese im Folgenden näher eingegangen werden.

Auf Palliativstationen für Erwachsene ist die Behandlung von Patienten mit vorhandenem Tracheostoma, sowie invasiver- oder nichtinvasive Beatmung über ein Heimbeatmungsgerät nicht regulär vorgesehen und teilweise sogar völlig ausgeschlossen, wenngleich diese Patienten im Sinne von Symptomlinderung und Verbesserung der Lebensqualität erfolgreich behandelt werden könnten. Verfügen Nicht-Palliativstationen über ein Palliativkonzept, ist auch bei Therapiezieländerung in Richtung eines rein palliativen Therapieziels die Verlegung von Patienten mit Trachealkanüle oder Heimbeatmungsgerät auf eine Palliativstation (beispielsweise zum Beendigen einer Beatmungstherapie) nicht unbedingt erforderlich.

Mögliche Beispiele für sinnvolle Aufnahmeindikationen von Patienten mit Trachealkanüle oder vorhandenem Heimbeatmungsgerät auf die Palliativstation können die Therapie von Begleitsymptomen wie Spastik, Schmerz oder Hypersalivation, sowie die Begleitung und der Abschluss eines Entscheidungsfindungsprozesses und des Abschiednehmens sein. Eine weitere Indikation zur Aufnahme auf der Palliativstation können die geplante Beendigung einer Beatmung oder eine terminale Dekanülierung sein. Grundsätzlich ist ein Palliativkonzept in der Intensivmedizin erforderlich, um die Entscheidungsfindung bezüglich Prognose, Therapie und ggf. außerklinische Versorgung möglichst zügig und patientengerecht zu gestalten. Im Einzelfall und in Abhängigkeit von den örtlichen Versorgungsstrukturen kann jedoch eine Umstellung vom Intensivrespirator auf ein Heimbeatmungsgerät sinnvoll sein, um eine Überleitung von der Intensivstation auf die Palliativstation zu ermöglichen. Dort können Maßnahmen zur Verbesserung der individuellen Lebensqualität und Teilhabe gefestigt werden und die sichere und mitunter aufwändige Überleitung nach Hause geplant werden. Nicht vorgesehen auf der Palliativstation sind nach Ansicht der Autoren elektive Aufnahmen zur Beatmungsoptimierung. Diese erfordern unter anderem eine engmaschige Kontrolle verschiedener Vital- und Geräteparameter und sollten daher auf darauf spezialisierten Beatmungsstationen stattfinden. Zudem sollten Verlegungen von sich bereits im Sterbeprozess befindlichen Patienten auf die Palliativstation zwingend vermieden werden.

Die Behandlung tracheotomierter, invasiv und nichtinvasiv beatmeter Menschen stellt erhebliche fachliche Herausforderungen, sowohl an den Intensiv- und Beatmungsmediziner als auch an den Palliativmediziner. Die Intensivmediziner sind mit der hohen Symptomlast und der eingeschränkten Prognose der langzeitbeatmeten Patienten konfrontiert sowie mit deren Mortalität, die von Weaningzentren und Einrichtungen der neurologisch-neurochirurgischen

Frührehabilitation mit ca. 15 % angegeben wird (Wean Net Study Group 2016). Die Palliativmediziner wiederum sind mit Patienten am Ende einer dysfunktionalen Versorgungskette konfrontiert. Zunächst einmal werden 85 % der tracheotomierten und ggf. invasiv beatmeten Patienten direkt von Akutintensivstationen in die ambulante Intensivpflege entlassen, ohne vorher in einem spezialisierten Zentrum wie einem Weaningzentrum oder einem Zentrum der neurologisch-neurochirurgischen Frührehabilitation für beatmete Patienten behandelt worden zu sein (Rosseau 2017). Regional existieren erhebliche Unterkapazitäten der neurologisch-neurochirurgischen Frührehabilitation (NNFR). So erhalten in Niedersachsen und Bremen nur 45 % der für die NNFR angemeldeten Patienten auch einen Rehabilitationsplatz (Roesner et al. 2019). Hinzu kommen Defizite bei der fachgerechten Einstellung von Heimbeatmungen (Groß et al. 2019). Fazit für den Palliativmediziner ist, dass er in vielen Fällen Patienten behandeln muss, die weder beatmungsmedizinisch noch rehabilitativ angemessen betreut sind. Wären diese Patienten umfassend versorgt und an Zentren mit der entsprechenden Expertise angebunden, wäre ihre Lebensqualität höher. Diese dysfunktionale Versorgungssituation kann nicht ohne weiteres behoben werden, es lässt sich jedoch die patientenindividuelle Situation auf verschiedene Weise verbessern:

- Palliativmediziner erwerben Kenntnisse in der Beatmungsmedizin oder sogar die Zusatzbezeichnung Intensivmedizin.
- Es findet eine sehr enge Kooperation zwischen Palliativ- und Beatmungsmedizinern statt.
- Auf der Palliativstation sind Atmungstherapeuten tätig.

Ob eine korrekte beatmungsmedizinische und teilhabeorientierte Versorgung stattfindet, kann im Dialog mit Beatmungsmedizinern und Rehabilitationsmedizinern anhand der Tab. 16.1 „Beatmungsmedizinische und rehabilitative Versorgung tracheotomierter und invasiv oder nichtinvasiv beatmeter Patienten" abgeschätzt werden.

Tab. 16.1 Beatmungsmedizinische und teilhabeorientierte Versorgung tracheotomierter und invasiv oder nichtinvasiv beatmeter Patienten (! = Hinweis auf ein Versorgungsdefizit)

Beatmungsmedizin	Ja	Nein
Wird unter Beatmung das Ziel der Normokapnie erreicht bzw. wird diese bei COPD-Patienten zumindest annähernd erreicht?		!
Ist der Patient unter Beatmung dyspnoeisch?	!	
Treten gehäuft Alarme am Heimbeatmungsgerät auf?	!	
Verfügt der Patient, wenn der Hustenstoß abgeschwächt ist, über einen mechanischen Insufflator-Exsufflator?		!
Ist (bei invasiver Beatmung) bereits der Versuch gemacht worden, das Sprechen unter Beatmung zu ermöglichen?		!
Ist das Bronchialsekret zäh und schwer abzusaugen?	!	
Besteht Tagesschläfrigkeit?	!	
Wird eine (Pseudo-)Hypersalivation – v. a. bei Speichelaspiration – mit systemisch, anticholinerger Medikation oder Injektion von Botulinumtoxin in die Speicheldrüsen therapiert?		!
Rehabilitation		
Verfügt der Patient, wenn tetraparetisch, über einen Elektrorollstuhl mit Sondersteuerung?		!
Sitzt der Patient im Rollstuhl bequem?		!
Hat der Patient einen Decubitus?	!	
Hat der Patient, wenn dysphagisch, abgenommen?	!	
Ist der schwer dysphagische Patient mit einer PEG-Sonde versorgt?		!
Kann der Patient mit seinen Bezugspersonen effektiv kommunizieren?		!

16.6 Atmungstherapeuten und Palliative Care

Bei tracheotomierten, invasiv oder nichtinvasiv beatmeten Menschen sollte frühzeitig eine enge, interdisziplinäre Zusammenarbeit aller an der Behandlung und Versorgung beteiligten klinischen und außerklinischen Akteure erfolgen.

Dies erfordert auch die Integration neuer Berufsgruppen wie der Atmungstherapeuten in die Palliativversorgung (Giordano 2000; Strickland 2016). Die Weiterbildung zum Atmungstherapeuten wird für Pflegekräfte und Therapeuten mit Berufserfahrung durch die Deutsche Gesellschaft für Pneumologie und Beatmungsmedizin (DGP) und die Deutsche Gesellschaft für pflegerische Weiterbildung (DGpW) angeboten. Sie erfolgt berufsbegleitend über ca. 2 Jahre und schließt mit einer Prüfung ab. Neben Fachkenntnissen zu Physiologie und Pathophysiologie des respiratorischen Systems werden auch Aspekte der klinischen Pneumologie, Schlaf- und Intensivmedizin, Anästhesiologie, Pflege und physikalischen Therapie mit den entsprechenden inner- und außerklinischen Möglichkeiten vermittelt. Praktische Komponenten umfassen zum Beispiel invasive- und nichtinvasive Beatmung, Atemwegs- und Sekretmanagement, Sauerstoff- und Inhalationstherapie, Atemphysiotherapie sowie Schulung von Patienten, Angehörigen und Personal. Atmungstherapeuten arbeiten unter Supervision eines Facharztes und können bei der Behandlung tracheotomierter, invasiv oder nichtinvasiv beatmeter Menschen ein wichtiges Bindeglied zwischen Arzt, Pflegekräften und Therapeuten auf der (Palliativ-)Station sowie intersektoral zwischen stationären und ambulanten Strukturen darstellen. Sie können also in das Aufnahme- und Entlassungsmanagement (Abschn. 12.3) integriert werden.

16.7 Implementierung von lebenserhaltenden Technologien auf der Palliativstation

Neben den personellen müssen auch apparative Voraussetzungen geschaffen und neue Konzepte entwickelt bzw. bestehende Konzepte weiterentwickelt werden, damit technologieabhängige Patienten auf Palliativstationen adäquat behandelt werden können. Um einen technologieabhängigen Patienten zu versorgen, werden Geräteeinweisungen nach Medizinproduktegesetz und Medizinproduktebetreiberverordnung notwendig. Um einen technologieabhängigen Patienten in einen Bereich zu verlegen, welcher hiermit noch keine oder nur wenig Erfahrungen hat, benötigt es Vorbereitung, um auch beim Personal Unsicherheit, Überforderung und Ablehnung zu vermeiden. Das Einbeziehen aller beteiligten Teammitglieder zur Erarbeitung und überzeugten Umsetzung von Maßnahmen ist zwingend notwendig. Vorab und wiederholt muss das Personal durch Provider (bei Beatmung) oder Kardiotechniker (bei linksventrikulären Unterstützungssystemen, LVAD) bzw. durch im Team vorhandenes Personal mit entsprechender Expertise geschult werden. Interdisziplinärer Austausch erfolgt optimalerweise im Rahmen von regelmäßigen, allgemeinen Besprechungen oder spezifischer Fallkonferenzen und Fortbildungen. Zudem muss geklärt werden, wer Ansprechpartner für Fragen und Probleme ist. Gerade in Bezug auf Patienten mit Tracheotomie, invasiver oder nichtinvasiver Beatmung können Atmungstherapeuten (siehe vorheriger Abschnitt für die Spezifika dieses neuen Berufsbildes) ein wichtiges Teammitglied sein, um die erforderliche Expertise zu Möglichkeiten in Bezug auf Trachealkanülen-, Sekret-, und Beatmungsmanagement ins Team zu bringen und den sicheren Umgang mit vorhandenen Geräten zu schulen.

Eine korrekte Dokumentation ist insbesondere im Falle einer Beatmung durchzuführen. Entsprechend der Empfehlungen in der S2k-Leitlinie: „Nichtinvasive und invasive Beatmung als Therapie der chronischen respiratorischen Insuffizienz – Revision 2017" (Windisch et al. 2017) sollen bei außerklinischer, lebenserhaltender, nichtinvasiver Beatmung und bei invasiver Beatmung die eingestellten Beatmungsparameter (Soll-Parameter) und gemessenen Beatmungswerte (Ist-Werte), sowie die Alarmgrenzen kontinuierlich überwacht und mindestens einmal pro Schicht dokumentiert werden. Beatmungsparameter und Alarmgrenzen ergeben sich aus einer ärztlichen Verordnung. Insbesondere individuelle oder bedarfsgerechte Alarmgrenzen sollten in der palliativen Versorgungssituation besonders beachtet werden, eine Alarmüberlastung und unnötige Alarme sollten unbedingt vermieden werden. Ein ggf. vorhandenes Ersatzbeatmungsgerät soll ebenfalls einmal pro Schicht auf Funktion und Richtigkeit der aktuellen Beatmungsparameter überprüft werden. Das Ersatzgerät soll patientennah, funktionstüchtig, voreingestellt und am Stromnetz angeschlossen bereitstehen, um im Bedarfsfall direkt und ohne Patientengefährdung eingesetzt werden zu können.

16.8 Terminale Dekanülierung und terminales Weaning/Diskonnektion vom Respirator

(nach: Lorenzl et al. 2020)

Die Beendigung einer Beatmungstherapie und die Entfernung eines künstlichen Atemwegs erfordern die ärztliche Präsenz am Patientenbett oder in unmittelbarer Nähe. Dies ist begründet durch die zu erwartende hohe Symptomlast mit möglicher Atemwegsobstruktion, akuter Dyspnoe, Speichelaspiration und Sekretretention (Willms und Brown 2008; Kok 2015; Robert et al. 2017).

Wenn Beatmung oder Tracheotomie nicht oder nicht mehr im Sinne des Patienten sind, sollte das Leid, welches er selbst oft nicht mehr kommunizieren kann so gering wie möglich gehalten werden. Das Beenden einer Beatmung orientiert sich an der patientenindividuellen Gesamtsituation und sollte unter Beachtung einiger Grundsätze erfolgen. Ein ausführliches Arztgespräch zur Entscheidung mit Fokus auf individuelle Wünsche mit dem Patienten und seinen Angehörigen findet möglichst unter Einbezug eines weiteren Teammitgliedes statt. Anschließend erfolgt ein ebenfalls ausführliches Gespräch mit dem gesamten Behandlungsteam, um eine transparente und umfassende Vorbereitung für die konkrete Durchführung zu schaffen. Inhaltlich sollten sowohl die geplanten Maßnahmen als auch zu erwartende oder mögliche Reaktionen thematisiert werden. Die Beendigung der Beatmung erfolgt in Anwesenheit und Begleitung einer Pflegekraft und eines Arztes, wobei der Arzt aktive Maßnahmen durchführt (z.B. Gabe der Medikation, Entfernen der Beatmungsmaske bei nichtinvasiver Beatmung bzw. des Beatmungsschlauches bei invasiver Beatmung und Stoppen des Beatmungsgerätes). Angehörigen sollte die Möglichkeit gegeben werden während der Beendigung der Beatmung anwesend zu sein. Sie sind u.a. im Vorfeld darüber zu informieren, dass ein Versterben des Patienten unmittelbar nach Sedierung möglich ist und das Veränderungen des Atemmusters Teil des natürlichen Sterbeprozesses sind. Zugang, Dosis und Applikation der Medikation ergeben sich aus der Ausgangssituation bzw. Vormedikation mit Morphin oder Benzodiazepinen. Die schnellste Wirksamkeit der palliativen Medikation wird durch einen intravenösen Zugang erreicht. Midazolam, Morphin und Propofol sollten bereitgehalten werden. Da es bei der alleinigen Gabe von Midazolam zu schwerer Atemnot kommen kann, sollte dieses immer mit Morphin kombiniert werden. Die Midazolamdosis soll den Patienten einschlafen und ruhig atmen lassen, jedoch keinen Atemstillstand herbeiführen. Häufig atmen die Patienten unter Midazolam- und Morphintherapie für wenige Minuten bis zu mehreren Stunden spontan, aber sehr flach und friedlich. Die Spontanatmung setzt dann plötzlich aus. Posthoxische Myoklonien trotz guter Sedierung sind in der Regel durch Bolusgabe von Midazolam oder Propofol beherrschbar, ein wider Erwarten auftretendes Erwachen ebenfalls. Veränderungen des Atemmusters oder Hyperventilation erfordern ggf. die wiederholte Gabe von Morphin in Kombination mit Midazolam.

Eine Belastung für den Patienten und seine Angehörigen stellt es dar, zwar einen Morphinperfusor einzusetzen, aber die Beatmung nicht zu beenden und den Tod abzuwarten, was sich über mehrere Tage hinziehen kann. In Abhängigkeit der Ausganssituation sollten insbesondere beim wachen und sich aktiv gegen eine Verlängerung der Beatmung entscheidenden Patienten keinesfalls die Flüssigkeitsgabe oder Ernährung eingestellt oder erst mit Verzögerung Morphin gegeben werden. Durch das Auftreten von Hunger und Mundtrockenheit kann nämlich

Leiden verlängert oder verstärkt werden. Zudem ist dann bei nichtinvasiv beatmeten Patienten die Mundpflege erschwert und beim hierfür erforderlichen Abnehmen der Beatmungsmaske können Luftnot und Angst auftreten.Auch von dem insbesondere auf Intensivstationen manchmal praktizierten Vorgehen, die Sauerstoffsättigung und Geräteunterstützung schrittweise zu verringern, ist abzusehen, da hierdurch das Leid verlängert wird.

Nach dem Versterben des Patienten sollte nochmals ein Angehörigengespräch erfolgen und die Angehörigen im Anschluss die Möglichkeit erhalten, alleine Abschied vom Patienten zu nehmen. Ein Gespräch im Team und die Möglichkeit der Supervision sollen regulär für Arzt und Behandlungsteam verfügbar sein.

16.9 Fazit

Die Zahl der chronisch kritisch-kranken Patienten, die dauerhaft von Vitalparametermonitoring und/oder lebenserhaltenden Therapien abhängig sind, nimmt stetig zu. Diese Patienten benötigen sehr oft eine palliativmedizinische Anbindung, welche frühzeitig erfolgen sollte, denn ihre Symptomlast und ihr Bedarf an Beratung zu Aspekten der Entscheidungsfindung ist hoch. Besonders komplex ist die Herausforderung bei tracheotomierten, invasiv oder nichtinvasiv beatmeten Patienten. In die palliative Behandlung dieser Patienten sollten bis zur letzten Lebensphase beatmungsmedizinische und rehabilitative Aspekte einfließen. Die Implementierung neuer Berufsgruppen in der Palliativmedizin wie der Atmungstherapeuten sowie die enge interdisziplinäre und intersektorale Vernetzung haben das Potenzial, die Versorgung und Begleitung dieser besonders vulnerablen Patientengruppe und ihrer Angehörigen zu verbessern.

Die Autorin ist Atmungstherapeutin bedankt sich ausdrücklich beim Herausgeber Dr. med. Martin Groß für wichtige Anregungen aus medizinischer Sicht und die produktive Diskussion über die kontroversen Themen dieses Kapitels.

Literatur

Bourke SC, Steer J (2016) Practical respiratory management in amyotrophic lateral sclerosis: evidence, controversies and recent advances. Neurodegener Dis Manag 6:147

Bourke SC et al (2006) Effects of non-invasive ventilation on survival and quality of life in patients with amyotrophic lateral sclerosis: a randomised controlled trial. Lancet Neurol 5(2):140–147

DGP (ohne Veröffentlichungsdatum) Was ist Palliativmedizin? http://www.dgpalliativmedizin.de/images/stories/Was_ist_Palliativmedizin_Definitionen_Radbruch_Nauck_Sabatowski.pdf. Zugegriffen am 11.07.2019

Gemeinsamer Bundesausschuss (2019) Häusliche Krankenpflege-Richtlinie. https://www.g-ba.de/downloads/62-492-1770/HKP-RL_2019-01-17_iK-2019-02-22.pdf. Zugegriffen am 10.07.2019

Giordano M (2000) The respiratory therapist and palliative care. Respir Care 45:1468

Groß et al (2019) Beatmung in neurologischen Organisationseinheiten in Deutschland. Nervenarzt 90(10):1037–1044

Groß (2020) Neurologische Beatmungsmedizin. Springer, Heidelberg

Karagiannidis C et al (2018) Epidemiologische Entwicklung der außerklinischen Beatmung: Eine rasant zunehmende Herausforderung für die ambulante und stationäre Patientenversorgung. DMW Dtsch Med Wochenschr. https://doi.org/10.1055/a-0758-4512

Köhnlein T et al (2014) Non-invasive positive pressure ventilation for the treatment of severe, stable chronic obstructive pulmonary disease: a prospective, multicentre, randomised, controlled clinical trial. Lancet Respir Med 2(9):698–705

Kok VC (2015) Compassionate extubation for a peaceful death in the setting of a community hospital: a case-series study. Clin Interv Aging 10:679

Lorenzl S et al (2020) Intensivmedizin und Palliativmedizin für beatmete neurologische Patienten. In: Groß (2020) Neurologische Beatmungsmedizin. Springer, Heidelberg

Lulé D et al. (2019) Ethical principles in patient-centered medical care to support quality of life in amyotrophic lateral sclerosis. https://doi.org/10.3389/fneur.2019.00259

O'Connor NR et al (2013) Survival after dialysis discontinuation and hospice enrollment for ESRD. Clin J Am Soc Nephrol 8(12):2117–2122

Oehmichen F, Manzeschke A (2011) Chronisch kritischkrank. Dtsch Ärztebl 108(33):1730–1733

Robert R et al (2017) Terminal weaning or immediate extubation for withdrawing mechanical ventilation in critically ill patients (the ARREVE observational study). Intensive Care Med 43:1793

Roesner M et al (2019) Neurological and neurosurgical early rehabilitation in Lower Saxony and Bremen. Fortschr Neurol Psychiatr 87(4):246–254

Rosseau S (2017) Positionspapier zur aufwendigen ambulanten Versorgung tracheotomierter Patienten mit und ohne Beatmung nach Langzeit-Intensivtherapie (sogenannte ambulante Intensivpflege). Pneumologie 71:204–206

Strickland SL (2016) Respiratory therapists' involvement in end-of-life discussions: stepping up to the plate. Respir Care 61:992

Wean Net Study Group (2016) WeanNet: the network of weaning units of the DGP (Deutsche Gesellschaft für Pneumologie und Beatmungsmedizin) – results to epidemiology an outcome in patients with prolonged weaning. Dtsch Med Wochenschr 141(18):e166–e172

Willms DC und Brown MK (2008) Withdrawing mechanical ventilation in end-of-life care. In: Yearbook Respiratory Care Clinics and Applied Technology. Mason/Grupo Aulamedica, Barcelona

Windisch W et al (2017) Leitlinie: Nichtinvasive und invasive Beatmung als Therapie der chronischen respiratorischen Insuffizienz

Die palliative Sedierung als Ultima ratio in der Palliativmedizin

Dorothee Steinker

Inhaltsverzeichnis

17.1 Was ist und beinhaltet die palliative Sedierung? 197
17.2 Indikatoren für eine palliative Sedierung 197
17.3 Ultima-Ratio-Situationen in der Palliativmedizin 198
17.4 Vorbereitung des Patienten im Gespräch 198
17.5 Vorbereiten der Angehörigen im Gespräch 198
17.6 Vorbereiten des Teams 199
17.7 Beginn der Sedierung 199
17.8 Begleitung der palliativen Sedierung 199
17.9 Abschluss und Nachbereitung der Palliativen Sedierung 202
Literatur 202

Die moderne Palliativmedizin ermöglicht uns, schwerstkranke Patienten am Ende ihres Lebens und manchmal auch Leidens im Sterben zu begleiten und ihnen und ihren Angehörigen beizustehen. Sie kann ihnen eine Symptomlinderung und den möglichen Erhalt ihrer Lebensqualität bieten. Palliativmedizin schafft die Möglichkeit, einen „schlechten Tod zu vermeiden".

17.1 Was ist und beinhaltet die palliative Sedierung?

Die therapeutische (oder palliative) Sedierung wird im palliativmedizinischen Kontext verstanden als der überwachte Einsatz von Medikamenten mit dem Ziel einer verminderten oder aufgehobenen Bewusstseinslage (Bewusstlosigkeit), um die Symptomlast in anderweitig therapierefraktären Situationen in einer für Patienten und Patientinnen, Angehörige und Mitarbeiter ethisch akzeptablen Weise zu reduzieren (Alt-Epping et al. 2015).

17.2 Indikatoren für eine palliative Sedierung

In den nachfolgenden Fällen ist eine palliative Sedierung absolut gegeben und ethisch vertretbar (Oechsle et al. 2017). Zeitpunkt und Beginn der medikamentösen Einstellung erfolgt in der Regel Stunden bis wenige Tage vor dem mutmaßlichen Versterben des Patienten:

- Agitiertes Delir
- Atemnot

D. Steinker (✉)
Interdisziplinäres Palliativzentrum, Evangelisches Krankenhaus Oldenburg, Oldenburg, Deutschland
e-mail: dorothee.steinker@evangelischeskrankenhaus.de

- Schmerzen
- Massive Blutungen
- Asphyxie
- Krampfanfälle
- Übelkeit, Erbrechen
- (Angst/existenzielles Leid/refraktäre Depression, wenn alle anderen Behandlungsformen ausgeschöpft sind)

17.3 Ultima-Ratio-Situationen in der Palliativmedizin

Sind alle Maßnahmen zur Linderung des Leids sowohl auf physischer als auch auf psychischer Ebene ausgeschöpft, oder es tritt eine Notfallsituation (Blutung, nicht zu behandelnde Schmerzen, Angst) auf, ist die palliative Sedierung unumgänglich (Goudinoudis 2019). Dementsprechend ist eine frühzeitige und umfangreiche Aufklärung über die palliative Sedierung für Patienten, Angehörige und das Team unabdingbar.

17.4 Vorbereitung des Patienten im Gespräch

Ist der Patient bei vollem Bewusstsein, ist es ratsam, dass Thema frühzeitig zu besprechen. Als Grundlage hierfür eignet sich zum Beispiel eine Patientenvorsorgevollmacht oder Patientenverfügung. Die Möglichkeiten und Medikamente sowie der Ablauf und die Betreuung des Patienten, während er schläft, müssen im Vorfeld klar und nach Möglichkeit mehrfach besprochen werden.

Beispiel 1

Zur akuten Linderung der Beschwerden kann ein Patient zunächst für wenige Stunden begrenzt in den Tiefschlaf versetzt und nach einer vorher abgesprochenen Zeit auf jeden Fall wieder aufgeweckt werden. Diese Zeiten können im Gespräch mit dem Patienten erweitert oder tageweise zur Linderung der Symptome gleichbleibend wiederholt werden. ◄

Beispiel 2

Ist die Symptomlast des Patienten derart gravierend, dass er sich im Gespräch mit Ärzten und Pflegepersonen für die dauerhafte palliative Sedierung entschieden hat, kommt es immer zu folgendem Ablauf: Nachdem der Patient sich entweder von seinen Angehörigen verabschiedet hat oder die zeitliche Begleitung des Sterbeprozesses durch Freunde und Familie abgesprochen wurde, ist zudem nach dem Wunsch einer seelsorgerischen Betreuung bzw. einer letzten Segnung zu fragen (Beachtung der religiösen oder spirituellen Einstellung des Patienten). Auch sind Fragen nach einem Dauerkatheter oder bestimmter Kleidung zu klären. Dies ist zwingend im Sedierungsprotokoll festzuhalten. ◄

17.5 Vorbereiten der Angehörigen im Gespräch

„Wenn wir beabsichtigen, einen Menschen zu einer bestimmten Stelle zu führen, müssen wir uns zunächst bemühen, ihn dort anzutreffen, wo er sich befindet, und anfangen. […] Wenn ich wirklich einem anderen helfen will, muss ich mehr verstehen als er, aber zuallererst muss ich begreifen, was er verstanden hat." (Sören Kierkegaad, um 1900)

Auf die Praxis bezogen heißt dies: Angehörige, Freunde und begleitende Personen (Team) sind von Anfang an miteinzubeziehen. Sie sind dort abzuholen, wo sie sich im jeweiligen Moment psychisch und emotional befinden, um mit ihnen jeden Schritt zu klären und den Ablauf zu begleiten. Im besten Fall sind alle Beteiligten über die Schwere der Erkrankung aufgeklärt und begleiten den Patienten schon eine Zeit lang. Schwierig wird es, wenn keine entsprechende Krankheitseinsicht besteht. Es gilt zu bedenken, dass immer wiederkehrende Fragen seitens der Angehörigen, der Freunde und des Teams aufkommen, auch wenn diese schon oft beantwortet wurden.

> **Häufig gestellte Fragen sind**
> - Ist die Therapie denn ausgeschöpft?
> - Hat der Sterbende Hunger oder Durst?
> - Bin ich in diesem Moment verantwortlich, wenn mein Angehöriger/der Patient jetzt stirbt?
> - Hätte ich noch irgendetwas tun können?

Es muss bedacht werden, dass den Angehörigen und Freunden des Sterbenden eine Möglichkeit geboten wird, Abschied zu nehmen. Hierfür muss ihnen ein Raum zur Verfügung gestellt werden. Trotz unterschiedlicher Reaktionen auf den Verlust des Angehörigen darf niemand das Gefühl haben, vergessen oder vernachlässigt zu werden. Die letzte Lebenszeit, in der der Patient begleitet wird, ist auch fast immer die letzte, prägende Erinnerung an diesen Menschen.

17.6 Vorbereiten des Teams

Die Kollegen im Team betreuen den Patienten und dessen Angehörige sowie Freunde von Beginn an. Das Team muss genauso wie der Patient und seine Zugehörigen in die Findung und Entscheidung für die richtigen Lösungen mit einbezogen werden. Es ist wichtig, dass alle Kollegen den Weg der palliativen Sedierung mitgehen können. Hierzu gehört:

Definierte Rollen
Indikationsstellung (Ärzte und Pflegende) und deren Bestätigung im Verlauf der Sedierung, Pflegende als Vertrauenspersonen für Patienten, Angehörige und Freunde, die sich in die Hände des Palliativteams begeben.

Zieldefinition
Folgende Leitfragen sind zu klären: Ist jetzt der Augenblick für die Ultima Ratio? Sind alle Möglichkeiten ausgeschöpft? Ist die Sedierung für den Patienten die letzte Möglichkeit oder können Angehörigen und Freunde die Situation nicht mehr ertragen? Werden Ärzte und Pflegende womöglich instrumentalisiert?

Schaffung von Gesprächs- und Reflexionsmöglichkeiten

- Regelmäßige Team- und Fallbesprechungen ohne externe Beratende
- Supervisionen und Fallbesprechungen mit externen Beratenden
- Offene Kommunikationsstruktur
- Gegenseitige emotionale und praktische Unterstützung (ad hoc Gespräche)

17.7 Beginn der Sedierung

Die medikamentöse Sedierung beginnt mit Einschleichen von Midazolam, im weiteren Verlauf kann aufgrund von Dosisanpassungen auf Propofol umgestellt werden. Fast immer wird die Sedierung von einem Opioid begleitet (Annesa 2013). Sowohl Beruhigungs- als auch die Schmerzmedikamente werden gesteigert, bis der Patient ruhig und symptomfrei schläft. Die Medikamente werden häufig subkutan, i.v. oder über einen liegenden Port verabreicht. Die Sedierung und Schmerzkontrolle werden in kurzen, regelmäßigen Abständen kontrolliert und dokumentiert (Abb. 17.1).

17.8 Begleitung der palliativen Sedierung

Bei einer geplanten palliativen Sedierung wird umfassend erfragt, was dem Patienten das Vertrauen schenken kann, in der Schlafphase gut und sicher aufgehoben zu sein; der schwerkranke Mensch muss wissen, dass nichts geschieht, was er nicht gewollt hätte.

Es wird besprochen, welche Personen den Patienten begleiten sollen, ob dieser sich noch von jemandem verabschieden möchte oder eine Seelsorge beziehungsweise ein religiöses Sterberitual gewünscht wird.

Bei der Einleitung der Sedierung ist eine Pflegefachkraft stets in der Nähe und begleitet das Einschlafen, um die richtige Dosierung der Medikamente zu kontrollieren. Eine genaue und kontinuierliche Krankenbeobachtung ist wichtig, um die Dosis gegebenenfalls anzugleichen (Abb. 17.2).

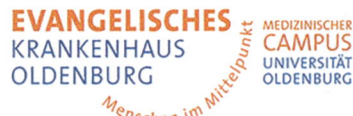

Palliative Sedierung

Kleiner Patientenaufkleber

Interdisziplinäres Palliativzentrum
Chefarzt: Dr. med. Martin Groß
Telefon: 0441 / 236 767
Telefax: 0441 / 236 660

Datum: _____

Die Palliative Sedierung ist eine Therapieoption, die einer besonderen Sorgfalt in der Indikationsstellung, der Vorbereitung sowie der Durchführung bedarf. Sie stellt in unserem ethischen Verständnis immer die letzte Möglichkeit zur Linderung therapierefraktärer Symptomlast dar.

Indikation:

Symptomlast:

Patientengespräch	Angehörigengespräch
Intermittierende Sedierung: ☐ ja ☐ nein	Aufklärungsgespräch erfolgt: ☐ ja ☐ nein
Angabe des Intervalls:	Gesprächswunsch vor Beginn der Sedierung ☐ ja ☐ nein
Begleitung der Einleitung durch:	Durch wen:
Seelsorge gewünscht: ☐ ja ☐ nein	Seelsorge gewünscht: ☐ ja ☐ nein
Gewünschte Besuche vor Beginn der Sedierung:	Besuche weiterer Angehöriger: ☐ ja ☐ nein
Abbruch weiterer Therapien: ☐ Ernährung: ☐ Flüssigkeitsgabe: ☐ Medikamentengabe:	Abbruch weiterer Therapien besprochen: ☐ ja ☐ nein
Persönliche Wünsche (z.B. DK, Kleidung Schmuck):	Persönliche Wünsche Übernachtungswunsch: ☐ ja ☐ nein
Bemerkungen:	Bemerkungen:

Folgende Symptome werden während der Sedierung weiter behandelt:

Ein Hinweisschild für Besucher wurde angebracht:	☐ ja	☐ nein
CCPOT wurde angelegt:	☐ ja	☐ nein

_____ _____
Vor- und Nachname (in Druckschrift)   Unterschrift Arztdienst

_____ _____
Vor- und Nachname (in Druckschrift)   Unterschrift Pflegedienst

Abb. 17.1 Einführungsprotokoll (Evangelisches Krankenhaus Oldenburg; mit freundlicher Genehmigung)

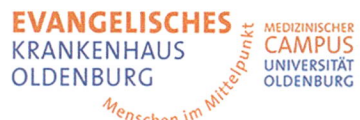

Palliative Sedierung
Critical Care Pain Observation Tool

Interdisziplinäres Palliativzentrum
Chefarzt: Dr. med. Martin Groß

Patientenetikett

Während der Palliativen Sedierung ist täglich in jeder Schicht einmal die Symptomerfassung durchführen:

Indikator	Beschreibung	Score		Datum:		
				FD	SD	ND
Gesichtsausdruck	Keine Muskelspannung	☐ entspannt 0				
	Stirnrunzeln Herunterziehen der Augenbrauen fester Augenschluss Kontrakturen der Kaumuskulatur	☐ angespannt 1				
	Alle oben genannten zusätzlich Zusammenkneifen der Augenlider	☐ grimassierend 2				
Körperbewegung	Überhaupt keine Bewegung	☐ reglos 0				
	Langsame, vorsichtige Bewegungen Berühren des schmerzenden Bereiches Aufmerksamkeitssuche durch Bewegung	☐ Schutz 1				
	Herausziehen von Zugängen Versuch des Aufsetzens Bewegung der Extremitäten	☐ ruhelos 2				
Muskeltonus (obere Extremitäten)	Kein Widerstand beim passiven Beugen und Strecken	☐ entspannt 0				
	Widerstand beim passiven Beugen und Strecken	☐ angespannt 1				
	Starker Wiederstand beim passiven Beugen und Strecken	☐ sehr angespannt 2				
Lautäußerungen	Sprechen in normaler Tonlage Keine Lautäußerung	☐ 0				
	Stöhnen Jammern	☐ 1				
	Schreien Weinen	☐ 2				
		Ergebnis Score 0 – 8:				
		Handzeichen:				

Abb. 17.2 Sedierungsprotokoll (nach Gélinas et al. 2006)

Im weiteren Verlauf zieht sich die Pflegefachkraft zurück, wobei eine stetige Beobachtung des Patienten und eine Begleitung der Angehörigen und Freunde weiterhin gewährleistet sein müssen. Hat der Patient niemanden, der ihn begleitet, ist eine noch engere Beobachtung durch das Pflegepersonal oder eventuell einen ambulanten Hospizdienst erforderlich.

Kommt es auf Grund der Schwere der Erkrankung zur Ultima Ratio und die Palliative Sedierung ist nicht entsprechend den o. g. Vorgaben zu realisieren, ist es umso wichtiger, die begleitenden Angehörigen und Freunde eng zu betreuen und nach den mutmaßlichen Wünschen des Patienten zu fragen. Diese sind zu befolgen.

17.9 Abschluss und Nachbereitung der Palliativen Sedierung

Ist der Patient möglichst symptomfrei und ohne Beschwerden verstorben, ist es wichtig, den Angehörigen und Freunden den Raum für den Abschied zu geben. Gut ist es, auf feste Rituale zurückzugreifen: Der Patient wird von allen medizinischen Geräten befreit[1], wenn nötig gewaschen und umgezogen und wird so aufgebahrt, als ob er schliefe. Auf persönliche und religiöse Wünsche des Patienten wird eingegangen. Der Raum sollte so arrangiert werden, dass eine ruhige und besinnliche Atmosphäre ausgestrahlt wird. Auch dem Team, das den Patienten betreute, sollte die Möglichkeit des Abschieds und einer Nachbesprechung der Sterbebegleitung gegeben werden.

Literatur

Alt-Epping B et al (2015) Was ist das Problematische an der palliativen Sedierung. Eine Übersicht. Ethik Med 27(3):219–231

Annesa J (2013) Basics – Palliativmedizin. Urban & Fischer Verlag/Elsevier, München

Gélinas C et al (2006) Validation of the critical-care pain observation tool in adult patients. Am J Crit Care. 15(4):420–427

Goudinoudis K (2019) Ultima Ratio für Sterbende. Pflege Praxis 72(6):20

Oechsle K et al (2017) SOP–Palliative Sedierung. Der Onkologe. 23(6), 469–475

---

[1]Dies gilt nicht im Falle einer polizeilichen Überprüfung des Sterbefalls.

Teil V
Ethik

18 Ärztliches Handeln im Spannungsfeld von Medizin, Ökonomie und Ethik

Martin Groß, Tobias Schmidt-Wilcke und Klaus Schäfer

Inhaltsverzeichnis

18.1 Einführung	205
18.2 Modell der Beziehung zwischen Medizin, Ethik und Ökonomie als Spannungsfeld	206
18.3 Die Grundbegriffe „Medizin", „Ökonomie" und „Ethik"	206
18.4 Philosophische Disziplinen an der Schnittstelle von „Medizin", „Ökonomie" und „Ethik"	208
18.5 Ethische Implikationen aktueller Entwicklungen im Gesundheitswesen am Beispiel der COVID-19-Pandemie	209
18.6 Gefahren allokationsethischer Argumentation	211
18.7 Zusammenfassung	212
Literatur	212

18.1 Einführung

Das Ziel ist einfach zu formulieren, aber aufgrund einander manchmal widersprechender medizinischer und ökonomischer Aspekte (Maio 2014) und einer nicht ausreichenden ökonomischen Ausbildung der Ärzte (Vageesh 2016) schwer zu erreichen: Ärzte verfolgen im Rahmen ihrer ärztlichen Tätigkeit die Absicht, den Gesundheitszustand eines Patienten wiederherzustellen oder zu verbessern. In diesem Zusammenhang sind sie zunächst dem einzelnen Patienten verpflichtet – sie interagieren mit einem Individuum und verbrauchen dabei Ressourcen. Die prinzipielle Möglichkeit der Behandlung ergibt sich aus dem Wissensstand (Beschreibungswis-

M. Groß (✉)
Klinik für Neurologische Intensivmedizin und Frührehabilitation und Interdisziplinäres Palliativzentrum, Evangelisches Krankenhaus Oldenburg, Oldenburg, Deutschland
e-mail: martin.gross@evangelischeskrankenhaus.de

T. Schmidt-Wilcke
Wilcke Bezirksklinikum Mainkofen, Deggendorf, Deutschland
e-mail: tobias.schmidt-wilcke@stmtk.de

K. Schäfer
Freier Journalist und Kommunikationsberater, Bonn, Deutschland

sen) und dem Know-how (Bewirkungswissen) der Medizin; die ethische Rechtfertigung der Behandlung leitet sich in den allermeisten Fällen aus dem Behandlungswunsch des Patienten ab. Bei begrenzten Ressourcen, wie sie in fast allen Gesundheitssystemen anzutreffen sind, entsteht darüber hinaus zunehmend für eine Reihe von Therapieentscheidungen auch noch eine ökonomische Dimension. Da es sich bei Gesundheit um ein hohes soziokulturelles Gut handelt, wird die Nachfrage nach Ressourcen im Gesundheitssektor auf absehbare Zeit nicht abbrechen. Dies hat auch damit zu tun, dass die permanent stattfindende Nachjustierung der Ziele (höherer Gesundheitsstatus für mehr Menschen) eine Entwicklung und Implementierung aufwendiger und teurer Technik (einschließlich der Entwicklung neuer Technologien) nach sich zieht, welche gegenfinanziert werden muss.

Ärzte müssen im Rahmen ihrer ärztlichen Tätigkeit tagtäglich wegweisende Entscheidungen treffen – im Kern geht es darum, ob und wie sie behandeln. Entscheidungen müssen dabei nachvollziehbar sein und begründet werden können. Gleichzeitig ist der Arzt an bestimmte Vorgaben gebunden. Grundsätzlich wird ihm durch die sogenannte Therapiefreiheit die freie Wahl der Behandlungsmethode zugestanden, die er dem Patienten vorschlagen will – jedoch haben die Kostenträger wiederum einen Ermessensspielraum, welche Leistungen ihnen medizinisch notwendig erscheinen und welche sie vorbehaltslos, erst nach ausführlicher Begründung oder eventuell gar nicht gegenfinanzieren. In der Praxis wird die theoretische Behandlungsfreiheit faktisch durch ökonomischen Gegebenheiten reglementiert oder zumindest stark beeinflusst.

18.2 Modell der Beziehung zwischen Medizin, Ethik und Ökonomie als Spannungsfeld

Bei dem im Titel dieses Kapitels beschriebenen Spannungsfeld zwischen Medizin, Ökonomie und Ethik handelt es sich um eine nützliche Metapher, die verdeutlicht, dass bei diesen Therapieentscheidungen bzw. Therapievorschlägen (die letztendliche Entscheidungsfindung zwischen Arzt und Patient unter Berücksichtigung der Autonomie des Patienten erfolgt dann in einem zweiten Schritt) durchaus Konflikte auftreten können, die die Rechtfertigung einer Entscheidung/eines Vorschlags verkomplizieren. Betrachtet man die Metapher des Spannungsfelds, so assoziiert man eine Fläche, die zwischen Eckpfeilern aufgespannt wird, quasi wie ein Sprungtuch. Diese Eckpfeiler üben in unterschiedliche Richtung wirkende Kräfte aus, die eine Spannung dergestalt entstehen lassen, dass auf das Feld und auf denjenigen, der sich in diesem befindet, Scherkräfte einwirken. Der Arzt, der sich mit seiner zu treffenden Entscheidung in diesem Feld befindet, wird sich bedingt durch die Stärke des einen oder anderen Arguments in eine bestimmte Richtung bewegen und letztendlich eine bestimmte Entscheidung treffen, z. B. ein bestimmtes Therapieangebot machen.

18.3 Die Grundbegriffe „Medizin", „Ökonomie" und „Ethik"

Würde man den Versuch unternehmen, die drei Eckpfeiler des genannten Spannungsfelds – das sind die Medizin, die Ökonomie und die Ethik – begrifflich zu separieren, so käme man möglicherweise zu folgendem Ergebnis:

Medizin
Die **Medizin** als Heilkunde strebt eine Verbesserung und/oder Stabilisierung des Gesundheitsstatus eines Menschen an; dies kann durch die Heilung von einer Krankheit erfolgen, aber auch durch rehabilitative und palliative Maßnahmen. Die Prävention nimmt einen Sonderstatus dergestalt an, dass sie auf die Erhaltung eines möglichst hohen Gesundheitsstaus abzielt, nicht auf dessen (Wieder-) Herstellung. Bei palliativen Maßnahmen stehen die Symptomkontrolle und die Linderung von Leid im Vordergrund. Dabei entwickelt die Medizin unter Zuhilfenahme von empirischen Wissenschaften Methoden, die den jeweiligen Zielen zuträglich sind, und erwirbt neben einem bloßen Beschreibungswissen (z. B.

über den Aufbau und die Funktionsweise biologischer Strukturen) ein sogenanntes Bewirkungswissen (Know-how, z. B. über die Abfolge bestimmter Prozeduren zum Zweck der Therapieoptimierung). Für die Medizin stellen sich in ihrem konkreten Vollzug (im Arzt-Patienten-Verhältnis) damit folgende Fragen: Wie kann für einen bestimmten Patienten ein bestimmtes Ziel erreicht werden? Stehen die Methoden und das entsprechende Wissen, um das Ziel zu erreichen, prinzipiell zur Verfügung und wie hoch sind die Erfolgsaussichten (wertneutral)?

Ökonomie
Der Begriff der **Ökonomie** wird häufig als Synonym für Wirtschaft verwendet und beschreibt diejenigen Handlungen und Mechanismen, die der planvollen Befriedigung von Bedürfnissen dienen. Wörtlich leitet sich der Begriff aus dem altgriechischen Begriff „oikonomia" ab – der „Lehre von den Gesetzen der Haushalte". Die gleichzeitige Subsumierung der akademischen Beschäftigung mit dieser Thematik gehört der Vergangenheit an – heute unterscheidet man Ökonomie (Wirtschaft) und Ökonomik (Wirtschaftswissenschaft). Ökonomie im Sinne eines zielgeleiteten Wirtschaftens ist kein naturgesetzliches Phänomen, sondern Ergebnis der menschlichen Freiheit im Rahmen eines gesellschaftlich definierten Systems. Ein kompetitives Umfeld für Krankenhäuser fördert dabei die Qualität von Management und Behandlung gleichermaßen (Bloom et al. 2015), wohingegen hoher finanzieller Druck wiederum das Outcome für die Patienten verschlechtert (Shen 2003). Im medizinischen Kontext sind die ökonomischen Rahmenbedingungen also Chance und Grenze zugleich – geht es doch um diese entscheidenden Fragen: Mit welchen (finanziellen) Mitteln kann etwas erreicht werden? Stehen die Mittel flächendenkend oder nur in Einzelfällen zur Verfügung? Welche personellen und technischen Ressourcen sind dafür essentiell und wie ist eine für Ärzte und Patienten verlässliche Wiederholbarkeit möglich? Gerade bei der Beantwortung allokationsethischer Fragen ist im Gesundheitssystem die Wirtschaftlichkeit des Handelns, die Verfügbarkeit kostenintensiver Diagnostik und die therapeutische Entscheidungsfreiheit innerhalb der „Gesetze der klinischen Haushalte" von nicht zu unterschätzender Bedeutung.

Ethik
Die **Ethik** schließlich, im Sinne einer philosophischen Reflexion über Moral (Düwell et al. 2011) – wobei der Begriff der Moral die Gesamtheit akzeptierter und durch Tradition stabilisierter Verhaltensnormen einer Gesellschaft oder Gruppe bezeichnet (Honecker 1990) bzw. das systematische Nachdenken über die Prinzipien des menschlichen Handelns (Thies 2006) – sucht nach einer Antwort auf die Frage, wie wir uns Handlungsmaxime erschließen können. Konkreter ‚ucht sie die Frage zu beantworten: „Was sollen wir tun?" (Kant 1781). Da nicht vom Sein auf ein Sollen geschlossen werden kann (Humes Gesetz), unterscheidet sich die Ethik von anderen (beschreibenden) Wissenschaften, so auch von der Medizin als Heilkunst und der Ökonomie als Wirtschaftswissenschaft in einem grundlegenden Punkt: Sie ist diejenige Disziplin, die Prinzipien zur Gewinnung von Handlungsanweisungen bereitstellt. Erst durch die ethische Reflexion des Gekonnten und des damit verbundenen Aufwandes (Ressourcen) entsteht die Dimension des Sollens; und nur diese ist dem Menschen, der eine Entscheidung zu treffen hat, hilfreich. Entscheidungen wiederum setzen Optionen voraus. Wenn ein Arzt keine Option hat, weil er eine bestimmte Behandlung gar nicht erst anbieten kann, z. B. weil die Medizin für ein bestimmtes Problem noch keine Lösung gefunden hat oder weil ihm eine bestimmte technische Ausstattung schlichtweg nicht zur Verfügung steht, dann entsteht in diesem Sinne auch kein Konflikt (kein Spannungsfeld). Von ethischer Seite stellen sich in einem medizinisch-ökonomischen Kontext folgende Fragen: Soll mit Blick auf die durch eine bestimmte Methode in Aussicht gestellte Erfolgswahrscheinlichkeit unter Berücksichtigung der Kontextfaktoren dem Patienten ein entsprechendes Therapieangebot gemacht werden?

18.4 Philosophische Disziplinen an der Schnittstelle von „Medizin", „Ökonomie" und „Ethik"

Die drei Eckpfeiler des genannten Spannungsfelds, Medizin, Ökonomie und Ethik, können letztendlich nicht auseinander gedacht werden, da sowohl in der Medizin als auch der Ökonomie in ihrem praktischen Vollzug immer schon ethische Überlegungen eine wichtige Rolle gespielt haben und damit wichtige Schnittmengen zwischen den einzelnen Disziplinen entstanden und historisch gewachsen sind.

Medizinethik
So kann man den Begriff der **Medizinethik** in der Literatur bis zum Kodex der American Medical Association aus dem Jahre 1847 zurückverfolgen (Hays et al. 1848). Die Medizinethik bearbeitet Fragen nach dem moralisch Gesollten, Erlaubten und Zulässigen speziell im Umgang mit menschlicher Krankheit und Gesundheit (Schöne-Seifert 2007). Inhalte und Prinzipien der Medizinethik sind Gegenstand einer fortdauernden Diskussion und Neubewertung (World Medical Association 2005; Nortvedt 2006; Williams JR 2015), allerdings konnten auch bereits eine Reihe von „stabilen" Prinzipien definiert werden, die allgemein anerkannt und verbindlich sind. Dazu gehören: der Respekt vor der Autonomie des Patienten („autonomy"), das Nicht-Schaden („non-maleficence"), die Fürsorge und Hilfeleistung („beneficence") sowie die Gerechtigkeit („justice") (Beauchamp und Childress, Principles of Biomedical Ethics, 1979, Page 2012, Christen et al. 2014).

Wirtschaftsethik
Die **Wirtschaftsethik** auf der anderen Seite beschäftigt sich mit dem bestmöglichen Einsatz von begrenzten Ressourcen, womit sie als Schnittmenge zwischen Ökonomie und Ethik verstanden werden kann, wobei insbesondere Werte wie Humanität, Solidarität und Verantwortung eine zentrale Rolle spielen, welche sich wiederum an Maßstäben wie sozialer Gerechtigkeit, aber auch Nachhaltigkeit orientieren. Eine ökonomische Vorgehensweise ist insbesondere im Gesundheitssektor notwendig und geboten, um sicherzustellen, dass mit den zur Verfügung stehenden Ressourcen ein möglichst hoher Gesundheitsstatus der Bevölkerung erreicht wird. Alles andere, so kann argumentiert werden, wäre Verschwendung und unethisch, weil die Mittel, an anderer Stelle eingesetzt, zu einer besseren Zielerreichung führen würden (Hajen et al. 2010). Daher verwundert es nicht, dass eine ökonomische Vorgehensweise im Gesundheitssektor nicht nur ethisch geboten, sondern darüber hinaus durch das Wirtschaftlichkeitsgebot, § 12 Abs. 1 SGB V, auch gesetzlich verankert ist. Dort heißt es: Die Leistungen müssen ausreichend, zweckmäßig und wirtschaftlich sein; sie dürfen das Maß des Notwendigen nicht überschreiten, Leistungen, die nicht notwendig oder unwirtschaftlich sind, können Versicherte nicht beanspruchen, dürfen die Leistungserbringer nicht bewirken und die Krankenkassen nicht bewilligen.

Allokationsethik
Die **Allokationsethik** beschäftigt sich u. a. mit den ethischen Prinzipien der Zuteilung personeller (Pflegekräfte, Ärzte etc.) und materieller Ressourcen (z. B. finanzielle Mittel, Beatmungsgeräte, Intensivbetten etc.). Prinzipien der Allokationsethik sind beispielsweise die Gleichbehandlung aller Menschen unter Berücksichtigung der jeweiligen Bedarfe und Lebenskontexte (Gleich- und Gerechtigkeitsprinzip), die Fürsorge für besonders schwer Betroffene, die Maximierung des Gesamtbenefits und die Förderung und Belohnung sozialen Nutzens (Persad et al. 2009). Jedoch besteht über die ethischen Prinzipien der Allokation kein Konsens zwischen Ärzten, Ethikern und Laien (Krütli et al. 2016), wobei auch dort, wie bereits angesprochen, das zugrunde gelegte Modell der Medizin eine wesentliche Rolle spielt. Neben dem Arzt-Patientenzentrierten, hippokratischen Model, und dem gesellschafts-zentrierten „Social-Service"-Modell stehen prinzipiell noch andere Modelle zur

Verfügung, wie das „Business"-Modell, welches die Medizin in eine Reihe von Unternehmungen, mit denen Geld verdient werden kann, stellt, der Patient als Kunde angesehen wird und die Arzt-Patienten-Beziehung auf ihre vertraglichen und gesetzlichen Rahmenbedingungen reduziert wird. In diesem Modell würde sich Ressourcenallokation allein an den finanziellen Möglichkeiten des Patienten orientieren. Es ist festzuhalten, dass ein abschließendes integratives Modell der Medizin, welches die aus den verschiedenen Modellen resultierenden ethischen Widersprüche auflöst, aussteht (Kluge 2007).

In der Schnittmenge zwischen Medizin- und Wirtschaftsethik ergeben sich quasi automatisch allokationsethische Themenfelder, die sich mit den Kriterien einer gerechten Verteilung von Ressourcen unter Berücksichtigung des Verhältnisses von Individuum und Gesellschaft zueinander beschäftigen. Die Diskussion über allokationsethische Fragestellungen gewinnt dabei neben der Diskussion über die Ökonomisierung der Medizin an Dynamik (Dabrock et al. 2020), u. a. stellt sich die interessante Frage nach dem Verhältnis von Medizin- und Wirtschaftsethik zueinander und welchen Prinzipien in Konfliktsituationen ggf. eine Priorität einzuräumen ist.

Es ist bemerkenswert, dass die ersten drei der oben genannten medizinethischen Prinzipien – das sind Autonomie, Nicht-Schaden und Fürsorge – auf die unmittelbare Arzt-Patienten-Beziehung abzielen. Sie spielen für die konkrete Therapieentscheidung (oder deren Unterlassung) eine wichtige Rolle, während das Prinzip der Gerechtigkeit eine angemessene und faire Verteilung von Gesundheitsleistungen unter Berücksichtigung der Ressourcen einfordert. Damit bildet das vierte medizinethische Prinzip, die Gerechtigkeit, die allokationsethische „Brücke" zwischen Medizin- und Wirtschaftsethik, die dem Sachverhalt Rechnung trägt, dass mehrere Patienten, die jeweils in einer Arzt-Patienten-Beziehung stehen, die gleiche Nachfrage (bezüglich einer bestimmten Therapieoption) bei gleichzeitig nicht ausreichenden Ressourcen haben.

18.5 Ethische Implikationen aktueller Entwicklungen im Gesundheitswesen am Beispiel der COVID-19-Pandemie

Die jüngsten Entwicklungen im Gesundheitssektor, unter anderem bedingt durch das Pflegestärkungsgesetz, geben konkreten Anlass, das Spannungsfeld zwischen Medizin, Ökonomie und Ethik bzw. die Position und Rolle des Arztes in diesem Spannungsfeld zu überdenken und gegebenenfalls neu zu bewerten. Das Pflegepersonalstärkungsgesetz z. B. führt dazu, dass 2020 die Erlöse in bestimmten Fachbereichen der Medizin, so auch in der Intensivmedizin, aber auch der Palliativmedizin, durch die Einführung der Rumpf-DRGs reduziert werden. Eine Refinanzierung dieses Defizits durch das Pflegebudget, welches auf Ortsebene zwischen den Krankenhäusern und den Kostenträgern verhandelt wird, wird als unwahrscheinlich angesehen. Damit kommt es in Bereichen, die bereits sowohl medizinisch (fachlich) als auch medizinethisch herausfordernd sind, zu einer ökonomischen und letztendlich auch wirtschaftsethischen Verschärfung. Die Scherkräfte im Spannungsfeld nehmen durch solche Maßnahmen (zunächst) zu. Auf der anderen Seite ist die COVID-19-Pandemie ein gutes Beispiel dafür, wie ein medizinisches Problem (respiratorische Insuffizienz bei Viruspneumonie) bei knapper werdenden Ressourcen (z. B. Intensivkapazitäten, Beatmungsgeräte) sowohl einen medizinethischen (was sind die Grundlagen für die Entscheidung, wer beatmet werden soll, bei einer unzureichenden Anzahl von Beatmungsgeräten), wie auch einen wirtschaftsethischen Impetus haben (welche Maßnahmen sollen ergriffen werden, damit Ressourcen bei den Behandlern zu Verfügung gestellt werden, unter Inkaufnahme, dass diese woanders fehlen; aber auch: welche, im Endeffekt wirtschaftlich schädlichen Maßnahmen sollen ergriffen werden, um die Pandemie einzudämmen etc.). In der Tat hat die Allokation bei der Zuordnung von Beatmungs- und Intensivkapazitäten während der COVID-19-Pandeme in Deutschland eine eher theoretische, in Frankreich, Italien und Spanien, die über deutlich geringere intensivmedizinische Bettenkapazitäten verfügen als Deutschland, allerdings eine reale Brisanz erhalten. Nach Auffassung der Deutschen Interdisziplinären Vereinigung für Intensiv- und Notfallmedizin (DIVI) sollte bei nicht ausreichenden Behandlungskapazitäten ein Team aus „zwei intensivmedizinisch erfahrenen Ärzten", einer Pflegefachkraft und ggf. Vertretern weiterer Professionen über die Zuteilung von Ressourcen entscheiden (Dutzmann et al. 2020), was den grundsätzlichen Anforderungen an das multidisziplinäre Team in der klinischen Ethikberatung entspricht (Schuchter und Heller 2018). Empfohlen wurde, Patienten mit höheren Erfolgsaussichten bevorzugt intensivmedizinische Ressourcen zukommen zu lassen. Die Priorisierung von Patienten sollte vom Versorgungsort im Krankenhaus und von der Grunderkrankung unabhängig sein und sich nicht allein am Alter oder sozialen Kriterien ausrichten (Dutzmann et al. 2020).

Dies ist ein einschlägiges Beispiel für ein Prozedere, welches unterschiedliche ethische Disziplinen berücksichtigt. Die Ausgangssituation ist die, dass zwei oder mehr Patienten denselben Bedarf haben (z. B. nach einem Beatmungsgerät) und auch die Nachfrage besteht, im Sinne einer bewussten (autonomen) Entscheidung, beatmet werden zu wollen, bei gleichzeitiger Ressourcenknappheit (es stehen weniger Beatmungsgeräte zur Verfügung, als gebraucht werden). Bei einer Triagierung wird ein Team aus möglichst unabhängigen Vertretern unterschiedlicher Berufsgruppen zusammengesetzt, wodurch der Patient bei der Entscheidungsfindung aus der initialen Arzt-Patienten-Beziehung herausgelöst wird. Damit tritt die Stärke der initialen Arzt-Patienten-Beziehung, möglicherweise durch persönliche oder emotionale Faktoren moduliert, in den Hintergrund. Gleichzeitig „kürzen" sich die ersten drei medizinethischen Prinzipien (Autonomie, Nicht-Schaden und Fürsorge) heraus und es bleibt das vierte Prinzip – das Gerechtigkeitsprinzip. Gerechtigkeit impliziert in einem ersten Schritt eine prinzipielle Gleichstellung (keine Priorisierung aufgrund des Alters oder sozialer Kriterien). Doch was ist mit dem Kriterium der höheren Erfolgsaussichten? Man könnte argumentieren, dass unter einem Gerechtigkeitsaspekt ein höherer medizinischer Bedarf, z. B. im Sinne einer stärker ausgeprägten Krankheitsschwere, auch mehr medizinische Zuwendung impliziert (Gerechtigkeitsmodell in der Rehabilitationsmedizin). In dem hier dargestellten Modell ist dies dergestalt nicht notwendigerweise der Fall, dass ab einer bestimmten Krankheitsschwere, welche mit eher schlechten Erfolgsaussichten assoziiert ist, eine Therapieallokation zugunsten eines anderen Patienten erfolgt. Dies ist u. a. dem Sachverhalt geschuldet, dass in diesem bestimmten Fall zwei oder mehr Patienten durch die gleiche Nachfrage in unmittelbare Konkurrenz bezüglich einer bestimmten Therapie treten. Das Kriterium „Erfolgsausicht" ist nachvollziehbar, muss jedoch begründet werden. Die Begründung wiederum lässt sich nicht im Rahmen der „traditionellen" medizinethischen Prinzipien vollziehen, sondern bedarf der allokationsethischen Analyse.

Ethikberatungen können in solchen Triagesituationen sehr hilfreich sein, wobei sich ihre Rolle, gerade weil es eine zusätzliche, nämlich allokationsethische Dimension gibt, von der fallbezogenen ethischen Beratung grundlegend unterscheidet. Anregungen zur Gestaltung der Ethikberatung in Trainingssituationen wie der COVID-19-Pandemie können dem aktuellen Diskussionspapier der Akademie für Ethik in der Medizin (AEM 2020) entnommen werden.

Während sich die Medizin in den letzten Jahren zunehmend zu einem „Business"-Modell entwickelte (Maio 2014) oder zumindest als ein solches wahrgenommen wurde, und auch die Rolle des Arztes in der Öffentlichkeit zunehmend als die des Geschäftsmanns interpretiert wurde (Thöns 2016), rückte mit dem Eintreten der COVID-19-Pandemie die medizinische Rolle des Arztes wieder in den Vordergrund, was zu einer positiveren Bewertung des Berufsbildes führte. Zeitgleich wurden wesentliche Bausteine des Pflegepersonalstärkungsgesetzes, wie die Pflegepersonaluntergrenzen und die Pflegebudgetverhandlungen, ausgesetzt, und zur Stärkung der

Intensiv- und Beatmungsmedizin wurden durch die Gesundheitspolitik erhebliche Ressourcen freigesetzt. Limitierender Faktor medizinischer Behandlungen waren in Industrieländern plötzlich nicht mehr nur ökonomische Ressourcen im Sinne von finanziellen und apparativen Möglichkeiten, wie zum Beispiel die Zahl an Intensiv- und Beatmungsbetten, sondern auch personelle Ressourcen. Den Palliativmedizinern wurde eine entscheidende Rolle in der Behandlung von Patienten zugewiesen, die infolge einer Triage keine intensivmedizinischen Maßnahmen erhalten konnten, obwohl diese medizinisch indiziert gewesen wären (Delis et al. 2020; Dutzmann et al. 2020). Hieraus wiederum resultiert klinisch der Bedarf erhöhter Kapazitäten von Palliativstationen und Palliativdiensten, wobei zeitgleich im außerklinischen Bereich durch die Kontaktbeschränkungen die Arbeit ambulanter Hospizdienste erschwert und deren Finanzierungsgrundlage beeinträchtigt wurde.

18.6 Gefahren allokationsethischer Argumentation

Es sollte angemerkt werden, dass in der Praxis allokationsethische Argumente immer auch genutzt werden können, um Patienten Ressourcen vorzuenthalten, anstatt gezielt genau die Strukturdefizite des Gesundheitssystems zu beheben, welche zur Verknappung der Ressourcen führen. Ein einschlägiges Beispiel, auch unter palliativmedizinischen Gesichtspunkten, sind die Kosten der außerklinischen Intensivpflege von geschätzt zwei bis vier Milliarden Euro pro Jahr. Allokationsethisch könnte argumentiert werden, dass die außerklinische 1:1-Intensivpflege zu teuer sei und die finanziellen Mittel andernorts effektiver eingesetzt werden könnten. Das Recht auf gleichberechtigte Teilhabe (UN-Behindertenrechtskonvention) und die Rechte auf Freiheit der Person und Schutz der Familie (Grundgesetz) drohen im Zuge dieser Argumentation ausgehebelt zu werden. Gleichzeitig wird nicht berücksichtigt, dass 85 % der ambulanten Intensivpatienten zuvor gar nicht in spezialisierten Zentren behandelt wurden, in denen die Weaning-Erfolgsraten bei 60–70 % liegen (Rosseau et al. 2017). Somit ließe sich mit der Schaffung ausreichender Kapazitäten in neurologischen, pneumologischen und anästhesiologischen Zentren, die auf Beatmungsentwöhnung und Dekanülierung spezialisiert sind, wahrscheinlich in kurzer Zeit ein erhebliches Einsparungspotenzial realisieren. Das ökonomische Problem „außerklinische Beatmung" ließe sich durch entsprechende Maßnahmen entschärfen, die allokationsethische Brisanz deutlich reduzieren. Eine dementsprechende Förderung der Zentren wird jedoch nicht vorgenommen, das kostenintensive Strukturdefizit wird akzeptiert und die Patienten letztendlich als Verursacher der hohen Kosten identifiziert, obwohl in vielen Fällen eine Beatmung oder eine Trachealkanülenversorgung verzichtbar wären.

Gerade in Bereichen wie der Intensivmedizin, der Rehabilitationsmedizin, insbesondere der Frührehabilitation, aber auch der Palliativmedizin spielen ökonomische Aspekte eine Rolle. Alle drei Disziplinen behandeln schwer- und schwerstkranke Patienten mit unterschiedlichen Zielsetzungen wie: das Überleben ermöglichen (Intensivmedizin), die größtmögliche soziale Teilhabe sichern (Rehabilitationsmedizin) und Leiden lindern (Palliativmedizin). Das generelle Ziel eines möglichst hohen Gesundheitsstatus (als gesellschaftsorientiertes Ziel) ist plausibel und ethisch unproblematisch, jedoch bedarf es der genaueren Betrachtung des Gesundheitsbegriffs. Ähnlich wie der Krankheitsbegriff ist der Gesundheitsbegriff komplex und multidimensional (Schmidt-Wilcke 2003). Unter einer ökonomischen Betrachtungsweise, wie sie in den vorliegenden Kapiteln angestrebt wird, stellt sich vor allem die Frage, ob mit Gesundheit ein individueller Zustand höchstmöglicher Lebensqualität oder ein Zustand in möglichst hoher Unabhängigkeit und Produktivität gemeint ist. Die Rehabilitationsmedizin mit ihren Zielen der höchstmöglichen Teilhabe und Unabhängigkeit ist in diesem Zusammenhang einfacher zu fassen, da zumindest ein Teil der Rehabilitanden durch Wiederaufnahme des Berufs und der damit einhergehenden Einzahlung in Kranken- und Pflegeversicherungen zumindest aus ökonomischer

Sicht zu einer Positivbilanz beiträgt. Entsprechend einschlägige Modellrechnungen, wie sie für die Rehabilitationsmedizin vorliegen, können per se durch die Palliativmedizin nicht dargestellt werden. Auf der anderen Seite verhindern gerade Maßnahmen des Advance Care Plannings durch das Vermeiden ethisch nicht gebotener Maßnahmen, wie Krankenhauseinweisungen, am unmittelbaren Lebensende oder sogar in der Sterbephase sehr wohl das Entstehen unnötiger Kosten, was unabhängig von dem medizinethischen Aspekt (Wahrung einer größtmöglichen Autonomie) ökonomisch sinnvoll ist. Gerade in Bereichen, wo medizinethische und wirtschaftsethische Aspekte synergistisch „ineinandergreifen" können, sollte eine Gesellschaft investieren.

18.7 Zusammenfassung

Das Handeln des Arztes im Spannungsfeld zwischen Medizin, Ökonomie und Ethik sollte sich vornehmlich an den Prinzipien und Vorgehensweisen der modernen Medizin und an ethischen – sowohl medizin- als auch wirtschaftsethischen – Prinzipien orientieren. Dabei können ökonomische Aspekte zum Erreichen des Ziels einer realistischen und dauerhaften Verfügbarkeit eines diagnostischen und therapeutischen Klinik-Portfolios nicht außer Acht gelassen werden. In Bezug auf die Ethik gibt es je nach Fokus – arzt-patienten-orientiert oder gesellschaftsorientiert – unterschiedliche Auffassungen, sodass die gemeinsame, interdisziplinäre Entscheidungsfindung die zentrale Arbeitsweise darstellt. Die Prinzipien der Patientenorientierung und Familienzentrierung wie auch die Analyse von Strukturen des Gesundheitssystems sind für ethische Entscheidungen gleichermaßen bedeutsam. Dabei muss immer wieder die Frage gestellt werden, ob sich allokationsethische Probleme nicht durch eine Überarbeitung und Neugestaltung von Strukturen lösen lassen, auch wenn dies initial mit Investitionen und dadurch mit einer scheinbaren Verschärfung der ökonomischen Situation einhergeht, die aber nur temporären Charakter hat. Über die Rolle des Behandlers von Patienten kommt dem Arzt zunehmend auch eine Rolle als Gestalter und Krisenmanager des Gesundheitssystems sowie als kostenbewusster Vermittler von Konzepten zur Verbesserung der Patientenversorgung an Management, Politik und Kostenträger zu. In dieser Rolle sind allokationsethische Themen von entscheidender Bedeutung. Zwar sind Entscheidungshilfen und Verfahrensweisen der Allokationsethik bereits publiziert worden, jedoch bedürfen einige grundsätzliche allokationsethische Fragestellungen der weiterführenden Diskussion.

Literatur

Akademie für Ethik in der Medizin (2020) Möglichkeiten und Grenzen von Ethikberatung im Rahmen der COVID-19-Pandemie. https://www.aem-online.de/fileadmin/user_upload/AEM_Ethikberatung_im_Rahmen_von_COVID-19_2020-03-31.pdf. Zugegriffen am 02.04.2020

Beauchamp TL, Childress JF (1979) Principles of biomedical ethics. Oxford University Press, New York

Bloom N et al (2015) The impact of competition on management quality: evidence from public hospitals. Rev Econ Stud 0:1–33

Christen M et al (2014) How „moral" are the principles of biomedical ethics? – a cross-domain evaluation of the common morality hypothesis. BMC Med Ethics 17:15

Dabrock P et al (2020) Solidarität und Verantwortung in der Corona-Krise. https://www.ethikrat.org/fileadmin/Publikationen/Ad-hoc-Empfehlungen/deutsch/ad-hoc-empfehlung-corona-krise.pdf. Zugegriffen am 30.03.2020

Delis S et al (2020) Therapie von Patient*innen mit COVID-19 aus palliativmedizinischer Perspektive. https://www.awmf.org/leitlinien/detail/ll/128-002.html. Zugegriffen am 31.03.2020

Dutzmann J et al (2020) Entscheidungen über die Zuteilung von Ressourcen in der Notfall- und der Intensivmedizin im Kontext der COVID-19-Pandemie. https://www.divi.de/empfehlungen/publikationen/covid-19/1540-covid-19-ethik-empfehlung-v2/file. Zugegriffen am 31.03.2020

Düwell M et al (2011) Handbuch Ethik. Springer, Stuttgart

Hajen et al (2010) Gesundheitsökonomie.Seite 8. Strukturen-Methoden-Praxis. Kohlhammer, Stuttgart

Hays I et al. (1848) Code of Ethics of the American Medical Association. T.K. and P.G. Collins. Philadelphia. http://ethics.iit.edu/ecodes/sites/default/files/Americaan%20Medical%20Association%20Code%20of%20Medical%20Ethics%20%281847%29.pdf. Zugegriffen am 08.10.2020

Honecker M (1990) Einführung in die theologische Ethik. de Gruyter, Berlin

Kant I (1781) Kritik der reinen Vernunft Nachdruck 2020. Reclam, Ditzingen

Kluge EHW (2007) Resource allocation in healthcare: implications of models of medicine as a profession. MedGenMed 9(1):57

Krütli P et al (2016) How to fairly allocate scarce medical resources: ethical argumentation under scrutiny by health professionals and lay people. PLoS One 11(7):e0159086 Seite 1–18

Maio G (2014) Geschäftsmodell Gesundheit – Wie der Markt die Heilkunst abschafft. Suhrkamp, Berlin

Nortveth P (2006) Medical ethics manual: does it serve its purpose? J Med Ethics 32:159

Page K (2012) The four principles: can they be measured and do they predict ethical decision making? BMC Med Ethics 13:10

Persad G et al (2009) Principles for allocation of scarce medical interventions. Lancet 373(9661):423–431

Rosseau S et al (2017) Positionspapier zur aufwendigen ambulanten Versorgung tracheotomierter Patienten mit und ohne Beatmung nach Langzeit-Intensivtherapie (sogenannte ambulante Intensivpflege). Pneumologie 71:204–206

Schmidt-Wilcke T (2003) Krankheiten – Entdeckungen oder Konstruktionen. Z med Ethik 49(77–86):78

Schuchter P, Heller A (2018) The care dialog: the "ethics of care" approach and its importance for clinical ethics consultation. Med Health Care Philos 21(1):51–62

Shen YC (2003) The effect of financial pressure on the quality of care in hospitals. J Health Econ 22(2):243–269

Thies C (2006) Allgemeine Ethik. Lehrbrief der Universität Rostock. https://www.phil.uni-passau.de/fileadmin/dokumente/fakultaeten/phil/lehrstuehle/thies/Lehrbrief_Ethik_1.pdf. Zugegriffen 15.12.2020

Thöns M (2016) Patient ohne Verfügung: Das Geschäft mit dem Lebensende. Piper, München/Berlin

Vageesh J (2016) Time to take health economics seriously – medical education in the United Kingdom. Perspect Med Educ 5(1):45–47

Williams JR (2015) Medical Ethics Manual. https://www.wma.net/wp-content/uploads/2016/11/Ethics_manual_3rd_Nov2015_en.pdf. Zugegriffen am 08.10.2020

World Medical Association (2005) Medical ethics manual

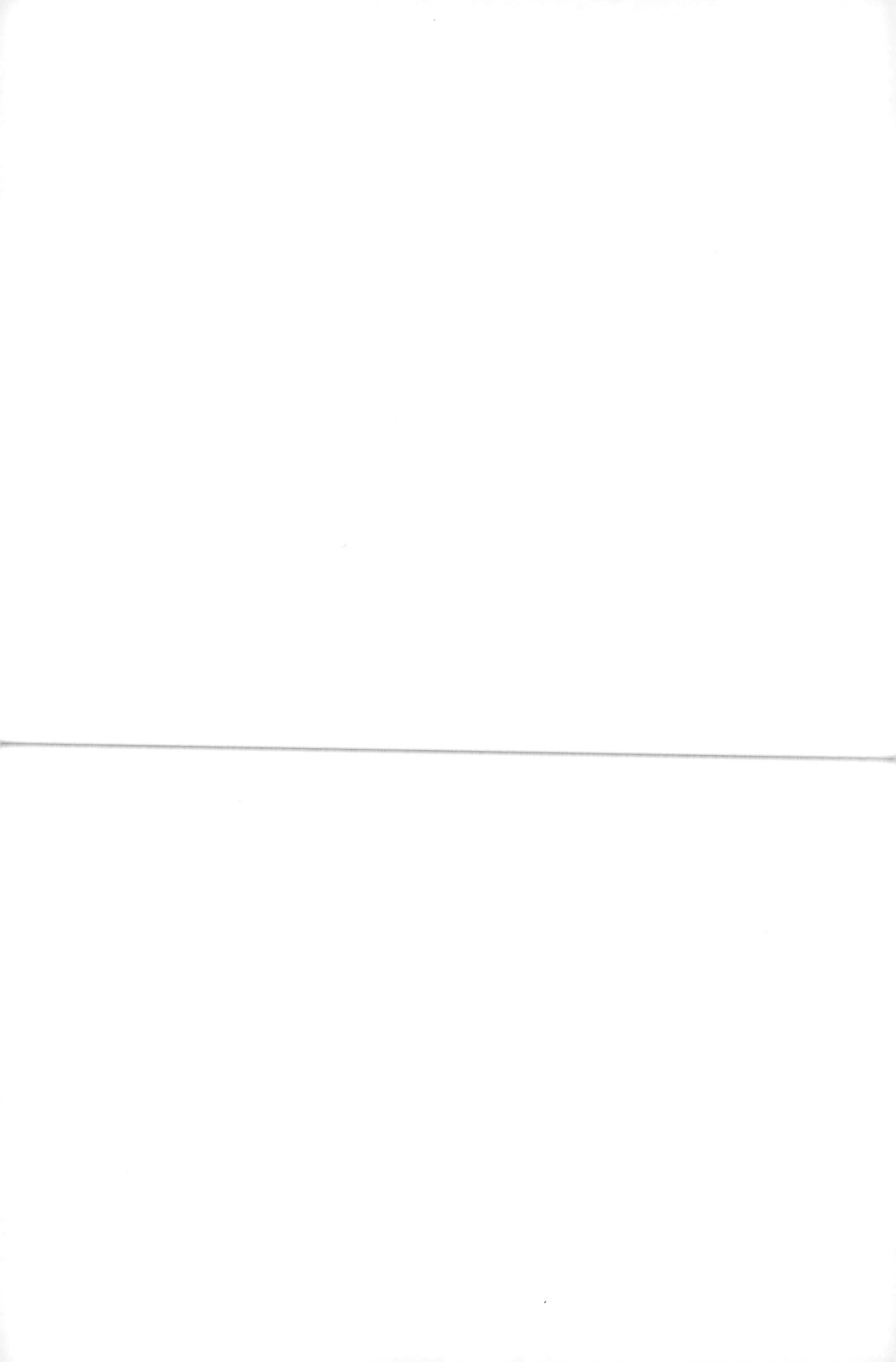

Palliativmedizin und COVID-19-Pandemie

Thomas Demmer und Martin Groß

Inhaltsverzeichnis

19.1 Die Corona-Krise 215
19.2 Versorgung während der Krisensituation 216
19.3 Versorgung nach der Krise 216
19.4 Nutzungsmöglichkeiten technologischer Hilfsmittel zur Krisenbewältigung 218
Literatur 218

19.1 Die Corona-Krise

Das neuartige Coronavirus SARS-CoV-2 trat Ende November 2019 in Wuhan, China, auf. Berichte über die Sterblichkeitsrate variierten dramatisch, aber es war klar, dass dieses Virus bei älteren, chronisch-erkrankten Patienten zu schweren, lebensbedrohlichen Erkrankungen führte.

Strategien zur Bewältigung dieser medizinischen Notlage wurden durch Notfall- und Katastrophenmediziner, gemeinsam mit Epidemiologen, Virologen und Intensivmedizinern, entwickelt. Eine kurative Therapie stand nicht zur Verfügung und auch die aussichtsreichste, symptomatische Therapie wurde noch gesucht.

Zu Beginn der Krise wurde der Fokus auf intensivmedizinische Versorgungsstrategien gelegt. Im weiteren Verlauf mussten aber auch Strategien für Patienten entwickelt werden, die nicht intensivmedizinisch versorgt werden konnten oder wollten. Diese Patienten litten unter einer hohen Symptomlast und bedurften einer spezialisierten Versorgung. Hierfür sind in besonderem Maße Palliativmediziner geschult und geeignet. Die Palliativmedizin bietet zudem gute Voraussetzungen, um Leitlinien zu liefern, wenn sich Versorgungsmodelle in Krisen schnell an neue Gegebenheiten anpassen müssen. Palliativmediziner sind Experten im Umgang mit multimorbiden, chronisch oder akut kritisch-kranken Patienten. Sie arbeiten interdisziplinär und können die Zusammenarbeit bei unterschiedlichen Standpunkten vermitteln (Ferguson und Barham 2020).

T. Demmer (✉)
Interdisziplinäres Palliativzentrum, Evangelisches Krankenhaus Oldenburg, Oldenburg, Deutschland
e-mail: thomas.demmer@evangelischeskrankenhaus.de

M. Groß
Klinik für Neurologische Intensivmedizin und Frührehabilitation und Interdisziplinäres Palliativzentrum, Evangelisches Krankenhaus Oldenburg, Oldenburg, Deutschland
e-mail: martin.gross@evangelischeskrankenhaus.de

Die palliativmedizinische Versorgung deckt folgende drei Felder ab und kann dadurch entstehende Versorgungslücken der Krisenmedizin füllen:

1. Therapie der Symptome und Symptomkontrolle

Wir gehen davon aus, dass die derzeitige COVID-19-Pandemie einen Anstieg von Patienten mit akutem Atemversagen aufgrund einer Lungenentzündung hervorruft. Fieber, Atemnot, Schmerz, Übelkeit und Delir werden bei den meisten Patienten auftreten und bei jedem einzelnen wird man diese Symptomlast so weit wie möglich reduzieren müssen.

2. Klärung der individuellen Patientenwünsche durch vorausschauende Therapieplanung und transparente Formulierung von Therapiezielen

Hierzu gehören die Umsetzung einer Patientenverfügung, wenn nur Maßnahmen zur Symptomlastreduktion gewünscht sind,

- die Beendigung einer aussichtslosen Therapie unter Gewährleistung von Symptomfreiheit die Vermittlung von Triagesituationen und die Betreuung bei fehlender intensivmedizinischer Behandlungskapazität.

3. Die Unterstützung der betroffenen Angehörigen- Zugehörigen

Den Angehörigen werden in diesen Zeiten besondere Opfer abverlangt. Sie haben zwar Angang zu den Palliativpatienten, müssen sich aber strengen Regeln unterwerfen. Eine umfassende Betreuung der Patienten durch die Augehörigen ist auch nur eingeschränkt möglich. Die Begleitung der Angehörigen durch das Palliativteam bei der Verarbeitung der Geschehnisse und der Trauerarbeit ist kaum zufriedenstellend zu leisten. Die richtigen Worte zu finden, fällt schon unter normalen Umständen nicht leicht. Die Entscheidungen über Leben und Tod zu vermitteln, die in einer Krise getroffen werden müssen, stellt sich als ungleich schwerer dar und sollte nur von besonders geschulten Palliativversorgern übernommen werden (Feder et al. 2020).

19.2 Versorgung während der Krisensituation

Die Versorgungsentscheidungen der Mediziner müssen im gesamten Krankheits- bzw. Krisenverlauf auf einer nachvollziehbaren und rationalen Basis getroffen werden. Dazu haben die beteiligten medizinischen Fachgesellschaften (DGINA/DGP/DIVI etc.) ein Flow-Chart entwickelt. Entscheidungen werden verpflichtend immer von mehreren beteiligten Experten gemeinsam getroffen. Auf jeder Stufe dieses Schemas kann eine Entscheidung zur „nicht-intensivmedizinischen Therapie" fallen. Diese muss verpflichtend eine palliativmedizinische Versorgung gewährleisten. Hier wird die zentrale Rolle der Palliativmedizin in der akuten Krisenversorgung deutlich (Abb. 19.1)

19.3 Versorgung nach der Krise

In den folgenden Monaten werden Gesundheitsversorger mit post-COVID-19-Patienten konfrontiert werden. Die meisten dieser Patienten waren schon vor der Infektion Hochrisikopatienten und man muss davon ausgehen, dass viele dieser Patienten eine postakute Behandlung benötigen werden, um sich zu erholen. Die postakute Versorgung umfasst Rehabilitations- oder Palliativleistungen, die die Patienten nach einem Aufenthalt in einem Akutkrankenhaus erhalten. Je nach den Bedürfnissen des Patienten kann die Behandlung einen Aufenthalt in einer Einrichtung wie einer qualifizierten Kurzzeit-Pflegeeinrichtung, einer stationären Rehabilitationseinrichtung oder einer Langzeitpflege umfassen.

Nach dem Anstieg des Krankenhausaufenthalts bei Patienten mit COVID-19 wird ein Bedarf an postakuter Versorgung auftreten. Es wird erwartet, dass ca. 30 % der COVID-19-Intensivpatienten, eine einrichtungsbezogene Versorgung und weitere 20 % eine häusliche Gesundheitsversorgung benötigen (Grabowski und Maddox 2020). Die postakute Versorgung entlastet die Krankenhäuser, da die Verlagerung von Patienten in eine solche Umgebung benötigte

19 Palliativmedizin und COVID-19-Pandemie

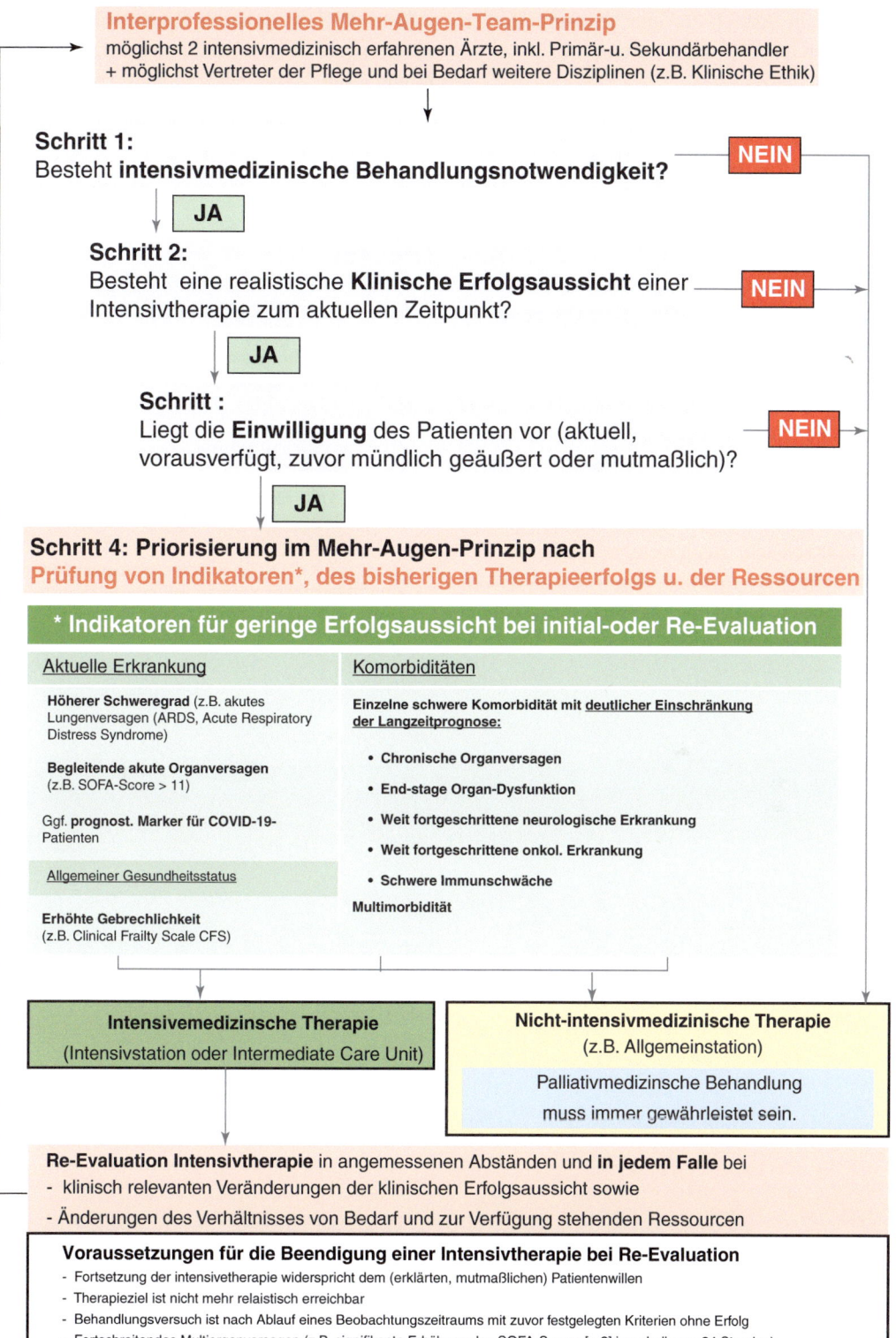

Abb. 19.1 Entscheidungsfindung bei nicht ausreichenden Intensiv-Ressourcen (Mit freundlicher Genehmigung der Universitätsmedizin Göttingen, Georg-August-Universität, UMG Corona Krisenstab)

Krankenhausbetten freisetzt. Hier werden ähnliche Anstrengungen nötig sein, wie sie zu Beginn der Krise im Bereich der intensivmedizinischen Versorgung unternommen wurden.

19.4 Nutzungsmöglichkeiten technologischer Hilfsmittel zur Krisenbewältigung

Mit der weiteren Zunahme von COVID-19-Fällen im ganzen Land haben die Gesundheitssysteme damit zu kämpfen, die Mitarbeiter zu schützen und den Verbrauch an persönlicher Schutzausrüstung (PSA) zu minimieren. Gleichzeitig nimmt auch der Bedarf an Palliativversorgung erheblich zu. Deshalb sollte Palliativversorgung möglichst überall verfügbar gemacht werden. Der Einsatz neuer Techniken für die Bereitstellung stationärer Palliativversorgung kann dazu hilfreich sein. Auch wenn telepalliative Medizin bisher schwerpunktmäßig in der ambulanten und häuslichen Palliativversorgung eingesetzt wurde, kann sie im stationären Bereich eine wertvolle Ergänzung sein. In der Krisensituation müssen wenige Palliativteams versuchen, die zunehmende Zahl isolierter Krankenhauspatienten zu erreichen. Eine telepalliativmedizinische Beratung (Kap. 25) durch stationäre Palliativteams könnte bei der Bewältigung der Anforderungen helfen und sollte in Erwägung gezogen werden (Humphreys et al. 2020).

Literatur

Feder S, Akgün KM, Schulman-Green D (2020) Palliative care strategies offer guidance to clinicians and comfort for COVID-19 patient and families. Heart Lung 49:227

Ferguson L, Barham D (2020) Palliative care pandemic pack: a specialist palliative care service response to planning the COVID-19 pandemic. J Pain Symptom Manag 60:e28

Grabowski DC, Maddox KEJ (2020). Postacute care preparedness for COVID-19: thinking ahead. JAMA 323(20):2007–2008

Humphreys J et al (2020) Rapid Implementation of inpatient telepalliative medicine consultations during COVID-19 pandemic. J Pain Symptom Manag 60:e54

Ethik organisieren

Christine Scheve

Inhaltsverzeichnis

20.1 Besondere Herausforderungen der Schwerstkrankenversorgung 219
20.2 Probleme interdisziplinärer Zusammenarbeit 220
20.3 Ethische Fragestellungen 220
20.4 Definition ethikrelevanter Fragestellungen in einer Organisation 221
20.5 Identifikation interdisziplinärer Problemlagen 222
20.6 Strukturbildung als Pfad für ethische Fragen und Entscheidungen 222
20.7 Ethische Instrumente 222
Literatur 224

Die zunehmenden ethischen Herausforderungen, insbesondere in komplexen Systemen wie Kliniken, liegen begründet im medizinisch-technischen Fortschritt, Pluralismus von Wertüberzeugungen und Lebenseinstellungen, im demografischen Wandel sowie in der Ökonomisierung des Gesundheitswesens. Strukturelle und technologische Veränderungen mit neuen Aufgaben in der Gesundheitsversorgung erfordern eine permanente ethische Reflexion und Diskussion moralischer Fragen. Dies betrifft nicht nur die Medizin, sondern alle Akteure, die im Gesundheitswesen arbeiten (Marckmann und Jox 2013). Vor dem Hintergrund der COVID-19-Pandemie, die seit Frühjahr 2020 in allen Teilen der Welt grassiert, stehen insbesondere auch gerechte Verteilungskriterien bei begrenzten Ressourcen im Fokus eines ethischen Diskurses (Kap. 19). Die Behandlung und Begleitung schwerstkranker Menschen im Krankenhaus bedarf ethisch gut begründeter Entscheidungen und Handlungsoptionen, um den Patienten und ihren Zugehörigen eine der Situation angemessene Sicherheit und Lebensqualität zukommen zu lassen. Es soll der Frage nachgegangen werden, wie ein möglichst hohes Maß an moralischer Urteilsfähigkeit und ethischer Reflexion in dezentralen Strukturen entwickelt werden kann.

20.1 Besondere Herausforderungen der Schwerstkrankenversorgung

Intensive Behandlung, Versorgung und Begleitung von Menschen mit schwerwiegenden onkologischen oder internistischen Erkrankungen, nach Unfall, Hirninfarkt, mit Amyotropher Lateralsklerose sowie neurodegenerativen Erkrankungen erweisen sich als besonders belastend nicht nur für die Patienten, sondern auch für die Akteure, die in diesem Feld arbeiten.

▶ **Wichtig** Die Konfrontation mit existenziellen Fragen zum Lebensende, mit

C. Scheve (✉)
Interdisziplinäres Palliativzentrum, Evangelisches Krankenhaus Oldenburg, Oldenburg, Deutschland
e-mail: christine.scheve@ewetel.net

Entscheidungen zur Therapiefindung oder -änderung, Krankheitsverläufen mit schwerer Behinderung, chronisch kritischen Entwicklungen – all dies bedeutet eine nicht zu unterschätzende tägliche Herausforderung der Beschäftigten (Salomon 2015).

Besonders bei einwilligungsunfähigen Patienten, die sehr häufig in der Intensiv- und Neuromedizin anzutreffen sind, kommen ethische Grundkonflikte zum Tragen (Jox 2015). Diese können sich offenbaren in der Abwägung zwischen der Achtung der (mutmaßlichen) Selbstbestimmung des Patienten und beispielsweise den Wohltunsverpflichtungen des Arztes gegenüber dem Kranken. Selbst vorhandene Patientenverfügungen geben oft keine Klarheit zur Entscheidungsfindung, da sie nicht auf die aktuelle klinische Situation ausgerichtet sind und folglich vom medizinischen Personal nicht oder erst spät beachtet werden.

20.2 Probleme interdisziplinärer Zusammenarbeit

Interdisziplinäre Herausforderungen können die Frage nach einer verbesserten Synergienutzung in einer Klinik oder auch in anderen Einrichtungen des Gesundheitswesens befördern. Das Potenzial langjährig vorhandener palliativer Expertise lässt in vielen Fällen gemeinsame Überlegungen für sich ergänzende Wege entstehen. Wenn sich beispielsweise bei 20-25 % der neurologisch-neurochirurgischen Frührehabilitationspatienten, die zu Beginn der Frührehabilitation beatmungsabhängig sind, kein Potenzial für eine längerfristige Rehabilitation entwickelt, die Prognose oftmals nach Monaten eine Therapiezieländerung nach sich zieht und Angehörige mit dieser Situation meistens überfordert sind, ergeben sich fast zwangsläufig ethische Konflikte im Behandlungsteam, insbesondere zwischen Pflegenden/Therapeuten und medizinischem Personal. Nah am Patienten sind vorrangig die Pflegenden und die Therapeuten, die sich während langer Krankheitsverläufe der Sinnhaftigkeit ihres Tuns nicht mehr sicher sind. Innerlich kämpfen sie mit Konflikten der Über- und Fehlversorgung, des inhumanen Umgangs mit schwerstkranken Menschen und der Überzeugung, diesen Weg für sich selber so nie gewollt zu haben. Da die Akteure sich häufig nicht trauen, diese Problematik anzusprechen, entwickelt sich eine Unzufriedenheit, ein Unverständnis oder gar sich eine Unzufriedenheit, ein Unverständnis oder gar ein Gefühl der Lähmung bei der Ausübung der eigenen Profession. Gerade in derart herausfordernden, mit vielen Fragen verbundenen Handlungen sollte es möglich sein, die täglichen Routinen einmal zu verlassen und neue Optionen einbeziehen zu dürfen. Zaghafte Annäherungen an palliative Konzepte, die eine ergänzende Begleitung im Denken und Tun der Professionellen sein sollen, müssen immer Unterstützung im interdisziplinären Team und darüber hinaus auf der Leitungsebene finden.

20.3 Ethische Fragestellungen

Die Behandlung und Begleitung schwerstkranker Menschen bringen immer auch ethische Fragestellungen mit sich. Die Ergebnisse aktueller Studien mit ganz unterschiedlichen Methoden zeigen, dass insbesondere Therapieentscheidungen als große Herausforderung für die Ärzte zu beziffern sind (Reiter-Theil 2017). Dies bestätigt sich bezüglich der Entscheidungsfindung bei unklarem Patientenwillen, dem Für und Wider einer Reanimation und bei Konflikten innerhalb des Behandlungsteams. Auch wird der Umgang mit Ressourcen am Krankenbett problematisiert. Eine zunehmende evidenzbasierte Datenlage weist somit auf den steigenden Bedarf für ethische Hilfsangebote hin, um eine besser strukturierte Entscheidungsfindung zu befördern.

Was ist nun die Grundvoraussetzung, um überhaupt ethische Fragen von anderen unterscheiden zu können?

▶ **Wichtig** Eine weltweit anerkannte ethische Orientierungshilfe im Gesundheitswesen ist die von den US-amerikanischen Bioethikern Tom L. Beauchamp und James F. Childress begründete prinzipienorientierte Medizinethik (Beauchamp und Childress 2009), die heute auch im Bereich der Pflege voll akzeptiert wird (Riedel 2015).

Die vier moralischen Prinzipien gelten in Deutschland als mehrheitlich zustimmungsfähige ethische Grundlage für unser Handeln im Gesundheitswesen (Marckmann 2015), obwohl es auch kritische Stimmen zu der womöglich nicht ausreichend reflektierten Anwendung gibt (Neitzke 2018; Schuchter 2016). In der klinischen Praxis werden durchaus ethische Fragen anhand der Prinzipien *Wohltun/Nutzen, Nichtschaden, Respekt der Autonomie und des Prinzips der Gerechtigkeit* thematisiert. Die Fluktuation bei Ärzten und nichtmedizinischem Personal bedeutet allerdings eine kontinuierliche Information und Reflexion genau dieser Thematik. Hinzu kommen manchmal auch sprachliche Hürden sowie Mentalitätsunterschiede innerhalb des heutigen multikulturellen Personals im Krankenhaus. Ein systematischer Perspektivenwechsel ist somit nicht einfach zu entwickeln.

Entwicklung und Organisation einer transparenten Ethikkultur
Wie kann man die Mitarbeiter, die im Alltag unzufrieden sind, ihre Tätigkeit in Frage stellen oder sogar über den Ausstieg aus ihrem Beruf nachdenken, erreichen? Internationale Studien zeigen, dass Ärzte und Pflegende, die eine nicht adäquate Behandlung der Patienten wahrnehmen dadurch moralischen Distress, entwickeln und ein erhöhtes Burnout-Risiko haben (Albisser et al. 2012). Es sollte nicht zu einer inneren Kündigung kommen, sondern im Vorfeld eine Ermutigung zur Auseinandersetzung mit den jeweiligen Herausforderungen stattfinden. Diese braucht ein Forum, um gemeinsam die ethischen Fragen des Alltags zu bearbeiten und Lösungen zu entwickeln. Die schon angesprochene Prinzipienethik sollte dabei keine dogmatische Anwendung finden, da es ja auch Widersprüche innerhalb der Prinzipien geben kann, wenn zum Beispiel das Selbstbestimmungsrecht der Gerechtigkeit im Sinne von Ressourcenverteilung zuwiderläuft. Dennoch muss eine Abwägung verschiedener Wege für ein moralisch verantwortliches Handeln über konstruktive Diskurse im Alltag möglich sein. Dafür braucht es Wissen im klinischen Geschehen. Fragen der Mitarbeiter zu Entscheidungsfindung, Konfliktbewältigung im interdisziplinären Team, Therapiezieländerung und Verbesserung der Kommunikation benötigen Raum, Zeit und vor allem Gehör. Dabei sollten die relevanten Fragen von den Professionellen selbst erarbeitet und anschließend anhand der entsprechenden Theorie reflektiert werden. Ein Beispiel ist das große Thema der Kommunikation, deren Grundlagen für eine Verbesserung derselben bekannt sein sollten (Pörksen und Schulz von Thun 2014). Die Kunst besteht häufig darin, eine Aufmerksamkeit, eine Sensibilität und bestenfalls eine Begeisterung bei den Mitarbeitern zu wecken, die täglichen Routinen zu verlassen und sich anspruchsvoll mit ihrem Tun auseinanderzusetzen.

20.4 Definition ethikrelevanter Fragestellungen in einer Organisation

Neben der individualethischen Frage „Was soll ich tun?" bedarf es in einer komplexen Organisation wie dem Krankenhaus auch einer Reflexion der Strukturen und der Verantwortung für das Handeln. Eine ethische Unternehmenskultur kommt nicht umhin, die in ihrer Institution tätigen Personen am ethischen Prozess der Wertfindung partizipieren zu lassen, den Ablauf dieses Prozesses transparent zu gestalten und die Werteentscheidungen auf Inhalt und gute Argumentation zu überprüfen (Baumann-Hölzle und Arn 2009).

▶ **Wichtig** Ein Verständnis für die Dynamiken innerhalb einer Organisation (Hug 2009) und gleichzeitig eine zielgerichtete prozesshafte Implementierung von Strukturen zur ethischen Entscheidungsfindung sind von großer Bedeutung. Beides erfordert eine Verantwortungsübernahme der Mitarbeiter.

In der Schwerstkrankenversorgung sind die Akteure tagtäglich mit ethischen Fragestellungen konfrontiert, die sie nicht nur als Einzelperson betreffen, sondern häufig auch im Team insgesamt beschäftigen. Die wachsende Ethikkompetenz sollte demnach eine Eigenschaft aller Kollegen sein, die nah am und mit dem Patienten arbeiten. Eine schwerwiegende Entscheidung muss für die Beteiligten nachvollziehbar sein, auch wenn es unterschiedliche Haltungen zur Situation gibt. Zu einer Ethikkultur gehört der Austausch über im Berufsalltag relevante persönliche Werthaltungen, die Reflexion der Erfahrungen und des Gelernten.

20.5 Identifikation interdisziplinärer Problemlagen

Die Behandlung und Versorgung schwerstkranker Menschen, beispielsweise von der Intensivstation über die Frührehabilitation bis hin zur palliativen Begleitung, verlangt eine sehr differenzierte Krankenbeobachtung und ein Verstehen der jeweiligen Prozesse auf den Stationen. Nicht selten stehen sich die Sichtweisen insbesondere der Pflege und der Medizin gegenseitig im Wege. Wo die einen ein Loslassen, eine Beendigung des „Leidens" propagieren, sehen die anderen Möglichkeiten der Weiterbehandlung mit einer Aussicht auf verlängertes Leben mit womöglich neuer Lebensqualität. Ärzte treffen letztendlich die Entscheidungen, die sie verantworten müssen. Ausführende von Anordnungen sind wiederum die Pflegenden und die Therapeuten. Hier entstehen häufig Dilemmasituationen, die interdisziplinär nicht transparent gemacht werden. Junge und unerfahrene Pflegende und Ärzte trauen sich nicht, ihre Bedenken, Ängste oder Vorbehalte zu äußern. Langjährig Erfahrene resignieren, wenn sie sich nicht gehört oder verstanden fühlen. Auch fehlt es manchmal an Informationen für die Mitarbeiter, wenn ein Patient auf eine weiterführende Station verlegt wird. „Was ist aus meinem Patienten geworden? Ich konnte mich nicht einmal verabschieden." „Warum wurde ausgerechnet jetzt der palliative Weg beschlossen?" Solche und ähnliche Fragen finden im Alltag nicht immer befriedigende Antworten.

20.6 Strukturbildung als Pfad für ethische Fragen und Entscheidungen

„Ein Hauptproblem unserer Ethik ist, dass wir Widersprüche, unterschiedliche Wertfiguren, einfach nebeneinander stehen lassen, keine Übung im Prozessieren ihrer Vermittlung haben." So beschreiben Larissa Krainer und Peter Heintel in ihrem Buch *Prozessethik* eine „Zerstreutheit moralischer Zuständigkeiten", so dass Themen, die bearbeitet werden müssten, im routinemäßigen Alltag ohne Aufarbeitung der vielen relativen Wertvorstellungen im Team wieder in den Hintergrund treten (Krainer und Heintel 2010).

Was muss getan werden, um einen konstruktiven kommunikativen Weg für den Umgang mit ethischen Fragen und Entscheidungen zu finden? Die klinische Ethik als sinnvolle Ergänzung der akademischen Medizinethik soll im Sinne einer guten Patientenversorgung den klinisch Tätigen Anregungen und Hilfestellungen vermitteln (Reiter-Theil 2010). Dafür können praktische Leitfäden zur Gesprächsführung genutzt werden, die eine wichtige ethische Hilfestellung in der Versorgung der Patienten darstellen. Zur Prävention von Eskalationen und ergänzend zur akuten Beratung durch Mitarbeiter des Ethikkomitees können „niederschwellige" ethische Diskussionen auf den Stationen als sogenannte Ethik-Liasondienste, Standortgespräche oder auch als Forum Ethik stattfinden.

20.7 Ethische Instrumente

Bei einer ad-hoc Fallberatung kann das Klinische Ethikkomitee (KEK) angefragt werden, und möglichst mindestens zwei Mitglieder kümmern sich zeitnah um die Problemstellung. Dieses Aufgabe des KEK besteht darin, betroffenen Menschen in ethischen Krisensituationen zur Beratung zur Seite zu stehen. Dieses Konsil bietet eine ethische Beratung für all diejenigen Personen, die mit der Behandlung eines Patienten befasst sind, wenn es Unklarheiten bezüglich der weiteren Versorgung und Begleitung gibt. Sie ist immer auf einen konkreten Fall bezogen, der auf einer der Stationen auftritt. Ziel ist, eine mögliche Entscheidungsfindung über die weitere Therapie bei kritisch kranken Patienten zu befördern, sodass alle Beteiligten davon ausgehen können, weiterhin im Sinne des Patienten zu handeln.

Ergänzend zu bestehenden Ethikkomitees ist die Einbindung der Basis, also aller Akteure, die nah am Patienten arbeiten, erforderlich. Dies kann zum Beispiel in Ethikforen, Ethik-Cafés oder ähnlichen Formaten stattfinden. Es geht bei diesen Treffen zunächst darum, die ethisch relevanten Fragen zu eruieren, um darauf aufbauend Programme für Fortbildungen und Schulungen zu etablieren und dezentrale Möglichkeiten der ethischen Reflexion zu schaffen. Die Teilnehmenden können ihre Gedanken zur Patientenversorgung und der damit verbundenen, zum Teil höchst belastenden Fragen kundtun. In Rollenspielen, eigenständigen Erarbeitungen zu Themen wie Kommunikation und der Vermittlung von Wissen bezüglich Patientenrechten wird sichtbar, was die unterschiedlichen Professionen bewegt. Die Mitarbeiter trauen sich in diesen Foren, einen Beitrag in Form von Fragen oder Anmerkungen zu leisten. So lässt sich im Verlauf der Veranstaltungen ein Bedarfsprofil zu ethischen Konflikten im Alltag formulieren.

Ein weiteres Instrument, insbesondere zur Feststellung und Umsetzung des verschriftlichten, mündlich geäußerten oder mutmaßlichen Patientenwillens ist das strukturierte Prognosegespräch (Kap. 14). Dieses bei Schwerstkranken im Behandlungsverlauf regelmäßig stattfindende Gespräch dient der realistischen Kommunikation der Prognose (Lorenzl et al. 2020). Im strukturierten Prozess wird der aktuelle Gesundheitszustand des Patienten reflektiert und versucht, den Patientenwillen zu klären und mit der Prognose bestmöglich in Einklang zu bringen. Hierfür können wiederholte Gespräche über einen längeren Zeitraum erforderlich sein, wobei ein Mitdenken palliativer Konzepte für die Sensibilisierung der Situation Schwerstkranker ausdrücklich erlaubt und in nicht wenigen Fällen sogar geboten ist. Beteiligt am Gespräch sind immer erfahrene Vertreter des Ärzteteams, der Patient, seine Angehörigen bzw. sein Betreuer. Die Teilnahme weiterer Mitglieder des interdisziplinären Behandlungsteams, wie z. B. Pflegeexperten und Therapeuten, hilft, aus verschiedenen Perspektiven ein ganzheitliches Bild des Patienten zu entwickeln und die Sicherheit der Entscheidungsfindung zu erhöhen. Sobald ein palliatives Prozedere thematisiert wird, ist die Anwesenheit einer Person aus dem Palliativteam der Klinik unerlässlich, um einen guten Übergang in ein palliatives Behandlungskonzept zu bahnen. Für Angehörige sind diese Gespräche sehr hilfreich und gleichzeitig eine große Herausforderung. Die Prognosegespräche werden protokolliert und können auf Wunsch von den Beteiligten eingesehen werden.

Eine „ethische Fragestellung" kann - beispielsweise in der Intensivmedizin und der Frührehabilitation- als eigenständiges Themenfeld auch in wöchentlich stattfindenden Fallkonferenzen aufgenommen werden. Hier versammeln sich verschiedene Berufsgruppen wie Mediziner, Pflegende, Therapeuten, Neuropsychologen, Neurorehabilitationspädagoge und Sozialarbeiter. Alle Professionen haben die Möglichkeit, eine für sie relevante ethische Frage zu formulieren und diese schriftlich zu fixieren. Wenn die Konferenzzeit keine Diskussion mehr zulässt, muss ein Setting für eine weitere Besprechung gefunden werden.

Ein offener Diskursprozess verlangt eine strukturierte Form der Kommunikation, um dem Ziel einer Konsensbildung gerecht zu werden. Dabei spielt auch die Reflexion der eigenen Profession innerhalb der Organisation eine nicht unerhebliche Rolle, sei es in der Funktion als Beratende oder professionell Versorgende. Weiterhin ist der systematische Perspektivenwechsel hilfreich, bei dem sich die beteiligten Berufsgruppen in eine jeweilig andere Profession hineinversetzen und so die ethische Problemstellung aus einem anderen Blickwinkel betrachten (Reiter-Theil 2005). Dieses Vorgehen bietet die Chance, zu einer differenzierteren und umfassenderen Einschätzung der Gesamtsituation zu gelangen und somit der Entwicklung einer Verallgemeinerung von Handlungsregeln innerhalb eines größeren Systems Vorschub zu leisten (ebd.). Um eine Konfliktminimierung an der Basis zu erlangen, könnte das bereits weit etablierte Eskalationsmodell METAP (Modular-Ethik-Therapieentscheidung-Allokation-Prozess) in mehreren Schritten implementiert werden. Es hilft beim Sortieren der Probleme, ermutigt zur Beteiligung und beschleunigt eine Konzentration auf den Ethikfokus. In interprofessionellen Settings kann dieses Modell iterativ in den Stufen 1 bis 3 im Behandlungsteam, also dezentral, erfolgen. Von der Problemidentifikation bis hin zur ethischen Fallbesprechung im Behandlungsteam, flankiert von einem ausgebildeten Steuergruppenmitglied, kann mit Hilfe des METAP-Leporellos innerhalb definierter Zeitvorgaben eine Problemlösung gefunden werden. Erst wenn dies nicht gelingt, wird eine professionelle Ethikkonsultation durch Fachpersonen mit Ethikkompetenz erforderlich. Der wichtigste Punkt zur Einführung von METAP ist die Schulung der sogenannten Steuergruppe. Es handelt sich dabei um multiprofessionelle Fachkräfte auf den jeweiligen Abteilungen, die sich für die aktive Implementierung in den Berufsalltag engagieren (ebd.).

Die Einführung von Ethikmodellen benötigt immer Ressourcen und muss daher von der Leitung einer Einrichtung bezüglich Planung und Durchführung gewollt sein. Hier könnte sich die Frage auftun, warum es denn neben einem etablierten Ethikkomitee eine weitere strukturelle Ergänzung geben soll. Entscheidend ist hierbei, die medizinischen, pflegerischen und kaufmännischen Führungskräfte nicht nur moralisch zur ethischen Verantwortung in der Schwerstkrankenversorgung zu bewegen, sondern auch unter den Gesichtspunkten der Mitarbeiterbindung, der Außenwahrnehmung einer Organisation sowie der langfristigen ökonomischen Vorteile zu begeistern. Es gilt, die unterschiedlichen Ebenen miteinander zu verflechten. Interprofessionelle Fachexpertise und ethische Handlungsmotivation führen mittelfristig zur Zufriedenheit der Mitarbeiter.

Für die Behandlung und Begleitung schwerstkranker Menschen in der Organisation Krankenhaus sind ethische Strukturen unerlässlich, ohne Wenn und Aber. Sie dienen der verbesserten Kommunikation, der Entscheidungsfindung und Reflexion im Alltag und somit letztlich immer auch der Qualitätsentwicklung eines Unternehmens.

Literatur

Albisser Schleger H, Mertz M, Meyer-Zehnder B, Reiter-Teil S (Hrsg) (2012) Klinische Ethik – METAP. Leitlinie für Entscheidungen am Krankenbett. Springer, Berlin

Baumann-Hölzle R, Arn C (Hrsg) (2009) Handbuch Ethik im Gesundheitswesen. Ethiktransfer in Organisationen. EMH Schweizerischer Ärzteverlag/Schwabe, Basel

Beauchamp TL, Childress JF (2009) Principles of biomedical ethics, 6. Aufl. Oxford University Press, New York/Oxford

Hug S (2009) Handeln in Organisationen – Zwischen Struktur und Kultur. In: Ruth Baumann-Hölzle R, Arn C (Hrsg: Handbuch Ethik im Gesundheitswesen 3. Ethiktransfer in Organisationen. Schwabe, Basel, S 17–30

Jox RJ (2015) Entscheidungen bei einwilligungsunfähigen Patienten. In: Marckmann G (Hrsg) Praxisbuch Ethik in der Medizin. Medizinisch Wissenschaftliche Verlagsgesellschaft, Berlin, S 125–132

Krainer L, Heintel P (2010) Prozessethik. Zur Organisation ethischer Entscheidungsprozesse. Schriften zur Gruppen- und Organisationsdynamik, Bd 8, 1. Aufl. VS, Verlag für Sozialwissenschaften, Wiesbaden

Lorenzl S, Groß M, Tajvarpour M (2020) Intensivmedizin und Palliativmedizin für beatmete neurologische Patienten. In: Groß M (Hrsg) Neurologische Beatmungsmedizin. Springer, Heidelberg

Marckmann G, Jox RJ (2013) Ethische Grundlagen medizinischer Behandlungsentscheidungen. Bayerisches Ärzteblatt 9

Marckmann G (Hrsg) (2015) Praxisbuch Ethik in der Medizin. Medizinisch Wissenschaftliche Verlagsgesellschaft, Berlin

Neitzke G (2018) Ethikberatung auf der Intensivstation. Die „Klinisch Orientierte Beratungsmethode". Dtsch Med Wochenschr (1946) 143(1):27–34. https://doi.org/10.1055/s-0042-109255

Pörksen B, Schulz von Thun F (2014) Kommunikation als Lebenskunst. Philosophie und Praxis des Miteinander-Redens, 1. Aufl. Carl-Auer Verlag, Heidelberg

Reiter-Theil S (2005) Klinische Ethikkonsultation – eine methodische Orientierung zur ethischen Beratung am Krankenbett. Schweiz Ärzteztg 86:346–351

Reiter-Theil S (2010) Die Bedeutung der Ethik für ärztliche Entscheidungen und medizinische Behandlungsprozesse. Studienergebnisse und Hilfestellungen der Klinischen Ethik. In: Heinemann W, Maio G (Hrsg) Ethik in Strukturen bringen. Denkanstöße zur Ethikberatung im Gesundheitswesen. Orig.-ausg. Herder, Freiburg/Basel/Wien

Reiter-Theil S (2017) Hilfestellung in ethischen Entscheidungskonflikten – Basiswissen zur Ethikberatung in der Klinik. In: Salomon F (Hrsg) Praxisbuch Ethik in der Intensivmedizin. Konkrete Entscheidungshilfen in Grenzsituationen, 3., ak. u. erw. Aufl. revidierte Ausgabe. MWV Medizinisch Wissenschaftliche Verlagsgesellschaft, Berlin, S 40–50

Riedel A (2015) Ethische Herausforderungen in der Pflege. In: Marckmann G (Hrsg) Praxisbuch Ethik in der Medizin. Medizinisch Wissenschaftliche Verlagsgesellschaft, Berlin, S 95

Salomon F (2015) Besondere ethische Herausforderungen in der Intensivmedizin. In: Marckmann G (Hrsg) Praxisbuch Ethik in der Medizin. Medizinisch Wissenschaftliche Verlagsgesellschaft, Berlin, S 327–335

Schuchter P (2016) Sich einen Begriff vom Leiden Anderer machen. Eine Praktische Philosophie der Sorge. Bioethik/Medizinethik, Bd 2. transkript Verlag, Bielefeld

Entscheidungsfindung und medizinisch-ethische Problembereiche am Lebensende

Stefan Lorenzl

Inhaltsverzeichnis

21.1	Einführung	227
21.2	Ethische Richtlinien	229
21.3	Kulturelle und religiöse Überlegungen	229
21.4	Die Rolle von Patientenverfügung und Vorsorgevollmacht	230
21.5	Ernährung und Flüssigkeit bei terminalen Tumorerkrankungen und in der Palliativmedizin	232
21.6	Ernährung und Flüssigkeit bei fortgeschrittener Demenz	233
21.7	Ernährung und Flüssigkeit bei Wachkomapatienten	233
21.8	Autonomie und Würde als zentrale Entitäten der Entscheidungsfindung	234
21.9	Die Einschränkung der freien Willensäußerung	235
21.10	Futility und Entscheidungen am Lebensende	235
21.11	Das Spannungsfeld der ethischen Entscheidungsfindung am Lebensende	236
Literatur		236

21.1 Einführung

Eines der größten ethischen Probleme der modernen Medizin sind die Entscheidungen am Lebensende. Durch die zunehmenden technischen Möglichkeiten, verbesserte therapeutische Optionen und die älter werdende Bevölkerung stellen Therapieentscheidungen in der letzten Lebensphase für Patienten, Angehörige und Ärzte eine der größten ethischen Herausforderungen dar. Insbesondere die Therapiezieländerungen sind bedeutsam, die dann zum Tragen kommen, wenn sich eine Therapie im fortgeschrittenen Stadium einer Tumorerkrankung oder einer neurodegenerativen Erkrankung als nicht mehr wirksam erweist.

Die Entscheidungen am Lebensende sind oft schwer zu treffen, da verschiedene Faktoren die letzte Lebensphase beeinflussen können. Es gilt nicht nur, die aktuelle klinische Situation genau zu betrachten und Möglichkeiten einer weiteren Therapie auszuloten, sondern auch, Vorausverfügungen und die Ansicht der Angehörigen in den Entscheidungsprozess einzubeziehen. Der Arzt muss letztendlich auf dem Boden all dieser Umstände und aufgrund seiner Erfahrung eine Entscheidung treffen und die dem Zustand adäquate Behandlung

S. Lorenzl (✉)
Neurologische Abteilung, Krankenhaus Agatharied,
Hausham, Deutschland
e-mail: stefan.lorenzl@khagatharied.de

empfehlen. Dabei dürfen lebensverlängernde Maßnahmen nur solange durchgeführt werden, wie auch eine Aussicht auf Besserung des Gesamtzustandes besteht. Entscheidungen am Lebensende kumulieren letztendlich in 5 Fragen:

1. Ist es bei der unbestimmbaren oder nur vagen Aussicht auf Besserung medizinisch vertretbar, den Patienten einer belastenden Therapie auszusetzen?
2. Ist es umgekehrt ethisch gerechtfertigt, dem Patienten eine Therapie mit potenziellem Nutzen vorzuenthalten, sofern er diese nicht selbst ausdrücklich ablehnt?
3. Welche Bedeutung kommt bei einem nicht-einwilligungsfähigen Patienten der Patientenverfügung oder dem mutmaßlichen Willen zu?
4. Welche Vorstellungen und Sorgen haben die Angehörige, insbesondere, wenn von der medizinischen Notwendigkeit abweichende Vorstellungen herrschen?
5. Darf die lebenserhaltende Therapie abgebrochen werden und wie ist in einem solchen Fall vorzugehen?

Als Basis für Entscheidungen ist die Unterscheidung zwischen Basisbetreuung und medizinischer Behandlung notwendig. Unter einer Basisbetreuung versteht man beispielsweise die menschenwürdige Unterbringung, Zuwendung, Körperpflege, Linderung von Schmerzen, Atemnot und Übelkeit sowie das Stillen von Hunger und Durst. Diese Basiselemente der Betreuung sind als unverzichtbar anzusehen und stehen jedem Patienten unabhängig vom Behandlungsziel zu. Anders verhält es sich mit der medizinischen Behandlung. Eine ärztliche Verpflichtung zur Lebenserhaltung besteht nicht unter allen Umständen. Es gibt Situationen, in denen sonst angemessene Diagnostik und Therapieverfahren (einschließlich künstlicher Nahrungs- und Flüssigkeitszufuhr) nicht mehr angezeigt und Begrenzungen geboten sind. Dann tritt eine palliativmedizinische Versorgung in den Vordergrund. Die Entscheidung dazu darf – so die Bundesärztekammer – nicht von wirtschaftlichen Erwägungen abhängig gemacht werden (Bundesärztekammer 2011).

Immer wieder ist bei Entscheidungen am Lebensende die Einstellung von künstlicher Ernährung und Flüssigkeit ein zentrales Thema von Therapiezieländerungen. Die Gabe von Ernährung und Flüssigkeit ist eine Form der Therapie und kann eine lebensverlängernde Maßnahme sein. Im Gegensatz zur Beendigung einer medikamentösen Therapie fällt es Ärzten und Pflegepersonal sowie den Angehörigen sehr schwer, wenn im Rahmen einer Therapiezieländerung die Frage auftaucht, inwieweit die Einleitung oder Weiterführung einer künstlichen Ernährungs- und Flüssigkeitsgabe weitergeführt werden soll.

Die Entscheidung zur oder die Einstellung der künstlichen Gabe von Ernährung und Flüssigkeit zählen auch deswegen zu den großen ethischen Problemen der Medizin – und damit ist nicht nur die Palliativmedizin gemeint –, da die Entscheidung darüber auf Grundlagen religiöser, kultureller und persönlicher Wertvorstellungen getroffen werden muss, in Gegenwart unzulänglicher klinischer Informationen und von Menschen, deren persönliche Ansichten und Gefühle eine entscheidende Rolle spielen.

Es kann zwei Gründe geben, die medizinrechtlich und -ethisch die Einstellung von Ernährung und Flüssigkeit begründen können: Eine fehlende Indikation wegen fehlendem Nutzen für den Patienten, z. B. in der Sterbephase oder bei weit fortgeschrittener Demenz, oder die Ablehnung seitens des Patienten, z. B. in einer Patientenverfügung. Allerdings sind die wissenschaftlichen Daten und die rechtlichen Rahmenbedingungen bzgl. dieser Problematik unter den Ärzten bisher nur sehr wenig bekannt.

Oft wird bei der Diskussion um Ernährung und Flüssigkeit das Argument vorgebracht, dass man den Patienten nicht „verhungern und verdursten" lassen könne. Derartige Reaktionen, die auch von ärztlichen Kollegen und Pflegepersonal vorgebracht werden, sind nur allzu verständlich, wenn man sich vergegenwärtigt, welche große Bedeutung Essen und Trinken für den einzelnen Menschen wie für die Gemeinschaft haben. Nahrung und Ernährung sind grundlegende Prinzipien der Gesellschaft. Ernährung und Flüssigkeit sind die Grundfesten der Fürsorge für unsere Nachkommen. Gerade deshalb sind diese Begriffe von emotionaler, sozialer, kultureller und rituell-religiöser Bedeutung. Der Gewichtsverlust wird bei schwerkranken Menschen als Vorbote des Todes angesehen und gefürchtet.

Das Ziel des Kapitels ist es, anhand von drei exemplarischen Bereichen – nämlich Palliativmedizin, Demenz und Wachkoma – das Thema dieser Entscheidung am Lebensende zu diskutieren. Denn gerade in diesen Situationen, in denen kulturelle oder religiöse Werte eine wesentliche Rolle spielen, ist es wichtig, Informationen für ein rationales Handeln ohne die Vernachlässigung des kulturellen Hintergrundes an der Hand zu haben und seinen professionellen Standpunkt relativ unabhängig darstellen zu können.

21.2 Ethische Richtlinien

Bei jeder individuellen Therapieentscheidung müssen die vier ethischen Prinzipien Autonomie, Benefizienz, Nicht-Schaden (Nil Nocere) und Gerechtigkeit angewendet werden (Beauchamp und Childress 2001; Gillon 1994). In unserer westlichen Gesellschaft wird das Prinzip der Autonomie oft als das höchste Gut angesehen. Autonomie bedeutet auch den Anspruch des Patienten oder seines gesetzlichen Vertreters, in medizinische Entscheidungen einbezogen zu werden. Benefizienz bedeutet nichts anderes als „das Gute tun" und reflektiert die Verpflichtung des Arztes, im besten Interesse des Patienten zu handeln und das Wohl des Patienten als das höchste Gut seines Handels und seiner Überlegungen zu Therapieentscheidungen anzusehen. Es kann z. B sinnvoll sein, eine künstliche Ernährung und Flüssigkeit zu geben, wenn es darum geht, ein Ziel zu erreichen, wie bei Patienten, deren Allgemeinzustand alleine durch das Fehlen von Nahrungs- und Flüssigkeitsaufnahme zunehmend schlechter wird (z. B. bei Tumoren der Speiseröhre oder Halstumoren mit Einengung der Speiseröhre). Wenn es aber eine medizinische Benefizienz gibt, Ernährung und Flüssigkeit zu beenden (z. B. „Überwässerung" des Organismus in der Sterbephase), dann muss das in jedem Fall gegen die physischen, psychologischen, mechanischen und infektiösen Risiken, die eine weitere Behandlung mit sich bringen würde, abgewogen werden. Das Prinzip des Nicht-Schadens ist selbsterklärend. Gerechtigkeit in Bezug auf Entscheidungen zu Ernährung und Flüssigkeit bezieht sich auf die sozial gerechte und gleichmäßige Verteilung von Vorteilen und Belastung im Hinblick auf das Individuum und die Gesellschaft.

Obwohl die Entscheidungen des einzelnen Patienten sehr wohl auf persönlichen oder religiösen Vorstellungen beruhen, sollen die Entscheidungen des Behandlers möglichst frei von ethnischen, chronobiologischen, geschlechtsbezogenen oder eigenen religiösen Vorstellungen getroffen werden. Auch finanziellen Aspekten soll die Entscheidung nicht gehorchen, wobei diese in der Tat seitens des Patienten und der Angehörigen verständlicherweise eine immer größere Rolle spielen. Tragischerweise werden finanzielle Argumente häufig vom Patienten selbst angeführt, der seinen Angehörigen nicht „zur Last fallen" will. Tatsächlich können die Folgekosten der lebenserhaltenden Anlage einer Magensonde (perkutane endoskopische Gastrostomie = PEG) in Abhängigkeit vom Überlebensalter des Patienten so hoch werden, dass den Angehörigen eine Finanzierung z. B. des Heimaufenthaltes nicht mehr möglich ist.

21.3 Kulturelle und religiöse Überlegungen

Obwohl in den westlich geprägten Kulturen die individuelle Autonomie als das höchste Gut erscheint, darf nicht vergessen werden, dass es Kulturen gibt, in denen die individuelle Autonomie der Entscheidung der Gesellschaft – repräsentiert durch die Familie oder den Klan – untergeordnet ist. Beispiele für Kulturen, die nach diesem Prinzip leben, sind die islamische, einige asiatische oder aber auch die spanische Kultur. In Deutschland wird man zunehmend mit den islamischen Wertvorstellungen konfrontiert und sollte diese daher zumindest in ihren Grundzügen kennen, wenn man Therapieentscheidungen trifft. Bevor man aber bei einem Patienten aus den genannten Kulturkreisen eine Entscheidung trifft, sollte man sich vergewissern, ob dem individuellen Patienten diese Wertvorstellungen wichtig sind oder ob er dazu keinen Bezug hat. Leider kann in diesem Beitrag nicht ausführlich zu den verschiedenartigen religiös-kulturellen Einstellungen Bezug genommen werden.

Aber auch in der christlichen Religion gibt es zum Thema Ernährung und Flüssigkeit kontroverse Stellungnahmen. Wir erinnern uns an dieser Stelle an die öffentliche Aufmerksamkeit, die die medizinisch-ethische Entscheidung im Fall von Terri Schiavo auf sich gezogen hatte. Religiöse Anschauungen und Prinzipien spielten in diesem Falle eine signifikante und dennoch oft übersehene Rolle. Die päpstliche Verlautbarung von 2004 (Papst Johannes Paul 2004), dass die künstliche Ernährung und Flüssigkeit bei Menschen im Wachkoma obligatorisch sei, verursachte unmissverständlich spirituellen Druck unter den katholischen Patienten und Ärzten (O'Rourke 2007). Das päpstliche Argument für dieses Vorgehen ist, dass die Prognose des Wachkomas generell unsicher sei und dass unter diesen Umständen das Unterlassen der künstlichen Ernährung oder das Absetzen eine Form der Euthanasie sei. Unter katholischen Theologen wurde aber in der Folge argumentiert, das Papstwort gelte ausschließlich für Menschen im Wachkoma und treffe nicht für Patienten mit Demenz oder Tumoren zu (Sulmasy 2006; Shannon und Walter 2004). Diese päpstliche Ansicht entspricht derjenigen von orthodoxen Christen oder Juden, die eine hohe Priorität in der Erhaltung des Lebens sehen, selbst bei dementen Patienten. In den letzten 15 Jahren hat sich allerdings auch bei orthodoxen Christen zunehmend die Wahrnehmung eingestellt, dass nicht unter allen Umständen das Aufrechterhalten von künstlicher Ernährung bestehen bleiben muss. Die Palliativmedizin hat hier sicherlich ein Übriges beigetragen.

Trotz der widersprüchlichen Debatte darf man nicht übersehen, dass Glaubensansichten bezüglich künstlicher Ernährung und Flüssigkeitsgabe eine Form von Patientenautonomie repräsentieren. In Situationen, in denen eben diese Form der Patientenautonomie einen Konflikt zwischen den religiösen Vorstellungen und der klinischen Einschätzung besteht, wäre es daher angebracht, eine Konferenz mit religiös-spirituellen Experten zu suchen und eine ethische Konsultation anzustrengen.

21.4 Die Rolle von Patientenverfügung und Vorsorgevollmacht

Jeder Patient hat das Recht, eine Behandlung abzulehnen. Dies kann in einer Vorausverfügung in Form einer Patientenverfügung oder in einer Vorsorgevollmacht dargelegt werden. Neben frei formulierten Patientenverfügungen kursieren in Deutschland über 200 verschiedene Formulare. Die meisten Verfügungen sind so aufgebaut, dass bestimmte Krankheitssituationen mehr oder weniger spezifisch benannt werden, in denen lebenserhaltende Therapieformen abgelehnt werden, die ebenfalls mehr oder weniger konkret bezeichnet werden. Zusätzlich ermöglichen viele Verfügungen eine kurze Darstellung persönlicher Werthaltungen und Einstellungen des Verfügenden. Adressat einer Patientenverfügung ist primär das medizinische Behandlungsteam. Die Vorsorgebroschüre des Bayerischen Justizministeriums enthält eines der am häufigsten genutzten Formulare (Bickhardt et al. 2008). Zudem gibt es eine eigene Broschüre über künstliche Ernährung und Flüssigkeit am Lebensende (Borasio et al. 2009).

Eine neuere Strömung stellt das Advance Care Planning (ACP) dar. Hier sollen in einer detaillierten Diskussion die Wünsche des bereits erkrankten Patienten erfasst werden und auf dieser Basis eine noch detailierte Vorausverfügung erstellt werden. Obwohl vielfach begrüßt, birgt diese Methode doch einige Hindernisse, da man im Grunde gerade bei Menschen mit neurodegenerativen Erkrankungen oft keine Möglichkeit erkennt, den Willen vorausschauend festzulegen. Insbesondere wenn neben den Ernährungsthemen auch das Thema der künstlichen Beatmung festgelegt werden sollte, erlebt man immer wieder in der akuten Atemnotsituation ein Umdenken in Richtung für eine zumindest transiente Beatmung.

Obwohl in Deutschland in den Medien seit Jahren über die Patientenverfügung diskutiert wird, liegen diese Verfügungen noch immer nicht bei allen Patienten vor. Die geringe Zahl von Patientenverfügungen bedingt, dass in der täglichen medizinischen Praxis die Angehörigen des Patienten in den Entscheidungsprozess miteinbezogen werden müssen. Dabei spielt die Nähe zum Patienten eine entscheidende Rolle. Bei Erwachsenen werden in der Regel zunächst der Ehepartner und die Kinder befragt, als nächstes dann die Geschwister und die Eltern. Auch nicht verwandte Personen, die in einer engen Beziehung zu dem Patienten stehen, können wichtige Entscheidungsträger werden. Falls ein rechtlicher Betreuer bestellt ist, dann gelten dessen Entscheidungen.

Wenn es widersprüchliche Ansichten unter den Familienangehörigen zu dem Thema künstliche Ernährung und Flüssigkeit gibt, sollte eine Familienkonferenz mit möglichst allen Beteiligten einberufen werden und in dieser Runde die widersprüchlichen Meinungen offen diskutiert werden. An dieser Diskussionsrunde soll auch das medizinische Personal, das den Patienten betreut, teilnehmen, um die unterschiedlichen Standpunkte innerhalb der Familie kennenzulernen und auch um eventuell eigene Standpunkte und Beobachtungen abzugeben. In ganz besonders schwierigen Situationen, in denen keine Einigung erzielt werden kann, sind Mitglieder des institutionellen Ethikkomitees zu einer weiteren Gesprächsrunde hinzuzuziehen.

Jeder entscheidungsfähige Patient sollte eine Patientenverfügung erstellen und damit die persönlichen Behandlungspräferenzen festlegen, damit die Angehörigen und das medizinische Personal im Falle einer notwendigen Entscheidungsfindung die Wertvorstellungen und Präferenzen des Individuums kennen. Wünschenswert wäre es, wenn das Erstellen einer Patientenverfügung zu einem Zeitpunkt geschieht, wenn der Patient noch relativ gesund ist und wenn Details der Verfügung mit dem behandelnden Arzt besprochen werden.

Eine Patientenverfügung tritt erst dann in Kraft, wenn das Individuum nicht mehr in der Lage ist, selbstständig Entscheidungen zu treffen. Eine notarielle Beglaubigung der Verfügung ist – entgegen der weit verbreiteten Meinung – nicht notwendig. Obwohl Patientenverfügungen in der Regel schriftlich festgehalten werden, ist die mündliche Form rechtlich ebenso bindend.

Bei einer Vorsorgevollmacht werden eine oder mehrere Personen benannt, die als entscheidungsbefugt gelten und rechtsverbindliche Entscheidungen treffen können, falls das Individuum selbst nicht mehr in der Lage ist, Entscheidungen zu treffen (§ 1901a Satz 2 BGB). Auch bei einer Vorsorgevollmacht kann man zusätzlich seine religiösen und kulturellen Vorstellungen dokumentieren.

Wenn es einem Patienten nicht möglich ist, eine Entscheidung zu treffen, z. B. beim Wachkoma oder bei einer Demenz oder globalen Aphasie, dann ist entweder ein Verwandter oder ein rechtlicher Vertreter des Patienten zu bestallen, der die Entscheidungen treffen soll. Der Entscheidungsträger ist ethisch verpflichtet, eine Stellvertreterentscheidung zu treffen, was bedeutet, dass er im Sinne des Patienten entscheiden sollte. Diese Rolle ist nur möglich, wenn dem Stellvertreter die Präferenzen und Wertevorstellungen des Patienten bekannt sind. Für den Stellvertreter ist es keine leichte Aufgabe, wenn es darum geht, über die Gabe von Flüssigkeit und Ernährung zu entscheiden, und sie leiden unter der Ungewissheit, wie der Betroffenen entscheiden würde (Mitchell et al. 2000; Mitchell und Lawson 1999). In Studien konnte gezeigt werden, dass sowohl nahe Verwandte, aber auch Ärzte sich nicht in der Lage sehen, eine stellvertretende Entscheidung zu treffen, außer diese wurde in irgendeiner Form vorher mit dem Patienten besprochen und dabei diese Notwendigkeit für die frühe Entscheidung benannt (Seckler et al. 1991; Sulmasy et al. 1994, 1998). Vielfach würden Stellvertreter es begrüßen, wenn, wenn die behandelnden Ärzte mehr aktiv eine Entscheidung treffen würden (Lewis et al. 2006).

Das Recht eines erwachsenen und mündigen Patienten, künstliche Ernährung und Flüssigkeit abzulehnen ist, in den Gesetzen der westlichen Welt sowie in der westlichen Ethik etabliert. Mit wenigen Ausnahmen sehen Mediziner und Ethiker künstliche Ernährung und Flüssigkeit als medizinische Therapie, die unterlassen, abgelehnt oder beendet werden kann (Andrews und Geppert 2007; Snyder und Leffler 2005; Maillet et al. 2002). Aus diesem Grund besteht eine soziokulturelle Übereinkunft, dass das Ablehnen von künstlicher Ernährung und Flüssigkeit von Patienten mit Entscheidungsfähigkeit oder von Erwachsenen für ihre Kinder ethisch gerechtfertigt ist (Burck 1996; Meisel 1992). Dies entspricht der Patientenautonomie, auch wenn diese Entscheidung unweigerlich zum Tode führt (Jones 2007).

Auch Kinder haben das Recht, auf Flüssigkeit und Nahrung zu verzichten (Johnson und Mitchell 2000; Johnson 2004). Das Recht kann aber oft nicht durch das Kind selbst ausgedrückt werden, sondern muss rechtlich von den Eltern geäußert werden. Natürlich besteht die Gefahr, dass Eltern von behinderten Neugeborenen wünschen, dass Ernährung und Flüssigkeit eingestellt werden, im besten Willen, um Leiden etwa durch eine ausgeprägte Spastik zu verhindern (Johnson und Mitchell 2000). Patientenverfügungen im Kindesalter sind zwar generell akzeptiert, bezüglich der Verbindlichkeit im Falle von künstlicher Ernährung und Flüssigkeit bestehen allerdings Vorbehalte (Jox et al. 2007). Aber wie bei den Erwachsenen bereits erwähnt, wird auch bei den Kindern künstliche Ernährung und Flüssigkeit als medizinische Behandlung angesehen und unterliegt damit auch dem ärztlichen Entscheidungsspielraum. Eltern sollten nicht das Recht haben, künstliche Ernährung und Flüssigkeit einzufordern, wenn das Leben ihres Kindes durch zweifelhafte oder sogar schädigende Therapien aufrechterhalten wird. Die Last, diesen Beweis zu erbringen, dass die Eltern nicht im Sinne des Kindes handeln, liegt allerdings beim medizinischen Personal, das dann auch die ausschlaggebende Instanz ist, wenn die elterliche Fürsorgeautorität umgangen werden muss (Fine 2006).

21.5 Ernährung und Flüssigkeit bei terminalen Tumorerkrankungen und in der Palliativmedizin

Es ist allgemein bekannt, dass Menschen, die aufgrund einer unheilbaren Erkrankung kurz vor dem Tode stehen, einen Verlust an Appetit haben und in Abhängigkeit von der Grunderkrankung auch nicht in der Lage sind zu essen (McCann et al. 1994). Bei einigen Erkrankungen, wie z. B. den Halstumoren, aber auch bei neurodegenerativen Erkrankungen mit fortschreitender Schluckstörung, besteht eine zunehmende Unfähigkeit zu essen. Es wurde und wird teilweise auch heute noch angenommen, dass ein Tod durch zu geringe Aufnahme von Ernährung und Flüssigkeit für den Patienten unnötiges Leid bedeutet und daher wird die Gabe von Flüssigkeit und Ernährung routinemäßig weitergeführt. Dabei steht das Ziel, Leiden zu verhindern, im Gegensatz zu den Erfahrungen von denjenigen, die sich um Sterbende kümmern. Hospizhelfer und Palliativpflegekräfte können bezeugen, dass das Versterben in der Dehydratation, also bei verminderter Flüssigkeitszufuhr, kein Leid erzeugt (Fine 2006). Im Gegensatz dazu wird berichtet, dass Sterbende ohne Flüssigkeit eher eine Symptomlinderung erfahren, ausgelöst durch geringere Ödembildung der Extremitäten, verminderte Speichelproduktion und damit einhergehend weniger Verschlucken und Husten oder Lungeninfekten. Die verminderte Urinproduktion zieht weniger häufig eine Katherisierung oder spontanen Urinabgang ins Bett nach sich. Auch die gastrointestinale Sekretion ist vermindert und so vermindern sich Übelkeit, Erbrechen und Obstipation. Das Durstgefühl schwerkranker Palliativpatienten korreliert mit der Mundtrockenheit, die durch gute Mundpflege ausreichend kontrolliert werden kann. Der Sterbeprozess bei verminderter Flüssigkeit- und Nahrungsaufnahme ist ein natürlicher und friedlicher Sterbevorgang (Printz 1992; Morita et al. 2004; Ganzini et al. 2003; Li 2002). Es gibt keine medizinische Evidenz, dass die Gabe von Flüssigkeit am Lebensende das Leben verlängert (Burge 1996) – im Gegenteil, diese Maßnahmen wirken sogar lebensverkürzend (Lang und Quill 2004). Allerdings sollte eine geringe Menge Flüssigkeit (z. B. 200–500 ml/Tag) subkutan weiter gegeben werden (Hypodermoclysis), um Symptome, die durch kompletten Flüssigkeitsentzug entstehen können, wie ein Delir oder eine Opioidintoxikation, zu vermindern (Fainsinger et al. 1994; de Stoutz et al. 1995).

Ethisch ist es als human anzusehen, den „natürlichen Tod" zu erlauben und bei Menschen, die selbst nicht mehr in der Lage sind, Flüssigkeit und Ernährung zu sich zu nehmen, dies auch nicht künstlich zu geben. Das Argument, dass Schmerzen und Leid durch das Weglassen von Flüssigkeit und Ernährung verursacht würden, wird nicht durch Studien an Patienten am Lebensende unterstützt (Ganzini 2006; Zerwekh 1997; Chernoff 2006).

Daher ist es eine der wichtigsten Aufgaben der Palliativmedizin in diesem Dilemma, in dem die Angehörigen des Patienten stecken, frühzeitig über den Nutzen von künstlicher Ernährung und Flüssigkeit am Lebensende zu unterrichten. Viele terminal erkrankte Menschen entscheiden sich aktiv gegen die Gaben von Flüssigkeit und Ernährung, wenn sie über die Vor- und Nachteile unterrichtet werden.

21.6 Ernährung und Flüssigkeit bei fortgeschrittener Demenz

Im Stadium der fortgeschrittenen Demenz entwickeln die Betroffenen häufig eine Dysphagie, eine Aspiration beim Schlucken, können sich selbst nicht mehr Nahrung zuführen, da sie den Gebrauch des Essbestecks nicht mehr koordinieren können (Apraxie), und zeigen einen Widerwillen gegen das Gefüttertwerden (Chernoff 2006; Finucane 1995). Aufgrund dieser Ursachen ist eine Mangelernährung bei fortschreitender Demenz häufig. Daher wird die PEG-Anlage von Pflegepersonal und Angehörigen für Demente immer noch favorisiert. Die Gründe darin liegen, dass man allgemein glaubt, damit den Ernährungsstatus zu verbessern, das Wundliegen zu verhindern und einen Schutz vor Aspirationspneumonien zu haben. Die wissenschaftliche Datenlage zeigt allerdings, dass all diese Vorstellungen nicht zutreffen (Finucane 1995; Fainsinger et al. 1994). Zudem ist die Mortalität einer PEG-Anlage bei Patienten mit einer Demenz während des Krankenhausaufenthaltes erhöht und rangiert zwischen 4 und 54 % (Meier et al. 2001; Alvarez-Fernandez et al. 2005; Murphy und Lipman 2003). Nur wenige Studien zeigen einen Benefit der künstlichen Ernährung bei fortgeschrittener Demenz (Peck et al. 1990; Kaw und Sekas 1994), wohingegen die Mehrheit und zahlreiche Fallberichte sowie eigene Erfahrungen nicht den gewünschten Effekt dokumentieren (Li 2002; Finucane et al. 1999). Allerdings fehlen verständlicherweise immer noch großangelegte, prospektive Untersuchungen zu diesem Thema. Trotzdem glauben viele Ärzte, Sprachtherapeuten, Ernährungsberater und Pflegepersonen, dass die PEG-Anlage bei dementen Patienten unbedingt indiziert sei (Shega et al. 2003). Viele Pflegeheime fordern bei Patienten mit Schluckstörungen die PEG-Anlage und fördern damit auch diesen Eingriff. Dahinter steckt zum einen, dass aufgrund des Personalmangels das zeitaufwendige Füttern nicht gewährleistet werden kann und man paradoxerweise man für einen Patienten mit PEG-Anlage mehr finanzielle Unterstützung erhält.

21.7 Ernährung und Flüssigkeit bei Wachkomapatienten

Die American Academy of Neurology (ANN) definiert das Wachkoma als einen Zustand mit geöffneten Augen, in dem der Patient Zeiten von Wachheit und einen regelrechten Schlaf-Wach-Rhythmus hat, sich aber zu keinem Zeitpunkt seiner selbst oder der Umgebung bewusst ist. Es wird angenommen, dass in diesem Zustand ein kompletter Verlust kortikaler Funktionen besteht und damit auch die Fähigkeit, Schmerzen, Hunger oder Durst zu verspüren (Bacon et al. 2007). Das Wachkoma muss unterschieden werden vom Hirntod (dem irreversiblen Ausfall aller Gehirnfunktionen), von anderen Komaformen, vom Syndrom des minimalen Bewusstseins sowie vom Locked-in-Syndrom (erhaltenes Bewusstsein eingeschlossen in einen vollständig gelähmten Körper bei Schädigungen im Hirnstamm). Bei Wachkomapatienten ist die Ernährung und Hydrierung über eine PEG-Sonde unzweifelhaft eine lebensverlängernde Maßnahme. Akzeptiert man die herrschende, neurologisch gut begründete Einschätzung, dass Wachkomapatienten weder Selbstbewusstsein noch bewusstes Empfinden besitzen, wird man auch bei der Beendigung einer künstlichen Ernährung und Hydrierung kein Leiden erwarten. Wenn man die Einschätzung bezüglich der Leidensfähigkeit des Wachkomapatienten nicht teilt oder sich unsicher ist, kann das Mittel der palliativen Sedierung angewendet werden. Das Sterben von Wachkomapatienten sollte in jedem Fall von Menschen begleitet werden, die palliativmedizinische und palliativpflegerische Kompetenz haben. Durch den tragisch in den Medien ausgebreiteten Fall der Therri Schiavo ist das Thema auch der Allgemeinbevölkerung in das Bewusstsein gebracht. Allerdings ist es ethisch gerechtfertigt und gesetzlich legal, die Ernährung und Flüssigkeit bei Patienten im Wachkoma zu beenden, sofern die Diagnose steht und aus Äußerungen oder Vorausverfügungen des Patienten ersichtlich wird, dass sie diese Behandlung ablehnen.

Die AAN definiert einen vom Wachkoma zu unterscheidenden Zustand, in dem der Patient noch erhaltene kognitive Restfunktionen hat, als „Minimal Responsive State" (Giacino et al. 2002; Giacino und Kalmar 2005). Diese Unterscheidung zum Wachkoma ist wichtig, da es in diesem Fall entschieden höhere ethische Standards geben muss für das Beenden von Nahrung und Flüssigkeit als beim Wachkoma. In vielen Ländern, eingeschlossen Australien, in dem sehr strikte ethische Richtlinien herrschen, können auch bei diesen Patienten lebenserhaltende Maßnahmen beendet werden. In Deutschland gibt es hierzu keine klaren rechtlichen oder ethischen Aussagen und es bedarf der Einzelfallbewertung.

Die Entscheidung zur Beendigung von Ernährung und Flüssigkeit sollte in jedem Fall auf der Basis des vorausverfügten Willens, im besten Interesse des Patienten und unter Berücksichtigung der aktuellen medizinischen Standards erfolgen. Niemals sollte die Entscheidung an der Frage festgemacht werden, ob das Leben der Person es wert ist, sondern ob eine Therapie die Situation verbessern kann. Solange aber die Prognose ungewiss ist, dürfen in keinem Fall die Ernährung und Flüssigkeit beendet werden.

21.8 Autonomie und Würde als zentrale Entitäten der Entscheidungsfindung

In der westlichen Welt haben die Begriffe Autonomie und Würde an Bedeutung gewonnen und werden oft als Hauptargumente für ein selbstbestimmtes Leben und Sterben angeführt.

Ein zentrales Charakteristikum der Würde ist, dass Würde – im Sinne von Menschenwürde – allen zugesprochen wird und mit dem Anspruch verknüpft ist, dass dies auch in Phasen schwerer körperlicher, psychischer und sozialer Beeinträchtigung nicht in Frage gestellt werden darf. Daraus resultiert ein Achtungsanspruch, der Rechte nach sich zieht. Solche Rechte sind beispielsweise in Form der Menschenrechte formuliert, längst nicht alle davon sind in nationalen Gesetzgebungen verankert.

Würde wird zu einem großen Teil auf der Basis sozialer Interaktionen hergestellt und konstituiert. Daher wird oft eine Voraussetzung von Würde darin gesehen, dass der Mensch in der Lage ist, an sozialen Interaktionen zu partizipieren. Dies ist aber bei Menschen mit einer fortgeschrittenen oder terminalen Krankheit keine Selbstverständlichkeit mehr. In weiterer Folge geht es daher darum, wie die Interaktionen gestaltet werden und ob darin Würde zum Ausdruck gebracht wird. Die Wahrung der Identität jedes Menschen ist Voraussetzung zur Achtung von Würde und steht insbesondere im Falle von Krankheit, Pflegebedürftigkeit und Abbau im hohen Alter auf dem Spiel. Aus diesen Ausführungen wird ersichtlich, dass nicht nur der Verlust der Autonomie, sondern auch das Gefühl des Verlustes von Würde als elementare Dimension menschlichen Seins im Falle eines Terminalstadiums einer Erkrankung als schwere Einschränkung von Lebenssinn und Lebensqualität erlebt werden (Gordon 2002).

Die Entscheidung zur Fortsetzung oder Beendigung einer Therapie ist eine ärztliche Aufgabe. Der Arzt muss die Entscheidungen über das Fortsetzen der Behandlung bzw. das Therapieziel festlegen und damit seiner Verantwortung zur angemessenen Indikationsstellung gerecht werden. Die

Realität ist allerdings oft so, dass die Angehörigen gefragt werden, ob lebensverlängernde Maßnahmen aufrechterhalten werden sollen oder eben nicht. Das liegt zum einen an der mangelnden Kenntnis der Ärzte über die möglichen Krankheitsverläufe und, weil immer noch befürchtet wird, dass eine Therapiezieländerung neben der emotionalen auch eine mögliche juristische Konsequenz nach sich ziehen könnte. Darüber hinaus wurde allerdings auch gezeigt, dass diese wichtigen Therapiezielentscheidungen häufig nicht von den leitenden Ärzten, also den hierarchisch übergeordneten und aufgrund längerer Berufszeit erfahreneren Ärzten durchgeführt werden, sondern dass diese Entscheidungen gerne an die Berufsanfänger bzw. jüngeren Kollegen delegiert werden (Billings und Krakauer 2011). Das führt dann tatsächlich zu Überforderungssituationen. Wir konnten in einer eigenen unveröffentlichten Studie zeigen, dass Ärzte verschiedener Fachrichtungen Scheu zeigen, bei sterbenden Patienten Flüssigkeit und Ernährung zu beenden, da sie zum einen Leid für den Patienten fürchten, aber auch Angst vor rechtlichen Konsequenzen ihres Handelns haben (Bükki et al. 2014).

21.9 Die Einschränkung der freien Willensäußerung

Insbesondere Patienten mit degenerativen Erkrankungen des Zentralnervensystems, aber auch Menschen mit weit fortgeschrittenen Tumorerkrankungen können aufgrund der kognitiven Einschränkungen nur unzureichend oder gar nicht mehr auf ausreichende intellektuelle Kompensationsmechanismen zurückgreifen. Diese Situationen stärken den Willen zum Überleben nicht immer. Es fehlt die stabile Orientierung als Basis des physischen und psychischen Befindens. Daher stellt sich die Frage, ob in derartigen Grenzsituationen eine sogenannte „freie Willensäußerungen" überhaupt möglich ist. Eine stabile Orientierung in Grenzsituationen wie der des Lebensendes ist daher nicht einfach umsetzbar. An dieser Stelle spielt erneut der Autonomiegedanke eine große Rolle (Sudore und Fried 2010; Lorenzl 2013). Die Gefahr besteht allerdings, wenn ein zu starker Fokus auf die Autonomie gelegt wird, dass Phasen eingeschränkter Autonomie sehr rasch als „nicht lebenswert" eingestuft werden. Damit ist man dann bei der Sterbehilfedebatte, die ja eben sehr stark vor dem Argument der individuellen Autonomie geführt wird (Thorns 2010).

Zudem gibt es die bereits weiter oben angeführten demografischen und soziokulturellen Veränderungen bei den pflegenden Angehörigen, der sogenannten „unit of care". Die Berufstätigkeit der Frauen, veränderte Wohnverhältnisse und eine generelle Instabilität familialer Bindungen tragen dazu bei, dass die Familie immer weniger als der geeignete Ort für das Sterben aufgefasst werden kann (Gronemeyer und Lowey 2002). Insbesondere hochbetagte sterbende Menschen weisen ein wesentlich dünneres soziales Netz auf. Die Angehörigen sind regelmäßig überlastet und entwickeln eine Depression, wenn sie beispielsweise Menschen mit einer Parkinsonerkrankung in der letzten Lebensphase zu Hause betreuen (Schmotz et al. 2017). Hinzu kommt, dass sich die Betreuung durch Fachkräfte, Schmerzlinderung und Lebensverlängerung derart in den Vordergrund geschoben haben, dass die Familie in der Versorgung Sterbender vielen gar als zu „unprofessionell" erscheint (Gronemeyer und Lowey 2002). Dies unterstreicht die These, dass in modernen Gesellschaften grundlegende Funktionen der Daseinsvorsorge technischwissenschaftlichen Systemen übertragen werden, etwa das Sterben an die Medizin und die dazugehörigen Institutionen.

21.10 Futility und Entscheidungen am Lebensende

Das Konzept der Futility (Aussichtslosigkeit) wurde in den letzten Jahrzehnten im Zusammenhang mit Entscheidungen am Lebensende immer wichtiger (Thompson 2011). Der moralische Impetus, der sich hinter dem Begriff der Futility verbirgt, ist allerdings nicht ausschließlich für Entscheidungen am Lebensende wichtig. Futility kann leicht als Grundlage einer moralischen Entscheidungsautorität gebraucht werden und dann sogar Ärzte von zeitaufwendigen, aber angstreduzierenden Gesprächen abhalten, die bei Entscheidungen am Lebensende dringend notwendig sind. Das Konzept der Futility dient aber nicht dazu, die Wünsche des Patienten und der Familie zu ignorieren, sondern eine schlüssigere und rationale Sicht auf die Entscheidungen am Lebensende zu ermöglichen.

21.11 Das Spannungsfeld der ethischen Entscheidungsfindung am Lebensende

Der Mensch mit einer weit fortgeschrittenen unheilbaren Erkrankung, der am Ende seines Lebens ist, steht im Spannungsfeld zwischen Autonomie, Fürsorge und Selbstbestimmung sowie ärztlichem Paternalismus. Wie eingangs bereits erwähnt, sollte die Basis für den ärztlichen Paternalismus die Professionalität und Erfahrung sein.

Das Verbinden von Autonomie und Fürsorge für den Patienten sowie Paternalismus (und hier ist nicht nur der ärztliche gemeint) resultiert in einem Zustand, den ich „begleitete" oder „getragene" Autonomie nennen möchte: Selbstbestimmung auf dem Boden der aktuellen physischen, psychischen, soziokulturellen und spirituellen Situation (Sharma und Dy 2011). Es ist ein schrittweiser Prozess, der gemeinsam mit dem Patienten, den Angehörigen und den Ärzten entstehen sollte (Lorenzl 2013). Das Therapieziel sollte dann nach ärztlichem Ermessen klar formuliert und gemeinsam festgelegt werden. Dieses Therapieziel muss im Hinblick auf die Konsistenz mit den Wünschen des Patienten überprüft werden. Diese gemeinsame Entscheidungsfindung auf der Basis der ärztlichen Indikation kann Schuldgefühle verringern und das Risiko von pathologischen Trauerverläufen mindern.

Es geht am Ende darum, dass man den Menschen in seiner Unvollkommenheit die Autonomie belässt und ihm die Würde nicht abspricht. Es geht um ein Wiederentdecken des liebevollen Unterlassens und des damit verbundenen natürlichen Sterbens.

Literatur

Alvarez-Fernandez B, Garcia-Ordonez MA, Martinez-Manzanares C, Gomez-Huelgas R (2005) Survival of a cohort of elderly patients with advanced dementia: nasogastric tube feeding as a risk factor for mortality. Int J Geriatr Psychiatry 20:363–370

Andrews M, Geppert CM (2007) Ethics. In: Gottschlich MM (Hrsg) The A.S.P.E.N. nutrition support core; curriculum. American Society for Parenteral and Enteral Nutrition, Silver Spring

Bacon D, Williams MA, Gordon J (2007) Position statement on laws and regulations concerning life-sustaining treatment, including artificial nutrition and hydration, for patients lacking decision-making capacity. Neurology 68:1097–1100

Beauchamp TL, Childress JF (2001) Principles of biomedical ethics, 5. Aufl. Oxford University Press, New York

Bickhardt J, Borasio GD, Dworzak H et al (2008) Vorsorge für Unfall, Krankheit und Alter durch Vollmacht, Betreuungsverfügung und Patientenverfügung, 10. Aufl. C.H. Beck und Bayerisches Staatsministerium der Justiz, München

Billings JA, Krakauer EL (2011) On patient autonomy and physician responsibility in end-of-life care. Arch Intern Med 171:849–853

Borasio GD, Grauvogel S., Hell W et al (2009) Künstliche Ernährung und Flüssigkeitsversorgung. http://www.verwaltung.bayern.de/Anlage3987048/KuenstlicheErnaehrungundFluessigkeitsversorgung.pdf. Zugegriffen am 30.05.2019

Bükki J, Unterpaul T, Nübling G, Lorenzl S (2014) Decision-making at the end of life – cancer patients' and their caregivers' views on artificial nutrition and hydration. Support Care Cancer 22:3287–3299

Bundesärztekammer (BÄK) (2011) Grundsätze der Bundesärztekammer zur ärztlichen Sterbebegleitung. Dtsch Ärztebl 108:A346–A348

Burck R (1996) Feeding, withdrawing, and withholding: ethical perspectives. Nutr Clin Pract 11:243–253

Burge FI (1996) Dehydration and provision of fluids in palliative care: what is the evidence? Can Fam Physician 42:2383–2388

Chernoff R (2006) Tube feeding patients with dementia. Nutr Clin Pract 21:142–146

Fainsinger RL, MacEachern T, Miller MJ et al (1994) The use of hypodermoclysis for rehydration in terminally ill cancer patients. J Pain Symptom Manage 9:298–302

Fine RL (2006) Ethical issues in artificial nutrition and hydration. Nutr Clin Pract 21:118–125

Finucane TE (1995) Malnutrition, tube feeding and pressure sores: data are incomplete. J Am Geriatr Soc 43:447–451

Finucane TE, Christmas C, Travis K (1999) Tube feeding in patients with advanced dementia: a review of the evidence. JAMA 282:1365–1370

Ganzini L (2006) Artificial nutrition and hydration at the end of life: ethics and evidence. Palliat Support Care 4:135–143

Ganzini L, Goy ER, Miller LL, Harvath TA, Jackson A, Delorit MA (2003) Nurses' experiences with hospice patients who refuse food and fluids to hasten death. N Engl J Med 349:359–365

Giacino JT, Kalmar K (2005) Diagnostic and prognostic guidelines for the vegetative and minimally conscious states. Neuropsychol Rehabil 15:166–174

Giacino JT, Ashwal S, Childs N et al (2002) The minimally conscious state: definition and diagnostic criteria. Neurology 58:349–353

Gillon R (1994) Medical ethics: four principles plus attention to scope. BMJ 309:184–188

Gordon M (2002) Ethical challenges in end-of-life therapies in the elderly. Drugs Aging 19:321–329

Gronemeyer R, Lowey EH (2002) Wohin mit den Sterbenden? Hospize in Europa – Ansätze zu einem Vergleich. Forum Hospiz, Bd 3. Lit, Münster, S 140–160

Johnson J, Mitchell C (2000) Responding to parental requests to forego pediatric nutrition and hydration. J Clin Ethics 11:128–135

Johnson JA (2004) Withdrawal of medically administered nutrition and hydration: the role of benefits and burdens, and of parents and ethics committees. J Clin Ethics. 15:307–311

Jones BJ (2007) Nutritional support at the end of life: the relevant ethical issues. Eur J Gastroenterol Hepatol 19:383–388

Jox RJ, Nicolai T, Duroux A, Borasio GD, & Führer M (2007) Patientenverfügungen in der Pädiatrie. Monatsschrift Kinderheilkunde, 155(12):1166–1174

Kaw M, Sekas G (1994) Long-term follow-up of consequences of percutaneous endoscopic gastrostomy (PEG) tubes in nursing home patients. Dig Dis Sci 39:738–743

Lang F, Quill T (2004) Making decisions with families at the end of life. Am Fam Physician 70:719–723

Lewis CL, Hanson LC, Golin C et al (2006) Surrogates' perceptions about feeding tube placement decisions. Patient Educ Couns 61:246–252

Li I (2002) Feeding tubes in patients with severe dementia. Am Fam Physician 65:1605–1610, 1515

Lorenzl S (2013) End of life- decision making between autonomy and uncertainty. Ger Ment Health Care 1:63–66

Maillet JO, Potter RL, Heller L (2002) Position of the American Dietetic Association: ethical and legal issues in nutrition, hydration, and feeding. J Am Diet Assoc 102:716–726

McCann RM, Hall WJ, Groth-Juncker A (1994) Comfort care for terminally ill patients: the appropriate use of nutrition and hydration. JAMA 272:1263–1266

Meier DE, Ahronheim JC, Morris J, Baskin-Lyons S, Morrison RS (2001) High short-term mortality in hospitalized patients with advanced dementia: lack of benefit of tube feeding. Arch Intern Med 161:594–599

Meisel A (1992) The legal consensus about foregoing life-sustaining treatment: its status and its prospects. Kennedy Inst Ethics J 2:309–345

Mitchell SL, Lawson FM (1999) Decision-making for long-term tube-feeding in cognitively impaired elderly people. CMAJ 160:1705–1709

Mitchell SL, Berkowitz RE, Lawson FM, Lipsitz LA (2000) A crossnational survey of tube-feeding decisions in cognitively impaired older persons. J Am Geriatr Soc 48:391–397

Morita T, Shima Y, Miyashita M, Kimura R, Adachi I (2004) Physician and nurse-reported effects of intravenous hydration therapy on symptoms of terminally ill patients with cancer. J Palliat Med 7:683–693

Murphy LM, Lipman TO (2003) Percutaneous endoscopic gastrostomy does not prolong survival in patients with dementia. Arch Intern Med 163:1351–1353

O'Rourke KD (2007) Artificial nutrition and hydration and the Catholic tradition: the Terri Schiavo case had even members of Congress debating the issue. Health Prog 88:50–54

Papst Johannes Paul II (2004) Life-sustaining treatments and the vegetative state: scientific advances and ethical dilemmas. Address to the participants in the International Congress on Life-Sustaining Treatments and the Vegetative State: scientific advances and ethical dilemmas. http://www.vatican.va/holy_father/john_paul_ii/speeches/2004/march/documents/hf_jp-ii_spe_20040320_congress-fiamc_en.html. Zugegriffen am 02.03.2010

Peck A, Cohen CE, Mulvihill MN (1990) Long-term enteral feeding of aged demented nursing home patients. J Am Geriatr Soc 38:1195–1198

Printz LA (1992) Terminal dehydration, a compassionate treatment. Arch Intern Med 152:697–700

Schmotz C, Richinger C, Lorenzl S (2017) High burden and depression among late-stage idiopathic parkinson disease and progressive supranuclear palsy caregivers. J Geriatr Psychiatry Neurol 30:267–272

Seckler AB, Meier DE, Mulvihill M, Cammer Paris BE (1991) Substituted judgment: how accurate are proxy predictions? Annals of internal medicine. 115(2): 92–98

Shannon TA, Walter JJ (2004) Implications of the papal allocution on feeding tubes. Hast Cent Rep 34:18–20

Sharma RK, Dy SM (2011) Cross-cultural communication and use of the family meeting in palliative care. Am J Hosp Palliat Care 28:437–444

Shega JW, Hougham GW, Stocking CB, Cox-Hayley D, Sachs GA (2003) Barriers to limiting the practice of feeding tube placement in advanced dementia. J Palliat Med 6:885–893

Snyder L, Leffler C (2005) Ethics manual. Ethics and Human Rights Committee of the American College of Physicians, Philadelphia

de Stoutz ND, Tapper M, Fainsinger RL (1995) Reversible delirium in terminally ill patients. J Pain Symptom Manag 10:249–253

Sudore RL, Fried TR (2010) Redefining the "planning" in advance care planning: preparing for end-of-life decision making. Ann Intern Med 153:256–261

Sulmasy DP (2006) Are feeding tubes morally obligatory? St AnthonyMessenger 113:28–32

Sulmasy DP, Haller K, Terry PB (1994) More talk, less paper: predicting the accuracy of substituted judgments. Am J Med 96:432–438

Sulmasy DP, Terry PB, Weisman CS et al (1998) The accuracy of substituted judgments in patients with terminal diagnoses. Ann Intern Med 128:621–629

Thompson RJ (2011) Medical futility: a commonly used and potentially abused idea in medical ethics. Br J Hosp Med 72:96–99

Thorns A (2010) Ethical and legal issues in end-of-life care. Clin Med 10:282–285

Zerwekh JV (1997) Do dying patients really need i.v. fluids? Am J Nurs 97:26–30

Patientenverfügung und Vorsorgevollmacht

22

Christine Scheve

Inhaltsverzeichnis

22.1 Voraussetzungen für das Verfassen einer Patientenverfügung und Vorsorgevollmacht 240
22.2 Patientenverfügung 241
22.3 Vorsorgevollmacht 243
Literatur 246

Die letzten Jahrzehnte waren und sind geprägt vom Fortschritt der modernen medizinischen Möglichkeiten und somit auch vom längeren Überleben schwerkranker Menschen. Diese Entwicklung ist außerordentlich zu begrüßen. Sowohl die Notfallmedizin, die Intensiv- und Transplantationsmedizin als auch die Krebstherapien können den kranken Menschen zu einem qualitätsvollen Leben in Würde verhelfen. Der lateinische Begriff *curare*, der für den hoffnungsvollen Verlauf einer heilenden Behandlung steht, vermischt sich - gerade bei progredienten Krankheitsverläufen- allerdings nicht selten mit dem Übergang zu einer palliativen, also lindernden und symptomorientierten Begleitung der Patienten. Der Verlust der Kontrolle über das eigene Leben, die Verletzlichkeit der leiblichen Geborgenheit und der Abschied von der Verlässlichkeit der Zukunft bedeuten eine besondere Herausforderung für jeden kranken Menschen (Maio 2017). Durchaus nicht alle Menschen in weit fortgeschrittenen Erkrankungsstadien setzen sich mit ihrer Endlichkeit auseinander. Entweder ist der jeweilige Krankheitszustand das Resultat eines Akutgeschehens wie Unfall, Schlaganfall oder, Herzinfarkt, e oder Betroffenen haben während der Gewöhnung an eine chronische Krankheit die Notwendigkeit von Entscheidungsfindungen zunächst verdrängt.

Im interdisziplinären Setting (Kap. 4), das sich fachübergreifend um schwerstkranke Patienten kümmert, die ihren Willen nicht mehr äußern können, ist eine gute Abstimmung aller Professionen gefragt, um dem verfügten oder mutmaßlichen Willen der jeweils Betroffenen zu entsprechen. Die Institution Krankenhaus hat hier die Möglichkeit, auch auf gesellschaftlicher Ebene einen Beitrag zu den Themen Sterben und Tod zu leisten. Die Behandlung und Begleitung von

C. Scheve (✉)
Interdisziplinäres Palliativzentrum, Evangelisches Krankenhaus Oldenburg, Oldenburg, Deutschland
e-mail: christine.scheve@ewetel.net

schwerkranken und sterbenden Menschen setzt auf einen vertrauensvollen Dialog mit den Beteiligten und bewahrt unsere Gesellschaft vor einer Sterbekultur, in der der Mensch „zur Sache und die Institution zum Vollzugsort" wird (Bürgi 2009). Die heutige Medizin mit ihren technologischen und pharmazeutischen Möglichkeiten birgt die Gefahr des *Nicht-Verstehens des Patienten*, da kausale Erklärungen nicht nur auf körperliche Symptome, sondern gerade bei noch unerfahrenem Personal schnell und unreflektiert auch auf die Gefühle des Betroffenen projiziert werden können (Maio 2017).

Mutmaßlich einleuchtende Argumentationen aufgrund von Krankengeschichten ersetzen nicht die Zuwendung zum individuellen Menschen. Ihn zu verstehen ist die Grundvoraussetzung aller weiteren Schritte und Bemühungen, die sich in eben diesem kreativen Prozess entwickeln lassen. Hilfesuchenden Menschen das Gefühl des ehrlichen Interesses an ihrer Person, ihrer besonderen Lebenslage zu vermitteln und ihnen ein Angebot von Möglichkeiten aufzuzeigen, vermindert bei diesen nicht selten auch das Gefühl der Einsamkeit im hektischen Betrieb klinischer Institutionen. Die asymmetrische Beziehung von institutionell vorgegebenen Schemata und Regeln, von Objektivität, ökonomischen Rahmenbedingungen und Wissenschaftlichkeit auf der einen sowie die Suche nach Vertrauen, Mitmenschlichkeit, emotionaler Wärme und Empathie auf der anderen Seite befördern ein Spannungsverhältnis der unterschiedlichen Interessen (Maio 2017, S. 205). Die professionelle Rollenzugehörigkeit mit ihren vorgesehenen Aufgaben im Klinikbetrieb lässt sich nicht ändern, aber alle Beteiligten müssen sich einer „verstehensfokussierten" Patientenorientierung annähern.

Dazu gehört neben der medizinischen und pflegerischen Anamnese insbesondere das Wissen um die Wünsche, Vorstellungen und Unsicherheiten der Patienten bezüglich ihrer Entscheidungen für oder auch gegen das (Weiter-)Leben. Da die interdisziplinäre Palliativmedizin im Fokus steht, werden im Folgenden die Patientenverfügung sowie die Vorsorgevollmacht im Hinblick auf Palliative Care betrachtet.

Sowohl im Gesundheitswesen als auch in der Gesellschaft ist das Bewusstsein für einen sensiblen Umgang mit Sterben, Tod und Trauer gewachsen. Seit 2009 ist das Fach Palliativmedizin für alle Medizinstudierenden an deutschen Universitäten als Ausbildungs- und Prüfungsfach gesetzlich vorgeschrieben. Im selben Jahr trat auch das neue Patientenverfügungsgesetz in Kraft, das die Rechtsprechung des Betreuungsrechtes in das Bürgerliche Gesetzbuch einfügte. Und seit 2013 gibt es eine Kodifizierung des Medizinrechts durch den Gesetzgeber – das Patientenrechtegesetz – als §§ 630a ff., integriert in das Bürgerliche Gesetzbuch. Ende 2015 trat das Gesetz zur Stärkung der Hospiz- und Palliativversorgung in Kraft, ebenso wie der Strafrechtsparagraph 217 zur Einführung der Unrechtmäßigkeit der geschäftsmäßigen Suizidhilfe (Putz und Steldinger 2016), der aber am 26. Februar 2020 durch das Bundesverfassungsgericht gekippt wurde. Heftige Debatten wurden dazu nicht zuletzt von den Kirchen und der Hospiz-und Palliativbewegung angestoßen.

22.1 Voraussetzungen für das Verfassen einer Patientenverfügung und Vorsorgevollmacht

Zu einer „*selbstbestimmungsermöglichenden Sorge*" gehört die Vergewisserung, dass die Patienten die ihnen übermittelten Informationen auch wirklich verstanden haben. Dabei spielen die Werte und Präferenzen der Betroffenen eine große Rolle. Die Kommunikation zwischen Behandelndem und Behandeltem ist also „*als ein Prozess während der gesamten Behandlungsdauer*" zu verstehen. Die Entwicklungen auf Seiten des Patienten sind dabei im Laufe der Behandlungsphasen immer zu berücksichtigen. Dafür bedarf es eines Trainings für kommunikative Kompetenzen und für eine zielführende Gesprächsgestaltung (Herbst 2000). Medizinisches Fachwissen als auch rechtlicher Sachverstand, hinreichende Erfahrung sowie praktizierte Gesprächsführung sind unabdinglich für eine gewissenhafte Aufklärung und Information. Diese Grundvoraussetzungen sollten insbesondere auch bei (lebens)wichtigen und verantwortungsvollen Beratungen zu Patientenverfügung und Vorsorgevollmacht gegeben sein. Das erfordert Zeit, Geduld und Besonnenheit im Umgang mit den Betroffenen und ihren Angehörigen. Nicht selten sind mehrere Gespräche erforderlich.

22.2 Patientenverfügung

Als oberste Leitlinie von Recht und Ethik sind die *Menschenwürde* und das *Recht auf Leben und Selbstbestimmung* im Grundgesetz verankert (Art. 1 und Art. 2 GG) (Putz und Steldinger 2016).

Am 1. September 2009 ist nach langer Diskussion außerhalb und innerhalb des Parlaments das Patientenverfügungsgesetz (§§ 1901a, 1901b und § 1904 BGB) in Kraft getreten (Bürgerliches Gesetzbuch 2009).

Patientenverfügungen sind im deutschsprachigen Raum ein wichtiges Vorsorgeinstrument zur Absicherung von Selbstbestimmung und Autonomie am Lebensende. Sie beinhalten Willenserklärungen volljähriger Personen, die sich auf medizinische, pflegerische und sonstige Maßnahmen im Zusammenhang mit einer Erkrankung beziehen, ausgerichtet für den Fall, dass der oder die Betroffene zum Zeitpunkt der Entscheidungsfindung nicht mehr einwilligungsfähig ist (Klie 2017). Generell ist aber niemand verpflichtet, eine Patientenverfügung zu verfassen.

Der schriftlich niedergelegte Wille mit den festgelegten Behandlungswünschen ist rechtlich verbindlich (§ 1901a BGB). Patientenverfügungen, die vor 2009 erstellt wurden, bleiben grundsätzlich wirksam.

Die Patientenverfügung muss unmissverständlich formuliert sein. Und hier liegt das Problem. Die meisten Formulare für Patientenverfügungen sind nicht eindeutig. Häufig gibt es Klärungsbedarf, was sie im Einzelnen bedeuten. Formulierungen wie: „Ich möchte nicht an medizinische Apparate angeschlossen werden und in Würde sterben" sind ungenau und können im schlimmsten Fall zur ungewollten Behandlung mit langwierigen Krankheitsfolgen führen. Was der individuelle Mensch unter derartigen Aussagen versteht, kann sehr unterschiedlich sein. Je klarer die persönlichen Vorstellungen, Werte und Wünsche formuliert werden, desto eindeutiger ist die Verfügung für die behandelnden Ärzte.

▶ **Wichtig** Vorsorgedokumente sollten so wenig Interpretationsspielraum wie möglich zulassen. Auch mündlich geäußerte Wünsche und Vorstellungen spielen eine wichtige Rolle für die Entscheidungsfindung nach mutmaßlichem Willen des Patienten.

Konkrete Äußerungen zu ärztlichen Maßnahmen beziehen sich beispielsweise auf Angaben zu Schmerz- und Symptombehandlung, Reanimation, künstlicher Ernährung, Flüssigkeitszufuhr, Dialyse und Gabe von Antibiotika. Allerdings ist es, insbesondere für den Laien, unmöglich, alle Fälle und Behandlungsmethoden zu erfassen oder deren Tragweite zu erkennen. Dennoch sollten sich Bürger, insbesondere wenn sie schon eine oder mehrere Krankheiten erlebt oder mit deren Chronifizierung zu tun haben, mit den Fragen existentieller gesundheitlicher Bedrohungen zumindest beschäftigen und mit nahestehenden Menschen darüber sprechen. Die Verantwortung für unbeabsichtigte Entscheidungen, die möglicherweise nicht dem Willen eines Patienten entsprechen, kann nämlich zur großen Bürde für die Angehörigen werden.

Hilfreich ist, wenn die Verfügung von einem Zeugen unterschrieben wurde, der erklärt, dass der Patient/die Patientin zum Zeitpunkt der Erstellung einsichts- und urteilsfähig war. Dies muss nicht zwangsläufig ein Arzt oder ein Jurist sein. Viel wichtiger sind das Know-how und die Erfahrung der Beratungsperson.

Maßgebliche Normen der Patientenverfügung (Bürgerliches Gesetzbuch 2009)
§ 1901a BGB Patientenverfügung

(1) *Hat ein einwilligungsfähiger Volljähriger für den Fall seiner Einwilligungsunfähigkeit schriftlich festgelegt, ob er in bestimmte, zum Zeitpunkt der Festlegung noch nicht unmittelbar*

bevorstehende Untersuchungen seines Gesundheitszustands, Heilbehandlungen oder ärztliche Eingriffe einwilligt oder sie untersagt (Patientenverfügung), prüft der Betreuer, ob diese Festlegungen auf die aktuelle Lebens- und Behandlungssituation zutreffen. Ist dies der Fall, hat der Betreuer dem Willen des Betreuten Ausdruck und Geltung zu verschaffen. Eine Patientenverfügung kann jederzeit formlos widerrufen werden.

(2) *Liegt keine Patientenverfügung vor oder treffen die Festlegungen einer Patientenverfügung nicht auf die aktuelle Lebens- und Behandlungssituation zu, hat der Betreuer die Behandlungswünsche oder den mutmaßlichen Willen des Betreuten festzustellen und auf dieser Grundlage zu entscheiden, ob er in eine ärztliche Maßnahme nach Absatz 1 einwilligt oder sie untersagt. Der mutmaßliche Wille ist aufgrund konkreter Anhaltspunkte zu ermitteln. Zu berücksichtigen sind insbesondere frühere mündliche oder schriftliche Äußerungen, ethische oder religiöse Überzeugungen und sonstige persönliche Wertvorstellungen des Betreuten.*

(3) *Die Absätze 1 und 2 gelten unabhängig von Art und Stadium einer Erkrankung des Betreuten.*

(4) *Niemand kann zur Errichtung einer Patientenverfügung verpflichtet werden. Die Errichtung oder Vorlage einer Patientenverfügung darf nicht zur Bedingung eines Vertragsschlusses gemacht werden.*

(5) *Die Absätze 1 bis 3 gelten für Bevollmächtigte entsprechend.*

§ 1901b Gespräch zur Feststellung des Patientenwillens

(1) *Der behandelnde Arzt prüft, welche ärztliche Maßnahme im Hinblick auf den Gesamtzustand und die Prognose des Patienten indiziert ist. Er und der Betreuer erörtern diese Maßnahme unter Berücksichtigung des Patientenwillens als Grundlage für die nach § 1901 a zu treffende Entscheidung.*

(2) *(2) Bei der Feststellung des Patientenwillens nach § 1901 a Absatz 1 oder der Behandlungswünsche oder des mutmaßlichen Willens nach § 1901 a Absatz 2 soll nahen Angehörigen und sonstigen Vertrauenspersonen des Betreuten Gelegenheit zur Äußerung gegeben werden, sofern dies ohne erhebliche Verzögerung möglich ist.*

(3) *Die Absätze 1 und 2 gelten für Bevollmächtigte entsprechend.*

§ 1904 BGB Genehmigung des Betreuungsgerichts bei ärztlichen Maßnahmen

(1) *Die Einwilligung des Betreuers in eine Untersuchung des Gesundheitszustands, eine Heilbehandlung oder einen ärztlichen Eingriff bedarf der Genehmigung des Betreuungsgerichts, wenn die begründete Gefahr besteht, dass der Betreute auf Grund der Maßnahme stirbt oder einen schweren und länger dauernden gesundheitlichen Schaden erleidet. Ohne die Genehmigung darf die Maßnahme nur durchgeführt werden, wenn mit dem Aufschub Gefahr verbunden ist.*

(2) *Die Nichteinwilligung oder der Widerruf der Einwilligung des Betreuers in eine Untersuchung des Gesundheitszustands, eine Heilbehandlung oder einen ärztlichen Eingriff bedarf der Genehmigung des Betreuungsgerichts, wenn die Maßnahme medizinisch angezeigt ist und die begründete Gefahr besteht, dass der Betreute auf Grund des Unterbleibens oder des Abbruchs der Maßnahme stirbt oder einen schweren und länger dauernden gesundheitlichen Schaden erleidet.*

> (3) *Die Genehmigung nach den Absätzen 1 und 2 ist zu erteilen, wenn die Einwilligung, die Nichteinwilligung oder der Widerruf der Einwilligung dem Willen des Betreuten entspricht.*
> (4) *Eine Genehmigung nach den Absätzen 1 und 2 ist nicht erforderlich, wenn zwischen Betreuer und behandelndem Arzt Einvernehmen darüber besteht, dass die Erteilung, die Nichterteilung oder der Widerruf der Einwilligung dem nach § 1901 a festgestellten Willen des Betreuten entspricht.*
> (5) *Die Absätze 1 bis 4 gelten auch für einen Bevollmächtigten. Er kann in eine der in Absatz 1 Satz 1 oder Absatz 2 genannten Maßnahmen nur einwilligen, nicht einwilligen oder die Einwilligung widerrufen, wenn die Vollmacht diese Maßnahmen ausdrücklich umfasst und schriftlich erteilt ist.*

Die Frage, ob ein Leben mit ärztlicher Therapie erhalten werden kann oder ob ein Sterben zugelassen wird, bemisst sich vor allen anderen Aspekten an der Indikation für das Tun oder Lassen. Künstliche Lebenserhaltung ist ein ärztlicher Eingriff und dieser bedarf, wie jede medizinische Behandlung, einer Indikation. Die Abwägung zwischen Nutzen und Schaden für den individuellen Patienten ist höchstes Gebot für eine medizinische Entscheidung (Abb. 22.1).

▶ **Wichtig** Behandlungen, die nicht indiziert sind, darf der Arzt nicht anbieten; er hat sie zu verweigern und zu unterlassen oder zu beenden (Putz und Steldinger 2016).

Die in einer Patientenverfügung verfassten Weisungen eines Patienten bedürfen nicht der Begründung und somit einer ausführlichen Rechtfertigung. Wenn ein Patient beispielsweise die Magensonde verbietet, dann muss er dies nicht begründen. Dennoch ist es hilfreich, wenn ein Patient keine nahe Vertrauensperson hat oder benennen kann, sondern durch einen rechtlichen Betreuer vertreten wird, seine Wertvorstellungen aufzuschreiben, damit nach mutmaßlichem Willen entschieden werden kann (Putz und Steldinger 2016). Frühere mündliche oder schriftliche Äußerungen, auch wenn sie keinen Bezug zur aktuellen Lebens- und Behandlungssituation aufweisen, sind wertvoll für Arzt und Patientenvertreter, damit diese zusammen eine konsensuale Entscheidung im Sinne des Patienten fällen können (BGH, Beschluss vom 08.02.2017 – XII ZB 61/16 – BtPrax 2017, S. 120–123). Die Kombination von Patientenverfügung und Vorsorgevollmacht ist daher dringend zu empfehlen.

22.3 Vorsorgevollmacht

Eine weitere Form der Vorausverfügung ist die Vorsorgevollmacht. Sie ist ein wichtiges Instrument zur Durchsetzung des Patientenwillens, da Partner, Familie oder Freunde bei unklaren Fragen gegebenenfalls über die ärztlichen Maßnahmen im Sinne des Betroffenen entscheiden können. Die Vollmacht ist sinnvoll, wenn eine Vertrauensperson benannt werden kann, die den Betroffenen zum Zeitpunkt der Hilflosigkeit rechtswirksam vertreten soll und grundsätzlich keine Kontrolle des Bevollmächtigten durch das Betreuungsgericht als notwendig erachtet wird. Minderjährige Patienten werden automatisch von ihren sorgeberechtigten Eltern vertreten.

Wenn keine Vollmacht vorliegt, wird das Betreuungsgericht im Bedarfsfall eine Betreuungsperson bestellen, die im Zusammenhang mit der Gesundheitssorge alle Fragen im Sinne des schwerkranken Menschen entscheidet. In einer schon verfassten Betreuungsverfügung kann eine Person bestimmt werden, die dem Betreuungsgericht als Betreuerin oder Betreuer vorgeschlagen wird. Diese Betreuungsperson ist dazu verpflichtet, etwaige in der Patientenverfügung festgelegte Wünsche zu vertreten.

Ein wesentlicher Unterschied zwischen einem gesetzlichen Betreuer und einem Bevollmächtigten besteht darin, dass ersterer vom Gericht kontrolliert wird und Bericht erstatten muss. Der Bevollmächtigte unterliegt keiner Überprüfung. Für beide gilt gleichermaßen:

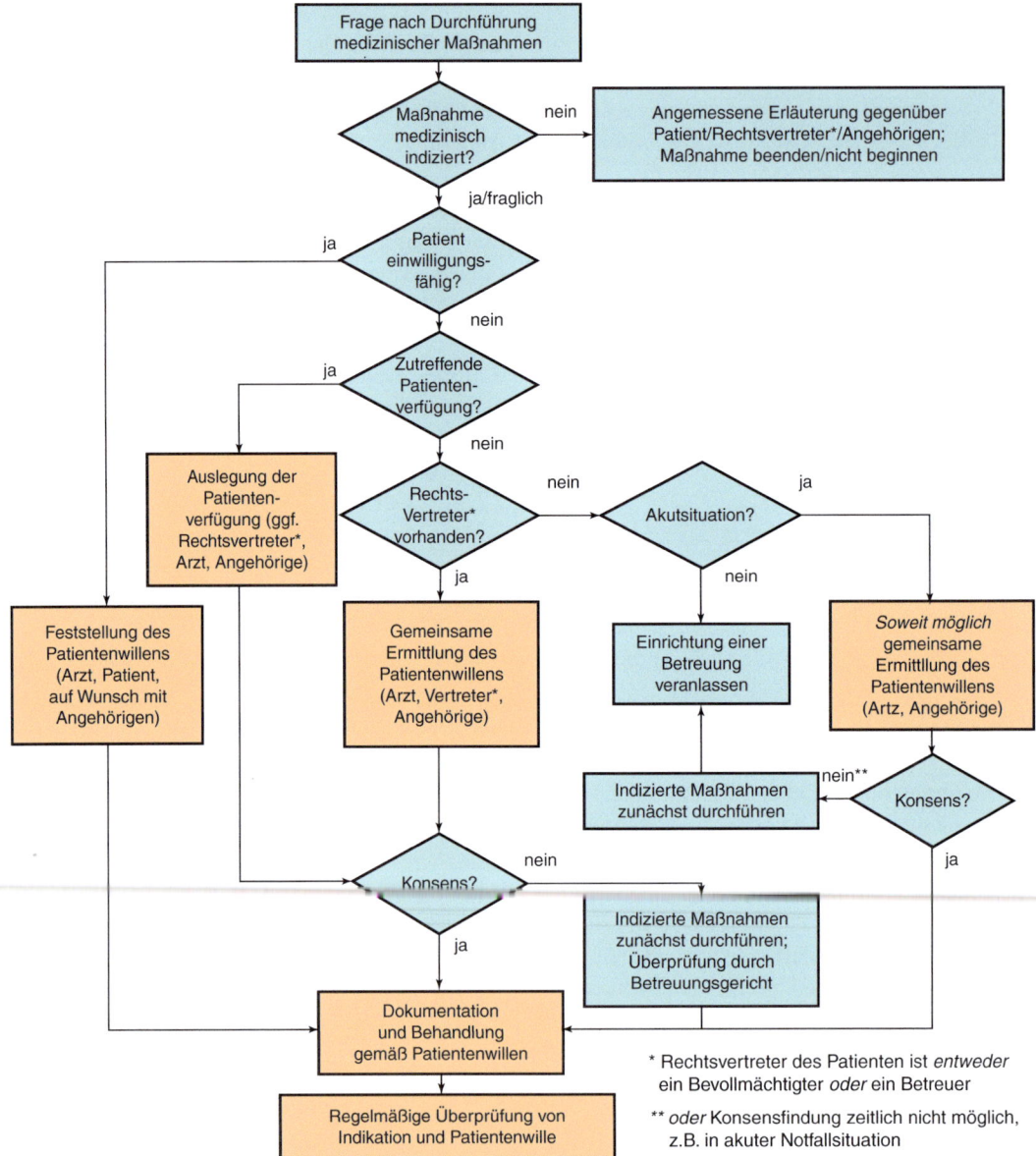

Abb. 22.1 Leitlinie zur Frage der Therapiezieländerung bei schwerstkranken Patienten und zum Umgang mit Patientenverfügungen – Langfassung, 3., überarbeitete Version (Jacobs et al. 2013, mit freundlicher Genehmigung von Prof. Dr. Dr. Ralf J. Jox)

▶ **Wichtig** „Dem Willen des Betreuten ist Ausdruck und Geltung zu verschaffen." (§ 1901a Absatz 1 Satz 2 BGB)

Die gesetzlichen Vertreter oder die Bevollmächtigten sollten immer prüfen,

- ob die Patientenverfügung wirksam ist,
- ob sie auf die aktuelle Situation passt,
- ob Anzeichen bestehen, dass der Patient nicht mehr am Inhalt der Patientenverfügung festhalten möchte.

Wenn es keinen Zweifel gibt, dann ist der vorliegenden Patientenverfügung durch den Bevollmächtigten oder gesetzlichen Betreuer Geltung zu verschaffen (Klie 2017).

Bei Patienten mit fortschreitenden kognitiven oder sprachlichen Ausfällen bedeutet dies eine große Herausforderung, da die Äußerungen der Betroffenen nur schwer zu eruieren sind und Fehldeutungen nicht gänzlich auszuschließen sind. Das Feld der Neuro-Palliative Care findet zu Recht immer mehr Beachtung im palliativen Bereich (Gerhard 2017). Ausgeprägte körperliche und geistige Einschränkungen der Betroffenen bedürfen einer besonders sensiblen Annäherung und Verständigung, häufig über lange Zeiträume hinweg. Verantwortliche Betreuer haben hier eine nicht zu unterschätzende Aufgabe, da sie aus der Biografie des Betroffenen auf die Werthaltungen, persönlichen Überzeugungen und Lebensentscheidungen zurückgreifen müssen.

Vom Betreuungsgericht werden sowohl mündliche als auch schriftliche Äußerungen anerkannt, die nicht unbedingt die Kriterien einer Patientenverfügung erfüllen müssen (May 2018).

Die enge Einbindung aller nahestehenden Personen ist also erforderlich, um ein möglichst aussagekräftiges Bild vom Patienten zu erhalten. An dieser Stelle sei auch die „vorausschauende Versorgungsplanung" genannt, die einen systematischen und interprofessionell begleiteten Kommunikations- und Implementierungsprozess zwischen Patienten, Angehörigen und wichtigen an der Behandlung des Patienten beteiligten Personen beschreibt.[1] § 132g SGB V sieht in Deutschland die Möglichkeit vor, dass stationäre Pflegeeinrichtungen und Einrichtungen der Eingliederungshilfe für behinderte Menschen ihren Bewohnern eine gesundheitliche Versorgungsplanung für die letzte Lebensphase anbieten. Diese Form der Vorsorgeregelung wird in Kap. 23 ausführlich beschrieben.

Solange ein Patient seinen Willen bilden und auch äußern kann, sind seine Vertreter daran uneingeschränkt gebunden; eine Entmündigung des Betroffenen gibt es nicht. Es gilt immer das, was der einzelne Mensch für sich als lebenswert oder lebensunwert empfindet. Die Kunst, dies herauszufinden, ist ohne Zweifel auch die Aufgabe derer, die sich eng mit dem Schwerkranken befassen, also der Ärzte, Pflegenden und Therapeuten. Dabei spielt die kontinuierliche Krankenbeobachtung, das Erkennen auch nonverbal geäußerter Bedürfnisse, wie beispielsweise die Ablehnung von Essen und Trinken, im Krankheitsprozess eine äußerst wichtige Rolle. Momentaufnahmen spiegeln häufig nicht die Realität im Alltag eines palliativ erkrankten Menschen wider.

Es gilt zu regeln, wann die Vollmacht greifen soll und wann diese wirksam ist. Darüber hinaus kann in der Vorsorgevollmacht verschriftlicht werden, dass ein gesetzlich bestellter Betreuer vermieden werden soll.

Folgende Rechtsbereiche sind zu berücksichtigen:

- Gesundheitssorge/Pflegebedürftigkeit
- Aufenthalt und Wohnungsangelegenheiten
- Vermögenssorge
- Post und Fernmeldeverkehr
- Vertretung vor Gericht

Im Weiteren ist zu klären, ob die bevollmächtigte Person Untervollmachten erteilen darf und ob die Vollmacht über den Tod hinaus gelten soll.

Vorsorgevollmachten, die sich auf Vermögensgeschäfte beziehen, sollten öffentlich beglaubigt sein, weil Vermietungsunternehmen und insbesondere Banken sich oft nicht mit privatschriftlichen Urkunden zufrieden geben. Banken verlangen häufig die Erteilung einer Kontovollmacht auf bankeigenen Formularen einschließlich einer Unterschriftenprüfung durch die Bank. Das vom Bundesjustizministerium entwickelte Vordruckmuster einer Kontovollmacht soll künftig allgemein akzeptiert werden. Für Grundstücksgeschäfte, zahlreiche Transaktionen bei Unternehmen und Verbraucherkreditverträgen ist immer eine öffentlich (das heißt notariell) beurkundete Vollmacht notwendig.

Während ein gerichtlich bestellter Betreuer seine Pflichten erfüllen muss, kann der Bevollmächtigte selbst überlegen, welche Aufgaben er erledigen möchte und welche nicht – eine Verpflichtung gibt es tatsächlich nicht. Solange Betroffene geschäftsfähig sind, kann die Vorsorgevollmacht jederzeit widerrufen oder verändert werden.

Seit 2005 gibt es die Möglichkeit, die Daten der Vorsorgevollmacht bei der Bundesnotarkammer im Zentralen Vorsorgeregister zu registrieren. Die Registrierung umfasst die relevanten Daten der Verfügung, d. h. Name und Anschrift des Betroffenen und der Vertrauensperson sowie

---
[1] Leitlinienprogramm Onkologie, S3-Leitlinie Palliativmedizin – Kurzversion, Version 2.0, August 2019.

den Umfang der Vollmacht. Das Register verwahrt nicht das Formular, in dem die Vollmacht erklärt wurde. Nur die Gerichte dürfen die hinterlegten Daten abfragen.

Ansprechpartner in Sachen Vorsorgevollmacht:

- Das Bundesministerium für Justiz und Verbraucherschutz
- Die Landesministerien der Justiz (teilweise mit Beratungsstelle)
- Kirchen und andere religiöse Einrichtungen sowie erfahrene Berater
- Hilfsorganisationen und Verbände wie Caritas, Malteser oder Johanniter
- Die Bundesnotarkammer

▶ **Wichtig** „Die Frage nach dem Mittel bzw. der Methode des Helfens tritt zurück hinter der Frage nach dem Sein des Anderen, dem Kosmos seiner ihm eigenen Persönlichkeit in der ihr eigenen Welt." (Maio 2017)

Literatur

Bürgerliches Gesetzbuch: Patientenverfügungsgesetz (2009). Online verfügbar unter. https://www.gesetze-im-internet.de/bgb/__1905.html. Zugegriffen am 02.02.2020

Bürgi D (2009) Patientenverfügungen – Institutioneller Umgang mit Wünschen zu Sterben und Tod. In: Baumann-Hölzle R, Arn C (Hrsg) Handbuch Ethik im Gesundheitswesen 3. Ethiktransfer in Organisationen. Schwabe, Basel, S 203–211

Gerhard C (2017) Neuro-Palliative Care. In: Steffen-Bürgi B, Schärer-Santschi E, Staudacher D, Monteverde S (Hrsg) Lehrbuch Palliative Care, 3. Aufl. Hogrefe, Bern, S 693–698

Herbst U (2000) Pflegeberufe. In: Korff W, Beck L, Mikat P (Hrsg) Lexikon der Bioethik. Gütersloher Verlagshaus, Gütersloh, S 19–22

Jacobs P, Jox RJ, Weber J (2013) Leitlinie zur Frage der Therapiezieländerung bei schwerstkranken Patienten und zum Umgang mit Patientenverfügungen. Langfassung. 3., überarbeitete Version. AK Patientenverfügungen. Klinikum der Universität München. Online verfügbar unter https://ethikkomitee.de/plaintext/downloads/muenchner-leitlinie-v3-2013-langfassung-cd.pdf#page=17&zoom=100,-101,832. Zugegriffen am 02.03.2020

Klie T (2017) Patientenverfügungen-Chancen und Gefahren. In: Steffen-Bürgi B, Schärer-Santschi E, Staudacher D, Monteverde S (Hrsg) Lehrbuch Palliative Care, Bd 3. Hogrefe, Bern, S 888–902

Maio G (2017) Den kranken Menschen verstehen. Für eine Medizin der Zuwendung, 2. Aufl. Herder, Freiburg/Basel/Wien

May AT (2018) Der Wille des Patienten in der Intensivmedizin. In: Salomon F (Hrsg) Praxisbuch Ethik in der Intensivmedizin. Konkrete Entscheidungshilfen in Grenzsituationen. Unter Mitarbeit von Thomas M. Berger, 3., ak. u. erw. Aufl. Med.-Wiss. Verl.-Ges, Berlin, S 95–107

Putz W, Steldinger B (2016) Patientenrechte am Ende des Lebens. Vorsorgevollmacht, Patientenverfügung, Selbstbestimmtes Sterben, 6. Aufl. Verlag C.H. Beck, München

Advance Care Planning

Christoph Gerhard

Inhaltsverzeichnis

23.1 **Ausblick** 252

Literatur 253

Advance Care Planning hat zum Ziel, dass Menschen stets so behandelt werden, wie es ihren Wünschen entspricht. Dies gilt für zukünftige Situationen der Nichteinwilligungsfähigkeit, wie z. B. Demenz, schwerer Schlaganfall, hypoxische Hirnschädigung und manche Notfallsituationen. Fragen der Vorausplanung sollten nahe an der Lebenswelt der Betroffenen geklärt werden. Lebenskrisen sind für die Betroffenen oft Wendepunkte, an denen die Vorausplanung für zukünftige Situationen sehr drängend wird. Für viele Betroffene sind zukünftige Bedrohungen der Autonomie nun auch greifbarer geworden, da der weitere Krankheitsverlauf und mögliche Verschlechterungen mit Nichteinwilligungsfähigkeit konkreter werden. Deshalb macht es Sinn, dass im Hospiz- und Palliativgesetz und den daraus abgeleiteten Regelungen des SGB (§ 132g SGB V), des G-BA sowie des Krankenhausfinanzierungssystems (OPS 8-98h) der Bereich der gesundheitlichen Versorgungs- bzw. Vorausplanung im Pflegeheim, in der Behinderteneinrichtung oder im Palliativdienst eines Krankenhauses abrechnungsfähig gemacht wurde. Auf diese Weise erhalten besonders die Menschen, für die Fragen der Vorausplanung besonders drängend sind, eine umfangreiche, krankenkassenfinanzierte Gesprächsbegleitung. Wichtig ist es dabei, genau die Grenze herauszubekommen, ab der die/der Vorausverfügende im Fall der Nichteinwilligungsfähigkeit nicht mehr lebensverlängernd behandelt werden möchte.

Das Thema Advance Care Planning spielt aber auch dann eine wichtige Rolle, wenn ein schwerer Krankheitszustand eingetreten ist, für den eine Vorausplanung erstellt wurde (z. B. schwerer Schlaganfall, hypoxische Hirnschädigung). Hier geht es um die vollständige Umsetzung der Vorausplanung. Derartige Situationen dürften in der Intensivmedizin besonders häufig vorkommen.

Das Konzept des Advance Care Planning besteht aus einer individuellen Gesprächsbegleitung von Menschen, die vorausplanen wollen und einer systematischen Implementierung

C. Gerhard (✉)
Institut für Allgemeinmedizin der Universität Essen, Niederrheinische Akademie und SAPV Niederrhein, Essen und Dinslaken, Deutschland
e-mail: jcgerhard@t-online.de

mit dem Ziel, dass der Patientenwille im Anwendungsfalle der Vorausplanung wirklich beachtet wird. Beide Aufgaben (sowohl die Begleitung der Vorausplanung, als auch die Umsetzung vorhandener Vorausplanungen) können umso besser erfolgen, je mehr Expertise zu Advance Care Planning vorhanden ist.

Konventionelle Patientenverfügung nicht ausreichend

An einem Beispiel aus der Praxis des Autors soll zunächst verdeutlicht werden, wie viel eine gute Vorausplanung im Anwendungsfall leisten kann und wie schwierig es für die Akteure wird, wenn diese fehlt.

> **Beispiel**
>
> Frau B ist 92 Jahre alt. Sie führte bisher ein vollkommen selbstständiges Leben ohne wesentliche Erkrankungen. Jetzt erlitt sie einen schweren Schlaganfall mit Hemiplegie (vollständiger Lähmung) der rechten Köperhälfte, globaler Aphasie (vollständiger Sprachstörung) und Dysphagie (Schluckstörung).
>
> - Ihre Patientenverfügung (Formular des Bundesjustizministeriums) beschreibt den Verzicht auf lebensverlängernde Behandlung/Ernährung bei schwerer Gehirnschädigung ohne jegliche Aussicht auf Besserung („unwiederbringlich erloschen")
> - Die Vorsorge bevollmächtigte Tochter (69 j.) steht zunächst unter Schock und kann keine Auskunft über den Patientenwillen geben. ◂

Was ist in dem dargestellten Fall zu tun? Legt man die Patientenverfügung genau aus, müssten derzeit alle medizinisch indizierten Therapien durchgeführt werden, denn auch wenn die Aussichten sehr schlecht sind, besteht ja zurzeit zwar eine recht schwere Gehirnschädigung, aber nicht ohne jegliche Aussicht auf Besserung, und die Hirnfunktion ist keineswegs erloschen. Leider kann auch die vorsorgebevollmächtigte Tochter keine differenziertere Auskunft geben, da sie unter Schock steht. Erst viele Tage später kann die Tochter berichten, dass genau dieser Fall eines schweren Schlaganfalls gemeint war, als ihre Mutter die Patientenverfügung schrieb, und dass sie genau die jetzt eingetretene Situation nicht wollte. Frau B hat sich aber mittlerweile nach zwei Wochen auf einem sehr niedrigen Niveau stabilisiert und kann mit sehr starker Hilfe einige Schlucke essen und trinken. Weiterhin und unverändert bestehen die vollständige Lähmung der rechten Körperhälfte und die vollständige Sprachstörung. Durch die lebensrettenden bzw. -erhaltenden Therapien auf der Schlaganfallstation ist dies erreicht worden und eine Situation, die sie laut Angeben der Tochter nie so wollte, wird jetzt möglicherweise zum Dauerzustand. Obwohl Frau B ein einschlägig empfohlenes Formular des Bundesjustizministeriums verwendete, kam sie durch diese Patientenverfügung nicht zu ihrem Willen.

Man sieht an diesem Beispiel, wie viel besser und treffender man den Patientenwillen hätte umsetzen können, wenn eine differenzierte Vorausplanung, wie sie Advance Care Planning bietet, vorgelegen hätte. Frau B hätte mit einem Gesprächsbegleiter genau ergründen können, was ihr detaillierter Wille für zukünftige Szenarien, wie z. B. einen Schlaganfall, ist. In den zum ACP gehörenden Formularen hätte dann klar dokumentiert werden können, was bei akuter stationärer Nichteinwilligungsfähigkeit, wie z. B. diesem Schlaganfall, geschehen soll. Die BVP-Formulare sehen hier ein Ampelsystem vor. Es kann (A) eine maximale medizinische Therapie, (C) eine rein palliative Behandlung oder (B) eine differenzierte Festlegung bezüglich einer Fortsetzung der lebenserhaltenden Behandlung je nach der dann aktuellen Prognose bezüglich unterschiedlicher (neurologischer) Schädigungsmuster verfügt werden (Feddersen et al. 2018). Falls ACP-Gespräche vorausgegangen wären, hätte Frau B dadurch viel größere Chancen gehabt, zu Ihrem Willen zu kommen. In diesem Falle sieht man deutlich die Schwachpunkte der herkömmlichen Patientenverfügung.

Dennoch könnten auch in der aktuellen, sehr ungünstigen Vorausplanungssituation die behandelnden Gesundheitsberufe unterstützt werden. Zum Beispiel könnte die Tochter in zugehenden, umfangreichen Gesprächen unterstützt werden, damit sie baldmöglichst trotz initialem Schock wieder dem Patientenwillen eine Stimme geben kann. Die differenzierte Angehörigenbegleitung ist zentrales Anliegen der Palliativversorgung. In den Finanzierungsregularien des Palliativdienstes im Krankenhaus (OPS 8-98h) können daher Zeiten vergütet werden, die mit vertiefter Angehörigenbegleitung (hier zur Ermöglichung der Patientenautonomie) verbracht werden, sofern diese patientenbezogen sind. Im Gegensatz zu fast allen anderen Regularien der Krankenhausfinanzierung kann hier eine nicht direkt am Patienten, sondern an den Angehörigen im Dienste des Patienten erbrachte Leistung abgerechnet werden. Und das mit gutem Grund, denn wir sehen, wie viel Autonomie Frau B gewinnen kann, wenn diese durch ihre Tochter ausgedrückt werden kann.

Advance Care Planning ist vor allem ein Gesprächsprozess

Wie wir im vorigen Absatz gesehen haben, können Vorausplanungen nur dann zielführend umgesetzt werden, wenn sie wirklich den Patientenwillen zu zukünftigen Situationen der Nichteinwilligungsfähigkeit vertieft wiedergeben und konkrete, differenzierte Anhaltspunkte für die Anwendungssituation im Krankenhaus, Rettungsdienst, Pflegeheim etc. liefern. Es geht darum, wirklich die Lebenswelt des Verfassers in eingehenden begleitenden Gesprächen auszuleuchten und als Blaupause für die eigentliche Patientenverfügung zu nutzen. So soll der Patientenwille in allen Facetten deutlicher zum Ausdruck kommen. Gleichzeitig geht es darum, valide Festlegungen für Notfallsituationen zu treffen. Deshalb muss der Patientenwille letztlich auf knappe, einfache Anweisungen an das Rettungspersonal, die auch in Notfallsituationen unter Zeitdruck befolgt werden können, heruntergebrochen werden. Zur Umsetzung sind außerdem breite Implementierungsmaßnahmen erforderlich.

In mehrstündigen, mehrzeitigen Beratungsgesprächen zur gesundheitlichen Versorgungsplanung (deutsche Übersetzung von Advance Care Planning lt. SGB V) wird durch in dieser speziellen Kommunikation geschulte Mitarbeiter versucht, in die Lebenswelt der Betroffenen einzutauchen und zu klären, was genau der Wille ist. Maßgeblich ist die Sicht des Vorausverfügenden (Patienten), nicht der Medizin auf die gewünschten oder abgelehnten medizinischen Maßnahmen. In jedem Fall genau zu ergründen sind Beeinträchtigungen der Betroffenen durch Todesangst (eine Angst, die jeder Mensch mehr oder weniger haben dürfte), die eine Patientenverfügung verfälschen kann, sodass nicht mehr das eigentlich Gewollte verfügt wird, z. B. bei ausgeprägter Angst vor Abhängigkeit die extrem gesteigerte, fast irrationale Abwehr aller erdenklichen Maßnahmen, trotz zum Teil anderer Wünsche in emotional ausgeglichenen Phasen. Menschen, die eine Patientenverfügung schreiben wollen, werden deshalb dabei gezielt unterstützt, ihre Behandlungswünsche in einem möglichst wenig von Angst behafteten Klima genau zu ergründen und so klar zu formulieren, dass sie umgesetzt werden können. Eine phänomenologische Perspektive der Begleiter, die sozusagen in die Schuhe der Betroffenen steigen, ist dabei notwendig.

Unter Beteiligung des (Haus-)Arztes und der Vorsorgebevollmächtigten werden die begonnenen Gespräche in größerer Runde fortgesetzt. Eine Dokumentation wird durch den Gesprächsbegleiter abgefasst. Letztlich wird umfassend geklärt, was in einer plötzlichen Notfallsituation zu tun ist. Damit der Rettungsdienst diese Festlegungen beachten kann, erfolgt eine ärztliche Notfallanordnung entsprechend dem Patientenwillen, die wenige, wichtige und klar verständliche Handlungsweisen differenziert, damit sie in der Eile des Notfalls beachtet werden können. Entweder werden alle Rettungsmaßnahmen gewünscht oder alle Rettungsmaßnahmen abgelehnt und dafür palliative Maßnahmen gewünscht. Als Zwischenstufe können bestimmte Notfallmaßnahmen abgelehnt werden, wie Wiederbelebung, Beatmung, Intensivstation. Die ärztliche Notfallanordnung ist so vereinfacht, dass sie wirklich jeder in der Rettungskette Tätige anwenden kann. Da sie vom (Haus-)Arzt unterschrieben wurde, hat sie den Charakter einer ärztlichen Anordnung. Anschliessend wird für Situationen vorübergehender oder dauerhafter Einwilligungsfähigkeit geklärt (siehe nachfolgende Tabelle).

Auch Menschen, die z. B. aufgrund einer Demenz nicht mehr vorausplanen können, werden durch ACP unterstützt. In ausführlichen Gesprächen zwischen Gesprächsbegleiter und Vertreter (Vorsorgebevollmächtigter oder gesetzlicher Betreuer) könnten die stellvertretenden Festlegungen kritisch reflektiert werden. Im nächsten Schritt kann eine schriftliche Dokumentation der Patientenpräferenzen in Bezug auf künftige Behandlungssituationen als Ausdruck der Patientenautonomie erstellt und eine ärztliche Notfallanordnung eingeschlossen werden, damit auch in diesem Falle klar ist, welche Notfallmaßnahmen erfolgen sollen und welche nicht. Der gesetzliche Betreuer hat ja nach BGB sowieso die Pflicht, den Patientenwillen Geltung zu

Die einzelnen Schritte, wie sie in der ACP-Patientenverfügung dokumentiert werden könnten (stark modifiziert nach DIV-BVP):

1. **Allgemeine Einstellungen zum Leben und Sterben: Lebenswille, Therapiezielklärung, Orientierungspunkte:** Eintauchen in die Lebenswelt des Betroffenen. Herausarbeiten, was wirklich der Wille ist, auch anhand dessen, was dem Leben Sinn gibt. Identifizieren und Ansprechen von Todesangst, die einer Formulierung klarer Ziele im Wege stehen könnte.
2. **Bevollmächtigung eines Vertreters/einer Vertreterin:** Erklären, wie umfangreich die Vertretung ist und wie wichtig es ist, dass der Vertreter gut informiert ist. Hinweis darauf, dass es für den Vertreter manchmal schwierig ist, den eigenen Willen vom vertretenen Patientenwillen klar zu unterscheiden
3. **Festlegungen für Notfallsituation (plötzliche Unfähigkeit, zu entscheiden):** Erstellen einer ärztlichen Anordnung für den Notfall mit verschiedenen Handlungsoptionen für Notfallbehandlungen:
   A. Notfall- und Intensivtherapie einschließlich Herz-Lungen-Wiederbelebung
   B0. Keine Herz-Lungen-Wiederbelebung
   B1. Keine Herz-Lungen-Wiederbelebung und keine invasive (Tubus-) Beatmung
   B2. Keine Herz-Lungen-Wiederbelebung und keine invasive (Tubus-) Beatmung und keine Behandlung auf Intensivstation
   B3. Keine Herz-Lungen-Wiederbelebung und keine invasive (Tubus-) Beatmung und keine Behandlung auf Intensivstation und keine Mitnahme ins Krankenhaus
   C. Ausschließlich lindernde (palliative) Maßnahmen
4. **Festlegungen für die vorübergehende Unfähigkeit, selbst zu entscheiden, mit unklarer Prognose (z. B. Schlaganfall, intensivstationäre Behandlung etc.):**
   A. Lebensverlängernde Behandlung ohne Einschränkung
   B. Lebensverlängernde Behandlung abhängig von der im Anwendungsfall zu erwartenden Prognose
   C. Keine lebensverlängernde Behandlung
5. **Festlegungen für die dauerhafte Unfähigkeit, selbst zu entscheiden (z. B. Demenz, wiederholte schwere Schlaganfälle):**
   A. Lebensverlängernde Behandlung ohne Einschränkung
   B. Lebensverlängernde Behandlung mit Einschränkungen und abhängig von der Einschätzung des Patientenwillens durch den Vertreter
   C. Keine lebensverlängernde Behandlung
6. **Persönliche Hinweise**

verschaffen, und muss daher diesem mutmaßlichen Willen eine Stimme geben. Wenn er dies schriftlich tut, hat dies den Vorteil, dass der mutmaßliche Wille auch gut dokumentiert und einsehbar ist, falls er einmal nicht erreichbar ist.

Im Rahmen lokaler Implementierungsprozesse müssen die Mitarbeiter der betreffenden Gesundheitseinrichtung, die Mitarbeiter der Rettungskette einschließlich der Notärzte, die Hausärzte und die zuständigen Klinikärzte geschult werden bezüglich des Konzepts Advance Care Planning, differenzierte Patientenverfügung, ärztliche Notfallanordnung, Dokumentation der Patientenpräferenzen, aber auch Definitionen von aktiver/passiver Sterbehilfe, Rechtslage zu Patientenverfügungen.

Advance Care Planning kommt aus dem englischsprachigen Bereich

Modellprojekte aus dem Ausland (Australien, Neuseeland, Modellregionen in den USA) zeigen deutlich, dass es durch Maßnahmen des Advance Care Planning gelingen kann, den vorausverfügten Patientenwillen besser zu ergründen und im Ernstfall durchzusetzen.

Im Rahmen des Hospiz- und Palliativgesetzes, das im November 2015 verabschiedet wurde, können Maßnahmen der gesundheitlichen Versorgungsplanung (Advance Care Planning) in Pflegeheimen und Einrichtungen der Behindertenhilfe neuerdings zu Lasten der gesetzlichen Krankenversicherung abgerechnet werden. Genauere Regelungen legen fest, wie die Gesprächsbegleiter ausgebildet werden müssen und über welche berufliche Qualifikation sie verfügen. Letztlich geht es darum, dass die Gesprächsbegleiter Berufserfahrung im Umfeld Pflegeheim/Behindertenhilfe bzw. Palliative Care haben und eine Gesprächskompetenz mitbringen. In insgesamt ca. 60 Stunden Ausbildung werden die Teilnehmer theoretisch und praktisch im Konzept Advance Care Planning geschult und vertiefen diese Ausbildung in mindestens 7 eigenen Begleitungen unter Supervision.

Die Gespräche zur gesundheitlichen Versorgungsplanung sind keineswegs einfach zu führen und erfordern die Fähigkeit, sich gemeinsam mit den Betroffenen in zukünftige Szenarien hineindenken zu können und immer in der Ebene der individuellen Lebenswelt zu bleiben, anstatt vorschnell die medizinische Behandlungsebene zu regeln bevor die individuellen lebensweltlichen Ziele klar identifiziert wurden. Außerdem müssen die Gesprächsbegleiter in der Lage sein, für typische Szenarien eine klare Dokumentation zu erstellen. Insofern erfordert Advance Care Planning von den darin professionell Tätigen eine sehr hohe Gesprächs- und Dokumentationskompetenz.

Advance Care Planning bietet darüber hinaus die Chance, dass ohnehin im Alltag einer Gesundheitseinrichtung kommunizierte Behandlungswünsche konkretisiert und genau dokumentiert werden können. So kann es eher gelingen, dass diese Konkretisierungen des Patientenwillens zukünftig stringent beachtet werden können. Falls schon eine entsprechende Patientenverfügung etc. vorliegen, so besteht die Arbeit möglicherweise darin, die Festlegungen anhand einer vertieften lebensweltlichen Betrachtung hinsichtlich der Lebensziele zu konkretisieren, in Aussage fähigere Dokumente zu überführen und an die ganz aktuelle Situation nochmals anzupassen.

Advance Care Planning im Krankenhaus

Auch im Krankenhaus entsteht besonders der Bedarf nach einer Vorausplanung, wenn eine schwere Krankheitssituation die gesamte weitere Lebenssituation verändert bzw. in Frage stellt. Ein weiteres Fallbeispiel mag dies verdeutlichen. Es beschreibt den Prozess der Vorausplanung nach ACP im Krankenhaus, wie er beispielsweise durch einen Palliativdienst differenziert unterstützt werden kann.

> **Beispiel**
>
> Herr M ist 56 Jahre alt. Er war noch nie ernsthaft krank. Jetzt hat er zunehmenden Husten und wurde wegen einmaligem Bluthusten von Hausarzt stationär eingewiesen. Die diagnostische Abklärung ergab Lungenkrebs.

- Der Patient, bei dem keine Chance auf Heilung besteht, wird von der Diagnosestellung an vom Palliativdienst mitbetreut. Ihm ist es sehr wichtig, sein Leben trotz der lebensverkürzenden Erkrankung immer selbst in der Hand zu haben. Er wünscht deshalb eine Patientenverfügung zu verfassen.
- Da Mitarbeiter des Palliativdienstes im ACP geschult sind, wird eine differenzierte Patientenverfügung 2.0. nach ACP-Kriterien in einem mehrstündigen Gesprächsprozess unter Beteiligung der Ehefrau und der Kinder erstellt. Sowohl die behandelnden Krankenhausärzte als auch der Hausarzt werden in den Prozess einbezogen bzw. über dessen Ergebnis detailliert informiert.
- Die Tochter des Patienten äußert massive Bedenken angesichts der detaillierten Diskussionen und rät ihrem Vater, nicht alles so genau vorauszuplanen, sondern das Leben einfach auf sich zukommen zu lassen.
- Nach Unterzeichnen und Weitergabe der ACP-Dokumente fühlt sich der Patient deutlich erleichtert, da er nun mehr Sicherheit verspürt, in Zukunft so behandelt zu werden, wie es seinem Willen entspricht. ◂

Das Beispiel zeigt, wie relevant eine Vorausplanung für einen Betroffenen mit neu diagnostiziertem schwerwiegendem Erkrankungsprozess sein kann. Gerade hier tauchen die Fragen, wie es weiter geht und was in Zukunft geschehen soll, regelhaft auf. Eine differenzierte Vorausplanung gibt dem Verfügenden hier besondere Sicherheit für die Zukunft.

Da in dem ACP-Gesprächsprozess differenziert erarbeitet wird, was die aktuellen Ziele im Leben der Betroffenen sind, kann der Raum individueller Lebensziele, die zum Teil auch widersprüchlich sein können, gerade im Kontext der nun vorliegenden schweren Erkrankung ausgeleuchtet werden. Nur für besonders extreme Situationen, die mit akuter Bewusstlosigkeit, vorübergehender oder dauerhafter Nichteinwilligungsfähigkeit einhergehen, wird eine Vorausplanung erstellt. Es wird daher gar nicht, wie die Tochter des Patienten fälschlicherweise annimmt, das ganze Leben in allen Facetten vorausgeplant, sondern es werden für extreme Situationen mit vorübergehender oder dauerhafter Unfähigkeit, den eigenen Willen zu äußern, individuelle Grenzen festgelegt, ab denen nicht mehr lebenserhaltend behandelt werden soll.

In dem Fallbeispiel erstellt Herr M in vollem Wissen um seine Erkrankung und den möglichen Krankheitsverlauf eine Vorausplanung. Die Vorausplanungssituation stellt sich daher anders dar, als wenn ein gesunder Mensch plant, der nicht konkret über seine zukünftigen Gefahren informiert ist. Vorausplanung wird hier noch differenzierter und konkreter und braucht die besondere Beratung und Begleitung durch Experten für die zugrundeliegende Erkrankung, die dem Betroffenen individuelle prognostische Hinweise geben können.

Die Gespräche zur vorausschauenden Versorgungsplanung sind laut der Komplexpauschale für Palliativdienste (OPS 8-98h) als Leistungen des Palliativdienstes im Krankenhaus definiert und stundenbezogen abrechenbar, sofern die Einschlusskriterien des Palliativdienstes (progrediente, fortgeschrittene Erkrankung) erfüllt sind. In der Umsetzung dieser OPS gibt es momentan aber große Schwierigkeiten, da eine auskömmliche Finanzierung für Palliativdienste nicht gegeben ist. Eine Verbesserung für die Zukunft ist dringend notwendig. Für andere Patienten im Krankenhaus, die die Einschlusskriterien des Palliativdienstes nicht erfüllen, sind ACP-Gespräche ebenfalls möglich, es gibt aber gegenwärtig noch keine Finanzierung (Gerhard 2017).

23.1 Ausblick

Zusammenfassend spielt Advance Care Planning im Gesundheitswesen eine zunehmende Rolle. Durch den § 132g des SGB V ist eine Finanzierung im Bereich der Pflegeheime und der Behindertenhilfe gegeben, wenn entsprechende Qualifikationen der Gesprächsbegleiter vorliegen. Auch im Krankenhaus ist zumindest theoretisch eine Finanzierung für ACP durchführende Palliativdienste bei deren Patienten nach OPS 8-98h möglich. Eine auskömmliche Finanzierung der Palliativdienste steht aber leider noch in weiten Bereichen aus. ACP wurde also zunächst zur finanzierbaren Leistung für Menschen in schwierigen Lebenssituationen gemacht, da sie einen besonderen Bedarf nach differenzierten Gesprächen zur gesundheitlichen Versorgungsplanung haben. Es bleibt zu hoffen, dass die Konzepte des Advance Care Planning behutsam und an der Lebenswelt der Betroffenen orientiert angewendet werden.

Literatur

Feddersen B, Petri S, Marckmann G, Topka H (2018) Advance Care Planning-„Behandlung im Voraus planen" in der Notfallmedizin. Notfallmed up2date 13(1):23–36

Gerhard C (2017) Palliativdienst, Handbuch zur Integration palliativer Kultur und Praxis im Krankenhaus. Hogrefe, Bern

Gerhard C (2019a) Beratung durch den Palliativdienst – Advance Care Planning im Krankenhaus. Mabuse 43(236):22–24

Gerhard C (2019b) Advance Care Planning – Mehr Patientenautonomie am Lebensende. Schmerzmedizin. Springer, Berlin. Ausgabe 6/2019

In der Schmitten J et al (2016) Behandlung im Voraus planen (Advance Care Planning): ein neues Konzept zur Realisierung wirksamer Patientenverfügungen. Z Palliativmed 17:177–195

Teil VI

Blick in die Zukunft

Netzplattformen

Cordelia Wach

Inhaltsverzeichnis

24.1 Die Wirksamkeit von Onlineberatungsangeboten 257
24.2 Einsam in der Vollversorgung? Unterstützung durch Beratung und Begleitung im Netz 258
24.3 Digital nah sein: Erfahrungen aus der Onlineberatungsstelle da-sein.de für Jugendliche und junge Erwachsene aus den Jahren 2013 bis 2019 258
24.4 Peer-Onlineberatung als zukunftsweisende zivilgesellschaftliche Beteiligung 260

Literatur 262

24.1 Die Wirksamkeit von Onlineberatungsangeboten

Netzplattformen halten innovative und wirkungsvolle Beratungsansätze bereit und sind inzwischen ein unverzichtbarer Teil des psychosozialen Versorgungssystems. Auch wenn sich in diesem Bereich noch häufig eine Form des Medienkonservatismus findet, so überzeugen in den letzten Jahren doch im palliativen und hospizlichen Kontext Angebote der psychosozialen Onlineberatung. Die Frage nach der Wirkung dieser neueren Unterstützungsangebote bestimmt den Fachdiskurs in der Gesundheitsversorgung zunehmend.

C. Wach (✉)
Stiftung Hospizdienst Oldenburg,
Oldenburg, Deutschland
e-mail: wach@hospizdienst-oldenburg.de

Bei näherer Beschäftigung mit dem aktuellen Forschungsstand zur Wirkung von Onlineberatung wird deutlich, dass internetbasierte Interventionen vor allem junge Menschen erreichen. Der Psychotherapieforscher und Präsident-elect der International Society for Research on Internet Interventions David Daniel Ebert stellt fest: „In mehr als hundert randomisiert kontrollierten Studien konnte die Wirksamkeit von onlinegestützten Interventionen für die Behandlung von Depressionen, Angststörungen, Phobien und Posttraumatischen Belastungsstörungen nachgewiesen werden." (Bühring 2016).

Von 2016 bis 2018 wurde die Onlineberatungsstelle da-sein.de für sterbende und trauernde junge Erwachsene von Prof. Dr. Carla Wesselmann, Fachbereich Soziale Arbeit und Gesundheit der Hochschule Emden-Leer wissenschaftlich begleitet und evaluiert. Die Ergebnisse ihrer Forschung bestätigen: „Unverarbeitete

Erfahrungen mit Sterben, Tod und Trauer fördern erheblich das Risiko, später von Depressionen und/oder posttraumatischen Belastungsstörungen betroffen zu sein. Die Befunde von Ebert zeigen, dass viele, und insbesondere jüngere Menschen, bei scham- und tabubesetzten Themen aus Angst vor Stigmatisierungen auf niedrigschwellige Netzplattformen zugreifen." (Wesselmann 2019).

24.2 Einsam in der Vollversorgung? Unterstützung durch Beratung und Begleitung im Netz

Die Erfahrungen von psychosozialen Einrichtungen zeigen, dass Heranwachsende in Krisensituationen eher selten eine Beratungsstelle aufsuchen, um den direkten Gesprächskontakt zu suchen. Gleichzeitig haben sie häufig viele Fragen und das Bedürfnis nach Information, Austausch und Verständnis, um ihre Situation fassbarer zu machen.

Dies gilt insbesondere für junge Erwachsene, die sich aufgrund einer lebenszeitverkürzenden Erkrankung in der stationären palliativen Versorgung befinden. Ihnen fehlt im Krankenhaus in der Regel die Community vor Ort, und sie verlieren bei längeren stationären Aufenthalten zunehmend den Kontakt zu gesunden Gleichaltrigen und deren Alltagswelt. Neben dem Umgang mit ihrer eigenen Situation sind sie darüber hinaus mit dem Tod ihrer jugendlichen Mitpatienten konfrontiert, was ihnen ihr eigenes Schicksal umso deutlicher vor Augen führt.

Befinden sich Heranwachsende in der Situation, dass in ihrem familiären Bezugssystem eine Person lebenszeitverkürzend erkrankt ist, so richten sich in der Regel die meisten Energien aller Beteiligten auf die erkrankte Person. Es entstehen oft viele unbeantwortete Fragen, die in Einsamkeit bis hin zu sozialem Rückzug münden können. Für diese sogenannten Young Carers kann Onlineberatung einen digitalen Schutzraum darstellen, in dem viele Nöte angstfrei besprochen und aufgefangen werden können. Gleichzeitig kann dieser anonyme und sichere Ort bewirken, dass Freundinnen und Freunde nicht mit den eigenen Sorgen überstrapaziert werden, was betroffene Jugendliche oft befürchten.

▶ **Wichtig** Somit kann Onlineberatung das persönliche Netzwerk vor Ort mit entlasten und stabilisieren.

Trauernde junge Erwachsene wollen häufig ihr familiäres Umfeld sowie ihren Freundeskreis nicht zu tief in ihren Trauerprozess mit einbeziehen oder gar damit belasten und nutzen aus diesem Grund ebenfalls Onlineangebote. Das anonyme dialogische Schreiben entfaltet hier eine heilsame Kraft, die der Selbstreflexion und Verarbeitung dienen kann. Bei da-sein.de hat sich für das Verfassen von E-Mails aus der Perspektive der Nutzer der Ausdruck des respondierenden Tagebuchs entwickelt.

24.3 Digital nah sein: Erfahrungen aus der Onlineberatungsstelle da-sein.de für Jugendliche und junge Erwachsene aus den Jahren 2013 bis 2019

Vor dem beschriebenen Hintergrund ist die Stiftung Hospizdienst Oldenburg im Jahr 2013 mit dem Gesundheitsangebot www.da-sein.de online gegangen. Die Zeit schien reif für ein innovatives Onlineangebot im Bereich der Sterbe- und Trauerbegleitung von Jugendlichen und jungen Erwachsenen. Die Überzeugung, dass auf digitaler Ebene Beziehung und Nähe möglich ist, wurde über die Jahre bestätigt.

Die Netzplattform bietet Beratung und Begleitung im Peer-to-Peer Ansatz für Heranwachsende an. Auf da-sein.de können Betroffene eine E-Mail- oder Chat-Beratung anonym und kostenfrei in Anspruch nehmen, wenn sie aufgrund einer eigenen lebenszeitverkürzenden Erkrankung, Krankheit von An- und Zugehörigen oder durch Trauererfahrungen in eine Krise geraten sind. Anliegen ist es, den Nutzern durch die Methode des Schreibens einen digitalen Schutzraum für den sensiblen Themenkomplex Sterben, Tod und Trauer zu eröffnen. Durch das Ausschreiben von Problemen kann bereits ein Stück Klärung und Entlastung entstehen.

Die Peerberatung erfolgt durch ein Team von 20 intensiv geschulten Ehrenamtlichen im Alter zwischen 17 und 27 Jahren. Sie beraten online unter Anleitung von zwei pädagogisch-therapeutischen Fachkräften Heranwachsende in Krisensituationen in folgenden Formaten:

- Information und Psychoedukation zu den angefragten Themen.
- Zielgruppenorientiert formulierte Texte, Infos und Tipps auf der Website, eine Facebook-Seite, ein Blog (trauer-teilen.blog), YouTube-Beiträge sowie die virtuelle Gedenkstätte RememberMe erweitern das Angebot. Zudem finden sich auf der Seite Hinweise und Verlinkungen zu anderen Onlineangeboten und Netzwerkpartnern.
- Stabilisierung und Beratung: Aktivierung vorhandener Ressourcen und Neuerschließung weiterer Hilfemöglichkeiten.
- Begleitung: Reflexiv und längerfristig angelegter Schreibprozess für Nutzer in Krisen mit massiven Einschränkungen (lebenslimitierende Erkrankung, Rückzug bei Verlust). Hier erfolgt unter anderem Beziehungslernen in geschütztem und von den Betroffenen gestaltbaren Rahmen sowie stärkende Biographiearbeit.

Fallbeispiel
Anna-Lena wurde von 2015–2018 auf www.da-sein.de begleitet und hat die öffentliche Nutzung ihrer Geschichte autorisiert. Ihre beiden E-Mails sind in Auszügen und ohne orthographische Veränderungen abgedruckt.

Ich brauche Hilfe – vom 21.11.2015

Hallo ich heiße Anna-Lena und bin 16 Jahre alt. Seit 3 Jahren leide ich an Pulmonaler Hypertonie/Lungenhochdruck. Die Krankheit schreitet fort aber durch die Medikamente zum Glück verlangsamt. Mein Opa ist vor kurzem gestorben und kurz danach eine Freundin die dieselbe Erkrankung wie ich hatte. Das alles belastet mich sehr. Ich mache eine Psychotherapie unter anderem wegen Svv (selbstverletzendes Verhalten, Anm. der Autorin) und Ängsten. Die Therapie hilft mir, Aber mit der Trauer wird mir fast gar nicht geholfen :/Deswegen melde ich mich bei euch vielleicht habt ihr ja Tipps und könnt mir helfen :) ich würde mich sehr freuen :) Ganz liebe Grüße

Um lebenszeitverkürzend erkrankte sowie trauernde junge Menschen wie Anna-Lena adäquat zu erreichen, bedarf es spezifischer Angebote. ◄

▶ **Wichtig** Digitale Information und Beratung kann in diesem Alterssegment durch die zielgruppengerechte Kommunikationsform sehr hilfreich sein. Insbesondere Peerberatung hat sich bewährt, da die Erfahrung zeigt, dass die ähnliche Lebenswelt von Gleichaltrigen den Nutzern einen niederschwelligen Zugang zum vertrauensvollen Beziehungsaufbau erlaubt. Die Möglichkeit der Anonymität trägt für Betroffene ebenfalls dazu bei, sich leichter öffnen zu können.

Das Engagement der jungen Peerberater beinhaltet neben der Onlinetätigkeit auch die regelmäßige Teilnahme an Präsenzveranstaltungen. Hier sind vor allem monatliche Teamtreffen mit Fallbesprechungen, Supervision und Fortbildungen zu nennen.

Die digitale Beratungsstelle da-sein.de ist somit ein Angebot, durch das sich Jugendliche, die von einer lebenszeitverkürzenden Erkrankung betroffen sind, entlasten und stabilisieren können. Die Nutzer erfahren Selbstwirksamkeit und gewinnen mehr Handlungsautonomie. Dasselbe gilt für junge Menschen, die mit kritischen Lebensereignissen wie Verlust durch Tod konfrontiert sind. Die Studie von Wesselmann verdeutlicht den Beitrag zur Jugendgesundheit: „Folgt man dem bekannten Konzept der Salutogenese von Aaron Antonovsky, das in der Gesundheitsförderung eine prominente Stellung einnimmt, wird ersichtlich, dass dieses Angebot von da-sein.de das Kohärenzgefühl junger Menschen fördert. Dieses Kohärenzgefühl, bestehend aus den drei bekannten Komponenten Verstehbarkeit, Gefühl von Sinnhaftigkeit und Handhabbarkeit, (wieder) zu gewinnen, ist für die jungen Menschen ergänzend zu ihren personalen, familiären und/oder sozialen Ressourcen fundamental. Es ermöglicht ihnen, den Herausforderungen im Kontext Sterben, Tod und Trauer gelingend zu begegnen, ohne zu erkranken." (Wesselmann 2019).

24.3.1 Statistik: Themenfelder und Verweildauer

Die Gründe, weshalb eine Beratung in Anspruch genommen wird, werden bei der Onlineberatungsstelle da-sein.de von den Peer-Begleitern am Ende jedes Beratungsprozesses erfasst, wobei eine Mehrfachnennung möglich ist. Am häufigsten werden als Beratungsanlass Todesfälle von An- und Zugehörigen angegeben (Abb. 24.1).

Auf da-sein.de werden pro Jahr ungefähr 100 Klienten beraten und begleitet. Die Dauer der Beratungen variiert zwischen einmaligen Anfragen, Kurzzeit-Begleitungen (bis zu drei Monaten), geht aber auch über längere Zeiträume bis hin zu drei Jahren.

24.4 Peer-Onlineberatung als zukunftsweisende zivilgesellschaftliche Beteiligung

Die Charta zur Betreuung schwerstkranker und sterbender Menschen[1] in Deutschland engagiert sich für Menschen, die aufgrund einer fortschrei-

---
[1] Träger der Charta sind die Deutsche Gesellschaft für Palliativmedizin, der Deutsche Hospiz- und PalliativVerband und die Bundesärztekammer.

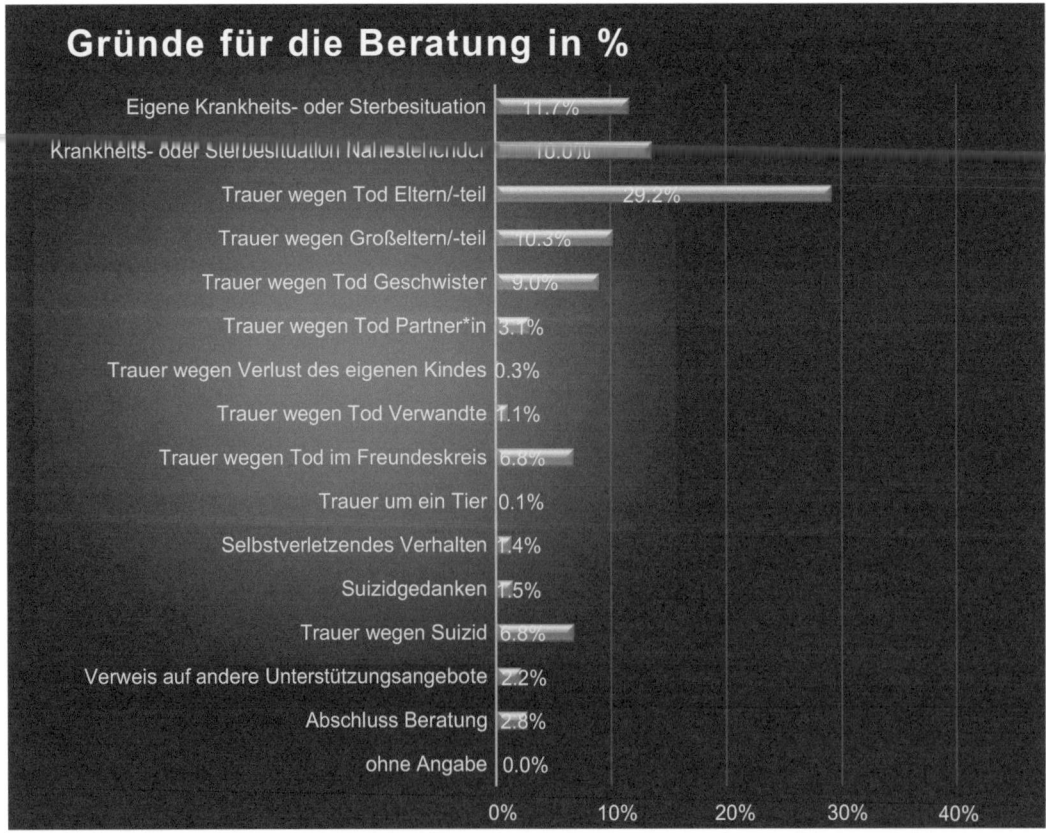

Abb. 24.1 Gründe für die Beratung im Jahr 2018

tenden, lebenszeitverkürzenden Erkrankung mit Sterben und Tod konfrontiert sind. Zudem setzt die Charta sich dafür ein, Sterben, Tod und Trauer im gesellschaftlichen Bewusstsein zu verankern und allen Betroffenen eine würdevolle Begleitung und Versorgung am Lebensende zu ermöglichen. Erklärtes Ziel ist es, die Betreuung schwerstkranker und sterbender Menschen in Deutschland zu verbessern und hierbei innovative Praxisprojekte besonders zu fördern. Diesem Leitgedanken tragen Netzplattformen wie da-sein.de besonders Rechnung, zumal sie insbesondere im ländlichen Raum eine Versorgungslücke für Heranwachsende schließen.

Zudem leistet die Vernetzung mit Angeboten lokaler Institutionen einen wichtigen Beitrag zur Gesundheitskompetenz von jungen Menschen. Hier hat die bundesweite Onlineberatung durch ihre Niederschwelligkeit Brückenfunktion und ermöglicht Jugendlichen, sich in passende lokale Unterstützungssysteme einzubinden.

▶ **Wichtig** Bezogen auf die gesamtgesellschaftliche Wirkung erfolgt zudem eine Enttabuisierung des verschwiegenen Themas Sterben, Tod und Trauer durch Information, Psychoedukation und Prävention; auch dies ist ein zentrales Anliegen der Charta.

Um die Kraft und Wirksamkeit von Onlineberatung zu verdeutlichen, sei zum Abschluss erneut Anna-Lena zitiert, nachdem sie drei Jahre auf da-sein.de begleitet wurde:

DANKE für alles Caro – vom 08.11.2018

Liebe Caro,
Du hast mir so extrem weitergeholfen. Deine Hilfe und Unterstützung haben auf jeden Fall zu meiner guten Entwicklung beigetragen und ich bin Dir unfassbar dankbar Caro. :) Du hast mich echt durch eine verdammt schmerzvolle und harte Zeit begleitet und warst immer für mich da. In Momenten wo ich an mir gezweifelt habe und dachte jetzt geht es nicht mehr weiter hast Du mir den Weg gezeigt wie es weitergehen kann. Du hast mir auch geholfen meine Ressourcen zu erkennen und zu stärken. Du hast mich aufgebaut mit deinen perfekten Worten. Du hast mir zugehört wenn sonst alle weg gehört haben. Du hast mir geholfen zu Zeiten wo ich ohne Hilfe untergegangen wäre. Du hast meine Herausforderungen gesehen und Du bist nicht weg gerannt sondern hast mir geholfen, dass ich es schaffe damit umzugehen. 3 Jahre habe ich hier bei da-sein.de geschrieben und ich bin so, so dankbar dass ich über eine solange Zeit hier auf eurer wundervollen Seite Hilfe bekommen habe und mir alles von der Seele schreiben durfte. Caro ich schätze Deine Arbeit und natürlich alle vom Team da-sein.de so sehr. (…)
Anna-Lena ◀

Schließlich wirkt sich bürgerschaftliches Engagement, wie die Studie von Wesselmann eindrücklich zeigt, auch positiv auf die jungen Peerberater aus: Sie erwerben vielfältige Kompetenzen, die sie in ihrem beruflichen wie persönlichen Werdegang nutzbar machen können. Im Wesentlichen sind dies laut eigener Aussagen Kommunikationsfähigkeit, Teamfähigkeit, Methodentraining, Schreibfertigkeiten, Reflexionsfähigkeit sowie eine gewachsene Befähigung zum Perspektivenwechsel.

Onlineangebote können und wollen nicht den persönlichen Kontakt ersetzen. So stellen Dufft et al. fest, dass eine Digitalisierung des Ehrenamts nicht bedeutet, dass digitale Formen des Engagements analoge Formen ablösen werden, sondern dass sich durch die Integration von digitalen und analogen Formen ganz neue Möglichkeiten zur zivilgesellschaftlichen Beteiligung erschließen lassen. Netzplattformen können somit einen gesellschaftlichen Mehrwert erzeugen.

▶ **Wichtig** Ein Angebot wie da-sein.de erzeugt mit überschaubarem Einsatz von Ressourcen eine starke Wirkung sowohl für die Zielgruppe als auch für die Gesellschaft und stellt einen zukunftsweisenden Ansatz in der psychosozialen palliativen Versorgung dar.

Literatur

Bühring P (2016) E-Mental-Health. Die Weichen sind gestellt. Dtsch Ärztebl (43):113. https://www.aerzteblatt.de/archiv/183199/E-Mental-Health-Die-Weichen-sind-gestellt. Zugegriffen am 06.07.2019

Wesselmann C (2019) Wirkungen von Online-Beratung und Peerbegleitung für trauernde und sterbende Jugendliche. Befunde der wissenschaftlichen Begleitung. Im Erscheinen/unveröffentlicht

Weiterführende Literatur

Dufft N, Kreutter P, Peters S, Olfe F (2017) Digitalisierung in Non-Profit-Organisationen. Strategie, Kultur und Kompetenzen im digitalen Wandel. betterplace lab, Berlin

Eichenberg C, Kühne S (2014) Einführung Onlineberatung und -therapie. Reinhardt, München/Basel

Eichenberg C, Küsel C (2016) Zur Wirksamkeit von Online-Beratung und Online-Psychotherapie. Resonanzen – E-Journal für biopsychosoziale Dialoge in Psychotherapie, Supervision und Beratung. https://www.resonanzen-journal.org/index.php/resonanzen/article/view/391. Zugegriffen am 06.07.2019

Knatz B (2013) Handbuch Internetseelsorge. Grundlagen, Formen, Praxis. Gütersloher Verlagshaus, Gütersloh

Knatz B, Dodier B (2003) Hilfe aus dem Netz. Theorie und Praxis der Beratung per E-Mail. Pfeiffer bei Klett-Cotta, Stuttgart

Köhler S, Krüger H, Pfaff N (Hrsg) (2016) Handbuch Peerforschung. Budrich, Opladen/Berlin/Toronto

Kühne S, Hintenberger G (Hrsg) (2009) Handbuch Online-Beratung. Psychosoziale Beratung im Internet. Vandenhoeck & Ruprecht, Göttingen

Kurz B, Kubek D (2017) Kursbuch Wirkung. Das Praxishandbuch für alle, die Gutes noch besser tun wollen. PHINEO gAG, Berlin

Telemedizin

Christiane Weck

Inhaltsverzeichnis

25.1 Einleitung 263
25.2 Notwendigkeit für Telemedizin 264
25.3 Telemedizin in der Palliative Care 264
Literatur 267

25.1 Einleitung

International haben die Begriffe eHealth und Telemedizin keine einheitliche Bedeutung. Die WHO definiert die eGesundheit als ein Konzept, das elektronische Medien nutzt, um gesundheitsrelevante Leistungen, Informationen und Hilfsmittel zu erbringen. Die eGesundheit umfasst nach Definition der WHO verschiedene Teilbereiche: die elektronische Patientenakte, die mobile Gesundheit – mGesundheit (z. B. Apps, tragbare Technologien), Telemedizin, eLearning, Nutzung von Gesundheitsdaten, Nutzung von sozialen Medien für Gesundheitsbelange. Die Telemedizin ist nach der Definition der WHO ein Teilbereich der eHealth.

Die Bundesärztekammer definiert Telemedizin als eine medizinische Betreuung (Diagnostik, Therapie, Rehabilitation und ärztliche Entscheidungsberatung) über eine räumliche Distanz oder einen zeitlichen Versatz unter Einsatz von Informations- und Kommunikationstechnologien (Bundesärztekammer und Telemedizin 2015).

Telemedizinische Leistungen sind schon lange Teil unseres Gesundheitswesens und wurden zunächst in der Radiologie erbracht. Bereits seit Ende der 1990er Jahre werden radiologische Bilder z. T. fern vom Ort ihres Entstehens, also „teleradiologisch" beurteilt. Mittlerweile gibt es im Rahmen eines eHealth-Booms unterschiedlichste telemedizinische Leistungen. Diese umfassen neben Gesundheits- und Medizin-Apps z. B. auch Videokonsultationen, Telediagnostik und Online-Sprechstunden.

Es ist zu beobachten, dass trotz des vielgestaltigen Angebots an telemedizinischen Leistungen die Telemedizin langsam und nur bruchstückhaft in eine allgemeine Versorgungsroutine aufgenommen wird. Viele Projekte bleiben in einer Pilotphase, für einzelne Projekte werden lokale Selektivverträge geschlossen, aber nur wenige gehen in die Regelversorgung über (Bradford et al. 2014). International ist die Teleradiologie zu nennen, die

C. Weck (✉)
Neurologische Abteilung, Krankenhaus Agatharied, Hausham, Deutschland
e-mail: christiane.weck@khagatharied.de

Einzug in die klinische Routine gefunden hat. An nationalen Projekten sind beispielsweise die Schlaganfallnetzwerke zu nennen, die bei der Versorgung von Schlaganfallpatienten in nicht neurologischen Abteilungen zu tragen kommen.

Im Rahmen des Ärztetages am 20.03.2015 wurde die ärztliche Priorisierung des Einsatzes von Telemedizin formuliert. Sie solle additiv zur konventionellen Patientenversorgung stattfinden und kann längerfristigen Versorgungsungleichgewichten entgegenwirken, aber auch kurzfristige Versorgungsengpässe ausgleichen. Sie kann die Wirtschaftlichkeit der Patientenversorgung erhöhen und müsse mit wissenschaftlichen Methoden evaluiert werden.

25.2 Notwendigkeit für Telemedizin

Im Gesundheitswesen entwickeln sich Angebot und Nachfrage gegensätzlich. Das Angebot an medizinischen Leistungen wird aus Mangel an verschiedenen Ressourcen, insbesondere personellen Ressourcen, abnehmen, aber die Nachfrage wird steigen (Trill). In der Palliative Care ist mit einer steigenden Nachfrage auf Grund verschiedener Faktoren zu rechnen. Demografische Entwicklungen zeigen eine Zunahme der alternden Bevölkerung und somit eine Zunahme an Patienten mit chronischen Erkrankungen und Multimorbidität. Zusätzlich befindet sich die Palliative Care in einem Wandel und die historisch gewachsene Beschränkung der Palliative Care auf onkologische Patienten gilt nicht mehr (Jess et al. 2019). Für viele Erkrankungen wird ein früher Zugang zur Palliative Care als sinnvoll erachtet, sodass auch das die Nachfrage nach Palliative-Care-Strukturen steigen wird (Scholten et al. 2016). Weitere allgemeine Faktoren, die die Nachfrage nach medizinischen Leistungen und professioneller Pflege steigern, sind veränderte soziale Bezüge (Haushaltsgrößen), der medizinische Fortschritt und eine veränderte Erwartungshaltung (Trill). Demgegenüber stehen vor allem fehlende personelle Ressourcen (Trill) bei einem zunehmenden Fachkräftemangel.

Es gibt einen wachsenden sozialen und politischen Druck auf das Gesundheitssystem, einen kosteneffizienten gleichberechtigten Zugang zu spezialisierten Palliativstrukturen für alle Patienten anzubieten (Bradford et al. 2014); die Verwendung neuer Technologien scheint ein Lösungsansatz, um dies zu gewährleisten.

Es gibt einige Übersichtsartikel, die die Verwendung von Telemedizin und eHealth-Anwendungen in der Palliative Care zusammenfassen. Es wurden viele Fallserien publiziert. Es gibt kaum prospektive randomisierte kontrollierte Studien (Jess et al. 2019; Kidd et al. 2010; Meghani et al. 2017; Pinto et al. 2017).

25.3 Telemedizin in der Palliative Care

Telemedizin kann synchron und asynchron stattfinden. Synchron bedeutet zum Beispiel im Rahmen einer Hotline ein Telefonat zwischen einem Patienten und einem Arzt. Asynchrone Methoden sind zum Beispiel eine Anfrage per Mail, die dann mit einem zeitlichen Versatz beantwortet wird. Synchrone Methoden sind zeitlich intensiver als asynchrone.

Eine traditionelles, schon lange eingesetztes technisches Hilfsmittel zur Erbringung von telemedizinischen Leistungen in der Palliative Care ist das Telefon (Capurro et al. 2014). Die häufigste telemedizinische Anwendung in der Palliative Care sind telefonbasierte Infrastrukturen zur Unterstützung der Patienten, wie z. B. eine 24-Stunden-Hotline.

An innovativen Technologien werden Videokonsultationen am häufigsten verwendet (Pinto et al. 2017).

Es gibt die unterschiedlichsten Einsatzszenarien für Videokonsultationen. Diese können eine Verknüpfung zwischen allgemeiner und spezialisierter Palliative Care schaffen, sie können mehrere Teilnehmer zusammenbringen. Sie können zwischen medizinischem Fachpersonal und Patient/Angehörigem oder zwischen Arzt und Arzt stattfinden. So gibt es zum Beispiel Konzepte, bei denen ein Allgemeinmediziner vor Ort beim Patienten per Videokonsultation Kontakt zu einem spezialisierten Palliative-Care-Team aufnimmt. Es wurden auch Konzepte erarbeitet, bei denen Angehörige an interdisziplinären Fallbesprechungen teilnehmen können. Die Videokonsultationen wurden dafür verwendet, persönliche Kontakte zum Teil, oder auch vollkommen, zu ersetzen.

Die visuelle Komponente der Videokonsultationen ermöglicht es den Ärzten und Pflegenden, klinische Einschätzungen zu tätigen und Symptome zu kontrollieren. Durch Videokonsultationen kann das Fachpersonal im Vergleich zu reinen Telefonanrufen auch nonverbale Kommunikation seitens des Patienten interpretieren und darauf reagieren. Ebenso ermöglicht diese Technologie einen Einblick in das direkte häusliche Umfeld des Patienten und bringt somit zusätzliche Informationen (Jess et al. 2019).

Die Angehörigen schätzen die Verwendung der Technik als machbar ein und stehen dieser Versorgungsform positiv gegenüber. Auch das medizinische Fachpersonal steht der Verwendung von Videokonsilen positiv gegenüber. Mögliche Barrieren von Seiten des Fachpersonals scheinen die Technologie und ihre Herausforderungen zu sein, die diese mit sich bringt. Es wird von technischen Problemen in den Studien berichtet, die bis zu Gesprächsabbrüchen reichen. Insbesondere in sensiblen Gesprächen sind derartige Störungen schwer tolerierbar. Auch der organisatorische Aufwand, eine Videokonsultation zu vereinbaren, wird als höher eingeschätzt, da diese in der Regel konkret terminiert werden müssen. Insbesondere bei Videokonsultationen, bei denen mehrere Parteien beteiligt sind, ist dies oft schwierig.

In zwei Studien wurde diskutiert, dass das Fachpersonal eine Diskussion von sensiblen Themen vermied, da die physische Nähe nicht gegeben war, sodass bestimmte Formen der Kommunikation, wie z. B. Berührung, nicht möglich waren.

In den einzelnen Studien wurden unterschiedliche Parameter evaluiert. Durch Videokonsultationen kann eine Verbesserung der Symptomkontrolle erreicht werden (Wright et al. 2018). Eine Studie zeigte in einer ländlichen Gegend mit fehlendem Zugang zu einer spezialisierten multidisziplinären Versorgung eine Verbesserung hinsichtlich Angst und Appetit. Auch ökonomische Aspekte werden diskutiert. Patienten können dadurch zu Hause bleiben und ein belastender Transport in ein Krankenhaus bleibt dem Patienten erspart. Unnötige Einweisungen werden vermieden.

Videokonsultationen scheinen für die Betreuung von Palliativpatienten geeignet zu sein, unabhängig vom Alter und der Diagnose des Patienten. Insbesondere auch für ältere Patienten ist eine Verwendung moderner Technologien kein Hinderungsgrund, an dieser Art der Versorgung teilzunehmen (Rogante et al. 2016).

eHealth-Anwendungen in der Palliative Care
Neben den klassischen telemedizinischen Anwendungen gibt es ein buntes und weites Feld von Anwendungen, die nur zum Teil der Telemedizin zugerechnet werden können, sodass sie hier dem übergeordneten Begriff eHealth zugeteilt werden. Es existieren ganze Netzwerk-Plattformen, die verschiedenste Anwendungen (z. B. Videokonsultationen, Trainingsmaterial, Telerehabilitation usw.) zusammenführen. Zahlreiche Gesundheits- oder Medizin-Apps sowie sensorbasierte Messungen mittels Wearables (s. u.) überschwemmen den Markt. Auch in der Palliative Care finden all diese Technologien bereits Verwendung.

Zwei wichtige thematische Bereiche in der eHealth sind die Dokumentation und Edukation.

Dokumentation
eHealth wird in der Palliative Care häufig in sehr konservativer Weise angewendet, überwiegend um analoge Prozesse zu ersetzen, wie zum Beispiel Fragebögen auszufüllen oder Dokumentationsaufgaben zu vereinfachen. Fragebögen können zum Beispiel online auf einem Handy ausgefüllt werden, um die Symptomlast des Patienten zu erfassen. Die Ärzte können dann mit Hilfe dieser Daten reagieren, um eine suffiziente Symptomkontrolle zu erreichen.

Ein digitaler Stift erleichtert zum Beispiel Dokumentationsaufgaben. Die Effektivität ist im Hinblick auf Verbesserung der Versorgungsqualität, Verbesserung der Kommunikation, Reduktion des Dokumentationsaufwandes und Kostenreduktion gegeben. Generell wird ein hohes Level an Benutzerzufriedenheit berichtet (Capurro et al. 2014).

Edukation
Im Bereich der Edukation werden Telehealth-Anwendungen eingesetzt, um Fachpersonal, Patienten und Angehörige zu schulen. Anwendungen, die interaktive Lernerfahrungen bieten, helfen, die Patienten und ihre Angehörigen zu stärken. eHealth ist im Bereich der Edukation eine wichtige Ressource, um kosten- und zeitschonend einen hohen Standard der Versorgung zu verbreiten (Kidd et al. 2010). Die inhaltlichen Themen sind z. B. Leitlinien und Advance Care Planning (Meghani et al. 2017).

Zum Thema Edukation sei beispielhaft ein Projekt erwähnt, bei dem Patienten Informationen inkl. Videomaterial zum Thema kardiopulmonale Reanimation in der Palliative Care erhalten. Dies schafft eine sinnvolle Ergänzung zu den persönlichen Gesprächen mit dem medizinischen Fachpersonal (Taubert et al. 2018).

Wearables
Die Entwicklung von sensorbasierten Technologien hat zu der Entwicklung von Wearables geführt. Hierbei handelt es sich um kleine Gerätschaften (z. B. Armband), in die Sensoren verbaut werden, die zum Beispiel Herzfrequenz, Beschleunigung oder Schritte des Patienten messen können.

Insbesondere in der Palliative Care wird ein Einsatz von technischen Hilfsmitteln kritisch gesehen. Einzelne Projekte haben bereits erfolgreich gezeigt, dass auch Patienten in einer palliativen Phase bereit sind, Technik in ihrem Umfeld zuzulassen und zu tragen.

Ein Projekt bei Mammacarcinom-Patienten, die mit einer palliativen Chemotherapie behandelt werden, zeigt eine Verknüpfung verschiedenster Technologien. Die Patienten bewerten regelmäßig ihre eigenen Symptome selbst, zudem tragen sie ein Armband mit integrierten Sensoren. Durch eine Kombination aus online ausgefüllten Patient Reported Outcomes (PROs) und Informationen zur Aktivität des Patienten, gemessen an der Bewegung und z. B. der Herzfrequenz, werden Rückschlüsse auf den Gesundheitszustand des Patienten gezogen. In diesem Projekt dient dieser Ansatz dazu, frühzeitig den Patienten Therapien für leichte Symptome anzubieten (dies geschieht automatisiert nach einem zuvor durch das Studienteam festgelegten Algorithmus). Wenn die Symptome schwerwiegender sind, wird der Patient automatisiert aufgefordert, Kontakt mit dem medizinischen Fachpersonal aufzunehmen.

Ziel der Fernüberwachung ist es, die Betreuung von palliativen Patienten zu verbessern. Die Wearables sollen schon früh eine Verschlechterung des klinischen Zustandes kenntlich machen, sodass man frühzeitig Maßnahmen dagegen ergreifen und Einweisungen in das Krankenhaus vermeiden kann.

Apps
App ist die Abkürzung für Applikation und bezeichnet eine Anwendungssoftware. Die Inhalte und Ziele dieser Software können vielgestaltig sein. Die Apps können z. B. über mobile Endgeräte (Handy, Tablet) bedient werden.

Aus der pädiatrischen Palliative Care soll exemplarisch ein Beispiel für die Anwendung von Apps genannt werden. In einem Übersichtsartikel wurden Apps für die Beruhigung, Entspannung und Ablenkung bei pädiatrischen Palliativpatienten evaluiert. Mit Hilfe dieser Apps kann man zum Beispiel beruhigende Bilder anschauen oder Atemtechniken lernen und durchführen (Weekly et al. 2018). Für die palliativmedizinischen Dienste ist es wichtig, über solche Anwendungen Bescheid zu wissen und dem Patienten Beispiele an die Hand geben zu können, mit denen sinnvoll gearbeitet werden kann. Viele Familien setzen bereits Spiele als Ablenkung ein. Ziel für die pädiatrischen Palliativ-Care-Teams war es Apps zu empfehlen, die die Entspannungskomponente einer reinen Ablenkung vorziehen.

Viele Apps haben einen pharmazeutischen Inhalt, wie zum Beispiel eine Opioiddosis-Umrechnungs-App (Nwosu und Mason 2012).

Ethische Aspekte
Telemedizin ermöglicht es Patienten, die an ihr Zuhause gebunden sind oder in unterversorgten Gebieten wohnen, dennoch spezialisierte qualifizierte medizinische Versorgung zu bekommen. Patienten mit seltenen Erkrankungen können von entfernten Spezialisten betreut werden (Chaet et al. 2016).

Telemedizin kann dann nicht angewendet werden, wenn ihr Ergebnis nicht zu den gleichen klinischen Standards führt wie herkömmliche Methoden. An den prinzipiellen ethischen Grundsätzen der medizinischen Versorgung ändert sich nichts durch die Verwendung neuer Versorgungsformen. Das Wohl des Patienten muss über alle anderen Interessen gestellt werden. Es liegt in der Verantwortung des behandelnden Arztes, die Grenzen der Machbarkeit von telemedizinischer Versorgung zu erkennen.

Die Rolle des Angehörigen verändert sich in einer telemedizinisch geprägten Versorgung. Sie müssen zum Beispiel lernen, Devices zu bedienen oder zu überwachen. Es liegt in der Verantwortung des Arztes zu erkennen, ob der Patient und die Angehörigen die notwendigen Voraussetzungen für diese Versorgungsform haben (Chaet et al. 2016).

Es besteht die Angst, dass technologisierte Anwendungen die Beziehung zwischen Patient und Fachpersonal entmenschlichen. Eine Studie, die wöchentliche Telekonsultationen zwischen Palliativpatienten und spezialisierten Palliativ-Care-Teams durchführt, hat diesen Aspekt analysiert. Hier wird gezeigt, dass durch Videokonsile vertraute Beziehungen aufgebaut werden können (Gurp et al. 2015) und regelhaft sind.

Telemedizin und eHealth sind bereits in der täglichen Routine angekommen und haben sich in vielen Bereichen der Palliative Care als sinnvolle Ergänzung gezeigt. Es gibt viele telemedizinische Leistungen, die z. B. in strukturschwachen Gegenden einen Zugang zu spezialisierter Palliative Care bringen können.

Ein wichtiger Aspekt bleibt zum Schluss zu erwähnen: „Technologie ist ein Instrument, das nicht zum Selbstzweck werden darf" (Trill). So sollte Technologie angewendet werden, um Lücken zu schließen, Prozesse effizienter zu machen und Betreuung zu verbessern. Sie soll nicht rein der Anwendung von Technik wegen zum Einsatz kommen.

Der alte Grundsatz zur Palliative Care von Dame Cicely Saunders „High Person, low technology" wurde von Prof. Claudia Bausewein in einem Vortrag sinnvoll angepasst mit den Worten: „High Person, appropriate technology."

Literatur

Bradford NK, Young J, Armfield NR, Herbert A, Smith AC (2014) Home telehealth and paediatric palliative care: clinician perceptions of what is stopping us? BMC Palliat Care 13:29. https://doi.org/10.1186/1472-684X-13-29 (Published 16.06.2014)

Bundesärztekammer, Telemedizin A (März 2015) Telemedizinische Methoden in der Patientenversorgung – Begriffliche Verortung. https://www.bundesaerztekammer.de/fileadmin/user_upload/downloads/pdf-Ordner/Telemedizin_Telematik/Telemedizin/Telemedizinische_Methoden_in_der_Patientenversorgung_Begriffliche_Verortung.pdf

Capurro D, Ganzinger M, Perez-Lu J, Knaup P (March 2014) Effectiveness of ehealth interventions and information needs in palliative care: a systematic literature review. J Med Internet Res 16(3):e72. 2014 Mar 7; https://doi.org/10.2196/jmir.2812. PMID: 24610324; PMCID: PMC3961802.

Chaet D, Clearfield R, Sabin JE, Skimming K (2016) Council on Ethical and Judicial Affairs American Medical Association. Ethical practice in Telehealth and Telemedicine. J Gen Intern Med 32(10):1136–1140. 2017 Oct; https://doi.org/10.1007/s11606-017-4082-2. Epub 2017 Jun 26. PMID: 28653233; PMCID: PMC5602756.

van Gurp J, van Selm M, Vissers K, van Leeuwen E, Hasselaar J (April 2015) How outpatient palliative care teleconsultation facilitates empathic patient-professional relationships: a qualitative study. PLoS One 10(4):e0124387. https://doi.org/10.1371/journal.pone.0124387. PMID: 25902263; PMCID: PMC4406581.

Jess M, Timm H, Dieperink KB (September 2019) Video consultations in palliative care: A systematic integrative review. Palliat Med 33(8);942–958. https://doi.org/10.1177/0269216319854938. Epub 2019 Jun 12. PMID: 31187688.

Kidd L, Cayless S, Johnston B, Wengstrom Y (2010) Telehealth in palliative care in the UK: a review of the evidence. J Telemed Telecare 16:394–402. https://doi.org/10.1258/jtt.2010.091108. Epub 2010 Sep 2. PMID: 20813893.

Meghani SH, MacKenzie MA, Morgan B, Kang Y, Wasim A, Sayani S (October 2017) Clinician-Targeted Mobile Apps in Palliative Care: a Systematic Review. J Palliat Med 20(10):1139–1147. https://doi.org/10.1089/jpm.2017.0070. Epub 2017 May 30. PMID: 28557549.

Nwosu AC, Mason S (March 2012) Palliative medicine and smartphones: an opportunity for innovation? BMJ Support Palliat Care 2(1):75–77. https://doi.org/10.1136/bmjspcare2011-000151. Epub 2011 Nov 15. PMID: 24653504.

Pinto S, Caldeira S, Martins JC (August 2017) e-Health in palliative care: review of literature, Google Play and App Store. Int J Palliat Nurs 23(8):394–401. https://doi.org/10.12968/ijpn.2017.23.8.394. PMID: 28854054.

Rogante M, Giacomozzi C, Grigioni M, Kairy D (Jul-Sep 2016) Telemedicine in palliative care: a review of systematic reviews. Ann Ist Super Sanita 52(3):434–442. https://doi.org/10.4415/ANN_16_03_16. PMID: 27698303.

Scholten N, Günther AL, Pfaff H, Karbach U (March 2016) The size of the population potentially in need of palliative care in Germany – an estimation based on death registration data. BMC Palliat Care 15:29. https://doi.org/10.1186/s12904-016-0099-2. PMID: 26957121; PMCID: PMC4782573.

Taubert M, Norris J, Edwards S, Snow V, Finlay IG (October 2018) Talk CPR – a technology project to improve communication in do not attempt cardiopulmonary resuscitation decisions in palliative illness. BMC Palliat Care 17(1):118. https://doi.org/10.1186/s12904-018-0370-9. PMID: 30340632; PMCID: PMC6195698.

Trill R. (kein Datum). Studienbrief MGS0730a Telemedizin und eHealth

Weekly T, Walker N, Beck J, Akers S, Weaver M (Januar 2018) A review of apps for calming, relaxation, and mindfulness interventions for pediatric palliative care patients. Children

Wright A, Raman N, Staples P, Schnhol S, Cronnin A, Carlson K, Onella J P et al. (December 2018) The HOPE pilot study: harnessing paitent-reported outcomes and biometric data to enhance cancer care. JCO Clinica Cancer Information

26 Unterstützte Kommunikation mit Hilfsmitteln

Birgit Hennig

Inhaltsverzeichnis

26.1 **Definition, Ziele, Begründung und Zielgruppen der unterstützten Kommunikation in der Palliativversorgung** 269

26.2 **Beispiele für den Einsatz nichtelektronischer Hilfen** 270

26.3 **Beispiele für den Einsatz elektronischer und technischer Hilfen** 271

26.4 **Besondere Themen von unterstützter Kommunikation im palliativen Kontext** 272

Literatur 273

26.1 Definition, Ziele, Begründung und Zielgruppen der unterstützten Kommunikation in der Palliativversorgung

Unterstützte Kommunikation (UK) wird definiert als „alle pädagogischen und therapeutischen Maßnahmen, die eine Erweiterung der kommunikativen Möglichkeiten von Menschen ohne oder mit erheblicher eingeschränkter Lautsprache [und ihrer sprechenden Kommunikationspartner] bezwecken" (in Modifikation an Kristen 1994, S. 15). Die Kommunikation mit Hilfsmitteln ist demzufolge nur ein Teilbereich der UK. Die Hilfsmittel lassen sich unterteilen in nichtelektronische Hilfen, einfache elektronische Hilfen und komplexe elektronische Hilfen. Auch der Einsatz von Stift und Papier oder LED-Tafeln zum Schreiben sind bereits Maßnahmen, die der UK zugeordnet werden können.

▶ **Wichtig** Hilfsmittel und Strategien der UK sollen Menschen mit Einschränkungen der lautsprachlichen Verständigung im Fortschreiten einer chronischen Erkrankung oder mit entsprechender Symptomatik am Lebensende beim Erhalt des Ausdrucks ihrer kommunikativen Bedürfnisse unterstützen. Das Gelingen von Kommunikation ist in entscheidendem Maße von der Bereitschaft des Umfelds abhängig, sich mit Geduld und Zeit auf alternative Strategien der Kommunikation einzulassen und vorhandene Hilfsmittel zu nutzen.

B. Hennig (✉)
Klinik für Neurologische Intensivmedizin und Frührehabilitation, Evangelisches Krankenhaus Oldenburg, Oldenburg, Deutschland
e-mail: birgit.hennig@evangelischeskrankenhaus.de

Wichtige **kommunikative Bedürfnisse** von Menschen in einer chronisch kritischen Lebenssituation und in der palliativen Begleitung am Lebensende sind u. a. Auskünfte zur körperlichen Situation (z. B. Schmerzsymptomatik, Atemnot), Fragen zum Gesundheitszustand und die informierte Mitsprache zu Behandlungs- und Versorgungsentscheidungen (Smith et al. 2013; Linse et al. 2018; Costello (2012) und Fried-Oken et al. (2006) betonen außerdem die hohe Bedeutsamkeit von Aussagen zum Erhalt sozialer Nähe. Hierzu zählen Aussagen mit hoher Authentizität und emotionaler Wirkung in einer vertrauten Beziehung, letzte Botschaften und Wünsche in mündlicher oder schriftlicher Form an nahestehende Menschen (Linse et al. 2018), ggf. auch Gespräche zur Klärung von Beziehungsfragen (z. B. Verzeihen, Vergeben), die Erledigung offen gebliebener Aufgaben (Leitlinienprogramm Onkologie 2015), die „Sorge, um die, die zurück bleiben" (Costello 2012, 17.061.001) sowie – wenn gewünscht – ein spirituell-seelsorgerischer Beistand und eine Unterstützung durch religiöse Rituale (Leitlinienprogramm Onkologie 2015; Costello 2012).

Zielgruppen, die im Rahmen der palliativen Versorgung und Begleitung im Hinblick auf diese Kommunikationsbedürfnisse einer besonderen Aufmerksamkeit für hilfsmittelgestützte Strategien durch (drohenden) Verlust der Lautsprache bedürfen, sind:

- Patienten mit progredient fortschreitenden Erkrankungen ohne kognitive Einschränkungen (z. B. ALS, PSP)
- Patienten mit progressiver neurologischer Symptomatik (z. B. Chorea Huntington, Multiple Sklerose, Parkinsonsyndrome, Hirntumore)
- Patienten mit erworbener Sprechunfähigkeit bei Erhalt des Sprachverstehens und der Orientierung zur eigenen Situation (z. B. Tumore im Hals-/Kehlkopfbereich, Zustand in Folge des komplizierten Verlaufs einer organischen Erkrankung, nach einer Hirnschädigung oder Komplikationen auf der Intensivstation)
- Patienten mit fehlenden oder eingeschränkten Fähigkeiten der deutschen Sprache

- Tracheotomierte und ggf. beatmete Patienten mit zeitlich beschränkten Entblockungs- und/oder Sprechprofilzeiten (Kap. 17)

(Oliver und Silber 2013; Rack Huser und Brugisser 2017, S. 35; Erdélyi und Hennig 2019)

26.2 Beispiele für den Einsatz nichtelektronischer Hilfen

Eine grundlegende Voraussetzung der Unterstützung von Patienten mit limitierten Fähigkeiten der Selbstmitteilung ist die **Verschriftlichung von erfahrungsbasierten Informationen** zur Sicherung des körperlichen Wohlbefindens und das Teilen bekannter Informationen zu individuellen körpersprachlichen Zeichen (z. B. Ausdruck von Schmerzen, Stress oder Entspannung; vereinbarte Zeichen für Zustimmung und Ablehnung). Die Dokumentation und Weitergabe solcher Informationen, z. B. in Form eines sog. Kommunikations-Passes (Beer 2015), ist vor allem wichtig beim Wechsel eines Pflegeteams und/oder bei Übergängen in ein neues Umfeld.

Nach Sicherung der Basiskommunikation mit diesen Strategien können Hilfsmittel angeboten werden, die Mitteilungen über Grundbedürfnisse und selbstbestimmte Entscheidungen unterstützen und schließlich eine differenzierte, freie Kommunikation über subjektiv bedeutsame Themen im Gespräch ermöglichen. Zu den **nichtelektronischen Hilfen** zählen:

- Nach Themen und Priorität geordnete Listen zum schnellen, systematischen Abfragen von wiederkehrenden Anliegen und Bedürfnissen (im Idealfall vom Patienten selbst zu einem früheren Zeitpunkt zusammengestellt)
- Kommunikationstafeln oder -bücher, die eine umfangreiche Mitteilung über Symptome, individuelle Pflegebedarfe, Medikamentation und Bedürfnisse des Alltags ermöglichen
- ABC-Tafeln in geeigneten Formaten und Modi für die eigenständige Nutzung und partnerbasierte Strategien des Abfragens

Für viele Patienten mit erworbener Beeinträchtigung sind **schriftbasierte Materialien** ausreichend. Es ist empfehlenswert, durch eine entsprechende Struktur der Items auf einer ABC- oder Kommunikationstafel zukunftsorientiert bereits partnerbasierte Strategien im Blick zu haben (vertiefend Hennig 2019). Beispiele für kostengünstig selbst erstellte ABC- und Kommunikationstafeln befinden sich auf der Webseite www.uk-im-blick.de.

▶ **Wichtig** Nichtelektronische Materialien sollten regelmäßig an sich ändernde Bedürfnisse und Pflegebedarfe im Krankheitsverlauf angepasst werden.

Bei fremdsprachigen Patienten haben sich **bildbasierte Materialien** bewährt, die nach Möglichkeit mit einer Übersetzung der Items in Landessprache ergänzt werden. Diese können käuflich erworben werden (z. B. REHAVISTA online o.J.) oder mit einer Kommunikationssoftware (z. B. METACOM Kitzinger 2018) selbst erstellt werden.

Eine hohe Bedeutung haben bei fortschreitenden Erkrankungen auch **Fotoalben oder Kisten mit persönlichen Erinnerungsobjekten**, z. B. als Erzählimpuls bei Menschen mit demenzieller Symptomatik (Blackstone 2012) oder als emotionale Ressource zum Ausdruck der Persönlichkeit jenseits der Erkrankung und zur (gemeinsamen) Erinnerung an biographisch bedeutsame Ereignisse des Lebens (Costello 2012; Smith et al. 2013).

26.3 Beispiele für den Einsatz elektronischer und technischer Hilfen

Einfache elektronische Hilfen sind Mittel zur Speicherung einzelner oder mehrerer Einzel-Aussagen. Sog. „sprechende Tasten" sind u. a. wichtig für das Herbeirufen einer Person („adaptierter Schwesternruf"). Des Weiteren können Floskeln mit hoher Relevanz für die Gestaltung der Beziehung (z. B. „Hab' Dich lieb", „Bleibe bei mir"), Informationen zur Orientierung, Gedichte oder Lieder und Gebete aufgesprochen werden. Die gespeicherten Aussagen können bis in die Spätphasen des Krankheitsprozesses vom Patienten wiederholt und eigenständig abgerufen werden (Costello 2012). Bedient werden diese Hilfen über Tastendruck oder – bei motorisch schwerst beeinträchtigten Menschen – über Alternativen zur Ansteuerung, z. B. über Näherungs- oder Infrarotsensoren für die Erfassung vom Lidschlag und von anderen minimalen Bewegungen.

Weitere sog. „**low-tech-Hilfen**" sind Stimmverstärker bei nachlassender Sprechkraft, sog. safe-Laserpointer zur direkten Auswahl von Feldern auf einer ABC- oder Kommunikationstafel oder Apps für schwerhörige Menschen mit einer Übersetzung von Lautsprache in Schrift zur Sicherung des Sprachverstehen.

Komplexe elektronische Kommunikationshilfen mit bild- oder schriftbasierten Vokabularstrategien und Sprachausgabe ermöglichen nach einem Erlernen und Vertrautwerden mit der Technik zur Ansteuerung eine differenziertere, partnerunabhängige Kommunikation.

Grundsätzlich sollten vor der Versorgung mit einer komplexen Kommunikationshilfe über die Krankenkasse zunächst private Ressourcen geprüft werden. Es gibt mittlerweile viele Apps und Freeware, die mit Handy oder Tablet zahlreiche Funktionen, wie z. B. Bildschirmtastatur, Wortvorhersage, Textbausteine, Schreiben über Spracheingabe (speech to text) oder das laute Vorlesen von Nachrichten (text to speech), ermöglichen. Diese sind entweder kostenlos oder kostengünstiger (bei Privatversicherten) und – angesichts begrenzter Lebenszeit und langen Zeiträumen bis zur Genehmigung – i. d. R. auch schneller zu beschaffen und einzurichten. Schnittstellen zwischen den Bedienelementen eines elektrischen Rollstuhls (z. B. Joysticksteuerung) und einem Computer über Bluetooth oder Infrarot können in Kombination mit einer Bildschirmtastatur ebenfalls zum Schreiben (und somit zur Kommunikation) genutzt werden. Ein Überblick über Freeware zur Kommunikation befindet sich auf der Internetseite www.kommhelp.de.

▶ **Wichtig** Bereits vorhandene Kommunikationshilfen von Patienten sollten vor einem Aufenthalt in der Klinik, auf der Palliativstation oder im Hospiz erfragt und vom Patienten zur Nutzung mitgebracht werden.

Eine **Nichtnutzung** komplexer elektronischer Kommunikationshilfen nach Prüfung der Voraussetzungen und kostenintensiver Versorgung ist erfahrungsgemäß entweder auf eine mangelnde Individualisierung der Inhalte und/oder eine unzureichende Effektivität der Einrichtung der Kommunikationshilfe und/oder eine ineffektive Wahl der Ansteuerung zurückzuführen. Insbesondere im Verlauf fortschreitender Erkrankungen ist immer wieder eine Anpassung der Oberflächen und technischer Parameter erforderlich, für die auch Kostenträger und Hilfsmittelversorger in die Verantwortung genommen werden sollten.

Aktuelle und zukünftige Entwicklungen des Hilfsmittelmarktes ermöglichen auch Formen der Ansteuerung, die ohne erfassbare Muskelaktivität auskommen, und stattdessen mit der Vorstellung von Bewegung über **brain-computer-interface-**Schnittstellen die Bedienung einer Kommunikationshilfe ermöglichen. Hierbei wird zwischen nicht-invasiven und invasiven, d.h. implantierten EEG-Ableitungen unterschieden. Zu bedenken ist, dass auch diese Hightech-Formen der technisch unterstützen Kommunikation einen längeren, fachlich begleiteten Vorlauf der Planung und Lernzeit erfordern, bevor sie – wenn überhaupt – alltagstauglich eingesetzt werden können (Linse et al. 2018), und dass Finanzierungsmodelle bislang eine Kann-Leistung der deutschen Krankenkassen sind.

26.4 Besondere Themen von unterstützter Kommunikation im palliativen Kontext

Eine Herausforderung in der Begleitung von neurologischen Patienten mit lebensverkürzter Prognose sind **Diagnose- und Prognosegespräche** (sog „bad news communication issues", Hurtig und Downey 2009), die bereits in der Arzt-Patienten-Interaktion mit sprechenden Menschen viel Einfühlungsvermögen und Zeit erfordern (Smith et al. 2013, S. 43 f.; Schulz et al. 2014). Ausgangspunkt ist die Anerkennung des Patienten in seiner Rolle als Gesprächspartner auf Augenhöhe und die Unterstützung seiner Autonomie in Wünschen und Entscheidungsprozessen.

Mit unterstützt kommunizierenden Patienten erfordern diese Gespräche wesentlich mehr Zeit und eine Vorbereitung, die u. a. eine Aufklärung aller beteiligten Personen über individuell vereinbarte Zeichen des Patienten und eine Vorauswahl von Antwortoptionen für das jeweilige Thema beinhalten (z. B. bei Entscheidungen zu lebensverlängernden Maßnahmen; Hurtig und Downey 2009; Smith et al. 2013). Im besten Falle ist die gesprächsführende Person selbst (z. B. der Arzt) in partnerbasierten Strategien geschult, kennt die verfügbaren Inhalte der nichtelektronischen Hilfe und/oder ist über die Möglichkeiten der verwendeten elektronischen Kommunikationshilfe informiert. Es ist zu empfehlen, dass eine zusätzliche Person als sog. Kommunikationsassistenz für den Patienten zugegen ist. Diese kann die Besonderheiten einer solchen Gesprächssituation im Blick behalten und moderieren (z. B. Wahl geeigneter Frageoptionen, Ko-Konstruktion von Mitteilungen: Kristen 1994; Smith et al. 2013) sowie auch zur Entlastung der Angehörigen als „Übersetzer" in einer sie emotional selbst fordernden Situation beitragen.

▶ **Wichtig** Nur in einem offen geführten Gespräch kann Emotionen und Rückfragen offensiv ein Raum gegeben werden. Bei Gesprächsvermeidung mit bewusstseinsklaren Patienten auf Grund von Kommunikationsproblemen besteht immer das Risiko, dass Informationen zu einer schlechten Prognose unbeabsichtigt verbal oder nonverbal vermittelt werden – mit desaströsen Folgen für den in dieser und mit seiner Situation u. U. allein gelassenen Patienten.

Ein weiterer wichtiger Aspekt in der palliativen Begleitung ist der **Ansatz eines sog. proaktiven Managements**. Darunter versteht man „eine vorausschauende Planung im Hinblick auf die Folgen, die sich durch die unaufhaltsam

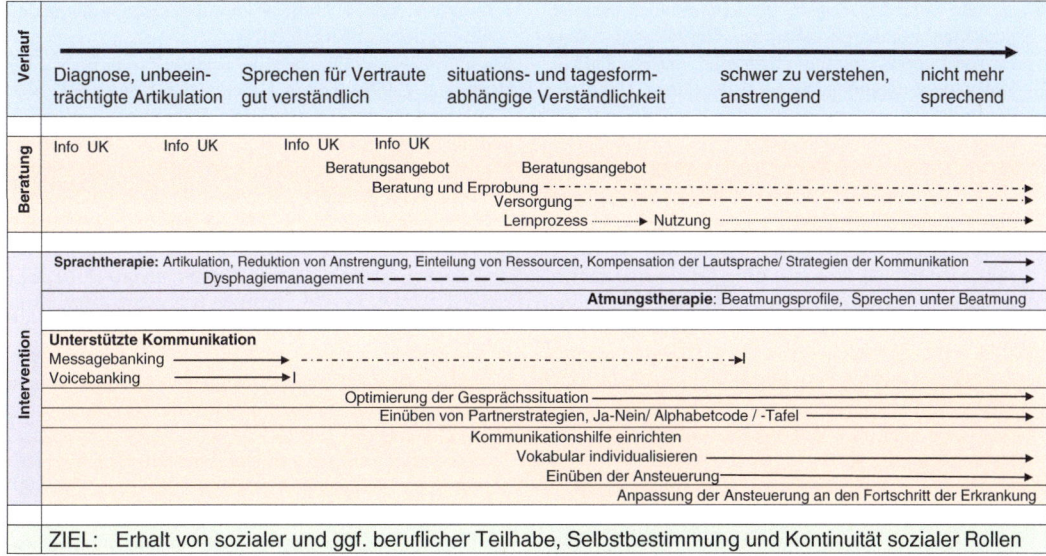

Abb. 26.1 Unterstützte Kommunikation als Prozess bei einer fortschreitenden Beeinträchtigung der Kommunikation am Beispiel von ALS (in Anlehnung an Duke University Medical Center 2002)

fortschreitenden Rückschritte im Verlauf einer progredienten Erkrankung ergeben werden" (Hennig et al. 2017, in Anlehnung an Rogers et al. 2000).

Dieser Ansatz deckt sich inhaltlich mit dem Konzept einer vorausschauenden Versorgungsplanung (Advance Care Planning ACP) (Leitlinienprogramm Onkologie 2015, S. 65 f.) und zielt darauf ab, sich möglich frühzeitig in einem absehbar progressiven Verlauf Gedanken zu Alternativen der Kommunikation zu machen. Lernprozesse in Krisensituationen sind erschwert, bei neurodegenerativen Erkrankungen ggf. im Spätstadium gar nicht mehr möglich (Smith et al. 2013); Beantragungen von Hilfsmitteln bei den Krankenkassen, vom ersten Termin mit einem Hilfsmittelanbieter bis zur Auslieferung, dauern i. d. R. mehrere Wochen. Eine UK-Beratung sollte daher nicht erst im „Notfall" erfolgen, sondern lange bevor Rückschritte und Verluste der lautsprachlichen Verständigung im prognostizierten Verlauf überhaupt eintreten. Angehörige und der Patient benötigen des Weiteren auch frühzeitig und wiederholt Informationen, um sich dem – ggf. auch mit Ängsten besetzten – Thema schrittweise anzunähern (Hennig und Erdélyi 2020).

Ein besonderes Potenzial einer frühen Beratung liegt in der Möglichkeit der **Digitalisierung der eigenen Stimme** als bedeutsames Persönlichkeitsmerkmal für die zukünftige Einrichtung auf einer elektronischen Kommunikationshilfe. Lt. Studienlage kann dies positiv zur Akzeptanz von Hilfen und zur Linderung der psychischen Belastung durch die Krankheitsfolgen beitragen (Costello 2016, Mills et al. 2014).

Die Abb. 26.1 gibt am Beispiel von ALS einen Überblick über den Prozess und die Aufgaben einer Langzeitbegleitung in den Bereichen Logopädie und unterstützter Kommunikation mit frühem Beginn der Beratung.

Auch einer Unterstützung zum frühzeitigen Verfassen von **Patientenverfügungen** fällt im Kontext fortschreitender Erkrankungen mit absehbarem Verlust der Sprechunfähigkeit eine wichtige Rolle zu (Smith et al. 2013).

Literatur

Beer S (2015) Sprachlos auf der Intensivstation. In: Antener G, Blechschmidt A, Ling K (Hrsg) UK wird erwachsen: Initiativen in der Unterstützten Kommunikation. von Loeper, Karlsruhe, S 171–179

Blackstone S (2012) Zugang zu Kommunikationsmöglichkeiten in allen Bereichen des Gesundheitswesens. In: von Loeper Literaturverlag/issac, Gesellschaft für Unterstützte Kommunikation e. V. (Hrsg) Handbuch der Unterstützten Kommunikation. von Loeper, Karlsruhe, S 17.050.001–17.057.001

Costello, J (2012) Letzte Worte, letzte Verbindungen. Wie Unterstützte Kommunikation Kindern helfen kann, die dem Ende des Lebens entgegen sehen. In: von Loeper Literaturverlag/issac, Gesellschaft für Unterstützte Kommunikation e.V. (Hrsg) Handbuch der Unterstützten Kommunikation. 9. Nachlieferung. von Loeper, Karlsruhe, S 17.058.001–17.061.001

Costello, J (2016) Message Banking vs. Voice Banking: a very successful pro-active model for people with ALS/MND. Presentation on the 14th Annual Allied Professionals Forum Liffey Hall A | Convention Centre Dublin | 6 December 2016

Duke University Medical Center (2002) Patient's clinical pathways for communication changes with ALS. http://aac-rerc.psu.edu/index.php/files/list/type/1. Zugegriffen am 26.10.2019

Erdélyi A, Hennig B (2019) Unterstützte Kommunikation im Gesundheitswesen. In: Boenisch J, Sachse S (Hrsg) Kompendium Unterstützte Kommunikation. Kohlhammer, Stuttgart, S 304–313

Fried-Oken M, Fox F, Rau MT, Tullman J, Baker G, Hindal M, Wile N, Lou J-S (2006) Purposes of AAC device use for persons with ALS as reported by caregivers. Augment Altern Commun 22(3):209–221

Hennig B (2019, im Druck) Eine Buchstabentafel ist eine Buchstabentafel ist eine Buchstabentafel??? – Kriterien zur Auswahl und Praxistipps für Lernprozesse beim Einsatz von Alphabettafeln. Z Unterstütz Kommun 24(4):6–13

Hennig B, Erdélyi A (2020) Unterstützte Kommunikation. In: Groß M (Hrsg) Neurologische Beatmungsmedizin auf der Intensivstation, in der Frührehabilitation, im Schlaflabor, zu Hause. Springer, München, S 429–439

Hennig B, Erdélyi A, Siemer I (2017) Unterstützte Kommunikation bei neurologischen Erkrankungen. In: Keller C (Hrsg) Fachpflege. Außerklinische Intensivpflege. Urban & Fischer, München, S 357–362

Hurtig RR, Downey DA (2009) Augmentative and Alternative communication in acute and critical care settings. Plural Publishing, San Diego

Kitzinger A (2018). https://www.metacom-symbole.de/. Zugegriffen am 26.10.2019

Kommhelp. www.kommhelp.de. Zugegriffen am 26.10.2019

Kristen U (1994) Praxis Unterstützte Kommunikation. verlag selbstbestimmtes leben, Düsseldorf

Leitlinienprogramm Onkologie (Deutsche Krebsgesellschaft, Deutsche Krebshilfe, AWMF) (2015) Palliativmedizin für Patienten mit einer nicht heilbaren Krebserkrankung, Kurzversion 1.0, AWMF-Registernummer: 128/001OL, http://leitlinienprogramm-onkologie.de/Palliativmedizin.80.0.html. Zugegriffen am 26.10.2019

Linse K, Aust E, Joos M, Hermann A (2018) Communication Matters – Pitfalls and promise of Hightech communication devices in palliative care of severely physically disabled patients with Amyotrophic Lateral Sclerosis. Front Neuropsychol 9(Art. 603):1–18

Mills T, Bunnell T, Patel R (2014) Towards personalized speech synthesis for augmentative and alternative communication. Augment Altern Commun 30(3):226–236

Oliver D, Silber E (2013) End o life care in neurological diseases. In: Oliver D (Hrsg) End of life care in neurological disease. Springer, London, S 19–32

Rack Huser H, Brugisser N (2017) Logopädie in palliativen Situationen. Logopädischer Handlungsspielraum illustriert an Praxisbeispielen aus der Schweiz. Forum Logopädie 31(6):34–39

Rehavista (o. J.) Kommunikationstafelset Klinik, Kliniktafelset multilingual. https://www.rehavista.de/shop/produkte/kommunizieren/kommunikationsbucher/weitere-kommunikationsbucher. Zugegriffen am 26.10.2019

Rogers MA, King JM, Alacron, NB (2000) Proactive management of primary progressive aphasia. In: Beukelmann D, Yorkston KM, Reichle, J (Hrsg) Augmentative and alternative communication for adults with acquired neurologic diseases. Brooks, Baltimore, S 305–337

Schulz C, Schnelle MW, Möller M, Hirsmüller S (2014) Kommunikation in der Palliativmedizin. In: Schnell MW, Schulz C (Hrsg) Basiswissen Palliativmedizin. Springer, Berlin, S 153–196

Smith J, Adams D, Campbell CW (2013) Communication. In: Oliver D (Hrsg) End of life care in neurological disease. Springer, London, S 33–50

UK im Blick. www.uk-im-blick.de. Zugegriffen am 26.10.2019

Stichwortverzeichnis

A
Abrechnungsziffer 125
Abschied 83
Advance Care Planning 4, 97, 247, 273
Advanced Practice Nurse 116
Agnostizismus 21
Akkreditierungsverfahren 57
Allah 22
Allokationsethik 208
Amyotrophe Lateralsklerose 133
Anästhesiologie 61
Angehöriger 73, 82, 216
Anschlussversorgung 5
App 266
Approbationsordnung 57, 146
Atheismus 21
Atmungstherapeut 193
Auferstehung 20
Autonomie 235, 236

B
Basisassessment 124
Beatmung 188, 189
    außerklinische 189
Beatmungsentwöhnung 5, 180, 189
Bedürfnis 81
Behandlung
    ärztliche 205
Behandlungsplan 69
Behinderung 177
Beratung 76
Betreuungsgericht 243
Betreuer
    Rechtsbereiche 245
Bevollmächtigter 244
Beziehungserfahrung 81
Beziehungsqualität 153
Bildmaterialien 82
Briefing 51

C
Caregiver 64
Charta zur Betreuung schwerstkranker und sterbender Menschen 94, 260
Christentum 20
Coordinating Rehabilitation and Palliative Care (CRPC) 129
COVID-19-Pandemie 209, 215

D
Dekanülierung
    terminale 194
Demografische Entwicklung 3
Dialyse 187
Digitalisierung 11
Dilemmasituation 222
DIN ISO 9001 154
Dokumentation
    digitale 68, 125

E
EAPC 56
Early Integration 54, 97, 129
eHealth 265, 266
Ehrenamt 116, 156, 261
Einheitlicher Bewertungsmaßstab (EBM) 133
Emotionen 79
Entscheidung
    ethische 229
Entscheidungsfindung 223, 239
    Autonomie 234
    Würde 234
Entscheidungsprozess 231
Ergebnisqualität 152
Erinnerung 85
Erkrankung
    lebenszeitverkürzende 258
Erlösung 28

Ermächtigungsambulanzen 129, 130
Eskalationsmodell 224
Ethik 207
　klinische 222
Ethikberatung 170
Ethikkomitee 179
Ethikmodell 224
Evidenzbasierte Therapie 87

F
Fachgesellschaft 216
Fallkonferenz
　palliative 51
Familie 74
Familienkonferenz 120, 171, 172. *Siehe auch* Rundtischgespräch
Familienorientierung 132
Fertilitätsrate 3
Finanzierungsmodell 125
Fortschritt
　technischer 10
Fortschrittseuphorie 9

G
GAB-Verfahren 154
Geschlechterdifferenz 18
Gestalttherapie 45
Gesundheitssystem 94
　Strukturdefizite 211
Grundkurs
　Palliativmedizin 58
Gütesiegel Stationäres Hospiz® 153

H
Hämatologie 60
Halluzinationen 42
Herausforderung
　ethische 219
Herzunterstützungssystem 187
Hilfsmittelversorgung
　Kommunikationshilfen 271
Hinduismus 27
Hospizarbeit
　ambulante 46, 149, 155
　stationäre 149, 150
Hospiz- und Palliativgesetz 247
Humor 91
Hypostase 19

I
Improvisation 84
Indikation 243
Institutsermächtigung 129
Integration frühe:
　besser: „Siehe Early Integration" (oben)

Intensivpatient 169
Interdisziplinarität 133
Intersektorale Konzepte 96

J
Judentum 25
Jugendgesundheit 259

K
Karma 28
Kernkompetenzen
　Palliativteam 45
Klinikclown 91
Körperwahrnehmung 84
KOMMA 75
Kommunikation 49
　Angehörige 54
　externe 52
　inkongruente 53
　interdisziplinäre 50
　interne 49
　Kontext 52
　nonverbale und verbale 53
Kommunikationsaxiom 49
Kommunikationscode 53
Kommunikationserschöpfung 53
Kommunikationsform 53
Kommunikationshilfe
　elektronische 271
　nichtelektronische 270
Kommunikationsmaxime 50
Kommunikationsraum 51
Kommunikationsteilhabe 53
Kompetenz
　kommunikative 240
Kompetenzentwicklung
　Palliative Care 121
Konferenzleitung 51
Konflikt
　ethischer 220
Konsil
　palliativmedizinisches 51
Kontinuierlicher Verbesserungsprozess (KVP) 154
Krankheitslast 4
Kremierung 30
KTQ 154
Kultur des Sterbens 16
Kunsttherapie 45, 81

L
Lachen
　als Therapie 92
Lebenserwartung 4
Lebensqualität 4, 73, 83
Left ventricular assist device (LVAD) 187
　Linderung 198

M
Management
  proaktives 272 (*siehe auch* Advance Care Planning)
Mantra 29
Medizin 206
Medizinethik 208, 220
Medizinische Behandlungszentren 129
Medizinstudium 57
  Universitäts- und Lehrkrankenhäuser 148
Menschenrechte 56
Migrationshintergrund 3
Mindeststandard
  Palliativversorgung 56
Monitoring
  Vitalparameter 190
Moral 207
Multidisziplinarität 42
Multiprofessionalität 42
Musiktherapie 46, 81
  Ziele 83

N
Netzwerk-Plattform 267
Neurologie 60
Neuropalliativambulanz 132
Nichtreligiosität 21
Notfallsituation 250
Notlage
  medizinische 215

O
Onkologie 60
Onlineberatung 257
Operationen- und Prozedurenschlüssel 125
Organspende 25, 30

P
Palliativambulanz 129
  allgemeine 130
  spezielle 132
Palliativbeauftragter 148
Palliativdienst
  externer 122
  interner 122
Palliative Oncologist 60
Palliativmedizin
  Definition 63
  Facharzt 59
Palliativstation 112
  Ausstattung 114
  Bedarfsanalyse 113
  Erleben von Patienten und Angehörigen 118
  Finanzierung 113
  Personalplanung 116
  Zertifizierungskriterien 112

Palliativteam 43
Palliativversorgung 55
Palliativvisite 51
Pandemie 216
Pantheismus 21
Patient-centred care 64
Patientenorientierung 240
Patientenströme 132
Patientenverfügung 241, 250, 273
  gesetzliche Grundlagen 240
Patientenwille 172, 216, 223, 247
Patientenzentrierung 64, 131
PDCA-Zyklus 154
Peerberatung 259
Pflegeaktivität 73
Pflegesystem Primary Nursing 119
Physiotherapie 45
Prognosegespräch 54, 172, 272
Prozess
  schöpferischer 79
Prüfkultur 155

Q
QM-System 151
Qualifikation
  Palliativmedizin 58
Qualitätsentwicklung 156
Qualitätsmanagement 150, 153, 155, 160
Qualitätssicherung 121
Querschnittsfach 57

R
Reflexion
  ethische 222
Rehabilitation 177
Reinkarnation 28
Religiosität 17
  diffuse 21
  nicht konfessionelle Weltanschauungen 21
Residualzustand
  neurologischer 101
Respiratorische Insuffizienz
  chronische 189
Ritual 20, 29
Rundtischgespräch 120

S
Sakrament 20
SARS-CoV-2 215
Schmerzreduktion 86
Schmerzwahrnehmung 42
Sedierung 70
Seele 28
Seelsorger 45
Selbstwirksamkeit 82

Situationserleben
　Angehörige 73
SORGSAM 153
Spiritual Care 17
Spiritualität 17, 84
Sprachstörung 53
Sprechstörung 53
Sterbe- und Trauerbegleitung 258
Stress 85
Suizid
　assistierter 21
Supervision 51
Symptomkontrolle 42
Symptomlast 197

T
Tagesklinik
　palliativmedizinische 130
Team
　interprofessionelles 115
　Kommunikation 117
　Qualifikation 115
Teambesprechung 44, 125, 177
Technikfolgen 9
Technologie
　lebenserhaltende 185
Telemedizin 96, 265, 266
Telepalliativmedizin 218
Therapieentscheidung 229
Therapiezeitraum 81
Therapieziel
　lebenserhaltende Technologien 190
Therapiezieländerung 54, 220
Todesursache
　häufigste 4
Tötung auf Verlangen 21
Tracheotomie 188
Transdisziplinarität 43
Triage 218
Trinität 19

U
Ultima Ratio 199, 202
Unterstützte Kommunikation 269
Unterstützungsangebot 73
Unterstützungssystem
　linksventrikuläres 187

V
Verantwortung
　für Technikfolgen 10
Versorgung
　ambulante 94
　integrierte 95
　stationäre 94
Versorgungskontinuität 129, 134
Versorgungsnetz
　Zusammenarbeit 118
Versorgungspfad 101
Versorgungsplanung
　vorausschauende 273 (*Siehe auch* Advance Care Planning)
Versorgungspyramide 146
Versorgungsstrategie
　intensivmedizinische 215
Videokonsultation 264
Vorsorgedokument 241
Vorsorgevollmacht 243

W
Wahltertial 146
Waschung 22
Weaning
　allgemein, siehe Beatmungsentwöhnung
　terminales 194
Wearable 265, 266
WHO 55
Wiedergeburt 28
Wirtschaftsethik 208
Withdrawal 168
Withholding 168
Wohlbefinden 83
Würde 234, 236
www.da-sein.de 259

Y
Yoga 29
Young Carer 258

Z
Zertifizierungsverfahren 151
Zielstellung 81
Zusatzbezeichnung
　Palliativmedizin 58